全国高等教育五年制临床医学专业教材精编速览

儿 科 学

主编　陈志敏　蒋小云

中国健康传媒集团
中国医药科技出版社

内 容 提 要

本书根据全国高等教育五年制临床医学专业教学大纲和执业医师考试大纲编写而成。其内容共分为十八章，主要涉及生长发育、儿童保健、新生儿与新生儿疾病、遗传性疾病等方面的内容。本书为全国高等教育五年制临床医学专业教材《儿科学》的配套辅导书，内容简练、重点突出、条理清晰、知识点集中，有助于学生更好更快地掌握核心知识和基本方法。

本书供五年制医学生课后复习和备考使用。

图书在版编目（CIP）数据

儿科学 / 陈志敏，蒋小云主编. —北京：中国医药科技出版社，2019.2
全国高等教育五年制临床医学专业教材精编速览
ISBN 978-7-5214-0582-8

Ⅰ. ①儿…　Ⅱ. ①陈…　②蒋…　Ⅲ. ①儿科学–高等学校–教材　Ⅳ. ①R72

中国版本图书馆 CIP 数据核字（2018）第 273260 号

美术编辑　陈君杞
版式设计　易维鑫

出版　**中国健康传媒集团**丨中国医药科技出版社
地址　北京市海淀区文慧园北路甲 22 号
邮编　100082
电话　发行：010-62227427　邮购：010-62236938
网址　www.cmstp.com
规格　889×1194mm　1/16
印张　24 3/4
字数　653 千字
版次　2019 年 2 月第 1 版
印次　2019 年 2 月第 1 次印刷
印刷　三河市百盛印装有限公司
经销　全国各地新华书店
书号　ISBN 978-7-5214-0582-8
定价　69.00 元

《全国高等教育五年制临床医学专业教材精编速览》
《全国高等教育五年制临床医学专业同步习题集》

出 版 说 明

为满足全国高等教育五年制临床医学专业学生学习与复习需要，帮助医学院校学生学习、理解和记忆教材的基本内容和要点，并进行自我测试，我们组织了国内一流医学院校有丰富一线教学经验的教授级教师，以全国统一制订的教学大纲为准则，围绕临床医学教育教材的主体内容，结合他们多年的教学实践编写了《全国高等教育五年制临床医学专业精编速览》与《全国高等教育五年制临床医学专业同步习题集》两套教材辅导用书。

本教材辅导用书满足学生对专业知识结构的需求，在把握教材内容难易程度上与相关教材相呼应，编写的章节顺序安排符合教学规律，按照教案形式归纳总结，内容简洁，方便学生记忆，使学生更易掌握教材内容，更易通过考试测试。在《精编速览》中引入“重点、难点、考点”“速览导引图”“临床病案分析”，使学生轻松快速学习、理解和记忆教材内容与要点；《同步习题集》是使学生对学习效果进行检测，题型以选择题［A 型题（最佳选择题）、B 型题（共用备选答案题）、X 型题（多项选择题）］、名词解释、填空题、简答题、病例分析题为主。每道题后附有答案与解析，可以自测自查，帮助学生了解命题规律与提高解题能力。

本书可供全国高等教育五年制临床医学专业本科、专科学生和参加医学研究生入学考试的考生使用，也可直接作为医学生准备执业医师考试的模拟练习用书。

中国医药科技出版社
2018 年 12 月

《全国高等教育五年制临床医学专业教材精编速览》

《全国高等教育五年制临床医学专业同步习题集》

建设指导委员会

编 委 会

主　编　陈志敏　蒋小云

副主编　杜立中　龚方戚　常立文　张拥军

编　者（以姓氏笔画为序）

马　鸣（浙江大学医学院附属儿童医院）

王颖硕（浙江大学医学院附属儿童医院）

华春珍（浙江大学医学院附属儿童医院）

刘　伟（华中科技大学同济医学院附属同济医院）

杜立中（浙江大学医学院附属儿童医院）

李文斌（华中科技大学同济医学院附属同济医院）

李晓瑜（中山大学附属第一医院）

杨子浩（浙江大学医学院附属儿童医院）

余金丹（浙江大学医学院附属儿童医院）

张园园（浙江大学医学院附属儿童医院）

张拥军（上海交通大学医学院附属新华医院）

陈一芳（浙江大学医学院附属儿童医院）

陈志敏（浙江大学医学院附属儿童医院）

邵　洁（浙江大学医学院附属儿童医院）

周云连（浙江大学医学院附属儿童医院）

赵鹏军（上海交通大学医学院附属新华医院）

姜丽华（浙江大学医学院附属儿童医院）

莫　樱（中山大学附属第一医院）

钱继红（上海交通大学医学院附属新华医院）

徐晓军（浙江大学医学院附属儿童医院）

黄　轲（浙江大学医学院附属儿童医院）

龚方戚（浙江大学医学院附属儿童医院）

常立文（华中科技大学同济医学院附属同济医院）

梁黎黎（上海交通大学医学院附属新华医院）

蒋小云（中山大学附属第一医院）

前　言

为了使医学生和相关专业学生更好地学习儿科学知识、快速地掌握学习重点和难点、高效率地理解核心知识，更有把握通过考试，我们编写了全国高等教育五年制临床医学专业教材精编速览以及全国高等教育五年制临床医学专业教材同步习题集。

《儿科学》精编速览为全国高等教育五年制临床医学专业教材最新版《儿科学》配套辅导用书，以全国医学院校教学大纲和执业医师考试大纲为依据，精炼教材内容，突出重点，减轻医学生学习负担，改变信息太多、思考太少的现状，帮助五年制医学生课后复习和期末备考使用，也可作为医学生准备研究生入学考试和执业医师考试的参考用书。

其内容共分为十八章，主要涉及生长发育、儿童保健、儿科疾病诊治原则、营养和营养障碍疾病等方面。内容简练、重点突出、条理清晰、知识点集中，便于学生读得懂，记得牢，考得过。

本书由浙江大学医学院附属儿童医院、中山大学附属第一医院、华中科技大学同济医学院附属同济医院、上海交通大学医学院附属新华医院教学经验丰富的一线教师编写，各章的编写人员均具有教授或副教授职称。

书中可能存在一些疏漏和不足之处，恳请广大师生和读者批评指正。

主　编

2018年12月

目录

第一章 绪论

速览导引图

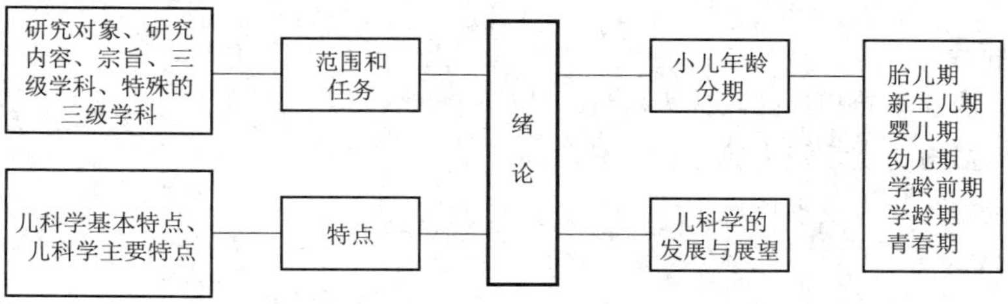
研究对象、研究内容、宗旨、三级学科、特殊的三级学科
范围和任务
儿科学基本特点、儿科学主要特点
特点
绪论
小儿年龄分期
儿科学的发展与展望
胎儿期
新生儿期
婴儿期
幼儿期
学龄前期
学龄期
青春期

第一节 儿科学的范围和任务

重点	儿科学研究对象与研究内容
难点	儿科学的研究内容
考点	研究对象与研究内容

儿科学是临床医学范畴中的二级学科。

1. 研究对象

自胎儿至青春期的儿童。

2. 研究内容

（1）儿童生长发育的规律及其影响因素。

（2）儿童各种疾病的发生、发展规律以及临床诊断、治疗的理论和技术。

（3）儿童各种疾病的预防措施。

（4）儿童各种疾病的康复可能性以及具体方法。

3. 宗旨

保障儿童健康，提高生命质量。

4. 三级学科

呼吸、消化、循环、神经、血液、肾脏、内分泌、传染病、急救医学等。

5. 特殊的三级学科

（1）新生儿医学　患病率、死亡率高，疾病谱特殊。

（2）儿童保健医学　研究正常体格生长、智能和心理发育规律及其影响因素，保证小儿健康成长。

（3）围生期医学　介于儿科学和妇产科学之间的边缘学科，一般指胎龄 28 周至出生后不满 1 周的小儿，发病率和死亡率最高，与妇产科的工作有密切联系。

第二节　儿科学的特点

重点	儿科学主要特点
难点	儿科学主要特点
考点	儿科学主要特点

1. 儿科学基本特点

（1）个体差异、性别差异和年龄差异大。

（2）对疾病造成损伤的恢复能力较强。

（3）自身防护能力弱，易发生疾病。

2. 儿科学主要特点

（1）解剖　身体比例及内脏位置随年龄增长而不同，体检时应熟悉各年龄儿童的体格生长规律。

（2）功能　各系统器官功能随年龄增长逐渐发育成熟，不同年龄的生理、生化正常值各自不同。

（3）病理　对同一致病因素，儿童与成人的病理反应和疾病过程会有相当大的差异，不同年龄也会出现差异。

（4）免疫　小年龄儿童免疫功能不成熟，抗感染能力比成人和年长儿低下。

（5）心理行为　儿童时期是心理行为形成的基础阶段，可塑性强。正确的教养，可以培养儿童良好的个性和行为习惯。

（6）疾病种类　儿童疾病谱与成人有非常大的差别。

（7）临床表现　往往不典型，进展迅速，尤其是小年龄儿童。

（8）诊断　儿童对病情的表述常有困难且不准确，因此仔细问取病史、全面准确体检对于儿科的诊断至关重要，同时年龄、发病季节及流行病学史也有助于诊断。

（9）治疗　强调综合治疗，重视并发症的治疗，重视护理和支持疗法。药物剂量需按体重或体表面积计算。

（10）预后　儿童疾病来势凶猛，但及时处理，往往预后较好，较少转成慢性或留下后遗症。

（11）预防　包括预防接种，老年病的儿童期预防，心理问题的预防。

第三节　小儿年龄分期

重点	小儿年龄分期的定义 各年龄阶段的特点
难点	小儿年龄分期的定义
考点	小儿年龄分期的定义 各年龄阶段的特点

（1）胎儿期　从受精卵形成到小儿出生为止，共 40 周。

母亲妊娠期间受外界不利因素影响，都可能导致流产、畸形或宫内发育不良等。

（2）新生儿期　自胎儿娩出脐带结扎时开始至28天。

所处的内外环境发生根本的变化，发病率和死亡率均最高，先天性畸形也常在此期表现。

（3）婴儿期　自出生到1周岁之前为婴儿期。

此期生长发育最快，易发生营养和消化紊乱。来自母体的抗体逐渐减少，自身的免疫功能尚未成熟，易发生各种感染性疾病。

（4）幼儿期　自1岁至满3周岁之前为幼儿期。

体格生长发育速度较前减慢，智能发育迅速。断乳和转乳期，应喂养适宜。意外伤害发生率高。

（5）学龄前期　自3周岁至6～7岁入小学前为学龄前期。

体格生长发育速度已经减慢，而智能发育更加迅速，是自理能力和初步社交能力形成的阶段。

（6）学龄期　自入小学始（6～7岁）至青春期前为学龄期。

体格生长速度相对缓慢，除生殖系统外，各系统器官外形均已接近成人。智能发育更加成熟，可以接受系统的科学文化教育。

（7）青春期　青春期年龄范围一般从10～20岁，女孩的青春期开始年龄和结束年龄都比男孩早2年左右。青春期的进入和结束年龄存在较大的个体差异，可相差2～4岁。

体格生长发育再次加速，出现第二次高峰，同时生殖系统的发育也加速并渐趋成熟。

第四节　儿科学的发展和展望

重点	儿科学的历史发展与展望
难点	儿科学发展
考点	儿科学的历史发展与展望

我国的中医儿科自扁鹊“为小儿医”以来已有2400余年。进入19世纪后，西方儿科学进入我国。

20世纪30年代西医儿科学在我国开始受到重视。1943年，诸福棠教授主编的《实用儿科学》首版问世，成为我国第一部大型的儿科医学参考书，标志着我国现代儿科学的建立。

自19世纪至20世纪末，西方儿科学的重大贡献主要在于有效地防治传染病和营养不良方面，两者为当时儿童死亡的首要原因。

中华人民共和国成立以后，建立和完善了儿科的医疗机构、妇幼保健机构和各种形式的托幼机构。儿童的生长发育监测、先天性遗传性疾病的筛查、疫苗的预防接种、“四病”的防治得以落实，儿童中常见病、多发病能够得到及时的诊治。

随着目前疾病谱的变化，儿科学的任务不仅要着重降低发病率和死亡率，更应该着眼于保障儿童健康，提高生命质量。儿童保健学、儿童康复医学、成人疾病的儿童期预防，日益受到重视。

（陈一芳　杜立中）

第二章　生长发育

重点	小儿生长发育规律 体格生长常用指标 骨骼发育和牙齿发育 运动和语言发育
难点	运动和语言发育
考点	小儿生长发育规律 运动和语言发育

速览导引图

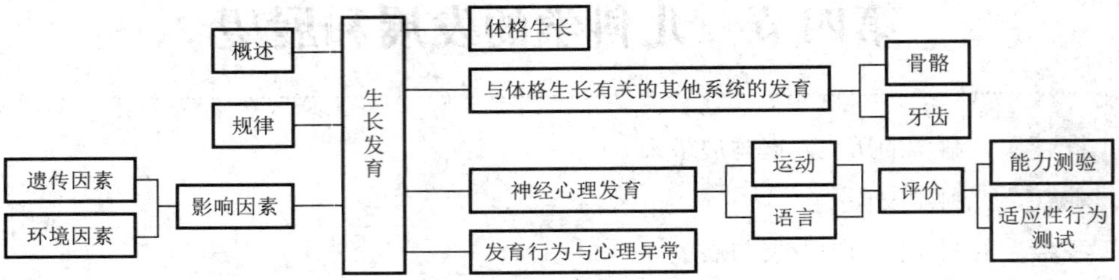

体格生长
概述
生长发育
与体格生长有关的其他系统的发育
骨骼
规律
牙齿
遗传因素
影响因素
环境因素
神经心理发育
运动
语言
评价
能力测验
适应性行为测试
发育行为与心理异常

人的生长发育是指从受精卵到成人的成熟过程。生长和发育是儿童不同于成人的重要特点。生长是指儿童身体各器官、系统的长大，可有相应的测量值来表示其量的变化；发育是指细胞、组织、器官的分化与功能成熟。生长和发育两者紧密相关，生长是发育的物质基础，生长的量的变化可在一定程度上反映身体器官、系统的成熟状况。

第一节　生长发育规律

生长发育，不论总的速度或各器官、系统的发育顺序，都遵循一定的规律。

1. 是连续的、有阶段性的过程。
2. 各系统、器官生长发育不平衡。
3. 有个体差异。
4. 遵循由上到下、由近到远、由粗到细、由低级到高级、由简单到复杂的规律。

第二节　影响生长发育的因素

一、遗传因素

种族、家族的遗传信息影响深远。在异常情况下，严重影响生长的遗传代谢缺陷病、内分泌障碍、染色体畸形等，更与遗传直接有关。性染色体遗传性疾病与性别有关。

二、环境因素

如营养、疾病、母亲情况、家庭和社会情况等。

第三节　体格生长

一、体格生长常用指标

常用的形态指标有体重、身高（长）、坐高（顶臀长）、头围、胸围、上臂围、皮下脂肪等。

二、出生至青春前期的体格生长规律

（一）体重的增长

体重为各器官、系统、体液的总重量。其中骨骼、肌肉、内脏、体脂、体液为主要成分。因体脂与体液变化较大，体重在体格生长指标中最易波动。体重易于准确测量，是最易获得的反映儿童生长与营养状况的指标。

随年龄的增加，儿童体重的增长逐渐减慢。正常足月婴儿生后第 1 个月体重增加可达 1～1.7 kg，生后 3～4 个月体重约等于出生时体重的 2 倍；第 1 年内婴儿前 3 个月体重的增加值约等于后 9 个月内体重的增加值，即 12 月龄时婴儿体重约为出生时的 3 倍（10 kg），是生后体重增长最快的时期，系第一个生长高峰；生后第 2 年体重增加 2.5～3.5 kg；2 岁至青春前期体重增长减慢，年增长值约 2 kg。

（二）身材的增长

1. 身高（长）

身高指头部、脊柱与下肢长度的总和。3 岁以下儿童立位测量不易准确，应仰卧位测量，称为身长。3 岁以上儿童立位时测量称为身高。立位测量值比仰卧位少 1～2 cm。

身高（长）的增长规律与体重相似，年龄越小，增长越快，也出现婴儿期和青春期两个生长高峰。出生时身长平均为 50 cm，生后第 1 年身长增长最快，约为 25 cm；前 3 个月身长增长 11～13 cm，约等于后 9 个月的增长值，1 岁时身长约 75 cm；第 2 年身长增长速度减慢，10～12 cm，即 2 岁时身长约 87 cm；2 岁以后身高每年增长 6～7 cm。2 岁以后每年身高增长低于 5 cm，为生长速度下降。

2. 坐高（顶臀长）

是头顶到坐骨结节的长度。3 岁以下儿童仰卧位测量的值称为顶臀长。坐高增长代表头颅与脊柱的生长。

3. 指距

是两上肢水平伸展时两中指尖的距离，代表上肢长骨的生长。

正常儿童体重、身高估计公式见表 2－1。

表 2－1　正常儿童体重、身高估计公式

年龄	体重（kg）	年龄	身高（cm）
12 个月	10	12 个月	75
1～12 岁	年龄（岁）×2＋8	2～12 岁	年龄（岁）×7＋75

（三）头围的增长

经眉弓上缘、枕骨结节左右对称环绕头一周的长度为头围。头围的增长与脑和颅骨的生长有关。胎儿期脑生长居全身各系统的领先地位，故出生时头围相对大，平均 33～34 cm。与体重、身长增长相似，第 1 年前 3 个月头围的增长约等于后 9 个月头围的增长值（6 cm），即 1 岁时头围约为 46 cm；生后第 2 年头围增长减慢，约为 2 cm，2 岁时头围约 48 cm；2～15 岁头围仅增加 6～7 cm。头围的测量在 2 岁以内最有价值。

婴幼儿期连续追踪测量头围比一次测量更重要。头围大小与双亲的头围有关；头围小于均值－2SD 常提示有脑发育不良的可能，小于均值－3SD 以上常提示脑发育不良；头围增长过速往往提示脑积水。

（四）胸围的增长

平乳头下缘经肩胛角下缘平绕胸一周为胸围。胸围代表肺与胸廓的生长。出生时胸围 32 cm，略小于头围 1～2 cm。1 岁左右胸围约等于头围。1 岁至青春前期胸围应大于头围（约为头围＋年龄－1 cm）。1 岁左右头围与胸围的增长在生长曲线上形成头、胸围的交叉，此交叉时间与儿童营养、胸廓的生长发育有关，生长较差者头、胸围交叉时间延后。

（五）上臂围的增长

经肩峰与鹰嘴连线中点绕臂一周即为上臂围。上臂围代表肌肉、骨骼、皮下脂肪和皮肤的生长。1 岁以内上臂围增长迅速，1～5 岁增长缓慢，1～2 cm。因此，有人认为在无条件测量体重和身高的场合，可用测量左上臂围来筛查 1～5 岁小儿的营养状况：＞13.5 cm 为营养良好，12.5～13.5 cm 为营养中等，＜12.5 cm 为营养不良。

（六）皮下脂肪

通过测量皮脂厚度反映皮下脂肪。常用的测量部位有：①腹壁皮下脂肪；②背部皮下脂肪。要用皮下脂肪测量工具（测皮褶卡钳）测量才能得出正确的数据。

（七）身体比例与匀称性

在生长过程中，身体的比例与匀称性生长有一定规律。

1. 头与身长比例

在宫内与婴幼儿期，头领先生长，而躯干、下肢生长则较晚，生长时间也较长。因此，头、躯干、下肢长度的比例在生长进程中发生变化。头长占身长（高）的比例在新生儿为 1/4，到成人后为 1/8。

2. 体型匀称

表示体型（形态）生长的比例关系，如身高的体重（weight－for height，W/H）；胸围/身高（身高胸围指数）；体重（kg）/身高（cm）×1000（Quetelet 指数）；体重（kg）/［身高（cm）］^{2}×10^{4}（Kaup 指数，幼儿用）；年龄的体重指数（BMI/age）等。

3. 身材匀称

以坐高（顶臀长）与身高（长）的比例表示，反映下肢的生长情况。坐高（顶臀长）占身高（长）的比例由出生时的 0.67 下降到 14 岁时的 0.53。

4. 指距与身高

正常时，指距略小于身高（长）。如指距大于身高 1～2 cm，对诊断长骨的异常生长有参考价值，如蜘蛛样指（趾）（马方综合征）。

三、青春期的体格生长规律

青春期是儿童到成人的过渡期，受性激素等因素的影响，体格生长出现生后的第二个高峰（peak height velocity，PHV），有明显的性别差异。男孩的身高增长高峰约晚于女孩 2 年，且每年身高的增长值大于女孩，因此最终的身高一般来说男孩比女孩高。一般男孩骨龄 15 岁、女孩骨龄 13 岁时，身长达最终身高的 95%。

不论男女孩，在青春期前的 1～2 年中生长速度略有减慢。女孩在乳房发育后（9～11 岁），男孩在睾丸增大后（11～13 岁）身高开始加速生长，经 1～2 年生长达 PHV，此时女孩身高平均年增加 8～9 cm，男孩

9～10 cm。在第二生长高峰期，身高增加值约为最终身高的15%。PHV提前者身高的停止增长较早。

四、体格生长评价

（一）资料分析及表示方法

体格生长评价广泛应用均值离差法和百分位数法两种表示方法，但目前一般都用百分位数法。均值离差法计算较简单，百分位数法计算相对较复杂，但精确。

（二）体格生长评价

儿童体格生长评价包括发育水平、生长速度以及匀称程度三个方面。

1. 发育水平

将某一年龄时点所获得的某一项体格生长指标测量值（横断面测量）与参考人群值比较，得到该儿童在同质人群中所处的位置，即为此儿童该项体格生长指标在此年龄的生长水平，通常以等级表示其结果。

早产儿体格生长有一允许的"落后"年龄范围，即此年龄后应"追上"正常足月儿的生长。进行早产儿生长水平评价时应矫正胎龄至40周胎龄（足月）后再评价，身长至40月龄、头围至18月龄、体重至24月龄后不再矫正。

2. 生长速度

是对某一单项体格生长指标定期连续测量（纵向观察），将获得的该项指标在某一年龄阶段的增长值与参照人群值比较，得到该儿童该项体格生长指标的生长速度。

3. 匀称程度

是对体格生长指标之间关系的评价。

（1）体型匀称度　表示体型（形态）生长的比例关系。实际工作中常选用身高的体重表示一定身高的相应体重增长范围，间接反映身体的密度与充实度。

（2）身材匀称　以坐高（顶臀高）/身高（长）的比值反映下肢生长状况。

第四节　与体格生长有关的其他系统的发育

一、骨骼

1. 头颅骨

除头围外，还可依据骨缝闭合、前囟大小及前后囟闭合时间来评价颅骨的生长及发育情况。出生时后囟很小或已闭合，至迟6～8周龄闭合。前囟出生时1～2 cm，以后随颅骨生长而增大，6月龄左右逐渐骨化而变小，最迟于2岁闭合。前囟大小以两个对边中点连线的长短表示。前囟检查在儿科临床很重要，如脑发育不良时头围小、前囟小或关闭早，甲状腺功能减退时前囟闭合延迟，颅内压增高时前囟饱满，脱水时前囟凹陷。

2. 脊柱

脊柱的增长反映脊椎骨的生长。生后第1年脊柱生长快于四肢，以后四肢生长快于脊柱。出生时脊柱无弯曲，仅呈轻微后凸。3个月左右抬头动作的出现使颈椎前凸；6个月后能坐，出现胸椎后凸；1岁左右开始行走，出现腰椎前凸。这样的脊椎自然弯曲至6～7岁才为韧带所固定。

3. 长骨

长骨的生长主要由长骨干骺端的软骨骨化，骨膜下成骨，使长骨增长、增粗，当骨骺与骨干融合时，标志长骨停止生长。

随年龄的增加，长骨干骺端的软骨次级骨化中心按一定顺序及骨解剖部位有规律地出现。骨化中心的出现可反映长骨的生长成熟程度。用X线检查测定不同年龄儿童长骨干骺端骨化中心的出现时间、数目、形态的变化，并将其标准化，即为骨龄（bone age）。出生时腕部尚无骨化中心，股骨远端及胫骨近端已出现骨化中心。因此判断长骨的生长，婴儿早期应摄膝部X线骨片，年长儿摄左手及腕部X线骨片，以了解其腕骨、掌骨、指骨的发育。腕部于出生时无骨化中心，其出生后的出现次序为：头状骨、钩骨（3个月左右）、下桡骨骺（约1岁）、三角骨（2～2.5岁）、月骨（3岁左右）、大小多角骨（3.5～5岁）、舟骨（5～6岁）、下尺骨骺（6～7岁）、豆状骨（9～10岁）。10岁时出全，共10个，故1～9岁腕部骨化中心的数目大约为其岁数加1。具体评价骨龄时应对照图谱。骨生长与生长激素、甲状腺素、性激素有关。骨龄在临床上有重要的诊断价值，如甲状腺功能减退症、生长激素缺乏症骨龄明显延后，真性性早熟、先天性肾上腺皮质增生症骨龄超前。

二、牙齿

人一生有乳牙（共20个）和恒牙（共28～32个）两副牙齿。生后4～10个月乳牙开始萌出，13个月后未萌出者为乳牙萌出延迟。乳牙萌出顺序一般为下颌先于上颌、自前向后，大多于3岁前出齐。

6岁左右萌出第一颗恒牙（第一恒磨牙，在第二乳磨牙之后，又称为6龄齿）；6～12岁阶段乳牙逐个被同位恒牙替换，其中第1、2前磨牙代替第1、2乳磨牙，此期为混合牙列期；12岁萌出第二恒磨牙；约在18岁以后萌出第三恒磨牙（智齿），也有终生第三恒磨牙不萌出者。

第五节　神经心理发育

一、运动的发育

运动发育可分为大运动（包括平衡）和细运动两大类（图2-6）。

1. 平衡与大运动

（1）抬头　新生儿俯卧时能抬头1～2秒；3个月时抬头较稳；4个月时抬头很稳。

（2）坐　6个月时能双手向前撑住独坐；8个月时能坐稳。

（3）翻滚　7个月时能有意识地从仰卧位翻身至俯卧位、然后从俯卧位翻至仰卧位。

（4）爬　8～9个月可用双上肢向前爬。

（5）站、走、跳　11个月时可独自站立片刻；15个月可独自走稳；24个月时可双足并跳；30个月时会独足跳。

2. 细动作

3～4个月握持反射消失之后手指可以活动；6～7个月时出现换手与捏、敲等探索性动作；9～10个月时可用拇、示指拾物，喜撕纸；12～15个月时学会用匙，乱涂画；18个月时能叠2～3块方积木；2岁时可叠6～7块方积木，会翻书。

二、语言的发育

语言的发育与大脑、咽喉部肌肉的正常发育及听觉的完善有关。要经过发音、理解和表达3个阶段。新生儿已会哭叫，3～4个月咿呀发音；6月龄时能听懂自己的名字；12月龄时能说简单的单词，如“再见”“没了”。18月龄时能用15～20个字，指认并说出家庭主要成员的称谓；24月龄时能指出简单的人、物名和图片，而到3岁时几乎能指认许多物品名，并说由2～3个字组成的短句；4岁时能讲述简单的故事情节。

小儿神经精神发育进程见表2-2。

表 2－2　小儿神经精神发育进程

年龄	粗、细动作	语言	适应周围人物的能力与行为
新生儿	无规律、不协调动作；紧握拳	能哭叫	铃声使全身活动减少
2 个月	直立及俯卧位时能抬头	发出和谐的喉音	能微笑，有面部表情；眼随物转动
3 个月	仰卧位变为侧卧位；用手摸东西	咿呀发音	头可随看到的物品或听到的声音转动 180°；注意自己的手
4 个月	扶着髋部时能坐；可在俯卧位时用两手支持抬起胸部；手能握持玩具	笑出声	抓面前物体；自己玩弄手，见食物表示喜悦；较有意识的哭和笑
5 个月	扶腋下能站得直；两手各握一玩具	能喃喃地发出单词音节	伸手取物；能辨别人声；望镜中人笑
6 个月	能独坐一会；用手摇玩具		能认识熟人和陌生人；自拉衣服；自握足玩
7 个月	会翻滚，自己独坐很久；将玩具从一手换入另一手	能发“爸爸”“妈妈”等复音，但无意识	能听懂自己的名字；自握饼干吃
8 个月	会爬；会自己坐起来、躺下去；会扶着栏杆站起来；会拍手	重复大人所发简单音节	注意观察大人的行动；开始认识物体；两手会传递玩具
9 个月	试独站；会从抽屉中取出玩具	能懂几个较复杂的词句，如“再见”等	看见熟人会手伸出来要人抱；或与人合作游戏
10～11 个月	能独站片刻；扶椅或推车能走几步；拇指、示指对指拿东西	开始用单词，一个单词表示很多意义	能模仿成人的动作；招手、“再见”；抱奶瓶自食，粗细动作、语言适应周围人物的能力与行为
12 个月	独走；弯腰拾东西；会将圆圈套在木棍上	能叫出物品的名字，如灯、碗；指出自己的手、眼	对人和事物有喜憎之分；穿衣能合作，用杯喝水
15 个月	走得好；能蹲着玩；能叠一块方木	能说出几个词和自己的名字	能表示同意、不同意
18 个月	能爬台阶；有目标地扔皮球	能认识和指出身体各部分	会表示大小便；懂命令；会自己进食
2 岁	能双脚跳；手的动作更准确；会用勺子吃饭	会说 2～3 个字构成的句子	能完成简单的动作，如拾起地上的物品；能表达喜、怒、怕、懂
3 岁	能跑；会骑三轮车；会洗手、洗脸；脱、穿简单衣服	能说短歌谣，数几个数	能认识画上的东西；认识男、女；自称“我”；表现自尊心、同情心、害羞
4 岁	能爬梯子；会穿鞋	能唱歌	能画人像；初步思考问题；记忆力强、好发问
5 岁	能单足跳；会系鞋带	开始识字	能分辨颜色；数 10 个数；知物品用途及性能
6～7 岁	参加简单劳动，如扫地、擦桌子、剪纸、泥塑、结绳等	能讲故事；开始写字	能数几十个数；可简单加减；喜独立自主

第六节　儿童神经心理发育的评价

儿童神经心理发育的水平表现为儿童在感知、运动、语言和心理等过程中的各种能力，对这些能力的评价称为心理测试。心理测试仅能判断儿童神经心理发育的水平，没有诊断疾病的意义。

一、能力测验

1. 筛查性测验

（1）丹佛发育筛查法（DDST）

（2）绘人测试

（3）图片词汇测试（PPVT）

2. 诊断测验

（1）Gesell 发育量表

（2）Bayley 婴儿发育量表

（3）Standford－Binet 智能量表

（4）Wechsler 学前及初小儿童智能量表（WPPSI）

（5）Wechsler 儿童智能量表修订版（WISC－R）

二、适应性行为测试

智力低下的诊断与分级必须结合适应性行为的评定结果。国内现多采用日本 S－M 社会生活能力检查，即婴儿－初中学生社会生活能力量表。此量表适用于 6 个月至 15 岁儿童社会生活能力的评定。

第七节　发育行为与心理异常

一、儿童发育与行为的概念

儿童发育一般指运动、认知、语言、社会交往等潜力的逐渐提高，行为则是能为他人觉察评估的外部表现。

二、儿童行为问题

1. 屏气发作
2. 吮拇指癖、咬指甲癖
3. 遗尿症
4. 儿童擦腿综合征
5. 注意缺陷多动障碍（attention－deficit hyperactivity disorder，ADHD）
6. 孤独症谱系障碍（autistic spectrum disorders，ASD）
7. 睡眠障碍（sleep disorder，SD）

三、学习障碍

学习障碍属特殊发育障碍，是指在获得和运用听、说、读、写、计算、推理等特殊技能上有明显困难，并表现出相应的多种障碍综合征。

（邵　洁）

第三章　儿童保健

重点	定期儿童健康保健，计划免疫种类
难点	预防接种实施程序 预防接种可能引起的不良反应
考点	定期儿童健康保健，计划免疫的种类和可能引起的不良反应

速览导引图

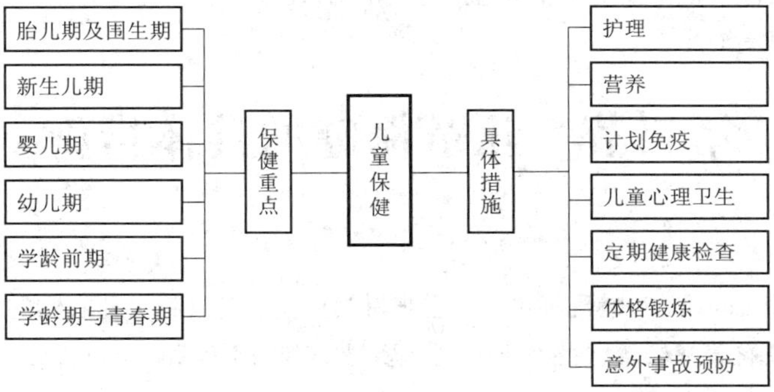
胎儿期及围生期
新生儿期
婴儿期
幼儿期
学龄前期
学龄期与青春期
保健重点
儿童保健
具体措施
护理
营养
计划免疫
儿童心理卫生
定期健康检查
体格锻炼
意外事故预防

第一节　各年龄期儿童的保健重点

一、胎儿期及围生期

胎儿的发育与孕母的躯体健康、心理卫生、营养状况和生活环境等密切相关，胎儿期保健主要通过对孕母的保健来实现，包括以下几方面。①预防遗传性疾病与先天性畸形。②保证充足营养。③预防感染。④给予良好的生活环境，避免环境污染。注意劳逸结合，减少精神负担和心理压力。⑤尽可能避免妊娠期合并症，预防流产、早产、异常分娩的发生。对高危孕妇应加强随访。⑥加强对高危新生儿的监护。

二、新生儿期

生后 1 周内的新生儿发病率和死亡率极高，婴儿死亡中约 2/3 是新生儿，<1 周的新生儿死亡数占新生儿期死亡数的 70%左右，故新生儿保健是儿童保健的重点。做好出生时的护理，尽早喂母乳。按照新生儿筛查规定进行先天性遗传代谢病筛查以及听力筛查。注意脐部护理，预防感染。及时接种卡介苗和乙型肝炎疫苗。

三、婴儿期

婴儿期的体格生长十分迅速，需大量各种营养素，但消化功能尚未成熟，易发生消化紊乱和营养缺乏性疾病。坚持母乳喂养，如母乳不足应添加配方奶粉，4～6 个月开始添加辅食。该时期应按计划免疫程序完成基础免疫。预防异物吸入及窒息。

四、幼儿期

幼儿期是社会心理发育最为迅速的时期。应重视语言交流，通过游戏、讲故事、唱歌等促进幼儿语言发育与大运动能力的发展。培养独立生活能力，安排规律生活，养成良好的生活习惯。定期进行体格检查，预防龋齿。注意异物吸入、烫伤、跌伤等意外伤害的预防。

五、学龄前期

学龄前期儿童的智能发展快、独立活动范围大，是性格形成的关键时期。注意培养良好的学习习惯、想象与思维能力，使之具有优良的心理素质。通过游戏、体育活动增强体质，在游戏中学习遵守规则和与人交往。保证充足营养，预防溺水、外伤、误服药物以及食物中毒等意外伤害。

六、学龄期与青春期

此期儿童求知欲强，是获取知识的最重要时期，而青春期更是体格发育的第二个高峰期。应提供适宜的学习条件，培养良好的学习习惯，加强素质教育；引导积极的体育锻炼；合理安排生活，供给充足营养，预防屈光不正、龋齿、缺铁性贫血等常见病的发生；进行法制教育，学习交通规则和意外伤害的防范知识。在青春期应进行正确的性教育。

第二节　儿童保健的具体措施

一、护理

居室应阳光充足、通气良好。对哺乳期婴儿，主张母婴同室。存放新生儿衣物的衣柜内不宜放置樟脑丸，以免发生新生儿溶血。应衣着宽松，保持双下肢屈曲姿势，有利于髋关节的发育。

二、营养

及时对家长和有关人员进行有关母乳喂养、断乳期辅食添加、正确的进食行为培养、学前及学龄期儿童的膳食安排等内容的宣教和指导。

三、计划免疫

计划免疫是根据小儿的免疫特点和传染病发生的情况而制订的免疫程序，通过有计划地使用生物制品进行预防接种，以提高人群的免疫水平、达到控制和消灭传染病的目的。婴儿必须在 1 岁内完成基础免疫，见表 3－1。根据流行地区和季节，进行乙型脑炎疫苗、流行性脑脊髓膜炎疫苗、风疹疫苗、流感疫苗、腮腺炎疫苗、甲型肝炎病毒疫苗、水痘疫苗、流感杆菌疫苗、肺炎疫苗、轮状病毒疫苗等的接种。

表 3－1　儿童计划免疫程序

年龄	接种疫苗	
出生	卡介苗	乙肝疫苗
1 个月		乙肝疫苗
2 个月	脊髓灰质炎疫苗	
3 个月	脊髓灰质炎疫苗、百白破混合制剂	三价混合
4 个月	脊髓灰质炎疫苗、百白破混合制剂	
5 个月	百白破混合制剂	
6 个月		乙肝疫苗
8 个月	麻疹疫苗	

续表

年龄	接种疫苗
1.5 岁	百白破疫苗复种
4 岁	脊髓灰质炎三价混合疫苗复种
6 岁	麻疹疫苗复种，百白破混合制剂复种

预防接种可能引起一些反应：①卡介苗接种后 2 周左右局部可出现红肿浸润，8～12 周后结痂。若化脓形成小溃疡，腋下淋巴结肿大，可局部处理以防感染扩散，但不可切开引流。②脊髓灰质炎三价混合疫苗接种后有极少数婴儿发生腹泻，但多数可以自愈。③百日咳、白喉、破伤风类毒素混合制剂接种后局部可出现红肿、疼痛或伴低热、疲倦等，偶见过敏性皮疹、血管性水肿。若全身反应严重，应及时到医院诊治。④麻疹疫苗接种后，局部一般无反应，少数人可在 6～10 日内出现轻微的麻疹，予对症治疗。⑤乙肝疫苗接种后很少有不良反应。个别可有发热或局部轻痛，不必处理。

四、儿童心理卫生

世界卫生组织（WHO）给健康所下的定义是：不仅是没有疾病和病痛，而且是个体在身体上、精神上、社会上的完满状态。

1. 习惯的培养

①睡眠习惯；②进食习惯；③排便习惯；④卫生习惯。

2. 社会适应性的培养

①独立能力；②控制情绪；③意志；④社交能力；⑤创造能力。

五、定期健康检查

1. 新生儿访视

新生儿出生 28 天内家访 3～4 次，高危儿应适当增加家访次数。

2. 儿童保健门诊

婴儿期至少体检 4 次，建议分别在 3 月龄、6 月龄、8 月龄和 12 月龄；高危儿、体弱儿宜适当增加检查次数。3 岁及以下儿童每年至少体检 2 次，每次间隔 6 个月，时间在一岁半、2 岁、2 岁半和三岁；3 岁以上儿童至少每年体检 1 次。定期检查的内容包括：①体格测量及评价，3 岁后每年测视力、血压 1 次。②全身各系统体格检查。③常见病的定期实验室检查，对临床可疑的疾病应进一步检查。

六、体格锻炼

①户外活动；②皮肤锻炼；③体育运动。

七、意外事故预防

儿童意外伤害是 5 岁以下儿童死亡的首位原因，但是可以预防的。包括窒息与异物吸入、中毒、外伤、溺水与交通事故、教会孩子自救等。

（邵　洁）

第四章　儿科疾病诊治原则

第一节　儿科病史采集和体格检查

重点	儿科采集病史和体检的特点
难点	儿科体检的特点
考点	儿科采集病史和体检的特点

速览导引图

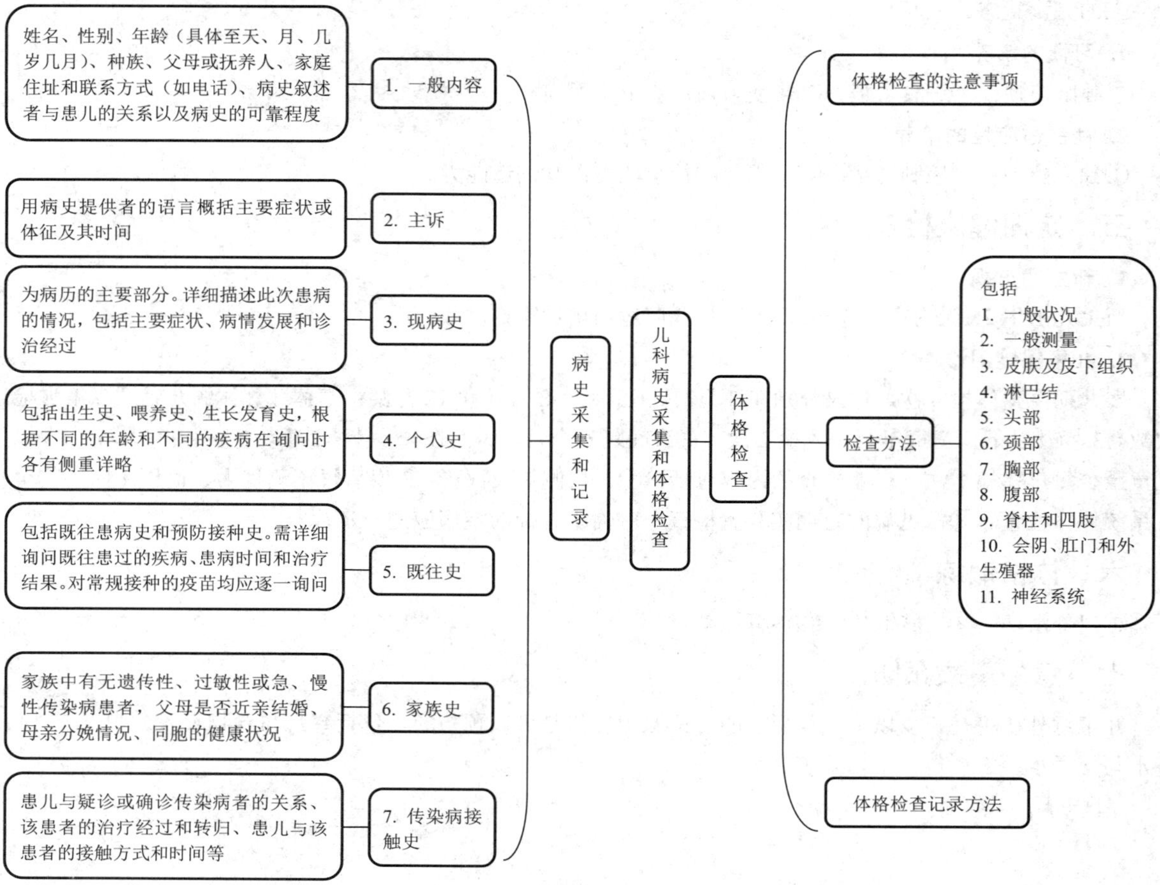

姓名、性别、年龄（具体至天、月、几岁几月）、种族、父母或抚养人、家庭住址和联系方式（如电话）、病史叙述者与患儿的关系以及病史的可靠程度
1. 一般内容
用病史提供者的语言概括主要症状或体征及其时间
2. 主诉
为病历的主要部分。详细描述此次患病的情况，包括主要症状、病情发展和诊治经过
3. 现病史
包括出生史、喂养史、生长发育史，根据不同的年龄和不同的疾病在询问时各有侧重详略
4. 个人史
包括既往患病史和预防接种史。需详细询问既往患过的疾病、患病时间和治疗结果。对常规接种的疫苗均应逐一询问
5. 既往史
家族中有无遗传性、过敏性或急、慢性传染病患者，父母是否近亲结婚、母亲分娩情况、同胞的健康状况
6. 家族史
患儿与疑诊或确诊传染病者的关系、该患者的治疗经过和转归、患儿与该患者的接触方式和时间等
7. 传染病接触史
病史采集和记录
儿科病史采集和体格检查
体格检查
体格检查的注意事项
检查方法
包括
1. 一般状况
2. 一般测量
3. 皮肤及皮下组织
4. 淋巴结
5. 头部
6. 颈部
7. 胸部
8. 腹部
9. 脊柱和四肢
10. 会阴、肛门和外生殖器
11. 神经系统
体格检查记录方法

一、病史采集和记录

1. 一般内容

记录患儿姓名、性别、年龄、种族、父母或抚养人的姓名、家庭住址和（或）其他联系方式（如电话）、

病史叙述者与患儿的关系以及病史的可靠程度等。

2. 主诉

用病史提供者的语言概括主要症状或体征及其时间。

3. 现病史

为病历的主要部分，包括主要症状、病情发展和诊治经过。

4. 个人史

包括出生史、喂养史、生长发育史，根据不同的年龄和不同的疾病在询问时各有侧重详略。

5. 既往史

包括既往患病史和预防接种史。

6. 家族史

家族中有无遗传性、过敏性或急、慢性传染病患者；父母是否近亲结婚、母亲分娩情况、同胞的健康状况等。

7. 传染病史

疑为传染性疾病者，应详细了解可疑的接触史。

二、体格检查

1. 体格检查注意事项

（1）询问病史开始时应和患儿建立良好的关系，消除或减少患儿的恐惧。

（2）为增加患儿的安全感，尽量让患儿与亲人在一起，检查者顺应患儿的体位。

（3）检查的顺序可根据患儿当时的情况灵活掌握。安静时可先检查心肺听诊、心率、呼吸次数或腹部触诊等易受哭闹影响的项目；对患儿有刺激而患儿不易接受的部位最后检查，如口腔、咽部等。

（4）检查时态度和蔼，动作轻柔，注意保暖，同时还要照顾年长儿的害羞心理和自尊心。

（5）对急症或危重抢救病例，应先重点检查生命体征或与疾病有关的部位，也可边抢救边检查。

（6）小儿免疫功能差，注意防止交叉感染。

2. 检查方法

（1）一般状况　观察小儿的营养发育情况、神志、表情、对周围事物的反应、皮肤颜色、体位、行走姿势和孩子的语言能力等。

（2）一般测量　包括体温、呼吸、脉搏、血压，还有身长、体重、头围、胸围等。

1）体温：腋下测温法最常用，也最安全、方便，但测量的时间偏长。

2）呼吸、脉搏：应在小儿安静时进行。各年龄组小儿呼吸脉搏正常值见表 4－1。

表 4－1　各年龄小儿呼吸、脉搏

年龄	呼吸（次/分）	脉搏（次/分）	呼吸：脉搏
新生儿	40～45	120～140	1：3
<1 岁	30～40	110～130	1：3～1：4
1～3 岁	25～30	100～120	1：3～1：4
4～7 岁	20～25	80～100	1：4
8～14 岁	18～20	70～90	1：4

3）血压：测量血压时袖带的宽度通常应为上臂长度的 1/2～2/3。

不同年龄小儿血压的正常值可用公式推算：收缩压（mmHg）＝80＋（年龄×2）；舒张压应该为收缩压的 2/3。

mmHg与kPa的换算为：mmHg测定值÷7.5＝kPa值。

（3）皮肤和皮下组织　应在自然光线下及保暖的前提下仔细观察身体各部位皮肤的颜色，有无苍白、黄染、发绀、潮红、皮疹、瘀点（斑）、脱屑、色素沉着，毛发有无异常，触摸皮肤的弹性、皮下组织及脂肪的厚度，有无水肿及水肿的性质。

（4）淋巴结　包括淋巴结的大小、数目、活动度、质地、有无粘连和（或）压痛等。

（5）头部

1）头颅：观察大小、形状，必要时测量头围；前囟大小及紧张度、有无凹陷或隆起；小婴儿有无枕秃和颅骨软化、血肿或颅骨缺损等。

2）面部：有无特殊面容，眼距宽窄，鼻梁高低，注意双耳的位置和形状等。

3）眼、耳、鼻：有无眼睑水肿、下垂、眼球突出、斜视、结膜充血、眼分泌物、角膜浑浊、瞳孔大小、形状、对光反射。检查双外耳道有无分泌物、局部红肿及外耳牵拉痛；若怀疑有中耳炎时应用耳镜检查鼓膜情况。观察鼻形，注意有无鼻翼扇动、鼻腔分泌物及通气情况。

4）口腔：口唇色泽有无苍白、发绀、干燥、口角糜烂、疱疹。口腔内颊黏膜、牙龈、硬腭有无充血、溃疡、黏膜斑、鹅口疮，腮腺开口处有无红肿及分泌物，牙齿数目及龋齿数，舌质、舌苔颜色。咽部检查放在体格检查的最后进行，观察双侧扁桃体是否肿大，有无充血、分泌物、脓点、假膜及咽部有无溃疡、充血、滤泡增生、咽后壁脓肿等情况。

（6）颈部　颈部是否软，有无斜颈、短颈或颈蹼等畸形，颈椎活动情况；甲状腺有无肿大，气管位置；颈静脉充盈及搏动情况，有无颈肌张力增高或弛缓等。

（7）胸部

1）胸廓：注意有无鸡胸、漏斗胸、肋骨串珠、肋膈沟、肋缘外翻等佝偻病的体征；胸廓两侧是否对称，心前区有无隆起，有无桶状胸，肋间隙饱满、凹陷、增宽或变窄等。

2）肺：视诊应注意呼吸频率和节律有无异常，有无呼吸困难和呼吸深浅改变。触诊在年幼儿可利用啼哭或说话时进行。叩诊时用力要轻或可用直接叩诊法，用两个手指直接叩击胸壁。听诊时应注意听腋下、肩胛间区及肩胛下区有无异常；小儿啼哭后深吸气时容易闻及细湿啰音。

3）心：视诊时观察心前区是否隆起，心尖搏动强弱和搏动范围。触诊主要检查心尖搏动的位置及有无震颤，并应注意出现的部位和性质（收缩期、舒张期或连续性）。

通过叩心界可估计心脏大小、形状及其在胸腔的位置，3岁以内婴幼儿一般只叩心脏左右界，各年龄小儿心界参考表见4－2。

小儿心脏听诊应在安静环境中进行，听诊器的胸件要小，学龄前期及学龄期儿童常于肺动脉瓣区或心尖部听到生理性收缩期杂音或窦性心律不齐。

表4－2　各年龄小儿心界

年龄	左界	右界
＜1岁	左乳线外1～2 cm	沿右胸骨旁线
1～4岁	左乳线外1 cm	右胸骨旁线与右胸骨线之间
5～12岁	左乳线上或乳线内0.5～1 cm	接近右胸骨线
＞12岁	左乳线内0.5～1 cm	右胸骨线

（8）腹部　视诊在新生儿或消瘦小儿常可见到肠型或肠蠕动波，新生儿应注意脐部有无分泌物、出血、炎症、脐疝大小。

触诊检查有无压痛时主要观察小儿的表情反应。正常婴幼儿肝脏可在肋缘下 1～2 cm 处扪及，柔软无压痛；6～7 岁后在肋下不可触及。小婴儿偶可触及脾脏边缘。

叩诊可采用直接叩诊法或间接叩诊法，其检查内容与成人相同。

小儿腹部听诊有时可闻及肠鸣音亢进，如有血管杂音时应注意杂音的性质、强弱及部位。

（9）脊柱和四肢　注意有无畸形、躯干与四肢的比例和佝偻病体征，如“O”形腿或“X”形腿，手镯、脚镯样变，脊柱侧弯等；观察手、足指（趾）有无杵状指、多指（趾）畸形等。

（10）会阴、肛门和外生殖器　观察有无畸形（如先天性无肛、尿道下裂、两性畸形）、肛裂；女孩有无阴道分泌物、畸形；男孩有无隐睾，包皮过长、过紧，鞘膜积液和腹股沟疝等。

（11）神经系统　根据病种、病情、年龄等选择必要的检查。

1）一般检查：观察小儿的神志、精神状态、面部表情、反应灵敏度、动作语言能力、有无异常行为等。

2）神经反射：新生儿期特有的反射，如吸吮反射、拥抱反射、握持反射是否存在。有些神经反射有其年龄特点，如新生儿和小婴儿期提睾反射、腹壁反射较弱或不能引出，但跟腱反射亢进，并可出现踝阵挛；2 岁以下的小儿 Babinski 征可呈阳性，但一侧阳性，另一侧阴性则有临床意义。

3）脑膜刺激征：如颈部有无抵抗、Kernig 征和 Brudzinski 征是否阳性，检查方法同成人，由于小儿不配合，要反复检查才能正确判定。正常小婴儿由于在胎内时屈肌占优势，故生后头几个月 Kernig 征和 Brudzinski 征也可阳性。因此，在解释检查结果的意义时一定要根据病情、结合年龄特点全面考虑。

3. 体格检查记录方法

体格检查项目虽然在检查时无一定顺序，但结果记录应按上述顺序书写；不仅阳性体征应记录，重要的阴性体征结果也要记录。

第二节　儿科疾病治疗原则

重点	儿科药物治疗的特点和原则
难点	儿科药物治疗的特点和原则
考点	儿科饮食治疗和药物治疗

速览导引图

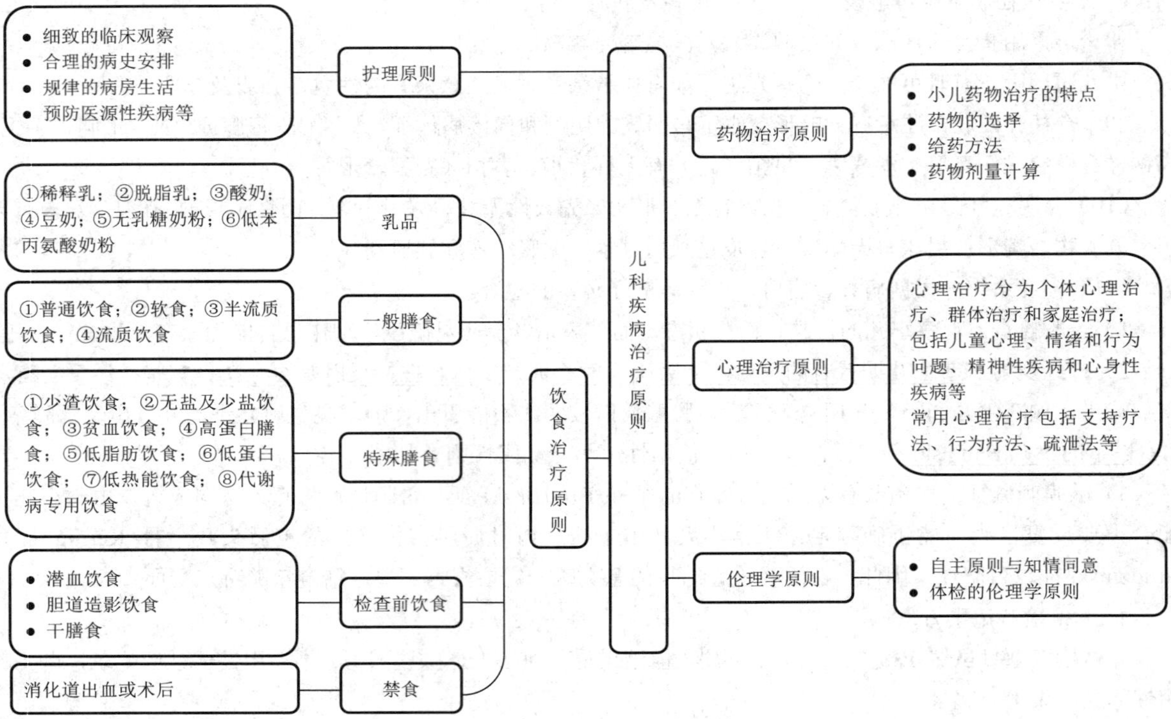
细致的临床观察
合理的病史安排
规律的病房生活
预防医源性疾病等
护理原则
①稀释乳；②脱脂乳；③酸奶；④豆奶；⑤无乳糖奶粉；⑥低苯丙氨酸奶粉
乳品
①普通饮食；②软食；③半流质饮食；④流质饮食
一般膳食
①少渣饮食；②无盐及少盐饮食；③贫血饮食；④高蛋白膳食；⑤低脂肪饮食；⑥低蛋白饮食；⑦低热能饮食；⑧代谢病专用饮食
特殊膳食
潜血饮食
胆道造影饮食
干膳食
检查前饮食
消化道出血或术后
禁食
饮食治疗原则
儿科疾病治疗原则
药物治疗原则
小儿药物治疗的特点
药物的选择
给药方法
药物剂量计算
心理治疗原则
心理治疗分为个体心理治疗、群体治疗和家庭治疗；包括儿童心理、情绪和行为问题、精神性疾病和心身性疾病等
常用心理治疗包括支持疗法、行为疗法、疏泄法等
伦理学原则
自主原则与知情同意
体检的伦理学原则

在疾病治疗过程中，儿科护理是极为重要的一个环节，良好的护理在促进患儿康复中起着很大的作用。

1. 护理原则

（1）细致的临床观察　临床所观察到的患儿不典型的或细微的表现，都应考虑其可能存在的病理基础。

（2）合理的病室安排　病室要整齐、清洁、安静、舒适，空气新鲜、流通，温度适宜。可按年龄、病种、病情轻重和护理要求合理安排病房及病区。

（3）规律的病房生活　保证充足的睡眠和休息很重要，观察病情应尽量不影响患儿的睡眠，尽可能集中时间进行治疗和诊断操作，定时进餐。

（4）预防医源性疾病等

2. 饮食治疗原则

根据病情选择适当的饮食有助于治疗和康复；不当的饮食可使病情加重，甚至危及生命。母乳喂养儿应继续喂以母乳。

（1）乳品　根据患儿不同病情选择不同的乳品，如稀释乳、脱脂奶、酸奶、豆奶、无乳糖奶粉、低苯丙氨酸奶粉。

（2）一般膳食　有普通饮食、软食、半流质饮食、流质饮食。流质饮食供热能与营养素均低，只能短期应用。

（3）特殊膳食　如少渣饮食、无盐及少盐饮食、贫血饮食、高蛋白膳食、低脂肪饮食、低蛋白饮食、低热能饮食、代谢病专用饮食等。

（4）检查前饮食　在进行某些实验室检查前对饮食有特别的要求，如潜血膳食、胆囊造影膳食、干膳食等。

（5）禁食　因消化道出血或术后等原因不能进食的小儿，应注意静脉供给热量，并注意水、电解质平衡。

3. 药物治疗原则

（1）小儿药物治疗的特点

1）药物在组织内的分布因年龄而异：如巴比妥类、吗啡、四环素在幼儿脑浓度明显高于年长儿。

2）小儿对药物的反应因年龄而异：吗啡对新生儿呼吸中枢的抑制作用明显高于年长儿，麻黄碱使血压升高的作用在未成熟儿却低得多。

3）肝脏解毒功能不足：特别是新生儿和早产儿，肝脏酶系统发育不成熟，对某些药物的代谢延长，药物的半衰期延长，增加了药物的血浓度和毒性作用。

4）肾脏排泄功能不足：新生儿，特别是未成熟儿的肾功能尚不成熟，药物及其分解产物在体内滞留的时间延长，增加了药物的毒、副反应。

5）先天遗传因素：要考虑家族中有遗传性疾病史的患儿对某些药物的先天性异常反应；对家族中有药物过敏史者要慎用某些药物。

（2）药物选择　选择用药的主要依据是小儿年龄、病种和病情，同时要考虑小儿对药物的特殊反应和药物的远期影响。

1）抗生素：既要掌握抗生素的药理作用和用药指征，又要重视其毒、副作用的一面，如肾毒性、对造血功能的抑制作用等。

2）肾上腺皮质激素：短疗程常用于过敏性疾病、重症感染性疾病等；长疗程则用于治疗肾病综合征、某些血液病、自身免疫性疾病等。哮喘、某些皮肤病则提倡局部用药。在使用中必须重视其副反应。

3）退热药：一般使用对乙酰氨基酚和布洛芬，剂量不宜过大，可反复使用。婴儿不宜使用阿司匹林，以免发生 Reye 综合征。

4）镇静止惊药：在患儿高热、烦躁不安、剧咳不止等情况下可考虑给予镇静药。发生惊厥时可用苯巴比妥、水合氯醛、地西泮等镇静止惊药。

5）镇咳止喘药：婴幼儿一般不用镇咳药。哮喘患儿提倡局部吸入β_2受体激动剂类药物，必要时也可用茶碱类，但新生儿、小婴儿慎用。

6）止泻药与泻药：对腹泻患儿慎用止泻药，小儿便秘一般不用泻药，多采用调整饮食和松软大便的通便法。

7）乳母用药：阿托品、苯巴比妥、水杨酸盐等药物可经母乳影响哺乳婴儿，应慎用。

8）新生儿、早产儿用药：幼小婴儿的肝、肾等代谢功能均不成熟，不少药物易引起毒、副反应，如磺胺类药、维生素K_3可引起高胆红素血症，氯霉素可引起“灰婴综合征”等，故应慎重。

（3）给药方法

1）口服法：是最常用的给药方法。病情需要时可采用鼻饲给药。

2）注射法：注射法比口服法奏效快，但对小儿刺激大，肌内注射次数过多还可造成臀肌挛缩。静脉推注多在抢救时应用；静脉滴注应根据年龄大小、病情严重程度控制滴速。

3）外用药：以软膏为多，也可用水剂、混悬剂、粉剂等。要注意小儿用手抓摸药物，误入眼、口引起意外。

4）其他方法：雾化吸入常用；灌肠法小儿采用不多，可用缓释栓剂；含剂、漱剂很少用于小龄儿，年长儿可采用。

（4）药物剂量计算　小儿用药剂量较成人更须准确。可按以下方法计算。

1）按体重计算：是最常用、最基本的计算方法，可算出每日或每次需用量：每日（次）剂量＝患儿体重（kg）×每日（次）每千克体重所需药量。

2）按体表面积计算：此法较按年龄、体重计算更为准确。

小儿体表面积计算公式为：

如体重≤30 kg，小儿的体表面积（m^2）＝体重（kg）×0.035＋0.1；

如体重＞30 kg，小儿的体表面积（m^2）＝［体重（kg）－30］×0.02＋1.05。

3）按年龄计算：剂量幅度大、不需十分精确的药物，如营养类药物等可按年龄计算，比较简单易行。

4）从成人剂量折算：小儿剂量＝成人剂量×小儿体重（kg）/50，此法仅用于未提供小儿剂量的药物，所得剂量一般都偏小，故不常用。

4. 心理治疗原则

儿童心理治疗是指根据传统的和现代的心理分析与治疗理论而建立的系统治疗儿童精神问题的方法，可分为个体心理治疗、群体治疗和家庭治疗等；包括儿童心理、情绪和行为问题、精神性疾病和心身性疾病等。

常用的心理治疗包括支持疗法、行为疗法、疏泄法等。

5. 伦理学原则

患者应当享有治疗权、知情权、不受伤害权、自主权和隐私权，保护和实现这些权利是医学道德和伦理学的基本要求。

（1）自主原则与知情同意　儿童有愿望、有能力体现个人自主权，而医师有责任在诊疗、预防及科研等各个领域对儿童自主权予以尊重。

（2）体检的伦理学问题　对于青春期儿童，应注意尊重保密和保护个人隐私；尊重儿童自主权，这对敏感的青春期儿童尤为重要。

在体检中，应注意避免暴露与检查无关的部位，并使患儿乐于配合；在检查异性、畸形患者时，医师要注意态度庄重。

第三节　儿童液体平衡的特点和液体疗法

重点	儿童液体平衡的特点和液体疗法
难点	儿科液体疗法
考点	儿科液体疗法

速览导引图

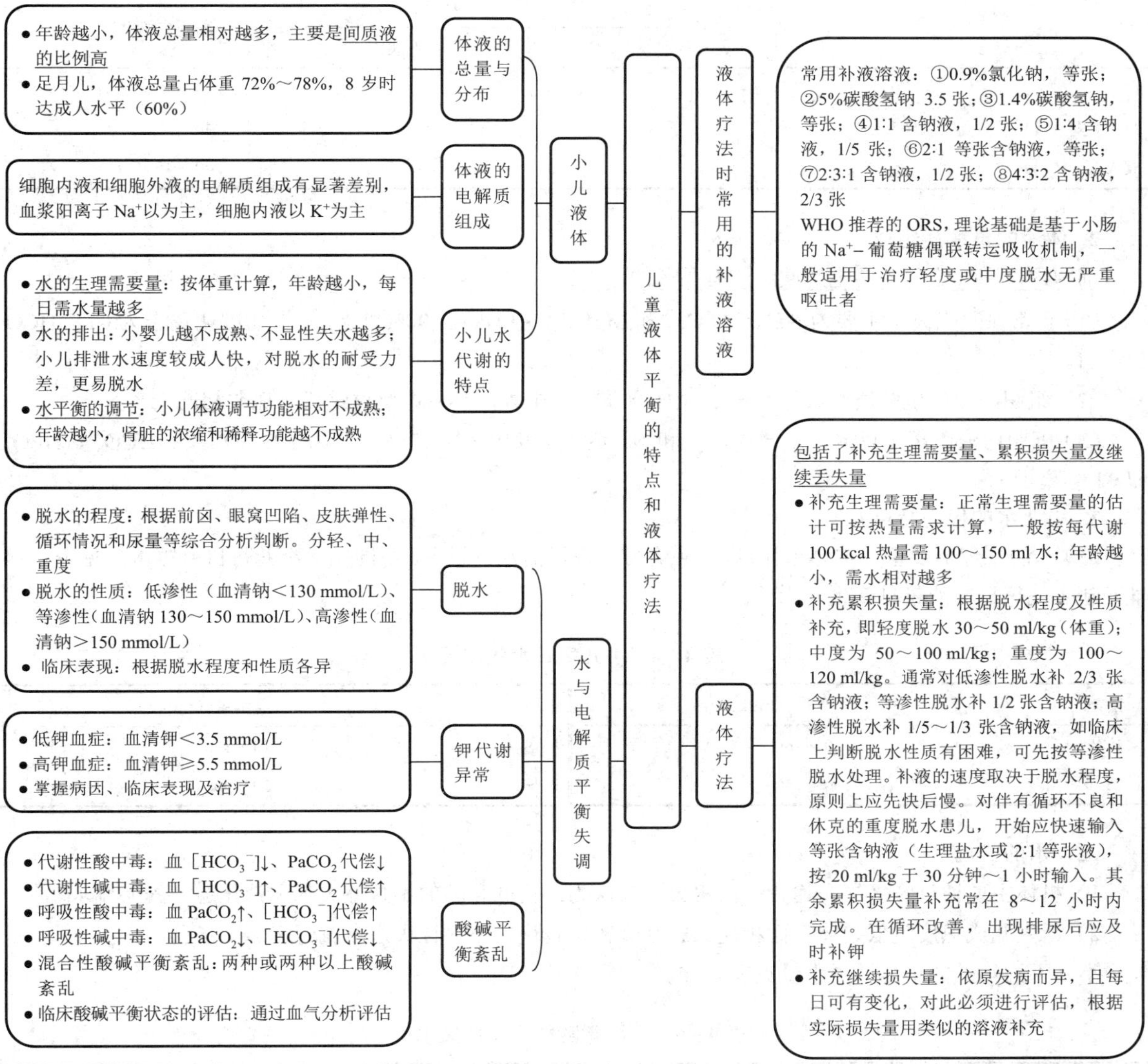

儿童液体平衡的特点和液体疗法
小儿液体
体液的总量与分布
● 年龄越小，体液总量相对越多，主要是间质液的比例高
● 足月儿，体液总量占体重 72%～78%，8 岁时达成人水平（60%）
体液的电解质组成
细胞内液和细胞外液的电解质组成有显著差别，血浆阳离子 Na^+ 以为主，细胞内液以 K^+ 为主
小儿水代谢的特点
● 水的生理需要量：按体重计算，年龄越小，每日需水量越多
● 水的排出：小婴儿越不成熟、不显性失水越多；小儿排泄水速度较成人快，对脱水的耐受力差，更易脱水
● 水平衡的调节：小儿体液调节功能相对不成熟；年龄越小，肾脏的浓缩和稀释功能越不成熟
水与电解质平衡失调
脱水
● 脱水的程度：根据前囟、眼窝凹陷、皮肤弹性、循环情况和尿量等综合分析判断。分轻、中、重度
● 脱水的性质：低渗性（血清钠＜130 mmol/L）、等渗性（血清钠 130～150 mmol/L）、高渗性（血清钠＞150 mmol/L）
● 临床表现：根据脱水程度和性质各异
钾代谢异常
● 低钾血症：血清钾＜3.5 mmol/L
● 高钾血症：血清钾≥5.5 mmol/L
● 掌握病因、临床表现及治疗
酸碱平衡紊乱
● 代谢性酸中毒：血［HCO_3^-］↓、$PaCO_2$ 代偿↓
● 代谢性碱中毒：血［HCO_3^-］↑、$PaCO_2$ 代偿↑
● 呼吸性酸中毒：血 $PaCO_2$↑、［HCO_3^-］代偿↑
● 呼吸性碱中毒：血 $PaCO_2$↓、［HCO_3^-］代偿↓
● 混合性酸碱平衡紊乱：两种或两种以上酸碱紊乱
● 临床酸碱平衡状态的评估：通过血气分析评估
液体疗法时常用的补液溶液
常用补液溶液：①0.9%氯化钠，等张；②5%碳酸氢钠 3.5 张；③1.4%碳酸氢钠，等张；④1:1 含钠液，1/2 张；⑤1:4 含钠液，1/5 张；⑥2:1 等张含钠液，等张；⑦2:3:1 含钠液，1/2 张；⑧4:3:2 含钠液，2/3 张
WHO 推荐的 ORS，理论基础是基于小肠的 Na^+– 葡萄糖偶联转运吸收机制，一般适用于治疗轻度或中度脱水无严重呕吐者
液体疗法
包括了补充生理需要量、累积损失量及继续丢失量
● 补充生理需要量：正常生理需要量的估计可按热量需求计算，一般按每代谢 100 kcal 热量需 100～150 ml 水；年龄越小，需水相对越多
● 补充累积损失量：根据脱水程度及性质补充，即轻度脱水 30～50 ml/kg（体重）；中度为 50～100 ml/kg；重度为 100～120 ml/kg。通常对低渗性脱水补 2/3 张含钠液；等渗性脱水补 1/2 张含钠液；高渗性脱水补 1/5～1/3 张含钠液，如临床上判断脱水性质有困难，可先按等渗性脱水处理。补液的速度取决于脱水程度，原则上应先快后慢。对伴有循环不良和休克的重度脱水患儿，开始应快速输入等张含钠液（生理盐水或 2:1 等张液），按 20 ml/kg 于 30 分钟～1 小时输入。其余累积损失量补充常在 8～12 小时内完成。在循环改善，出现排尿后应及时补钾
● 补充继续损失量：依原发病而异，且每日可有变化，对此必须进行评估，根据实际损失量用类似的溶液补充

一、小儿液体平衡的特点

水、电解质和酸碱平衡紊乱在儿科临床中极为常见。

1. 体液的总量与分布

体液分布于血浆、组织间隙及细胞内，前两者合称为细胞外液。年龄越小，体液总量相对越多，这主要是间质液的比例较高，而血浆和细胞内液量的比例则与成人相近。体液总量在男性占体重的 60%，而在女性为 55%。不同年龄的体液分布见表 4–3。

表 4–3　不同年龄的体液分布（占体重的%）

年龄	总量	细胞外液		细胞内液
		血浆	间质液	
足月新生儿	78	6	37	35

续表

年龄	总量	细胞外液		细胞内液
		血浆	间质液	
1 岁	70	5	25	40
2～14 岁	65	5	20	40
成人	55～60	5	10～15	40～45

2. 体液的电解质组成

细胞内液和细胞外液的电解质组成有显著的差别。

（1）正常血浆阳离子主要为 Na^+、K^+、Ca^{2+}和 Mg^{2+}，其中 Na^+ 占 90%以上；血浆主要阴离子为 Cl^-、HCO_3^- 和蛋白。

（2）组织间液的电解质组成除 Ca^{2+} 含量较血浆低一半外，其余电解质组成与血浆相同。

（3）细胞内液阳离子以 K^+、Ca^{2+}、Mg^{2+} 和 Na^+ 为主，其中 K^+占 78%。阴离子以蛋白质、HCO_3^-、HPO_4^{2-} 和 Cl^-等离子为主。

3. 小儿水的代谢特点

（1）水的生理需要量　按体重计算，年龄越小，每日需水量越多。不同年龄小儿每日所需水量见表 4－4。早期新生儿每日需液量见新生儿章节。

表 4－4　小儿每日水的需要量

年龄	需水量（ml/kg）	年龄	需水量（ml/kg）
＜1 岁	120～160	4～9 岁	70～110
1～3 岁	100～140	10～14 岁	50～90

（2）水的排出

1）机体主要通过肾（尿）途径排出水分，其次为经皮肤和肺的不显性失水和消化道（粪）排水。

2）新生儿成熟度越低、体表面积越大、呼吸频率越快、不显性失水量就越多。

小儿不同年龄的不显性失水量见表 4－5。

表 4－5　不同年龄的不显性失水量

不同年龄或体重	不显性失水量［ml/（kg・d）］	不同年龄或体重	不显性失水量［ml/（kg・d）］
早产儿或足月新生儿		＞1500 g	26
750～1000 g	82	婴儿	19～24
1001～1250 g	56	幼儿	14～17
1251～1500 g	46	儿童	12～14

3）小儿排泄水的速度较成人快，出入量相对越多。水的交换率比成人快 3～4 倍。婴儿对脱水的耐受力差，比成人更易脱水。

（3）水平衡的调节　肾脏是唯一能通过其调节来控制细胞外液容量与成分的重要器官。肾脏水的排出与抗利尿激素（ADH）分泌及肾小管上皮细胞对 ADH 的反应性有密切关系。

小儿的体液调节功能相对不成熟。

1）当入水量不足或失水量增加时，易超过肾脏浓缩能力的限度，发生代谢产物滞留和高渗性脱水。

2）由于肾小球滤过率低，水的排泄速度较慢，若摄入水量过多又易致水肿和低钠血症。

3）年龄越小，肾脏排钠、排酸、产氨能力也越差，因而也容易发生高钠血症和酸中毒。

二、水与电解质平衡失调

（一）脱水

是指水分摄入不足或丢失过多所引起的体液总量尤其是细胞外液量的减少。

1. 脱水的程度

脱水的程度常以丢失液体量占体重的百分比来表示。一般根据前囟、眼窝的凹陷与否，皮肤弹性、循环情况和尿量等临床表现综合分析判断，见表 4－6。常将脱水程度分为三度。

（1）轻度脱水　表示有 3%～5%的体重减少或相当于 30～50 ml/kg 的体液减少。

（2）中度脱水　表示有 5%～10%的体重减少或相当于 50～100 ml/kg 的体液减少。

（3）重度脱水　表示有 10%以上的体重减少或相当于 100～120 ml/kg 的体液减少。

表 4－6　脱水的症状和体征

	轻度（体重的 5%）	中度（体重的 10%）	重度（体重的 15%）
心率增快	无	有	有
脉搏	可触及	可触及（减弱）	明显减弱
血压	正常	直立性低血压	低血压
皮肤灌注	正常	正常	减少，出现花纹
皮肤弹性	正常	轻度降低	降低
前囟	正常	轻度凹陷	凹陷
黏膜	湿润	干燥	非常干燥
眼泪	有	有或无	无
呼吸	正常	深，也可快	深和快
尿量	正常	少尿	无尿或严重少尿

2. 脱水的性质

脱水的性质常常反映了水和电解质的相对丢失量，临床常根据血清钠及血浆渗透压水平对其进行评估。

（1）低渗性脱水时血清钠低于 130 mmol/L。

（2）等渗性脱水时血清钠在 130～150 mmol/L。

（3）高渗性脱水时血清钠大于 150 mmol/L。

临床上以等渗性脱水最为常见，其次为低渗性脱水，高渗性脱水少见。

3. 临床表现

（1）在等渗性脱水，临床表现视脱水的轻重而异，取决于细胞外液的丢失量。应注意在严重营养不良儿往往对脱水程度估计过重。眼窝凹陷常被家长发现，其恢复往往是补液后最早改善的体征之一。

（2）在低渗性脱水，临床表现多较严重。除一般脱水现象外，多有四肢厥冷、皮肤花斑、血压下降、尿量减少等休克症状。严重低钠者可发生脑细胞水肿，多有嗜睡等神经系统症状，甚至发生惊厥和昏迷。伴有酸中毒时常有深大呼吸；伴低血钾时可出现无力、腹胀、肠梗阻或心律失常；当伴有低血钙、低血镁时可出现肌肉抽搐、惊厥和心电图异常等。

（3）在高渗性脱水，因细胞外液减少并不严重，故循环衰竭和肾小球滤过率减少都较其他两种脱水轻。由于细胞内脱水，患儿常有剧烈口渴、高热、烦躁不安、肌张力增高等表现，甚至发生惊厥。如果脱水继续加重，最终将出现氮质血症。

（二）钾代谢异常

正常血清钾维持在 3.5～5.0 mmol/L。

1. 低钾血症

当血清钾浓度低于 3.5 mmol/L 时称为低钾血症。

（1）病因　低钾血症在临床较为多见，其发生的主要原因有：①钾的摄入量不足。②由消化道丢失过多，如呕吐、腹泻、各种引流或频繁灌肠而又未及时补充钾。③肾脏排出过多，如酸中毒、肾上腺皮质激素分泌过多、原发性醛固酮增多症、糖尿病酮症酸中毒等。④钾在体内分布异常，如家族性周期性瘫痪。⑤各种原因的碱中毒。

（2）临床表现　一般当血清钾低于 3 mmol/L 时即可出现症状，包括：①神经肌肉兴奋性降低，如肌肉软弱无力，重者出现呼吸肌麻痹或麻痹性肠梗阻、胃扩张；膝反射、腹壁反射减弱或消失。②出现心律失常、心肌收缩力降低、血压降低，甚至发生心力衰竭；心电图表现为 T 波低宽，出现 U 波、Q－T 间期延长，T 波倒置以及 ST 段下降等。③低钾使肾脏浓缩功能下降，出现多尿，重者有碱中毒症状；长期低钾可致肾单位硬化、间质纤维化。此外，慢性低钾可使生长激素分泌减少。

（3）低钾血症的治疗　低钾的治疗主要为补钾，积极治疗原发病。①补钾常以静脉输入，如情况允许，口服缓慢补钾更安全。②一般每天可给钾 3 mmol/kg，严重低钾者可给 4～6 mmol/kg。③静脉补钾时应精确计算补充的速度与浓度。肾功能障碍无尿时影响钾的排出，应见尿补钾。④补钾的输注速度应小于每小时 0.3 mmol/kg，浓度小于 40 mmol/L（0.3%）。⑤在补钾时应多次监测血清钾水平，有条件者给予心电监护。⑥一般当低钾伴有碱中毒时，常伴有低氯，故采用氯化钾液补充可能是最佳策略。

2. 高钾血症

血清钾浓度≥5.5 mmol/L 时称为高钾血症。

（1）病因　高钾血症常见病因有：①肾衰竭、肾小管性酸中毒、肾上腺皮质功能低下等使排钾减少。②休克、重度溶血以及严重挤压伤等使钾分布异常。③由于输入含钾溶液速度过快或浓度过高等。

（2）临床表现　高钾血症的主要表现如下。①心电图异常与心律失常：心电图可出现高耸的 T 波、P 波消失或 QRS 波群增宽、心室颤动及心脏停搏等。②神经、肌肉症状：高钾血症时患儿精神萎靡、嗜睡、手足感觉异常、腱反射减弱或消失，严重者出现弛缓性瘫痪、尿潴留，甚至呼吸麻痹。

（3）高钾血症的治疗　高血钾时，所有的含钾补液及口服补钾必须终止。当血钾＞6～6.5 mmol/L 时，必须监测心电图以评估心律失常情况。

高血钾治疗有两个基本目标：①防止致死性心律失常；②去除体内过多的钾。

1）快速降低高钾引起的心律失常风险的措施包括：①快速静脉应用 5%碳酸氢钠 3～5 ml/kg。②葡萄糖加胰岛素（0.5～1 g 葡萄糖/kg，每 3～4 g 葡萄糖加 1 单位胰岛素），促进钾进入细胞内，使血清钾降低。③β_2 肾上腺素受体激动剂，如沙丁胺醇 5 μg/kg，经 15 分钟静脉应用或以 2.5～5 mg 雾化吸入常能有效降低血钾，并能持续 2～4 小时。④10%葡萄糖酸钙 0.5 ml/kg 在数分钟内缓慢静脉应用，使心肌细胞膜稳定，可对抗高血钾的心脏毒性作用，但同时必须监测心电图。

2）将过多的钾从体内清除的措施包括：①采用离子交换树脂（如聚磺苯乙烯）。②血液或腹膜透析，或连续血液净化（CBP）等，这些措施效果常较明显。③对于假性醛固酮增多症，应用氢氯噻嗪常有效。

（三）酸碱平衡紊乱

正常儿童血 pH 与成人一样，均为 7.4，但其范围稍宽，即 7.35～7.45。

常见的酸碱失衡为单纯性（呼吸性酸中毒、呼吸性碱中毒、代谢性酸中毒、代谢性碱中毒）；有时亦出现混合性。

1. 代谢性酸中毒

（1）所有代谢性酸中毒都有下列两种可能之一　①细胞外液酸的产生过多，常见有酮症酸中毒，肾衰竭时磷酸、硫酸及组织低氧时产生的乳酸增多。②细胞外液碳酸氢盐丢失，由于碳酸氢盐从肾脏或小肠液丢失，常发生于腹泻、小肠瘘管的引流等。

（2）代谢性酸中毒的治疗　①积极治疗缺氧、组织低灌注、腹泻等原发疾病。②采用碳酸氢钠或乳酸钠等碱性药物增加碱储备，中和［H^+］。

一般主张当血气分析的 pH＜7.30 时用碱性药物。

所需补充的碱性溶液 mmol 数＝剩余碱（BE）负值×0.3×体重（kg），因 5%碳酸氢钠 1 ml＝0.6 mmol，故所需 5%碳酸氢钠量（ml）＝（－BE）×0.5×体重（kg）。

一般将碳酸氢钠稀释成 1.4%的溶液输入；先给予计算量的 1/2，复查血气后调整剂量。纠正酸中毒后钾离子进入细胞内，使血清钾降低，游离钙也减少，故应注意补钾、补钙。

2. 阴离子间隙

阴离子间隙是主要测得阳离子与阴离子的差值。

阴离子间隙＝Na^+－（Cl^-＋HCO_3^-），正常值为 12 mmol/L（范围为 8～16 mmol/L）

AG 增高见于代谢性酸中毒伴有常规不测定的阴离子，如乳酸、酮体等增加。代谢性酸中毒不伴有常规不测定的阴离子增高时 AG 不增高，称为高氯性代谢性酸中毒。计算阴离子间隙可发现常规不测定的阴离子或阳离子的异常增高。

阴离子间隙增加及正常阴离子间隙代谢性酸中毒的原因见表 4－7。

表 4－7　阴离子间隙增加及正常阴离子间隙代谢性酸中毒的原因

阴离子间隙增加（AG＞16 mmol/L）	正常阴离子间隙（AG＝8～16 mmol/L）
慢性肾功能不全	近端、远端肾小管性酸中毒，伴有高钾血症的肾小管性酸中毒
糖尿病酮症酸中毒	腹泻
静脉高营养	碱的摄入
遗传性氨基酸尿症	
乳酸性酸中毒	
中毒：水杨酸等	
饥饿	

3. 代谢性碱中毒

代谢性碱中毒的原发因素是细胞外液强碱或碳酸氢盐的增加。

（1）主要原因　①过度的氢离子丢失，如呕吐或胃液引流导致的氢离子和氯离子的丢失，最常见为先天性肥厚性幽门狭窄。②摄入或输入过多的碳酸氢盐。③由于血钾降低，肾脏碳酸氢盐的重吸收增加，原发性醛固酮增多症、库欣综合征等。④呼吸性酸中毒时，肾脏代偿性分泌氢，增加碳酸氢根重吸收，使酸中毒得到代偿，当应用机械通气后，血 $PaCO_2$ 能迅速恢复正常，而血浆 HCO_3^- 含量仍高，导致代谢性碱中毒。⑤细胞外液减少及近端肾小管 HCO_3^- 的重吸收增加。

（2）代谢性碱中毒无特征性临床表现　①轻度可无明显症状。②重症者表现为呼吸抑制、精神软。③当因碱中毒致游离钙降低时，可引起抽搐。④有低血钾时，可出现相应的临床症状。⑤血气分析见血浆 pH 增高，$PaCO_2$ 和 HCO_3^- 增高，常见低氯和低钾。⑥典型的病例尿呈碱性，但在严重低钾时尿液 pH 也可很低。

（3）代谢性碱中毒的治疗　①去除病因。②停用碱性药物，纠正水、电解质平衡失调。③静脉滴注生理盐水。④重症者给予氯化铵静脉滴注。⑤碱中毒时，如同时存在低钠、低钾和低氯血症，常阻碍其纠正，故必须在纠正碱中毒时同时纠正这些离子的紊乱。

4. 呼吸性酸中毒

是原发于呼吸系统紊乱，引起肺泡 PCO_2 增加所致。

（1）临床上许多情况可导致血二氧化碳分压增加，包括呼吸系统本身的疾病、胸部疾病所致呼吸受限、神经-肌肉疾病、中枢神经系统疾病等。

（2）呼吸性酸中毒时通过肾脏代偿使血碳酸氢盐增加，同时伴有肾脏因酸化尿液、氯分泌增加（Cl^- 与 NH_3^- 交换）而致的血氯降低。

（3）呼吸性酸中毒时常伴有低氧血症及呼吸困难。高碳酸血症可引起血管扩张，颅内血流增加，致头痛及颅内压增高，严重高碳酸血症可出现中枢抑制，血 pH 降低。

（4）呼吸性酸中毒治疗主要应针对原发病，必要时应用人工辅助通气。

5. 呼吸性碱中毒

呼吸性碱中毒是由于肺泡通气过度增加致血二氧化碳分压降低。

（1）原发病因　①心理因素所致的呼吸过度。②机械通气时每分通气量太大。③也可见于水杨酸中毒所致的呼吸中枢过度刺激、对 CO_2 的敏感性太高所致的呼吸增加。④低氧、贫血、CO 中毒时呼吸加快，也可使 $PaCO_2$ 降低出现碱中毒。

（2）呼吸性碱中毒临床表现　主要出现原发疾病所致的相应症状及体征。①急性低碳酸血症可使神经肌肉兴奋性增加和因低钙所致的肢体感觉异常。②血气分析见 pH 增加、$PaCO_2$ 降低、血 HCO_3^- 浓度降低、尿液常呈酸性。

（3）呼吸性碱中毒的治疗　主要针对原发病。

6. 混合性酸碱平衡紊乱

当有两种或两种以上的酸碱紊乱分别同时作用于呼吸或代谢系统称为混合性酸碱平衡紊乱。当代偿能力在预计范围之外时，就应考虑存在混合性酸碱平衡紊乱。

混合性酸碱平衡紊乱的治疗包括：①积极治疗原发病，保持呼吸道通畅，必要时给予人工辅助通气，使 pH 正常。②对高阴离子间隙（AG）性代谢性酸中毒，以纠正缺氧、控制感染和改善循环为主；经机械通气改善肺氧合功能后，代谢性酸中毒亦可减轻或纠正，仅少数患者需补碱性药物；碱性药物应在保证通气的前提下使用。③pH 明显低下时应立即用碱性药物。

7. 临床酸碱平衡状态的评估

（1）临床上酸碱平衡状态常通过血 pH、$PaCO_2$ 及 HCO_3^- 三项指标来评估。

（2）$PaCO_2$、HCO_3^- 的变化与 pH 的关系可从表 4-8 分析、判断。

（3）在临床判断时，首先应确定是酸中毒还是碱中毒；其次确定引起的原发因素是代谢性还是呼吸性；第三，如是代谢性酸中毒，其阴离子间隙是高还是低；第四，分析呼吸或代谢代偿是否充分。

表 4-8　酸碱紊乱的分析方法

酸中毒（pH＜7.40）		碱中毒（pH＞7.40）	
↓［HCO_3^-］	↑ $PaCO_2$	↑［HCO_3^-］	↓ $PaCO_2$
代谢性酸中毒	呼吸性酸中毒	代谢性碱中毒	呼吸性碱中毒
↓ $PaCO_2$ 代偿	↑［HCO_3^-］代偿	↑ $PaCO_2$ 代偿	↓［HCO_3^-］代偿
呼吸代偿	肾脏代偿	呼吸代偿	肾脏代偿

续表

酸中毒（pH<7.40）		碱中毒（pH>7.40）	
临床举例：酮症酸中毒；乳酸酸中毒；腹泻、肠液丢失；肾小管性酸中毒等	临床举例：中枢呼吸抑制；神经肌肉疾病；肺实质性疾病等	临床举例：呕吐引起 H^+、Cl^-丢失；外源性 HCO_3^- 摄入或输入过多等	临床举例：由于精神因素或药物（如水杨酸）中毒所致的呼吸增快
代偿效果：每↓ $PaCO_2$ 1.2 mmHg 可代偿 1 mmol/L 的［HCO_3^-］↓	代偿效果：每↑［HCO_3^-］3.5 mmol/L 可代偿 10 mmHg 的 $PaCO_2$↑	代偿效果：每↑$PaCO_2$ 0.7 mmHg 可代偿 1 mmol/L 的［HCO_3^-］↑	代偿效果：每↓［HCO_3^-］5 mmol/L 可代偿 10 mmHg 的 $PaCO_2$↑

三、液体疗法时常用补液溶液

常用液体包括非电解质溶液和电解质溶液。其中非电解质溶液常用 5%或 10%葡萄糖液，因葡萄糖输入体内将被氧化成水，故属无张力溶液。电解质溶液包括氯化钠、氯化钾、乳酸钠、碳酸氢钠和氯化铵等，以及它们的不同配制液，见表 4–9。

表 4–9　常用溶液成分

溶液	每 100 ml 含溶质或液量	Na^+	K^+	Cl^-	HCO_3^- 或乳酸根	Na^+/Cl^-	渗透压或相对于血浆的张力
血浆		142	5	103	24	3∶2	300 mOsm/L
①0.9%氯化钠	0.9 g	154		154		1∶1	等张
②5%或 10%葡萄糖	5 g 或 10 g						
③5%碳酸氢钠	5 g	595			595		3.5 张
④1.4%碳酸氢钠	1.4 g	167			167		等张
⑤11.2%乳酸钠	11.2 g	1000			1000		6 张
⑥1.87%乳酸钠	1.87 g	167			167		等张
⑦10%氯化钾	10 g		1342	1342			8.9 张
⑧0.9%氯化铵	0.9 g	NH_4^+ 167		167			等张
1∶1 含钠液	①50 ml，②50 ml	77		77			1/2 张
1∶2 含钠液	①35 ml，②65 ml	54		54			1/3 张
1∶4 含钠液	①20 ml，②80 ml	30		30			1/5 张
2∶1 等张含钠液	①65 ml，④或⑥35 ml	158		100	58	3∶2	等张
2∶3∶1 含钠液	①33 ml，②50 ml，④或⑥17 ml	79		51	28	3∶2	1/2 张
4∶3∶2 含钠液	①45 ml，②33 ml，④或⑥22 ml	106		69	37	3∶2	2/3 张

【附】口服补液盐（oral rehydration salts，ORS）

ORS 是世界卫生组织推荐用以治疗急性腹泻合并脱水的一种溶液。其理论基础是基于小肠的 Na^+–葡萄糖偶联转运吸收机制。

WHO 2002 年推荐的低渗透压口服补盐液配方中各种电解质浓度为：Na^+ 75 mmol/L，K^+ 20 mmol/L，Cl^- 65 mmol/L，枸橼酸根 10 mmol/L，葡萄糖 75 mmol/L。可用 NaCl 2.6 g，枸橼酸钠 2.9 g，氯化钾 1.5 g，葡萄糖 13.5 g，加水到 1000 ml 配成。总渗透压为 245 mOsm/L。

ORS 一般适用于轻度或中度脱水无严重呕吐者，具体用法是：轻度脱水 50 ml/kg、中度脱水 100 ml/kg，在 4 小时内用完；继续补充量根据腹泻的继续丢失量而定，一般每次大便后给 10 ml/kg。患儿极度疲劳、昏迷或昏睡、腹胀者不适宜用 ORS。在维持补液阶段，ORS 需适当稀释。

四、液体疗法

液体疗法目的是维持或恢复正常的体液容量和成分，以保证正常的生理功能。液体疗法包括补充生理需要量、累积损失量及继续丢失量。补液方案需制订合理、正确的输液量、速度、成分及顺序。

（一）补充生理需要量

生理需要量涉及热量、水和电解质。正常生理需要量的估计可按热量需求计算，一般按每代谢 100 kcal 热量需 100～150 ml 水；也可按简易计算表计算，见表 4－10。

表 4－10　生理需要量 4 种计算方法

体表面积法	
500 ml/［BSA（m^2）/d］	
100/50/20 法	
体重（kg）	液体量
0～10	100 ml/（kg·d）
11～20	100 ml＋超过 10 kg 体重数×50 ml/（kg·d）
＞20	1500 ml＋超过 20 kg 体重数×20 ml/（kg·d）
4/2/1 法	
体重（kg）	液体量
0～10	4 ml/（kg·h）
11～20	40 ml/h＋超过 10 kg 体重数×2 ml/h
＞20	60 ml/h＋超过 20 kg 体重数×1 ml/h
不显性失水＋测量损失法	
400～600 ml/（m^2·d）＋尿量（ml）＋其他测得的损失量（ml）	

生理需要量取决于尿量、大便丢失及不显性失水。不显性失水约占液体丢失的 1/3，在极低体重儿，不显性失水可多达每天 100 ml/kg 以上。

电解质的需求包括每日出汗、正常大小便、生理消耗的电解质等，变化很大。平均钾、钠、氯的消耗量 2～3 mmol/100 kcal。生理需要量应尽可能口服补充，不能口服或不足者可以静脉滴注 1/5～1/4 张含钠液，同时给予生理需要量的钾。

（二）补充累积损失量

1. 根据脱水程度及性质补充，即轻度脱水 30～50 ml/kg（体重）；中度为 50～100 ml/kg；重度为 100～120 ml/kg。

2. 低渗性脱水补 2/3 张含钠液；等渗性脱水补 1/2 张含钠液；高渗性脱水补 1/5～1/3 张含钠液，如临床上判断脱水性质有困难，可先按等渗性脱水处理。

3. 补液的速度取决于脱水程度，原则上应先快后慢。对伴有循环不良和休克的重度脱水患儿，开始应快速输入等张含钠液（生理盐水或 2∶1 等张液），按 20 ml/kg 于 30 分钟至 1 小时输入。其余累积损失量补充常在 8～12 小时内完成。在循环改善，出现排尿后应及时补钾。

4. 对于高渗性脱水，需缓慢纠正高钠血症（每 24 小时血钠下降＜10 mmol/L），也可在数天内纠正。有时需用张力较高，甚至等张液体以防血钠迅速下降出现脑水肿。

（三）补充继续丢失量

继续丢失量依原发病而异，且每日可有变化，需根据实际损失量用类似的溶液补充。各种体液丢失的性质见表 4-11。

表 4-11 各种体液损失成分表

体液	Na^+（mmol/L）	K^+（mmol/L）	Cl^-（mmol/L）	蛋白（g/dl）
胃液	20～80	5～20	100～150	—
胰液	120～140	5～15	90～120	—
小肠液	100～140	5～15	90～130	—
胆汁液	120～140	5～15	50～120	—
回肠造瘘口损失液	45～135	5～15	20～115	—
腹泻液	10～90	10～80	10～110	—
正常出汗	10～30	3～10	10～25	—
烫伤	140	5	110	3～5

临床病例分析

患儿，男，2 岁。因腹泻、呕吐 4 天入院。发病以来，每天腹泻 6～8 次，量不等，水样便，蛋花样，呕吐 4 次，呕吐物为胃内容物，不能进食，口渴欲饮，尿量减少，腹胀。

查体：精神萎靡，体温 36.5℃，脉搏速弱，150 次/分，呼吸浅快，55 次/分，体重 11 kg，血压 80/45 mmHg，皮肤弹性减退，两眼凹陷，腹胀，肠鸣音减弱，腹壁反射消失，膝反射迟钝，四肢凉，毛细血管充盈时间（capillary refilltime，CRT）3 秒。实验室检查：血清 Na^+ 135 mmol/L，血清 K^+ 3.2 mmol/L，HCO_3^- 14 mmol/L。

思考

1. 该患儿发生了何种水、电解质和酸碱平衡紊乱？
2. 诊断依据是什么？
3. 入院后累计损失量如何补充？

解析

1. 患儿发生了等渗性脱水（重度）、低钾血症和代谢性酸中毒。
2. 诊断依据

（1）等渗性脱水（重度） 2 岁幼儿，腹泻、呕吐 4 天，口渴、尿量减少、腹胀。查体可见心率、呼吸增快，血压下降，脉搏速弱，CRT 延长（外周循环衰竭表现）、皮肤弹性减退、两眼凹陷、尿量减少（脱水征），结合血钠 135 mmol/L，考虑为等渗性脱水（重度）。

（2）低钾血症 ①病史：腹泻、呕吐、不能进食致使钾摄入不足、消化道丢失钾（小儿失钾的主要途径是胃肠道）。②神经肌肉兴奋性降低：腹胀、肠鸣音减弱、腹壁反射消失、膝反射迟钝。③血清 K^+ 3.2 mmol/L（<3.5 mmol/L）。

（3）代谢性酸中毒 腹泻，碳酸氢盐从小肠液丢失，进食少，肠吸收不良，热能不足，导致脂肪分解增加，产生大量酮体；脱水血容量减少，血液浓缩，血流缓慢，组织缺氧致无氧酵解增多而使乳酸堆积；脱水使肾血流减少，其排酸、保钠功能低下，使酸性代谢产物滞留体内。

3. 入院后的累计损失量补充

（1）补液量　累计损失量：重度为 100～120 ml/kg，约合计为 1100～1300 ml。

（2）补液性质　1/2 张含钠液，注意纠酸、补钾，注意低钙。

（3）补液速度和原则　先快后慢，先盐后糖，见尿补钾。

（4）补液方法　①扩容用生理盐水或 2∶1 等张含钠液 20 ml/kg，约 220 ml 于 0.5～1 小时输入。②余下的累积损失量用 2∶3∶1 液（1200－220）ml＝980 ml，在 8～12 小时内输入。

（李晓瑜）

第五章　营养和营养障碍疾病

第一节　儿童营养基础

重点	膳食营养素参考摄入量；儿童能量构成和需求；三大产能营养素、常见常量营养素、微量营养素的特点和食物来源；小儿消化系统发育与营养素消化吸收
难点	膳食营养素参考摄入量概念；常见常量营养素、微量营养素的特点和食物来源
考点	能量需求和构成；三大宏量营养素特点和食物来源；小儿消化系统发育与营养素消化吸收

速览导引图

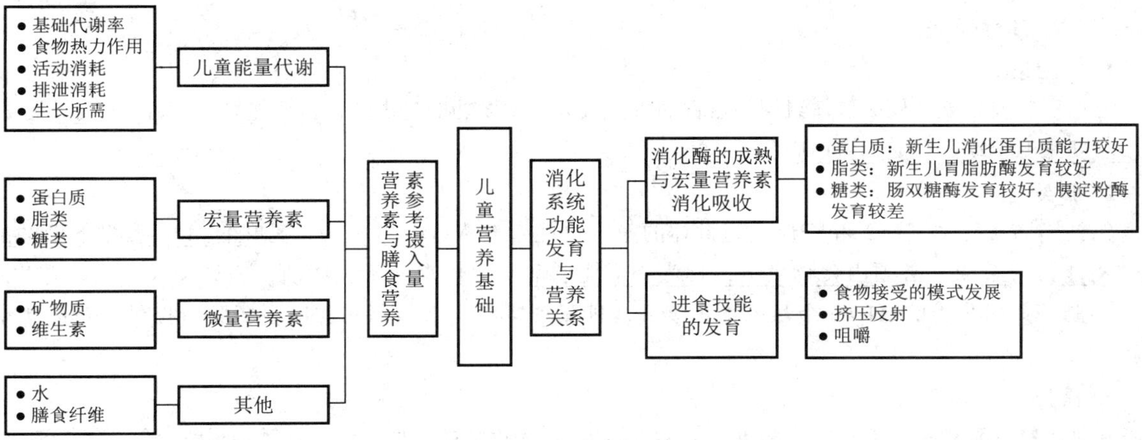

● 基础代谢率
● 食物热力作用
● 活动消耗
● 排泄消耗
● 生长所需
儿童能量代谢
● 蛋白质
● 脂类
● 糖类
宏量营养素
● 矿物质
● 维生素
微量营养素
● 水
● 膳食纤维
其他
营养素与膳食营养素参考摄入量
儿童营养基础
消化系统功能发育与营养关系
消化酶的成熟与宏量营养素消化吸收
● 蛋白质：新生儿消化蛋白质能力较好
● 脂类：新生儿胃脂肪酶发育较好
● 糖类：肠双糖酶发育较好，胰淀粉酶发育较差
进食技能的发育
● 食物接受的模式发展
● 挤压反射
● 咀嚼

一、营养素与膳食营养素参考摄入量

膳食营养素参考摄入量（DRIs）包括4项内容。①平均需要量（EAR）：是某一特定性别、年龄及生理状况群体中对某营养素需要量的平均值，摄入量达到EAR水平时可以满足群体中50%个体的需要；对个体可以满足自身50%需要，缺乏的可能性为50%。②推荐摄入量（RNI）：可以满足某一特定性别、年龄及生理状况群体中绝大多数（97%～98%）个体的需要。③适宜摄入量（AI）：是通过观察或实验获得的健康人群某种营养素的摄入量，可能高于RNI，不如RNI精确。④可耐受最高摄入量（UL）：是平均每日可以摄入该营养素的最高量。当摄入量超过UL而进一步增加时，发生毒副作用的危险性增加。

营养素分为能量、宏量营养素（包括蛋白质、脂类、碳水化合物）、微量营养素（包括矿物质和维生素）、其他膳食成分（包括膳食纤维、水）。

（一）儿童能量代谢

能量单位是千卡（kcal），或以千焦耳（kJ）为单位，1 kcal＝4.184 kJ。儿童总能量消耗量包括如下几个方面。

1. 基础代谢率（BMR）

小儿基础代谢的能量需要量较成人高，随年龄增长逐渐减少。如婴儿的 BMR 约为 55 kcal/（kg·d）；7 岁时 BMR 为 44 kcal/（kg·d）；12 岁时每日约需 30 kcal/（kg·d）；成人时为 25～30 kcal/（kg·d）。一般基础代谢占能量的 50%。

2. 食物热力作用（TEF）

是指由于进餐后几小时内发生的超过 BMR 的能量消耗，TEF 与食物成分有关，蛋白质最高。食物的 TEF 占总能量 7%～8%

3. 活动消耗

儿童活动所需能量与身体大小、活动强度、活动持续时间、活动类型有关。

4. 排泄消耗

正常情况下未经消化吸收的食物的损失约占总能量的 10%，腹泻时增加。

5. 生长所需

组织生长合成消耗能量为儿童特有，生长所需能量与儿童生长的速度成正比，即随年龄增长逐渐减少。

一般基础代谢占能量的 50%，排泄消耗占能量的 10%，生长和运动所需能量占 32%～35%，食物的 TEF 占 7%～8%。

（二）宏量营养素

1. 蛋白质

蛋白质主要功能是构成机体组织和器官的重要成分，次要功能是供能，占总能量的 8%～15%。优质蛋白质主要来源于动物和大豆蛋白质。

2. 脂类

包括脂肪（甘油三酯）和类脂，是机体的第二供能营养素。*n*－3 型 α－亚麻酸和 *n*－6 型的亚油酸，人体不能自身合成，必须由食物供给，称为必需脂肪酸，主要来源于植物油、坚果类（核桃、花生）、鱼类脂肪等。脂肪类的 AI：6 个月以下占婴儿总能量的 48%，必需脂肪酸应占脂肪所提供能量的 1%～3%。

3. 糖类

包括单糖（葡萄糖、双糖）和多糖（主要为淀粉），为供能的主要来源。各种糖最终分解为葡萄糖才能被机体吸收和利用。2 岁以上儿童膳食中，糖类所产的能量应占总能量的 50%～65%。糖类主要来源于谷类食物。

（三）微量营养素

1. 矿物质

（1）常量元素　钙、钠、磷、钾等，其中钙和磷接近人体总重量的 6%，两者构成人体的牙齿、骨骼等组织，乳类是钙的最好来源，大豆是钙的较好来源。

（2）微量元素　在体内含量很低，需通过食物摄入，具有十分重要的生理功能，如碘、锌、硒、铜、钼、铬、钴、铁、镁等，其中铁、碘、锌缺乏症是全球最主要的微量营养素缺乏症。

2. 维生素

维生素是维持人体正常生理功能所必需的一类有机物质，在体内含量极微，但在机体的代谢所必需的酶或辅酶中发挥核心作用。这类物质分为脂溶性和水溶性两大类。对儿童来说维生素 A、维生素 D、维生素 C、维生素 B_1 是容易缺乏的维生素。常见维生素和矿物质的作用及来源见表 5－1。

表 5－1 常见维生素和矿物质的作用及来源

种类	作用	来源
维生素 A	促进生长发育和维持上皮组织的完整性，为形成视紫质所必需的成分	肝、牛乳、奶油、鱼肝油；有色蔬菜和水果。动物来源占一半以上
维生素 B_1（硫胺素）	是构成脱羧辅酶的主要成分，为糖类代谢所必需，维持神经、心肌的活动功能	米糠、麦麸、葵花籽仁、花生、大豆、瘦猪肉含量丰富
维生素 C	参与人体的羟化和还原过程，对胶原蛋白、神经递质的合成，类固醇的羟化、氨基酸代谢、抗体及红细胞的生成等均有重要作用	各种水果及新鲜蔬菜
维生素 D	调节钙磷代谢，促进肠道对钙的吸收，维持血液钙浓度，有利骨骼矿化	人皮肤日光合成，鱼肝油、肝、蛋黄
钙	凝血因子，能降低神经、肌肉的兴奋性，是构成骨骼、牙齿的主要成分	乳类、豆类为主要来源，某些绿色蔬菜
磷	是骨骼、牙齿、细胞核蛋白、各种酶的主要成分	乳类、肉类、豆类和五谷类
铁	血红蛋白、肌红蛋白、细胞色素和其他酶系统的主要成分，帮助氧的运输	肝、血、豆类、肉类、绿色蔬菜，动物来源吸收好
锌	为多种酶的成分	贝类海产品、红色肉类、内脏、干果类、谷类芽胚、麦麸、豆、酵母等富含锌
碘	为甲状腺素的主要成分	海产品含量丰富，蛋和奶含量稍高，植物含量低

（四）其他膳食成分

1. 膳食纤维

指一大类不被人体吸收的碳水化合物。主要功能是增加大便体积，促进肠蠕动、防止便秘，产生短链脂肪酸，预防肠萎缩等。可从谷类、新鲜蔬菜、水果中获得。

2. 水

婴儿新陈代谢旺盛，水的需要量相对较多，为 100～150 ml/（kg·d），以后每 3 岁减少约 25 ml/（kg·d）。

二、消化系统功能发育与营养关系

（一）消化酶的成熟与宏量营养素的消化、吸收

1. 蛋白质

出生时新生儿消化蛋白质能力较好。胃蛋白酶 3 个月后活性增加，18 个月时达成人水平。胰蛋白酶生后 1 周活性增加，1 个月时已达成人水平。生后几个月小肠上皮细胞渗透性高，会增加异体蛋白（如牛奶蛋白、鸡蛋蛋白）吸收机会，产生过敏。因此，对婴儿，食物的蛋白质应有一定限制。

2. 脂肪

新生儿胃脂肪酶发育较好，生后 6 个月婴儿脂肪的吸收率达 95%以上。

3. 糖类

0～6 个月婴儿食物中的糖类主要是乳糖，婴儿肠双糖酶发育好，消化乳糖好。胰淀粉酶发育较差，3 个月后活性逐渐增高，2 岁达成人水平，故婴儿生后不宜过早添加淀粉类食物。

（二）进食技能的发育

1. 食物接受的模式发展

婴儿对能量密度较高的食物和感官好的食物易接受，一旦对能量味觉的指示被开启后再调节摄入是很困难的，这可能是肥胖发生的原因之一。儿童对食物接受的模式源于对多种食物刺激的经验，提示学习和经历对儿童饮食行为建立具有重要意义。

2. 挤压反射

新生儿至 3～4 个月婴儿对固体食物出现舌体抬高、舌向前吐出的挤压反射。其生理意义是防止吞入固体食物到气管发生窒息，在转奶期用勺添加新的泥状食物时注意尝试 8～10 次才能成功。

3. 咀嚼

咀嚼功能发育需要适时的生理刺激，需要后天学习训练，咀嚼发育完善对语言的发育也有直接影响。后天咀嚼行为的学习敏感期在 4～6 个月，需及时添加泥状食物。有意训练 7 个月左右婴儿咬嚼指状食物、从杯中啜水，9 个月始学用勺自食，1 岁学用杯喝奶，均有利于儿童口腔发育成熟。

第二节　婴儿喂养方法

重点	母乳的优点和正确的哺乳方法 婴儿食物转换选择的时间、种类和方法 牛奶改造的方法和奶量计算
难点	牛奶改造的方法、重要性和奶量的计算
考点	母乳的优点和正确哺喂方法；母乳喂养的禁忌证；婴儿食物转换的原则和时间

速览导引图

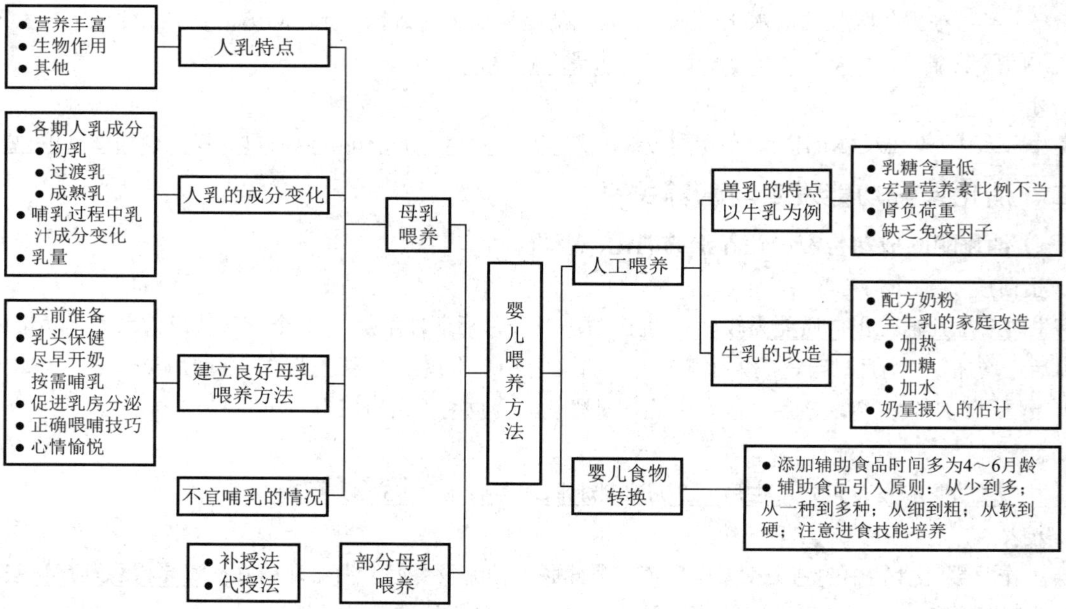

• 营养丰富
• 生物作用
• 其他
人乳特点
• 各期人乳成分
• 初乳
• 过渡乳
• 成熟乳
• 哺乳过程中乳汁成分变化
• 乳量
人乳的成分变化
• 产前准备
• 乳头保健
• 尽早开奶按需哺乳
• 促进乳房分泌
• 正确喂哺技巧
• 心情愉悦
建立良好母乳喂养方法
不宜哺乳的情况
母乳喂养
• 补授法
• 代授法
部分母乳喂养
婴儿喂养方法
人工喂养
兽乳的特点以牛乳为例
• 乳糖含量低
• 宏量营养素比例不当
• 肾负荷重
• 缺乏免疫因子
牛乳的改造
• 配方奶粉
• 全牛乳的家庭改造
• 加热
• 加糖
• 加水
• 奶量摄入的估计
婴儿食物转换
• 添加辅助食品时间多为4～6月龄
• 辅助食品引入原则：从少到多；从一种到多种；从细到粗；从软到硬；注意进食技能培养

一、母乳喂养

（一）人乳的特点

1. 营养丰富

（1）人乳所含酪蛋白为β－酪蛋白，含磷少，凝块小；人乳所含白蛋白为乳清蛋白，人乳中酪蛋白与乳清蛋白的比例为 1∶4，与牛乳（4∶1）有明显差别，易被消化吸收。人乳喂养婴儿很少产生过敏。

(2) 人乳中乙型乳糖(β-双糖)含量丰富，利于脑发育；利于双歧杆菌、乳酸杆菌生长；利于促进肠蠕动；有利于小肠钙的吸收。

(3) 人乳含不饱和脂肪酸较多，初乳中更高，有利于脑发育。人乳的脂肪酶使脂肪颗粒易于消化吸收。

(4) 人乳中电解质浓度低、适宜婴儿不成熟的肾发育水平。人乳中矿物质钙、铁、锌易被婴儿吸收。

(5) 人乳中维生素 D、维生素 K 含量较低，母乳喂养的婴儿应补充维生素 D，并鼓励婴儿尽早户外活动，乳母应适当补充维生素 K，以提高乳汁中维生素 K 的含量。

2. 生物作用

(1) 缓冲力小　人乳 pH 为 3.6（牛奶 pH5.3），对酸碱的缓冲力小，不影响胃液酸度（胃酸 pH 0.9～1.6），有利于酶发挥作用。

(2) 含不可替代的免疫成分（营养性被动免疫）　母乳，特别是初乳含丰富的 SIgA，大量免疫活性细胞、乳铁蛋白、溶菌酶、补体及双歧因子，释放而发挥免疫调节，促使乳酸杆菌生长，抑制细菌的生长。

(3) 生长调节因子　为一组对细胞增殖、发育有重要作用的因子，如牛磺酸、激素样蛋白以及某些酶和干扰素。

3. 其他

母乳喂养还有经济（仅 1/5 人工喂养费用）、方便、温度适宜、有利于婴儿心理健康的优点。母亲哺乳可加快乳母产后子宫复原，减少再受孕的机会。

（二）人乳的成分变化

1. 各期人乳成分

人乳中的脂肪、水溶性维生素、维生素 A、铁等营养素与乳母饮食有关，而维生素 D、维生素 E、维生素 K 不易由血进入乳汁，故与乳母饮食成分关系不大。

(1) 初乳　为孕后期与分娩 4～5 日以内的乳汁；初乳量少，含脂肪较少而蛋白质较多（主要为免疫球蛋白）；初乳中维生素 A、牛磺酸和矿物质的含量颇丰富，并含有初乳小球（充满脂肪颗粒的巨噬细胞及其他免疫活性细胞），对新生儿的生长发育和抗感染能力十分重要。

(2) 过渡乳　为分娩 5～14 日之间的母乳。

(3) 成熟乳　14 日以后的乳汁。

2. 哺乳过程的乳汁成分变化

每次哺乳过程乳汁的成分亦随时间而变化。第一部分分泌的乳汁脂肪低而蛋白质高，第二部分乳汁脂肪含量逐渐增加而蛋白质含量逐渐降低，第三部分乳汁中脂肪含量最高。

3. 乳量

正常乳母平均每天泌乳量随时间而逐渐增加，成熟乳量可达 700～1000 ml。判断奶量是否充足应以婴儿体重增长情况、尿量多少与睡眠状况等综合考虑。

（三）建立良好的母乳喂养方法

世界卫生组织（WHO）和我国卫生部制定的《婴幼儿喂养策略》建议生后 6 个月内完全接受母乳喂养。建立良好的母乳喂养有三个条件：①孕母能分泌充足的乳汁；②哺乳时出现有效的射乳反射；③婴儿有力的吸吮。

(1) 产前准备　保证孕母合理营养，孕期体重增加适当（12～14 kg），母体可贮存足够脂肪，供哺乳能量的消耗。

(2) 乳头保健　妊娠后期每日用清水（忌用肥皂或酒精之类）擦洗乳头；乳头内陷者将乳头向外牵拉，每日一次至数次；哺乳后可挤出少许乳汁均匀地涂在乳头上，防止因出现乳头皲裂及乳头内陷而终止哺乳。

(3) 尽早开奶、按需哺乳　应尽早开奶（产后 15 分钟至 2 小时内），还可减轻婴儿生理性黄疸，生理性体重下降、低血糖的发生。吸吮是促进泌乳的关键点和始发动力。鼓励小婴儿每日多次、按需哺乳，促进乳汁分泌增加。

（4）促进乳房分泌　母亲先湿热敷乳房，轻拍或按摩乳房，促进乳房血液循环流量。两侧乳房应先后交替进行哺乳。每次哺乳应让乳汁排空。

（5）正确的喂哺技巧　正确的母儿喂哺姿势和喂养技巧可刺激婴儿的口腔动力，有利于乳母泌乳和婴儿吸吮。

（6）乳母心情愉快可促进泌乳。

（四）不宜哺乳的情况

（1）凡是母亲感染 HIV、患有严重疾病，如慢性肾炎、糖尿病、恶性肿瘤、精神病、癫痫或心功能不全等应停止哺乳。

（2）化疗、放射性药物治疗一般禁忌母乳喂养。

（3）母亲感染结核病，在正规治疗后 2 周内不能母乳喂养。

（4）乳母患急性传染病时，可将乳汁挤出，经消毒后哺喂。

以下情况不是母乳喂养禁忌证：母亲乙肝表面抗原阳性时，婴儿常规注射乙肝免疫球蛋白和乙肝疫苗；丙肝感染者；CMV 感染在足月婴儿均可以母乳喂养。

二、部分母乳喂养

同时采用母乳与配方奶或兽乳喂养婴儿为部分母乳喂养，有两种方法：补授法和代授法。

三、人工喂养

4～6 个月以内的婴儿由于各种原因不能进行母乳喂养时，完全采用配方奶或其他兽乳，如牛乳、羊乳、马乳等喂哺婴儿，称为人工喂养。

（一）兽乳的特点（以牛乳为例）

1. 乳糖含量低

牛乳中的乳糖含量低于人乳，主要为甲型乳糖，有利于大肠埃希菌的生长。

2. 宏量营养素比例不当

牛乳蛋白质含量较人乳为高，且以酪蛋白为主，酪蛋白易在胃中形成较大的凝块；牛乳的氨基酸比例不当；牛乳脂肪颗粒大，而且缺乏脂肪酶，较难消化；牛乳不饱和脂肪酸（亚麻酸）（2%）低于人乳（8%）。牛乳含磷高，磷易与酪蛋白结合，影响钙的吸收。

3. 肾负荷重

牛乳含矿物质比人乳多 3～3.5 倍，增加婴儿肾脏的溶质负荷，对婴儿肾脏有潜在的损害。

4. 缺乏免疫因子

牛乳缺乏各种免疫因子是与人乳的最大区别，故牛乳喂养的婴儿患感染性疾病的机会较多。

（二）牛乳的改造

1. 配方奶粉

是以牛乳为基础的改造奶制品，使宏量营养素成分尽量“接近”于人乳，使之适合婴儿的消化能力和肾功能，是母乳的最佳代用品。合理的奶粉调配在保证婴儿营养摄入中至关重要。

2. 全牛乳的家庭改造

若无条件选用配方奶而采用兽乳喂养婴儿时，必须改造，不宜直接采用兽乳喂养婴儿。

（1）加热　煮沸可达到灭菌的要求，且能使奶中的蛋白质变性，使之在胃中不易凝成大块。

（2）加糖　婴儿食用全牛乳应加糖，而是改变牛乳中宏量营养素的比例，利于吸收，软化大便。一般每 100 ml 牛奶中可加蔗糖 5～8 g。人乳 8%糖牛乳、牛乳的宏量营养素产能见表 5－2。

表 5-2　宏量营养素产能比较（%）

	人乳	8%糖牛乳	牛乳
蛋白质	9	13	19
脂肪	50	36	52
碳水化合物	41	51	29
总能量［kcal（kJ）］	67（280.33）	99（414.22）	67（280.33）

（3）加水　降低牛乳矿物质、蛋白质浓度，减轻婴儿消化道、肾脏负荷。稀释奶仅用于新生儿，生后不满 2 周者可采用 2∶1 奶（即 2 份牛奶加 1 份水）；以后逐渐过渡到 3∶1 或 4∶1 奶；满月后即可用全奶。

（三）奶量摄入的估计（6 月龄以内）

婴儿的体重、RNIs 以及奶制品规格是估计婴儿奶量的必备资料。

1. 配方奶粉摄入量估计

婴儿配方奶粉 20 g/（kg·d）可满足需要。按规定调配的配方奶蛋白质与矿物质浓度接近人乳，只要奶量适当，总液量亦可满足需要。

2. 全牛乳摄入量估计

婴儿需要 8%糖牛乳 100 ml/（kg·d）。全牛乳喂养时，因蛋白质与矿物质浓度较高，应两次喂哺之间加水，使奶与水量（总液量）达 150 ml/（kg·d）。

四、婴儿食物转换

婴儿期随着生长发育的逐渐成熟，需要进入到由出生时的纯乳类向固体食物转换的转乳期。转乳期的泥状食物是人类生态学发展中不可逾越的食物形态，它不仅提供营养素，对儿童功能发育和能力获得还有重要促进作用。

转乳期食物（也称辅助食品）是除母乳或配方奶（兽乳）外，为过渡到成人固体食物所添加的富含能量和各种营养素的泥状食物（半固体食物）。给婴儿引入食物的时间和过程应适合婴儿的接受能力，保证食物的结构、风味等能够被婴儿接受。添加辅食的时间多为 4～6 月龄。

辅助食品引入的原则：①从少到多：即在哺乳后立即给予婴儿少量含强化铁的米粉，在吃奶之前用勺进食，6～7 月龄后可代替 1 次乳量。②从一种到多种：如蔬菜的引入，应每种菜泥（茸）每日尝 1～2 次，直至 3～4 日婴儿习惯后再换另一种，以刺激味觉的发育。单一食物引入的方法可帮助了解婴儿是否出现食物过敏。③从细到粗：从泥（茸）状过渡到碎末状可帮助学习咀嚼，增加食物的能量密度。④从软到硬：随着婴儿年龄增长，其食物有一定硬度可促进孩子牙齿萌出和咀嚼功能形成。⑤注意进食技能培养：尽量让孩子主动参与进食，如 7～9 月龄孩子可抓食，1 岁后可自己用勺进食，既可增加婴儿进食的兴趣，又有利于眼手动作协调和培养独立能力。

注意事项：可在进食辅食后再饮奶，逐渐形成一餐代替一顿奶；食物清淡，无盐或低盐，少糖和油，不食用蜂蜜水或糖水。

第三节　幼儿营养与膳食安排

一、幼儿进食特点

1. 体格生长速度减慢

食欲相对略有下降。

2. 心理需求发生转变

对食物的注意力降低，进食量下降。

3. 家庭成员的影响

4. 进食技能发育状况

5. 食欲波动

二、幼儿膳食安排及进食技能培养

幼儿膳食中各种营养素和能量的摄入需满足该年龄阶段儿童的生理需要。蛋白质每日40 g左右，其中优质蛋白（动物性蛋白质和豆类蛋白质）应占总蛋白的1/2。蛋白质、脂肪和糖类产能之比约为10%～15%：30%～35%：50%～60%。膳食餐次安排需合理，以4～5餐（奶类2～3餐，主食2餐）为宜。还要注意良好的生活习惯和进食技能的培养，每餐进食时间控制在半小时内，从喂食、容许抓食过渡到自己独立进食，不容许边吃边玩。

第四节　营养状况评价的原则

儿童营养状况评价包括体格检查、体格生长评价、膳食调查以及实验室检查四方面。

1. 体格检查

2. 体格生长评价

3. 膳食调查

（1）膳食调查方法　询问法：询问对象刚刚吃过的食物或过去一段时间吃过的食物。其又分为24小时回忆法、膳食史法和食物频度法。采用24小时回忆法是目前应用最多的方法。称重法：多用于集体儿童膳食调查。记账法：多用于集体儿童膳食调查。

（2）膳食评价　营养素摄入量与DRIs比较：评价能量摄入以EAR为参考值，评价蛋白质和其他营养素摄入以RNI或AI为参考值；优质蛋白应占膳食中蛋白质总量的1/2以上。宏量营养素供能比例：2岁儿童膳食中宏量营养素比例应适当，即蛋白质产能应占总能量的10%～15%，7岁以上脂类占总能量的25%～30%，糖类占总能量的50%～60%。膳食能量分布：每日三餐食物供能亦应适当，即早餐供能应占一日总能量的25%～30%，中餐应占总能量的35%～45%，点心占总能量的10%，晚餐应占总能量的25%～30%。

4. 实验室检查

了解机体某种营养素贮存、缺乏水平。通过实验方法测定小儿体液或排泄物中各种营养素及其代谢产物或其他有关的化学成分，了解食物中营养素的吸收利用情况。实验室检查在营养素缺乏中变化最敏感，可用于早期缺乏的诊断。

第五节　蛋白质－能量营养不良

重点	蛋白质－能量营养不良的病因、临床表现 蛋白质－能量营养不良的诊断、治疗和预防原则 儿童单纯性肥胖的诊断标准和分度
难点	蛋白质营养不良的诊断和治疗
考点	蛋白质营养不良的诊断、分型和分度、并发症 蛋白质营养不良的治疗 单纯性肥胖的诊断

速览导引图

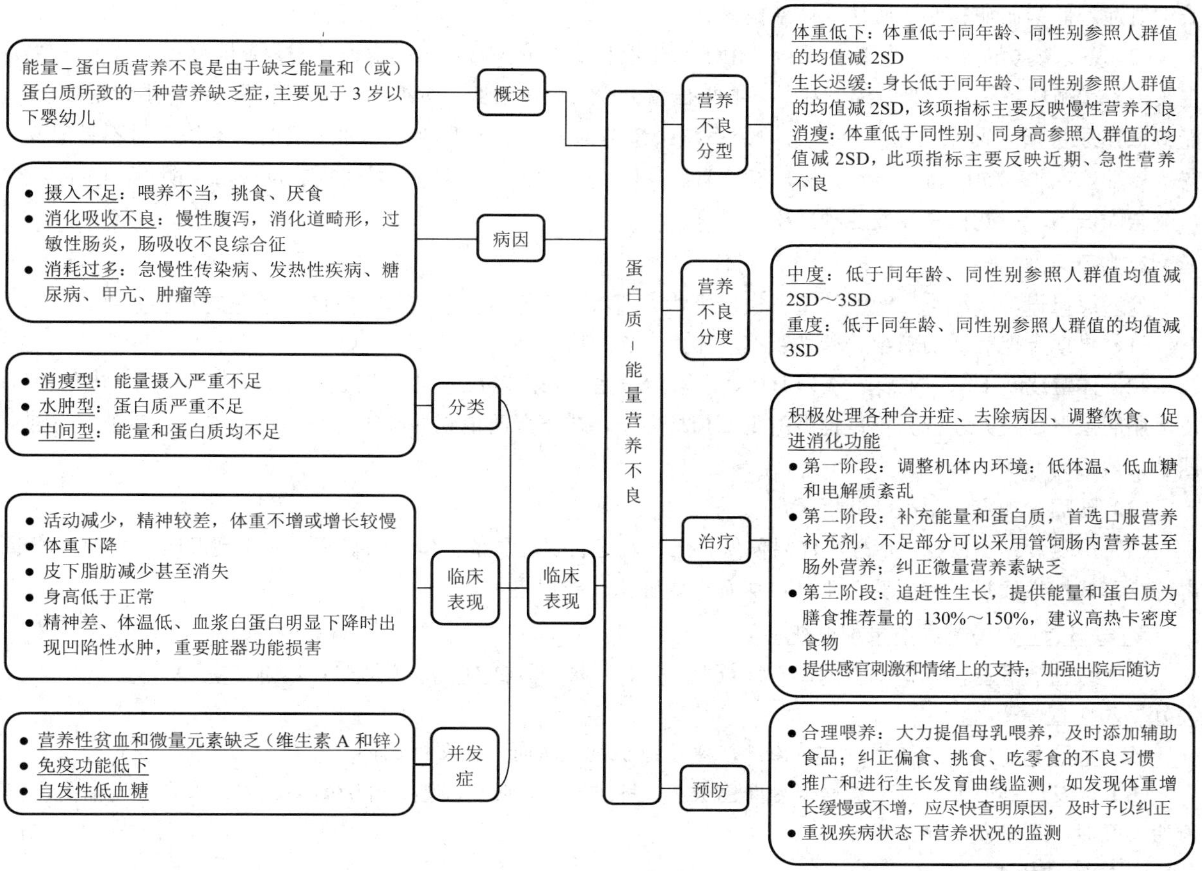
蛋白质-能量营养不良
概述
能量-蛋白质营养不良是由于缺乏能量和（或）蛋白质所致的一种营养缺乏症，主要见于3岁以下婴幼儿
病因
● 摄入不足：喂养不当，挑食、厌食
● 消化吸收不良：慢性腹泻，消化道畸形，过敏性肠炎，肠吸收不良综合征
● 消耗过多：急慢性传染病、发热性疾病、糖尿病、甲亢、肿瘤等
临床表现
分类
● 消瘦型：能量摄入严重不足
● 水肿型：蛋白质严重不足
● 中间型：能量和蛋白质均不足
临床表现
● 活动减少，精神较差，体重不增或增长较慢
● 体重下降
● 皮下脂肪减少甚至消失
● 身高低于正常
● 精神差、体温低、血浆白蛋白明显下降时出现凹陷性水肿，重要脏器功能损害
并发症
● 营养性贫血和微量元素缺乏（维生素A和锌）
● 免疫功能低下
● 自发性低血糖
营养不良分型
体重低下：体重低于同年龄、同性别参照人群值的均值减2SD
生长迟缓：身长低于同年龄、同性别参照人群值的均值减2SD，该项指标主要反映慢性营养不良
消瘦：体重低于同性别、同身高参照人群值的均值减2SD，此项指标主要反映近期、急性营养不良
营养不良分度
中度：低于同年龄、同性别参照人群值均值减2SD～3SD
重度：低于同年龄、同性别参照人群值的均值减3SD
治疗
积极处理各种合并症、去除病因、调整饮食、促进消化功能
● 第一阶段：调整机体内环境：低体温、低血糖和电解质紊乱
● 第二阶段：补充能量和蛋白质，首选口服营养补充剂，不足部分可以采用管饲肠内营养甚至肠外营养；纠正微量营养素缺乏
● 第三阶段：追赶性生长，提供能量和蛋白质为膳食推荐量的130%～150%，建议高热卡密度食物
● 提供感官刺激和情绪上的支持；加强出院后随访
预防
● 合理喂养：大力提倡母乳喂养，及时添加辅助食品；纠正偏食、挑食、吃零食的不良习惯
● 推广和进行生长发育曲线监测，如发现体重增长缓慢或不增，应尽快查明原因，及时予以纠正
● 重视疾病状态下营养状况的监测

一、蛋白质-能量营养不良

蛋白质-能量营养不良（PEM）是由于缺乏能量和（或）蛋白质所致的一种营养缺乏症，主要见于3岁以下婴幼儿，特征为体重不增、体重下降、渐进性消瘦或水肿、皮下脂肪减少或消失，常伴全身各组织脏器不同程度的功能低下及新陈代谢失常。PEM常伴多种微量营养素缺乏，可能导致儿童生长障碍、抵抗力下降、智力发育迟缓、学习能力下降等后果，对其成年后的健康和发展也可产生长远的不利影响。

1. 病因

（1）摄入不足　喂养不当是导致营养不良的重要原因，如母乳不足而未及时添加其他富含蛋白质的牛奶；奶粉配制过稀；突然停奶而未及时添加辅食；长期以淀粉类食品（粥、米粉等）喂养等。较大儿童的营养不良多为婴儿期营养不良的继续，或因不良的饮食习惯，如偏食、挑食、吃零食过多等引起。

（2）消化吸收不良　消化吸收障碍，如消化系统解剖或功能上的异常（包括唇裂、腭裂、幽门梗阻等）、迁延性腹泻、过敏性肠炎、肠吸收不良综合征等均可影响食物的消化和吸收。

（3）需要量增加　急慢性传染病（如麻疹、伤寒、肝炎、结核）的恢复期、生长发育快速阶段等均可因需要量增多而造成营养相对缺乏；糖尿病、大量蛋白尿、发热性疾病、甲状腺功能亢进、恶性肿瘤等均可使营养素的消耗量增多而导致营养不足。先天不足和生理功能低下，如早产、双胎因追赶生长而需要量增加可引起营养不良。

2. 病理生理

（1）新陈代谢异常　蛋白质摄入不足，白蛋白＜20 g/L时，便可发生低蛋白性水肿；体内脂肪大量消耗，造成肝脏脂肪浸润及变性；糖原不足和血糖偏低；ATP 合成减少，易出现低渗性脱水、酸中毒、低钾血症、低钠血症、低钙血症和低镁血症。体温偏低。

（2）各系统功能低下　①消化系统：由于消化液和酶的分泌减少，肠蠕动减弱，致消化功能低下，易发生腹泻。②循环系统：心脏收缩力减弱，心搏出量减少，血压偏低，脉细弱。③泌尿系统：肾小管重吸收功能减低，尿量增多而尿比重下降。④神经系统：精神抑郁、反应迟钝、记忆力减退、条件反射不易建立。⑤免疫功能：非特异性和特异性免疫功能均明显降低。患儿结核菌素等迟发性皮肤反应可呈阴性；由于免疫功能全面低下，患儿极易并发各种感染。

2. 临床表现

分为能量摄入严重不足的消瘦型、蛋白质严重缺乏为主的水肿型（又称恶性营养不良）和中间型。

（1）早期表现是活动减少、精神较差、体重生长速度不增。

（2）体重逐渐下降，主要表现为消瘦，皮下脂肪逐渐减少以致消失，肌肉松弛、肌肉萎缩呈“皮包骨”。皮下脂肪层厚度是判断营养不良程度的重要指标之一，皮下脂肪消耗的顺序先是腹部，其次为躯干、臀部、四肢，最后为面颊。

（3）随病情加重，身高亦低于正常。

（4）重度营养不良有反应差、体温偏低、无食欲等表现。血浆白蛋白明显下降时出现凹陷性水肿，严重时感染形成慢性溃疡。重度营养不良可伴有重要脏器功能损害。

3. 蛋白质–能量营养不良常见并发症

（1）营养性贫血　以小细胞低色素性贫血最常见。还可有多种维生素缺乏，以维生素 A 缺乏常见。大部分患儿伴有锌缺乏。

（2）免疫功能低下　易患各种感染，加重营养不良，从而形成恶性循环。

（3）自发性低血糖　可突然表现为面色灰白、神志不清、脉搏减慢、呼吸暂停、体温不升但无抽搐，若诊治不及时，可危及生命。

4. 实验室检查

营养不良的实验室检查缺乏特异、敏感的指标。血浆白蛋白浓度降低为其特征性改变，但其半衰期较长而不够灵敏。前白蛋白和视黄醇结合蛋白较敏感，胰岛素样生长因子 1（IGF–1）不受肝功能影响，被认为是早期诊断的灵敏、可靠的指标。

5. 诊断

根据小儿年龄及喂养史、体重下降、皮下脂肪减少、全身各系统功能紊乱及其他营养素缺乏的临床症状和体征，典型病例的诊断并不困难。

诊断营养不良的基本测量指标为身长和体重。5 岁以下儿童营养不良的分型和分度如下。

（1）体重低下　体重低于同年龄、同性别参照人群值的均值减 2SD 以下为体重低下。如低于同年龄、同性别参照人群值的均值减 2SD～3SD 为中度；低于均值减 3SD 为重度。该项指标主要反映慢性或急性营养不良。

（2）生长迟缓　身长低于同年龄、同性别参照人群值的均值减 2SD 为生长迟缓。如低于同年龄、同性别参照人群值的均值减 2SD～3SD 为中度；低于均值减 3SD 为重度。此指标主要反映慢性长期营养不良。

（3）消瘦　体重低于同性别、同身高参照人群值的均值减 2SD 为消瘦。如低于同性别、同身高参照人群值的均值减 2SD～3SD 为中度；低于均值减 3SD 为重度。此项指标主要反映近期、急性营养不良。

以上三项判断营养不良的指标可以同时存在，也可仅符合其中一项。符合一项即可作出营养不良的诊断。

6. 治疗

营养不良的治疗原则是积极处理各种危及生命的合并症、去除病因、调整饮食、促进消化功能。

（1）第一阶段　调整机体内环境。主要包括：防治低血糖、低体温、脱水、纠正电解质紊乱以及抗感染。

（2）第二阶段　保证能量和蛋白质补充，纠正微量营养素的缺乏。

1）保证能量和蛋白质的需求量摄入，促进生长发育　①母乳喂养的患儿，鼓励继续母乳喂养，可以采用口服营养补充剂加强膳食能量和蛋白质不足的补充。②采用管饲的方法给予肠内营养制剂。③若肠内营养摄入不足，可以采用肠外营养补充。

2）多种维生素及矿物质的补充：所有严重营养不良的患儿都有维生素和矿物质的缺乏。采用多种维生素或矿物质纠正营养素缺乏症十分重要（表 5–3）。

表 5–3　维生素及矿物质补充时间及其剂量

营养素	开始/持续时间	补充剂量*
维生素 A	第 1 天	＞12 个月：200 000 IU
		6～12 个月：100 000 IU
		0～5 个月：50 000 IU
叶酸	第 1 天	5 mg/d
	至少持续到 2 周	1 mg/d
锌	至少持续到 2 周	2 mg/d
铜	至少持续到 2 周	0.3 mg/（kg・d）
铁#	至少持续到 2 周	3 mg/（kg・d）

注：*，最近 1 个月内未补充维生素 A 的患儿；#，仅在体重开始增加时补充。

（3）第三阶段　追赶性生长。在康复阶段，为达到高的摄入量和快速的体重增长，需要采用积极的喂养方式。建议增加能量和蛋白质的补充达膳食推荐量的 130%～150%，推荐运用高能量密度肠内营养补充剂予以口服或管饲给予。建议采用生长曲线的持续监测，评价营养干预效果。

（4）其他

1）提供感官刺激和情绪上的支持：①温柔地呵护。②一个快乐、有刺激的环境。③结构化的游戏治疗，15～30 min/d。④在患儿症状好转的前提下尽早开始身体活动。⑤母亲的参与（例如安抚、喂食、洗澡、游戏等）。

2）出院后的随访：坚持临床营养科和儿保科门诊复查，接受定期的营养和饮食指导，并定期进行营养评估，监测生长曲线。建议身高别体重达到 –1SD 以上认为是营养不良康复。但患儿年龄别身高可能仍然偏低。良好的喂养方法和感官刺激在家里也应该继续坚持。

7. 预防

（1）合理喂养　大力提倡母乳喂养，对母乳不足或不宜母乳喂养者应及时给予指导，采用混合喂养或人工喂养并及时添加辅助食品；纠正偏食、挑食、吃零食的不良习惯。

（2）推广应用生长曲线监测　定期进行营养评估，如发现人体学测量指标增长缓慢或不增，应尽快查明原因，及时予以纠正。

（3）重视疾病状态　重视先天性心脏病、早产儿、慢性肝脏和肾脏疾病、脑发育落后、食物过敏等儿童的营养状况，建议定期进行评估和监测。

二、儿童单纯性肥胖

儿童单纯性肥胖是由于长期能量摄入超过人体的消耗，使体内脂肪过度积聚、体重超过参考值范围的一种营养障碍性疾病。肥胖不仅影响儿童健康，且与成年期代谢综合征发生密切相关，已成为当今大部分公共健康问题的根源。

1. 病因

（1）能量摄入过多　是肥胖的主要原因。饮食不均衡，脂肪摄入过多，多余的能量转化为脂肪贮存体内，导致儿童肥胖。

（2）活动量过少　电子产品的流行、久坐、缺乏适当的体育锻炼是引发肥胖症的重要因素

（3）遗传因素　遗传因素对肥胖的作用更大。目前研究认为，人类肥胖与600多个基因、标志物和染色体区域有关。肥胖的家族性与多基因遗传有关

（4）其他　中枢调节失衡以致多食；精神创伤以及心理异常等因素亦可致儿童过量进食。

2. 临床表现

（1）肥胖可发生于任何年龄，但最常见于婴儿期、5～6岁和青春期，且男童多于女童。

（2）患儿食欲旺盛且喜吃甜食和高脂肪食物。

（3）明显肥胖儿童常有疲劳感，用力时气短或腿痛。严重肥胖者由于脂肪的过度堆积限制了胸廓和膈肌运动，使肺通气量不足、呼吸浅快，故肺泡换气量减少，造成低氧血症、气急、发绀、红细胞增多、心脏扩大或出现充血性心力衰竭甚至死亡，称肥胖–换氧不良综合征（Pickwickian syndrome）。

（4）体格检查　患儿皮下脂肪丰满，使胸腹、臀部及大腿皮肤出现皮纹；因体重过重，走路时双下肢负荷过重膝外翻和扁平足。阴茎可隐匿。性发育常较早，最终身高低下。常有心理上的障碍，如自卑、胆怯、孤独等。

3. 实验室检查

肥胖儿童常规应检测血压、糖耐量、血糖、腰围、高密度脂蛋白（HDL）、低密度脂蛋白（LDL）、甘油三酯、胆固醇、性激素、肝功能等指标，严重的肥胖儿童肝脏超声波检查常有脂肪肝。

4. 诊断

儿童肥胖诊断标准有两种。一种是年龄的体重指数（body mass index，BMI），BMI是指体重（kg）/身长的平方（m^2），当儿童的BMI在P_{85}～P_{95}为超重，超过P_{95}为肥胖；另一种方法是用身高（身长）的体重评价肥胖，当身高（身长）的体重在P_{85}～P_{97}为超重，＞P_{97}为肥胖。

5. 治疗

肥胖症的治疗原则是减少产热能性食物的摄入和增加机体对热能的消耗，使体内脂肪不断减少，体重逐步下降。饮食疗法和运动疗法是两项最主要的措施，药物治疗效果不很肯定，外科手术治疗的并发症严重，不宜用于小儿。

（1）饮食疗法　①鉴于小儿正处于生长发育阶段以及肥胖治疗的长期性，故多推荐低脂肪、低糖类和高蛋白、高微量营养素、适量纤维素食谱。减少饱和脂肪、反式脂肪、胆固醇的摄入；减少精制糖的摄入，如含糖饮料、甜点和零食；适量纤维素食物（如新鲜蔬菜和水果）的体积在一定程度上会使患儿产生饱腹感，且热能低，减少糖类的吸收和胰岛素的分泌，促进胆固醇排泄。②良好的饮食习惯对减肥具有重要作用，一日三餐定时定量，避免不吃早餐或晚餐过饱，不要经常用食物对儿童进行奖励；全家建立平衡膳食、健康饮食习惯。不加额外食物或饮料，减少或避免外出就餐。

（2）运动疗法　适当的运动能促使脂肪分解，减少胰岛素分泌，使脂肪合成减少，蛋白质合成增加，促进肌肉发育。可鼓励和选择患儿喜欢和有效易于坚持的运动，如晨间跑步、散步、做操等，每天坚持至少运动60分钟，推荐有氧运动；减少屏幕时间，每天不超过2小时。

（3）药物治疗　一般不主张用药，苯丙胺类和马吲哚类等食欲抑制剂以及甲状腺素等增加消耗类药物对儿童均应慎用。

6. 预防

（1）加强健康教育，保持平衡膳食，增加运动。

（2）儿童肥胖预防从孕期开始，世界卫生组织建议，预防儿童肥胖应从胎儿期开始，肥胖的预防是全社会的责任。

第六节　维生素营养障碍

重点	维生素 D 缺乏性佝偻病病因和发病机制、临床表现、诊断与鉴别诊断、治疗 维生素 D 缺乏性手足搐搦症的病因、临床表现和治疗
难点	维生素 D 缺乏性佝偻病病因和发病机制、临床表现 维生素 D 缺乏性手足搐搦症的病因、发病机制和临床表现
考点	维生素 D 缺乏性佝偻病病因和发病机制、临床表现、诊断与鉴别诊断、治疗 维生素 D 缺乏性手足搐搦症的病因、临床表现和治疗

（一）营养性维生素 D 缺乏性佝偻病

速览导引图

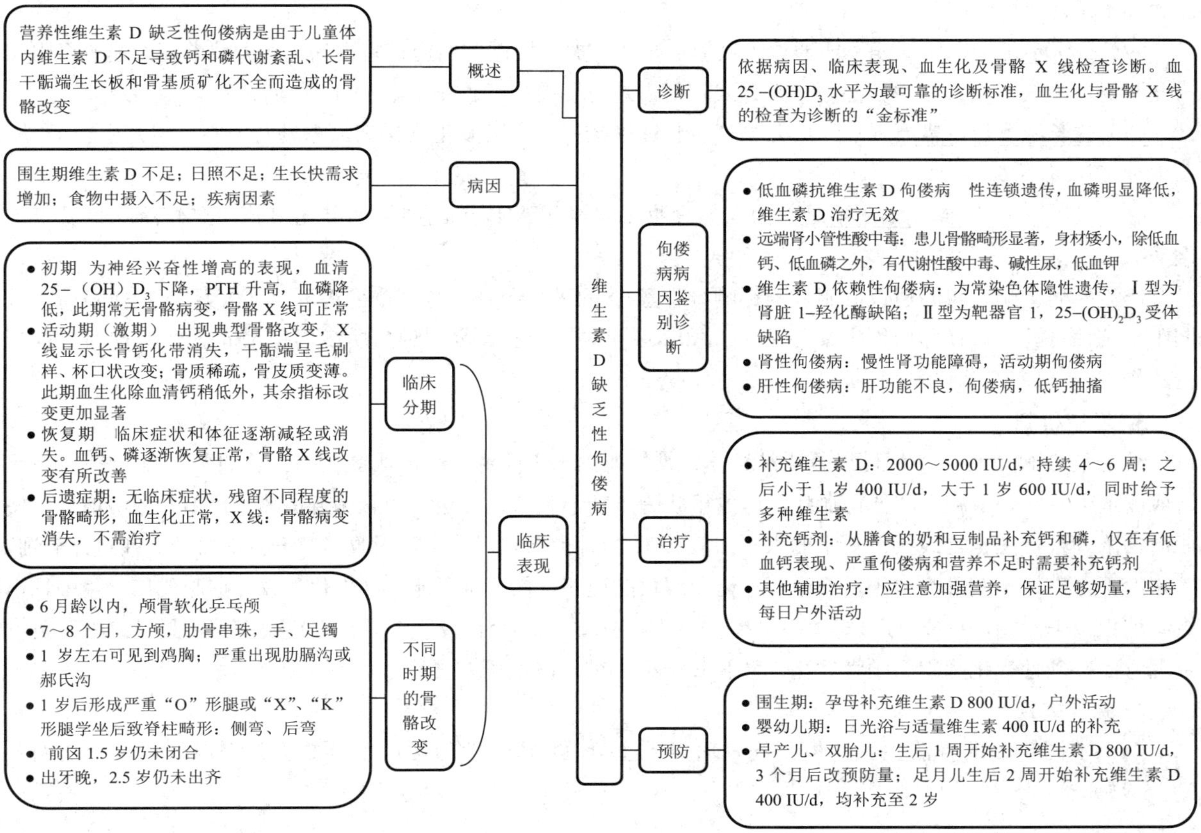
维生素D缺乏性佝偻病
概述
营养性维生素 D 缺乏性佝偻病是由于儿童体内维生素 D 不足导致钙和磷代谢紊乱、长骨干骺端生长板和骨基质矿化不全而造成的骨骼改变
病因
围生期维生素 D 不足；日照不足；生长快需求增加；食物中摄入不足；疾病因素
临床表现
临床分期
• 初期　为神经兴奋性增高的表现，血清 25-（OH）D_3 下降，PTH 升高，血磷降低，此期常无骨骼病变，骨骼 X 线可正常
• 活动期（激期）　出现典型骨骼改变，X 线显示长骨钙化带消失，干骺端呈毛刷样、杯口状改变；骨质稀疏，骨皮质变薄。此期血生化除血清钙稍低外，其余指标改变更加显著
• 恢复期　临床症状和体征逐渐减轻或消失。血钙、磷逐渐恢复正常，骨骼 X 线改变有所改善
• 后遗症期：无临床症状，残留不同程度的骨骼畸形，血生化正常，X 线：骨骼病变消失，不需治疗
不同时期的骨骼改变
• 6 月龄以内，颅骨软化乒乓颅
• 7～8 个月，方颅，肋骨串珠，手、足镯
• 1 岁左右可见到鸡胸；严重出现肋膈沟或郝氏沟
• 1 岁后形成严重“O”形腿或“X”、“K”形腿学坐后致脊柱畸形：侧弯、后弯
• 前囟 1.5 岁仍未闭合
• 出牙晚，2.5 岁仍未出齐
诊断
依据病因、临床表现、血生化及骨骼 X 线检查诊断。血 25-(OH)D_3 水平为最可靠的诊断标准，血生化与骨骼 X 线的检查为诊断的“金标准”
佝偻病病因鉴别诊断
• 低血磷抗维生素 D 佝偻病　性连锁遗传，血磷明显降低，维生素 D 治疗无效
• 远端肾小管性酸中毒：患儿骨骼畸形显著，身材矮小，除低血钙、低血磷之外，有代谢性酸中毒、碱性尿，低血钾
• 维生素 D 依赖性佝偻病：为常染色体隐性遗传，Ⅰ型为肾脏 1-羟化酶缺陷；Ⅱ型为靶器官 1，25-(OH)$_2$D$_3$ 受体缺陷
• 肾性佝偻病：慢性肾功能障碍，活动期佝偻病
• 肝性佝偻病：肝功能不良，佝偻病，低钙抽搐
治疗
• 补充维生素 D：2000～5000 IU/d，持续 4～6 周；之后小于 1 岁 400 IU/d，大于 1 岁 600 IU/d，同时给予多种维生素
• 补充钙剂：从膳食的奶和豆制品补充钙和磷，仅在有低血钙表现、严重佝偻病和营养不足时需要补充钙剂
• 其他辅助治疗：应注意加强营养，保证足够奶量，坚持每日户外活动
预防
• 围生期：孕母补充维生素 D 800 IU/d，户外活动
• 婴幼儿期：日光浴与适量维生素 400 IU/d 的补充
• 早产儿、双胎儿：生后 1 周开始补充维生素 D 800 IU/d，3 个月后改预防量；足月儿生后 2 周开始补充维生素 D 400 IU/d，均补充至 2 岁

营养性维生素 D 缺乏是引起佝偻病的最主要的原因，是由于儿童体内维生素 D 不足导致钙和磷代谢紊乱、生长着的长骨干骺端生长板和骨基质矿化不全，表现为生长板变宽和长骨的远端周长增大，在腕、踝部扩大及软骨关节处呈串珠样隆起、软化的骨干受重力作用及肌肉牵拉出现畸形等。

1. 维生素 D 的生理功能和代谢

（1）维生素 D 的来源　维生素 D 包括维生素 D_2 和维生素 D_3。前者存在于植物中，后者系由人体或动物皮肤中的 7－脱氢胆固醇经日光中紫外线的光化学作用转变而成，是体内维生素 D 的主要来源。

婴幼儿体内维生素 D 来源有三个途径。①母体－胎儿的转运。②食物中的维生素 D：天然食物含维生素 D 很少，母乳含维生素 D 少。婴幼儿可从强化维生素 D 的食物（配方奶粉和米粉）获得充足的维生素 D。③皮肤的光照合成：是人类维生素 D 的主要来源。人类皮肤中的 7－脱氢胆骨化醇（7－DHC）是维生素 D 生物合成的前体，经日光中紫外线照射（波长 290～320 nm）变为胆骨化醇，即内源性维生素 D_3。

（2）维生素 D 的转运　①食物中的维生素 D_2 在胆汁的作用下，在小肠刷状缘经淋巴管吸收。皮肤合成的维生素 D_3 直接吸收入血。②维生素 D 在体内必须经过两次羟化作用后才能发挥生物效应。首先经肝细胞发生第一次羟化，生成 $25-(OH)D_3$，循环中的 $25-(OH)D_3$ 被运载到肾脏，再次羟化，生成有很强生物活性的 1，$25-(OH)_2D_3$。1，$25-(OH)_2D_3$ 被认为是一种类固醇激素，通过其核受体发挥调节基因表达的作用。

2. 病因

（1）围生期维生素 D 不足　母亲妊娠期后期维生素 D 营养不足、早产、双胎均可使得婴儿体内维生素 D 贮存不足。

（2）日照不足　因紫外线不能通过玻璃窗，婴幼儿被长期过多的留在室内活动；大城市高大建筑可阻挡日光照射，大气污染；冬季日照短，紫外线较弱，均可影响内源性维生素 D 的生成。

（3）生长速度快，需要增加　婴儿早期生长速度较快，也易发生佝偻病。重度营养不良婴儿生长迟缓，发生佝偻病者不多。

（4）食物中补充维生素 D 不足　因天然食物中含维生素 D 少，如果纯母乳喂养，户外活动少易患佝偻病。

（5）疾病影响　胃肠道或肝胆疾病影响维生素 D 的吸收；肝、肾严重损害可致维生素 D 羟化障碍。长期服用抗惊厥药物可使体内维生素 D 不足，如苯妥英钠、苯巴比妥。糖皮质激素有对抗维生素 D 对钙的转运的作用。

3. 发病机制

维生素 D 缺乏性佝偻病可以看成是机体为维持血钙水平而对骨骼造成的损害。长期严重维生素 D 缺乏造成肠道吸收钙、磷减少和低钙血症，以致甲状旁腺功能代偿性亢进，甲状旁腺激素（PTH）分泌增加，使血清钙浓度维持在正常或接近正常的水平；但 PTH 同时也抑制肾小管重吸收磷，产生低血磷。细胞外液钙、磷浓度不足破坏了软骨细胞正常增殖、分化和凋亡的程序；骨基质不能正常矿化，成骨细胞代偿增生，骨样组织堆积于干骺端，形成“串珠”“手足镯”。骨膜下骨矿化不全，骨膜增厚，骨皮质变薄，骨质疏松，负重出现弯曲；颅骨骨化障碍而颅骨软化，颅骨骨样组织堆积出现“方颅”。

4. 临床表现

由于不同年龄的骨骼生长速度不同，所以维生素 D 缺乏性佝偻病骨骼的临床表现与年龄密切相关（表 5－5）。

表 5－5　营养性维生素 D 缺乏性佝偻病活动期骨骼畸形与好发年龄

部位	名称	好发年龄
头部	颅骨软化	3～6 个月
	方颅	8～9 个月
	前囟增大及闭合延迟	迟于 1.5 岁
	出牙迟	1 岁出牙，2.5 岁仍未出齐
胸部	肋骨串珠	1 岁左右
	肋膈沟	
	鸡胸、漏斗胸	
四肢	手镯、足镯	＞6 个月
	“O”形腿或“X”形腿	＞1 岁
脊柱	后弯、侧弯	学坐后
骨盆	扁平	

本病在临床上可分为 4 期（表 5－6）。

（1）初期（早期）　多见 6 个月以内小婴儿。多为神经兴奋性增高的表现，如易激惹、烦闹、汗多刺激头皮而摇头等。但这些并非佝偻病的特异症状。血清 25－(OH)D_3 下降，PTH 升高，一过性血钙下降，血磷降低，碱性磷酸酶正常或稍高；此期常无骨骼病变，骨骼 X 线可正常，或钙化带稍模糊。

（2）活动期（激期）　出现 PTH 功能亢进和钙、磷代谢失常的典型骨骼改变，表现部位与该年龄骨骼生长速度较快的部位相一致。

6 月龄以内婴儿的佝偻病以颅骨软化改变为主：“乒乓颅”。至 7～8 个月时，变成“方盒样”头型，即方头（从上向下看）。于肋骨与肋软骨交界处骨样组织堆积，形成肋骨串珠（rachitic rosary）。以第 7～10 肋骨最明显，；手腕、足踝部骨样组织堆积亦可形成手、足镯。1 岁左右的小儿可见到胸骨和邻近的软骨向前突起，形成“鸡胸样”畸形；严重佝偻病小儿胸廓的下缘形成一水平凹陷，即肋膈沟或郝氏沟（Harrison's groove）。小儿开始站立与行走后双下肢负重，可出现股骨、胫骨、腓骨弯曲，形成严重的膝内翻（“O”形腿）或膝外翻（“X”形腿），有时有“K”形样下肢畸形。患儿会坐与站立后，因韧带松弛可致脊柱畸形。严重低血磷使肌肉糖代谢障碍，使全身肌肉松弛，肌张力降低和肌力减弱。

此期血生化除血清钙稍低外，其余指标改变更加显著。

X 线显示长骨钙化带消失，干骺端呈毛刷样、杯口状改变；骨骺软骨盘（生长板）增宽（＞2 mm）；骨质稀疏，骨皮质变薄；可有骨干弯曲畸形或青枝骨折，骨折可无临床症状。

（3）恢复期　以上任何期经治疗及日光照射后，临床症状和体征逐渐减轻或消失。血钙、磷逐渐恢复正常，碱性磷酸酶需 1～2 个月降至正常水平。治疗 2～3 周后骨骼 X 线改变有所改善，出现不规则的钙化线，以后钙化带致密增厚，骨骺软骨盘＜2 mm，逐渐恢复正常。

（4）后遗症期　多见于 2 岁以后的儿童或秋季。因婴幼儿期严重佝偻病，残留不同程度的骨骼畸形。无任何临床症状，血生化正常，X 线检查骨骼干骺端病变消失，不需治疗。

表 5－6　营养性维生素 D 缺乏性佝偻病临床 4 期的特点

	初期	活动期	恢复期	后遗症期
发病年龄	3 个月左右	＞3 个月		多＞2 岁
症状	非特异性神经精神症状	骨骼改变和运动功能发育迟缓	症状减轻或接近消失	症状消失
体征	枕秃	生长发育最快部位骨骼改变，肌肉松弛	骨骼改变或无	骨骼改变或无
血钙	正常或稍低	稍降低	数天内恢复正常	正常
血磷	降低	明显降低	降低或正常	正常
AKP	升高或正常	明显升高	1～2 个月后逐渐正常	正常
$25-(OH)D_3$	下降	＜8 ng/ml，可诊断	数天内恢复正常	正常
骨 X 线	多正常	骨骺端钙化带消失，呈杯口状、毛刷状改变，骨骺软骨带增宽（＞2 mm），骨质疏松，骨皮质变薄	长骨干骺端临时钙化带重现、增宽、密度增加，骨骺软骨盘增宽＜2 mm	干骺端病变消失

5. 诊断

诊断需解决三个问题：首先是否有佝偻病；其次如有，属于哪个期；再次，是否需要治疗。正确的诊断必须依据维生素 D 缺乏的病因、临床表现、血生化及骨骼 X 线检查。应注意早期的神经兴奋性增高的症状无特异性，如多汗、烦闹等；骨骼的改变可靠；血清 $25-(OH)D_3$ 水平为最可靠的诊断标准。血生化与骨骼 X 线的检查为诊断的“金标准”。

6. 鉴别诊断

（1）与佝偻病体征的鉴别　①黏多糖病：黏多糖代谢异常时，常有多器官受累，可出现多发性骨发育不全，如头大、头型异常、脊柱畸形、胸廓扁平等体征。此病除临床表现外，主要依据骨骼的 X 线变化及尿中黏多糖的测定作出诊断。②软骨营养不良：是一种遗传性软骨发育障碍，出生时即可见四肢短、头大、前额突出、腰椎前凸、臀部后凸。根据特殊的体态（短肢型矮小）及骨骼 X 线作出诊断。③脑积水：生后数月起病者，头围与前囟进行性增大。因颅内压增高，可见前囟饱满紧张，骨缝分离，颅骨叩诊有破壶声。头颅 B 超、CT 检查可作出诊断。

（2）与佝偻病体征相同但病因不同的鉴别　①低血磷抗维生素 D 佝偻病：本病多为性连锁遗传。为肾小管重吸收磷及肠道吸收磷的原发性缺陷所致。佝偻病的症状多发生于 1 岁以后，因而 2～3 岁后仍有活动性佝偻病表现；血钙多正常，血磷明显降低，尿磷增加。用一般治疗剂量维生素 D 治疗佝偻病无效时应与本病鉴别。②远端肾小管性酸中毒：为远曲小管泌氢不足，从尿中丢失大量钠、钾、钙，继发甲状旁腺功能亢进，骨质脱钙，出现佝偻病体征。患儿骨骼畸形显著，身材矮小，有代谢性酸中毒、多尿、碱性尿，除低血钙、低血磷之外，血钾亦低，血氨增高，并常有低血钾症状。③维生素 D 依赖性佝偻病：为常染色体隐性遗传，可分两型：Ⅰ型为肾脏 1－羟化酶缺陷，使 $25-(OH)D_3$ 转变为 $1,25-(OH)_2D_3$ 发生障碍，血中 $25-(OH)D_3$ 浓度增高，血中 $1,25-(OH)_2D_3$ 下降；Ⅱ型为靶器官 $1,25-(OH)_2D_3$ 受体缺陷，血中 $1,25-(OH)_2D_3$ 浓度增高。两型临床均有严重的佝偻病体征，低钙血症、低磷血症，碱性磷酸酶明显升高及继发性甲状旁腺功能亢进，Ⅰ型患儿可有高氨基酸尿症；Ⅱ型患儿的一个重要特征为脱发。④肾性佝偻病：由于先天或后天原因所致的慢性肾功能障碍，导致钙磷代谢紊乱，血钙低，血磷高，甲状旁腺继发性功能亢进，骨质普遍脱钙，骨骼呈佝偻病改变。多于幼儿后期症状逐渐明显，形成侏儒状态。⑤肝性佝偻病：肝功能不良可能使 $25-(OH)D_3$ 生成障碍。若伴有胆道阻塞，不仅影响维生素 D 的吸收，而且由于钙皂形成，进一步抑制钙的吸收。急性肝炎、先天性肝外胆管缺乏或其他肝脏疾病时，循环中 $25-(OH)D_3$ 可明显降低，出现低血钙、抽搐和佝偻病体征。

各型佝偻病（活动期）的实验室检查见表 5－7。

表 5－7　各型佝偻病（活动期）的实验室检查

病名	血清							其他
	钙	磷	碱性磷酸酶	25－(OH)D_3	1,25－$(OH)_2D_3$	甲状旁腺素	氨基酸尿	
维生素 D 缺乏性佝偻病	正常（↓）	↓	↑	↓	↓	↑	（－）	尿磷↑
家族性低磷血症	正常	↓	↑	正常（↑）	正常（↓）	正常	（－）	尿磷↑
远端肾小管性酸中毒	正常（↓）	↓	↑	正常（↑）	正常（↓）	正常（↑）	（－）	碱性尿、高血氯、低血钾
维生素 D 依赖性佝偻病								
Ⅰ型	↓	↓	↑	↑	↓	↑	（+）	
Ⅱ型	↓	↓	↑	正常	↑	↑	（+）	
肾性佝偻病	↓	↑	正常	正常	↓	↑	（－）	等渗尿、氮质血症酸中毒

7. 治疗

治疗目的在于控制活动期，防止骨骼畸形。

（1）补充维生素 D　治疗的原则应以口服为主，一般剂量为每日 50～125 μg（2000～5000 IU），持续 4～6 周；之后小于 1 岁婴儿改为 400 IU/d，大于 1 岁婴儿改为 600 IU/d，同时给予多种维生素。

（2）补充钙剂　主张从膳食的牛奶、配方奶和豆制品补充钙和磷，只要足够牛奶（每天 500 ml）不需要补充钙剂，仅在有低血钙表现、严重佝偻病和营养不足时需要补充钙剂。

（3）其他辅助治疗　应注意加强营养，保证足够奶量，及时添加转乳期食品，坚持每日户外活动。

8. 预防

营养性维生素 D 缺乏性佝偻病是自限性疾病，确保儿童每日获得维生素 D 400 IU 是治疗和预防本病的关键。

维生素 D 每日推荐摄入量。

（1）围生期　孕母应多户外活动，妊娠后期适量补充维生素 D（800 IU/d）有益于胎儿贮存充足的维生素 D，以满足生后一段时间生长发育的需要。

（2）婴幼儿期　预防的关键在于日光浴与适量维生素 D 的补充。冬季也要注意保证每日 1～2 小时的户外活动时间。早产儿、低出生体重儿、双胎儿生后 1 周开始补充维生素 D 800 IU/d，3 个月后改预防量；足月儿生后 2 周开始补充维生素 D 400 IU/d，均补充至 2 岁。

一般可不加服钙剂，但乳类摄入不足和营养欠佳时可适当补充微量营养素和钙剂。

（二）维生素D缺乏性手足搐搦症

速览导引图

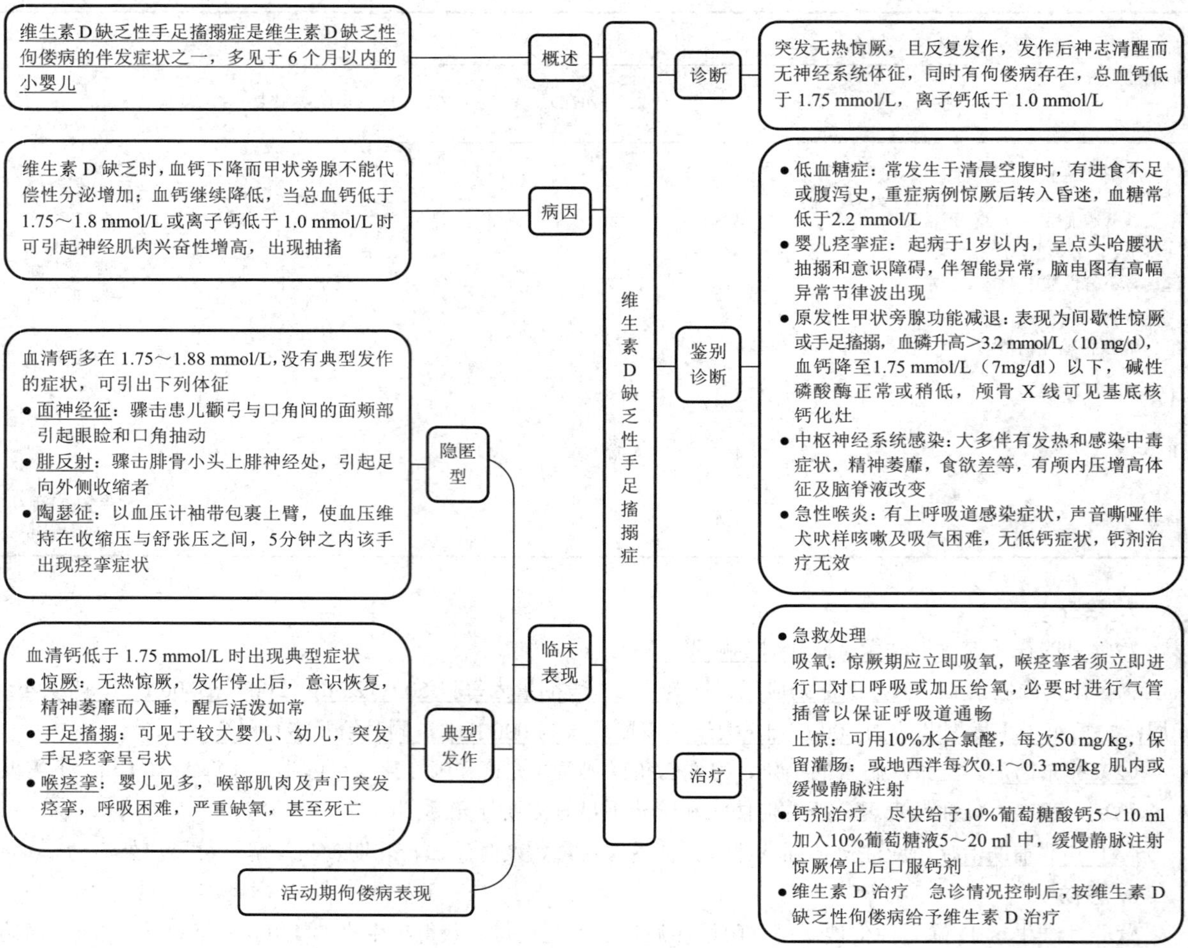
维生素D缺乏性手足搐搦症
概述
维生素D缺乏性手足搐搦症是维生素D缺乏性佝偻病的伴发症状之一，多见于6个月以内的小婴儿
病因
维生素D缺乏时，血钙下降而甲状旁腺不能代偿性分泌增加；血钙继续降低，当总血钙低于1.75～1.8 mmol/L或离子钙低于1.0 mmol/L时可引起神经肌肉兴奋性增高，出现抽搐
临床表现
隐匿型
血清钙多在1.75～1.88 mmol/L，没有典型发作的症状，可引出下列体征
• 面神经征：骤击患儿颧弓与口角间的面颊部引起眼睑和口角抽动
• 腓反射：骤击腓骨小头上腓神经处，引起足向外侧收缩者
• 陶瑟征：以血压计袖带包裹上臂，使血压维持在收缩压与舒张压之间，5分钟之内该手出现痉挛症状
典型发作
血清钙低于1.75 mmol/L时出现典型症状
• 惊厥：无热惊厥，发作停止后，意识恢复，精神萎靡而入睡，醒后活泼如常
• 手足搐搦：可见于较大婴儿、幼儿，突发手足痉挛呈弓状
• 喉痉挛：婴儿见多，喉部肌肉及声门突发痉挛，呼吸困难，严重缺氧，甚至死亡
活动期佝偻病表现
诊断
突发无热惊厥，且反复发作，发作后神志清醒而无神经系统体征，同时有佝偻病存在，总血钙低于1.75 mmol/L，离子钙低于1.0 mmol/L
鉴别诊断
• 低血糖症：常发生于清晨空腹时，有进食不足或腹泻史，重症病例惊厥后转入昏迷，血糖常低于2.2 mmol/L
• 婴儿痉挛症：起病于1岁以内，呈点头哈腰状抽搦和意识障碍，伴智能异常，脑电图有高幅异常节律波出现
• 原发性甲状旁腺功能减退：表现为间歇性惊厥或手足搐搦，血磷升高>3.2 mmol/L（10 mg/d），血钙降至1.75 mmol/L（7mg/dl）以下，碱性磷酸酶正常或稍低，颅骨X线可见基底核钙化灶
• 中枢神经系统感染：大多伴有发热和感染中毒症状，精神萎靡，食欲差等，有颅内压增高体征及脑脊液改变
• 急性喉炎：有上呼吸道感染症状，声音嘶哑伴犬吠样咳嗽及吸气困难，无低钙症状，钙剂治疗无效
治疗
• 急救处理
吸氧：惊厥期应立即吸氧，喉痉挛者须立即进行口对口呼吸或加压给氧，必要时进行气管插管以保证呼吸道通畅
止惊：可用10%水合氯醛，每次50 mg/kg，保留灌肠；或地西泮每次0.1～0.3 mg/kg 肌内或缓慢静脉注射
• 钙剂治疗　尽快给予10%葡萄糖酸钙5～10 ml加入10%葡萄糖液5～20 ml中，缓慢静脉注射惊厥停止后口服钙剂
• 维生素D治疗　急诊情况控制后，按维生素D缺乏性佝偻病给予维生素D治疗

维生素D缺乏性手足搐搦症（tetany of vitamin D deficiency）是维生素D缺乏性佝偻病的伴发症状之一，多见于6个月以内的小婴儿。

1. 病因和发病机制

维生素D缺乏时，血钙下降而甲状旁腺不能代偿性分泌增加；血钙继续降低，当总血钙低于1.75～1.8 mmol/L（7～7.5 mg/dl），或离子钙低于1.0 mmol/L（4 mg/dl）时可引起神经肌肉兴奋性增高，出现抽搐。

2. 临床表现

主要为惊厥、喉痉挛和手足搐搦，并有程度不等的活动期佝偻病表现。

（1）隐匿型　血清钙多在1.75～1.88 mmol/L，没有典型发作的症状，但可通过刺激神经肌肉而引出下列体征。①面神经征（Chvostek's sign）：以手指尖或叩诊锤骤击患儿颧弓与口角间的面颊部（第Ⅶ对脑神经孔处），引起眼睑和口角抽动为面神经征阳性，新生儿期可呈假阳性。②腓反射（peroneal sign）：以叩诊锤骤击膝下外侧腓骨小头上腓神经处，引起足向外侧收缩者即为腓反射阳性。③陶瑟征（Trousseau sign）：以血压计袖带包裹上臂，使血压维持在收缩压与舒张压之间，5分钟之内该手出现痉挛症状，属陶瑟征阳性。

（2）典型发作　血清钙低于1.75 mmol/L时可出现惊厥、喉痉挛和手足搐搦。①惊厥：突然发生四肢抽动、两眼上窜、面肌颤动、神志不清，发作时间可短至数秒钟，或长达数分钟以上，发作时间长者可伴口周发绀。发作停止后，意识恢复，精神萎靡而入睡，醒后活泼如常，发作次数可数日一次或一日数次，甚至多至一日数十次。一般不发热，发作轻时仅有短暂的眼球上窜和面肌抽动，神志清楚。②手足搐搦：可见于较大婴儿、幼儿，突发手足痉挛呈弓状，双手呈腕部屈曲状，手指伸直，拇指内收掌心，强直痉挛；足部踝关节伸直，足趾同时向下弯曲。③喉痉挛：婴儿见多，喉部肌肉及声门突发痉挛，呼吸困难，有时可突然发生窒息、严重缺氧，甚至死亡。三种症状以无热惊厥为最常见。

3. 诊断和鉴别诊断

突发无热惊厥，且反复发作，发作后神志清醒而无神经系统体征，同时有佝偻病存在，总血钙低于1.75 mmol/L，离子钙低于1.0 mmol/L。应与下列疾病鉴别。

（1）其他无热惊厥性疾病　①低血糖症：常发生于清晨空腹时，有进食不足或腹泻史，重症病例惊厥后转入昏迷，一般口服或静脉注射葡萄糖液后立即恢复，血糖常低于2.2 mmol/L。②低镁血症：常见于新生儿或年幼婴儿，常有触觉、听觉过敏，引起肌肉颤动，甚至惊厥、手足搐搦，血镁常低于0.58 mmol/L（1.4 mg/dl）。③婴儿痉挛症：为癫痫的一种表现。起病于1岁以内，呈突然发作，头及躯干、上肢均屈曲，手握拳，下肢弯曲至腹部，呈点头哈腰状抽搦和意识障碍，发作数秒至数十秒自停，伴智能异常，脑电图有特征性的高幅异常节律波出现。④原发性甲状旁腺功能减退：表现为间歇性惊厥或手足搐搦，间隔几天或数周发作1次，血磷升高＞3.2 mmol/L（10 mg/d），血钙降至1.75 mmol/L（7 mg/dl）以下，碱性磷酸酶正常或稍低，颅骨X线可见基底核钙化灶。

（2）中枢神经系统感染　脑膜炎、脑炎、脑脓肿等大多伴有发热和感染中毒症状，精神萎靡，食欲差等。体弱年幼儿反应差，有时可不发热。有颅内压增高体征及脑脊液改变。

（3）急性喉炎　大多伴有上呼吸道感染症状，也可突然发作，声音嘶哑伴犬吠样咳嗽及吸气困难，无低钙症状，钙剂治疗无效。

4. 治疗

（1）急救处理　①氧气吸入：惊厥期应立即吸氧，喉痉挛者须立即将舌头拉出口外，并进行口对口呼吸或加压给氧，必要时进行气管插管以保证呼吸道通畅。②迅速控制惊厥或喉痉挛：可用10%水合氯醛，每次40～50 mg/kg，保留灌肠；或地西泮每次0.1～0.3 mg/kg肌内或缓慢静脉注射。

（2）钙剂治疗　尽快给予10%葡萄糖酸钙5～10 ml加入10%葡萄糖液5～20 ml中，缓慢静脉注射或滴注，惊厥停止后口服钙剂。

（3）维生素D治疗　急诊情况控制后，按维生素D缺乏性佝偻病给予维生素D治疗。

临床病例分析

患儿，男，4月龄。突发抽搐1小时，为四肢强直性抽搐，持续10余秒自行停止。发作停止后曾意识清楚，后又类似反复发作3次，无发热，无呕吐，无腹泻，急诊室以“抽搐待查”收入院。患儿系G_1P_2孕35周剖腹产，双胎老二，无窒息抢救史。出生后一直母乳喂养，母亲和患儿均未服用维生素制剂和钙。查体：神志清，反应可，前囟2.5 cm × 2.5 cm，压之颅骨有压乒乓球感，心肺无殊，肝肋下3 cm，质软，脾肋下刚及，神经系统检查阴性。

思考

1. 本病案最可能的诊断是什么？有何依据？
2. 需要与哪些疾病作鉴别？进一步确诊需要做哪些检查？
3. 该如何拟定治疗方案？

解析

1. 最可能的诊断是维生素 D 缺乏性手足搐搦症。依据是小于 6 月龄早产儿，双胎老二，无热惊厥，抽搐后意识清，无神经系统体征，有颅骨软化，母亲和患儿均未服用维生素 D 制剂和钙。

2. 需要与中枢神经系统感染和婴儿痉挛症相鉴别。中枢神经系统感染大多伴有发热和感染中毒症状，精神萎靡，食欲差，颅内压增高等体征，进一步检查脑脊液以明确。婴儿痉挛症为癫痫的一种表现。起病于 1 岁以内，呈突然发作，呈点头哈腰状抽搦和意识障碍，发作数秒至数十秒自停，伴智能异常，脑电图有特征性的高幅异常节律波出现。进一步检查包括：血清钙、磷、碱性磷酸酶，25-(OH)D_3，空腹血糖，脑电图，脑脊液检查，X 片检查。

3. 处理：①氧气吸入。②迅速控制惊厥：地西泮每次 0.1～0.3 mg/kg 缓慢静脉注射。③10%葡萄糖酸钙 10 ml 加入 10%葡萄糖液 20 ml 中，缓慢静脉注射，惊厥停止后口服葡萄糖酸钙 10 ml 每天一次。④维生素 D 2000 IU 口服，持续 4～6 周；之后改为 400 IU/d 维持。

第七节　锌缺乏症

重点	锌缺乏病因，临床表现、治疗
考点	锌缺乏病因，临床表现、诊断和治疗

速览导引图

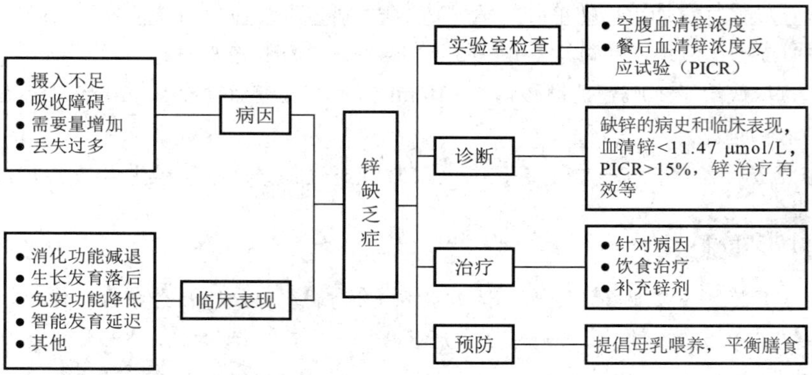

锌缺乏症
病因
● 摄入不足
● 吸收障碍
● 需要量增加
● 丢失过多
临床表现
● 消化功能减退
● 生长发育落后
● 免疫功能降低
● 智能发育延迟
● 其他
实验室检查
● 空腹血清锌浓度
● 餐后血清锌浓度反应试验（PICR）
诊断
缺锌的病史和临床表现，血清锌<11.47 μmol/L，PICR>15%，锌治疗有效等
治疗
● 针对病因
● 饮食治疗
● 补充锌剂
预防
提倡母乳喂养，平衡膳食

锌缺乏（zinc deficiency）是由于锌摄入不足或代谢障碍导致体内锌缺乏，引起食欲减退、生长发育迟缓、皮炎和异食癖等临床表现的营养素缺乏性疾病。

1. 病因

（1）摄入不足　动物性食物不仅含锌丰富，而且易于吸收，坚果类（核桃、板栗、花生等）含锌也不低，其他植物性食物则含锌少，故素食者容易缺锌。全胃肠道外营养如未加锌也可致锌缺乏。

（2）吸收障碍　各种原因所致的腹泻、谷类食物进食过多，长期纯牛乳喂养也可致缺锌。肠病性肢端皮炎（acrodermatitis enteropathica）是一种常染色体隐性遗传性疾病，因小肠缺乏吸收锌的载体，故可表现为严重缺锌。

(3) 需要量增加 在生长发育迅速阶段的婴儿，或组织修复过程中，或营养不良恢复期等状态下，机体对锌的需要量增多，如未及时补充，可发生锌缺乏。

(4) 丢失过多 如反复出血、溶血、大面积烧伤、慢性肾脏疾病、长期透析、蛋白尿以及应用金属螯合剂（如青霉胺）等均可因锌丢失过多而导致锌缺乏。

2. 临床表现

(1) 消化功能减退 缺锌影响味蕾细胞更新和唾液磷酸酶的活性，使舌黏膜增生、角化不全，以致味觉敏感度下降，发生食欲不振、厌食和异食癖。

(2) 生长发育落后 缺锌可妨碍生长激素轴的功能以及性腺轴的成熟，表现为线性生长下降、生长迟缓、体格矮小、性发育延迟。

(3) 免疫功能降低 缺锌可导致T淋巴细胞功能损伤而容易发生感染。

(4) 智能发育延迟 缺锌可使脑DNA和蛋白质合成障碍，脑内谷氨酸浓度降低，从而引起智能发育延迟。

(5) 其他 如脱发、皮肤粗糙、皮炎、地图舌、反复口腔溃疡、伤口愈合延迟、视黄醇结合蛋白减少而出现夜盲、贫血等。

3. 实验室检查

(1) 空腹血清锌浓度 正常最低值为11.47 μmol/L（75 μg/dl）。

(2) 餐后血清锌浓度反应试验（PICR） 测空腹血清锌浓度（A0）作为基础水平，然后给予标准饮食（按全天总热量的20%计算，其中蛋白质为10%～15%，脂肪为30%～35%，糖类为50%～60%），2小时后复查血清锌（A2），按公式PICR =（A0 − A2）/A0 × 100%计算，若PICR＞15%提示缺锌。

4. 诊断

根据缺锌的病史和临床表现，如线性生长下降和食欲下降等，血清锌＜11.47 μmol/L，PICR＞15%，锌剂治疗有效等即可诊断。

5. 治疗

(1) 针对病因 治疗原发病。

(2) 饮食治疗 鼓励多进食富含锌的动物性食物，如肉类、全谷、甲壳类动物、豆类等。初乳含锌丰富。

(3) 补充锌剂 常用葡萄糖酸锌，每日剂量为元素锌0.5～1.0 mg/kg，疗程一般为2～3个月。长期静脉输入高能量者，每日锌用量为：早产儿0.3 mg/kg，足月儿至5岁0.1 mg/kg，＞5岁2.5～4 mg/d。

6. 预防

提倡母乳喂养，坚持平衡膳食是预防缺锌的主要措施，戒绝挑食、偏食、吃零食的习惯。对可能发生缺锌的情况，如早产儿、人工喂养者、营养不良儿、长期腹泻、大面积烧伤等，均应适当补锌。

（马 鸣）

第六章　青春期健康与疾病

重点	青春期特点 青春期发育相关问题
难点	青春期特点
考点	青春期特点

速览导引图

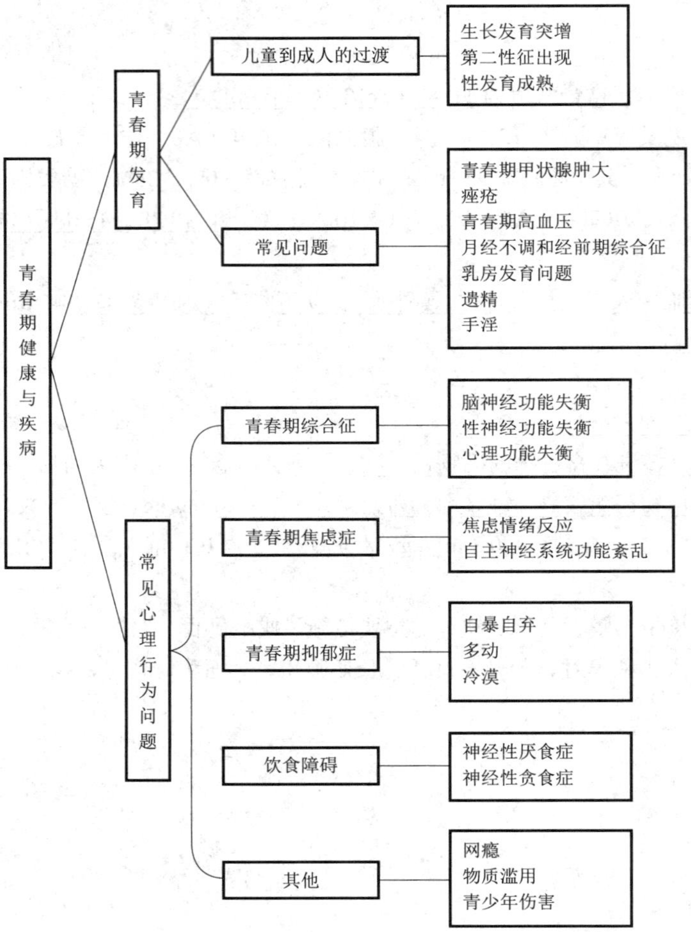
青春期健康与疾病
青春期发育
儿童到成人的过渡
生长发育突增
第二性征出现
性发育成熟
常见问题
青春期甲状腺肿大
痤疮
青春期高血压
月经不调和经前期综合征
乳房发育问题
遗精
手淫
常见心理行为问题
青春期综合征
脑神经功能失衡
性神经功能失衡
心理功能失衡
青春期焦虑症
焦虑情绪反应
自主神经系统功能紊乱
青春期抑郁症
自暴自弃
多动
冷漠
饮食障碍
神经性厌食症
神经性贪食症
其他
网瘾
物质滥用
青少年伤害

青春期是儿童到成人的过渡阶段，也是儿童发育过程的特殊时期。青春期前的生长突增发生在第二性征出现之前，可标志着青春期的开始；随着体格快速生长、第二性征出现，生殖系统迅速发育；到骨骺完全融合、身高停止生长、性发育成熟，至此青春期结束。

青春期女孩体内雌激素水平增高，促进内外生殖器及乳房的发育，促进月经初潮来临；也有促进体格生长、促进骨骺愈合的作用。直接促使男性性成熟的主要器官是睾丸，可分泌雄激素，其中以睾酮作用最强，促进蛋白质的合成，使骨骼肌肉发育，肌肉力量增强，第二性征发育，如毛发（阴毛、腋毛及胡须）生长、变声及出现喉结，并出现遗精。

第一节　青春期发育有关问题

青春发育期，生长激素、促肾上腺皮质激素、促甲状腺素、促性腺激素等的分泌都达到新的水平，不仅保证了机体各个器官与组织的生长、发育及成熟，还可调节中枢神经系统与自主神经系统的功能，从而影响学习、记忆与行为等。

青春期发育的常见问题如下。

1. 青春期甲状腺肿大

青春期可发生甲状腺代偿性肥大，多为两侧甲状腺腺体弥漫性肿大，质地柔软，一般摸不到结节。能自行消退，可补碘防治。

2. 痤疮

主要发生于面部，大多能自愈或症状减轻。要调节饮食，保持皮肤清洁，以感染为主的痤疮应选用抗生素。

3. 青春期高血压

特点是收缩压升高，可达 140～150 mmHg（18.7～20 kPa），而舒张压不高或升高不明显。仅在过度疲劳或剧烈运动时才有头晕、胸闷等症状。多可自行恢复，但需定期测量血压及检查。

4. 月经不调和经前期综合征

月经不调表现为月经周期紊乱、出血期延长或缩短、出血量增多或减少，甚至月经闭止。经前期综合征主要表现是头痛、眩晕、恶心、呕吐、心悸等，可伴随心理变化，如易怒、好攻击、烦躁、孤僻、多愁善感、好哭等。

5. 乳房发育问题

可能出现乳房过小或过大、双侧乳房发育不均、乳房不发育、乳房畸形以及乳房包块等现象。

6. 遗精

在没有性交或手淫的情况下射精，称为遗精。多发生于夜间睡眠中，也可在清醒状态下发生，是一种正常生理现象。若过于频繁，可能会扰乱睡眠，引起心理紧张、头痛、头晕、胃纳不佳、乏力等症状。

7. 手淫

是一个极为普遍的性行为问题，是指通过自我抚弄或刺激性器官而产生性兴奋或性高潮的一种行为，并可能因此感到情绪低落、担心、困惑、害怕、痛苦。

第二节　常见心理行为问题

由于青春期身体处于加速发育阶段，尤其是生殖系统在此期迅速发育而达到性成熟，而心理和社会适应能力发展相对推迟，因此容易在心理上引起骚扰和波动，形成了复杂的青春期心理卫生问题。这些问题绝大多数是暂时现象，只要得到适当的引导和帮助便能得到解决；但若不及时解决，持续时间长，问题可能会变得复杂、严重，造成心理缺陷。

1. 青春期综合征

青春期综合征是青少年特有的生理失衡和由此引发的心理失衡病症。主要表现如下。①脑神经功能失衡：

记忆力下降、注意力分散；白天精神萎靡，夜晚大脑兴奋。②性神经功能失衡：性冲动频繁，形成不良的性习惯，过度手淫，由于频繁手淫、卫生不洁，使生殖器出现红、肿、痒、臭等炎症，甚至导致性器官发育不良。③心理功能失衡：上述种种生理失衡症状困扰着青少年，造成心理失衡，表现为心理状态欠佳、自卑、忧虑抑郁、烦躁消极，甚至自虐、轻生。

2. 青春期焦虑症

焦虑症是以焦虑情绪反应为主要症状，同时伴有明显的自主神经系统功能紊乱。

3. 青春期抑郁症

抑郁是指情绪低落、思维迟钝、动作和语言减少，伴有焦虑、躯体不适和睡眠障碍。主要表现为：自暴自弃，多动、挑衅斗殴，或冷漠、郁郁寡欢，出现对学习毫无热情，注意力不能集中，学习成绩急剧下降；对前途和未来悲观失望，有轻生念头；人际关系差；对病无自知力，不愿求治。

4. 饮食障碍

（1）神经性厌食症　是一种由不良心理社会因素引起的饮食障碍，早期为主动性节食、厌食，进而缺乏食欲、消瘦、内分泌代谢紊乱，还可能出现一些精神症状和行为失常。

（2）神经性贪食症　为反复发作和不可抗拒的摄食欲望及暴食行为，同时有担心发胖的恐惧心理，常采取引吐、导泻、禁食等方法以消除暴食引起的发胖，可与神经性厌食交替出现。

5. 其他

（1）网瘾　网瘾是指上网者由于长时间地和习惯性地沉浸在网络时空当中，对互联网产生强烈的依赖，以致达到了痴迷的程度而难以自我摆脱的行为状态和心理状态。

（2）物质滥用　物质滥用是指反复、大量地使用与医疗目的无关且具有依赖性的一类有害物质，包括烟、酒、某些药物，如镇静药、镇痛药、鸦片类、大麻、可卡因、幻觉剂、有同化作用的激素类药物等。

（3）青少年伤害　伤害是指因为能量（机械能、热能、电能等）的传递或干扰超过人体的耐受性，造成躯体组织的损伤或功能障碍、精神创伤或心理障碍，是我国1～19岁人口的首位死亡原因，常见的有意外跌落、车祸、自杀、意外中毒、溺水、暴力等。其预防与控制措施包括伤害监测、伤害干预措施研究、改善环境、加强安全防范措施、开展健康教育和各种宣传以及建立相关的法律和法规。

（黄　轲）

第七章 新生儿与新生儿疾病

第一节 概 述

重点	新生儿分类方法及新生儿病房的分级
难点	根据出生体重和胎龄的关系分类
考点	围生期的定义及新生儿的各种分类方法

速览导引图

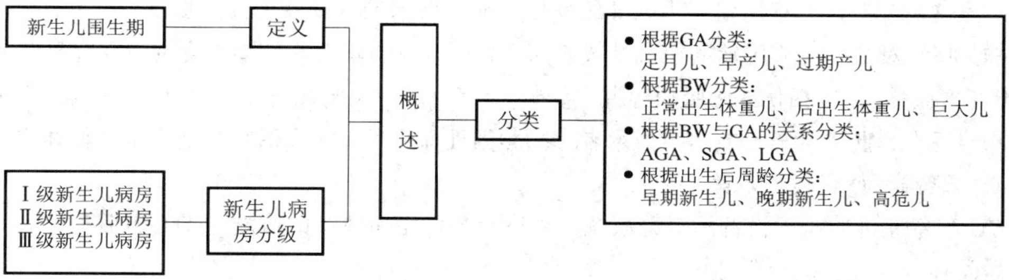

新生儿围生期
定义
概述
分类
Ⅰ级新生儿病房
Ⅱ级新生儿病房
Ⅲ级新生儿病房
新生儿病房分级
● 根据GA分类：
足月儿、早产儿、过期产儿
● 根据BW分类：
正常出生体重儿、后出生体重儿、巨大儿
● 根据BW与GA的关系分类：
AGA、SGA、LGA
● 根据出生后周龄分类：
早期新生儿、晚期新生儿、高危儿

1. 定义

（1）新生儿 系指从脐带结扎到生后 28 天内的婴儿。新生儿学是研究新生儿生理、病理、疾病防治及保健等方面的学科。新生儿是胎儿的延续，与产科密切相关，因此，又是围生医学的一部分。

（2）围生期 是指产前、产时和产后的一个特定时期。由于各国医疗保健水平差异很大，其定义有所不同。目前国际上有四种定义：①自妊娠 28 周（此时胎儿体重约 1000 g）至生后 7 天。②自妊娠 20 周（此时胎儿体重约 500 g）至生后 28 天。③自妊娠 28 周至生后 28 天。④自胚胎形成至生后 7 天。我国目前采用第一种定义。围生期的婴儿称围生儿。

2. 新生儿分类

（1）根据出生时胎龄分类 胎龄（gestational age，GA）是指从最后 1 次正常月经第 1 天起至分娩时止，通常以周表示，分为足月儿、早产儿和过期产儿。①足月儿：37 周≤GA＜42 周（260～293 天）的新生儿。②早产儿：GA＜37 周（<259 天的新生儿），其中胎龄＜28 周者称为极早早产儿或超未成熟儿；34 周≤胎龄＜37 周（239～259 天）的早产儿称为晚期早产儿。③过期产儿：GA≥42 周（≥294 天）的新生儿。

（2）根据出生体重分类 出生体重指出生后 1 小时内的体重，分为正常出生体重儿、低出生体重儿和巨大儿。①正常出生体重儿：BW≥2500 g 并≤4000 g 的新生儿。②低出生体重儿：BW＜2500 g 的新生儿，其中 BW＜1500 g 称为极低出生体重（VLBW）儿，BW＜1000 g 称为超低出生体重（ELBW）儿。③巨大儿：BW＞4000 g 的新生儿。

（3）根据出生体重和胎龄的关系分类 分为适于胎龄（AGA）儿、小于胎龄（SGA）儿和大于胎龄（LGA）儿。①适于胎龄儿：婴儿的 BW 在同胎龄平均出生体重的第 10～90 百分位之间。②小于胎龄儿：婴儿的 BW 在同胎龄平均出生体重的第 10 百分位以下。③大于胎龄儿：婴儿的 BW 在同胎龄平均出生体重的第 90 百分位以上。

（4）根据出生后周龄分类　分为早期新生儿和晚期新生儿。①早期新生儿：生后 1 周以内的新生儿，也属于围生儿，其发病率和死亡率在整个新生儿期最高，需要加强监护和护理。②晚期新生儿：出生后第 2～4 周末的新生儿。

（5）高危儿　指已发生或可能发生危重疾病而需要监护的新生儿。常见于以下情况。①母亲疾病史：孕母有糖尿病、感染、慢性心肺疾患、吸烟、吸毒或酗酒史，母亲为 Rh 阴性血型，过去有死胎、死产或性传播疾病史等。②母孕史：孕母年龄＞40 岁或＜16 岁，母孕期有阴道流血、妊娠期高血压、先兆子痫、子痫、羊膜早破、胎盘早剥、前置胎盘等。③分娩史：难产、手术产、急产、产程延长、分娩过程中使用镇静或镇痛药物史等。④新生儿：窒息、多胎儿、早产儿、小于胎龄儿、巨大儿、宫内感染和先天性畸形等。

3. 新生儿病房分级

（1）根据医护水平及设备条件将新生儿病房分为三级　①Ⅰ级新生儿病房：即普通婴儿室，适于健康新生儿，主要任务是指导父母护理技能和方法以及对常见遗传代谢疾病进行筛查。母婴应同室，以利于母乳喂养及建立母婴相依感情，促进婴儿身心健康。②Ⅱ级新生儿病房：即普通新生儿病房，适于胎龄＞32 周、出生体重≥1500 g 的早产儿及有各种疾病而又无需循环或呼吸支持、监护的婴儿。③Ⅲ级新生儿病房：即新生儿重症监护室（NICU），是集中治疗Ⅰ、Ⅱ级新生儿病房转来的危重新生儿的病室。

（2）NICU 收治对象　①应用辅助通气及拔管后 24 小时内的新生儿。②重度围生期窒息儿。③严重心肺疾病、高胆红素血症、寒冷损伤或呼吸暂停儿。④外科大手术术后（尤其是 24 小时内）。⑤出生体重＜1500 g 的早产儿。⑥接受全胃肠外营养，或需换血术者。⑦顽固性惊厥者。⑧多器官功能衰竭（如休克、弥散性血管内凝血、心力衰竭、肾衰竭等）者。

（3）NICU 配备完善的监护设备及报警系统，以进行各种生命体征的监测　①心电监护。②呼吸监护。③血压监护。④体温监测。⑤血气监测。

第二节　正常足月儿和早产儿的特点与护理

重点	正常足月儿和早产儿的特点及护理
难点	正常足月儿与早产儿的生理特点
考点	正常足月儿与早产儿的外观特点

速览导引图

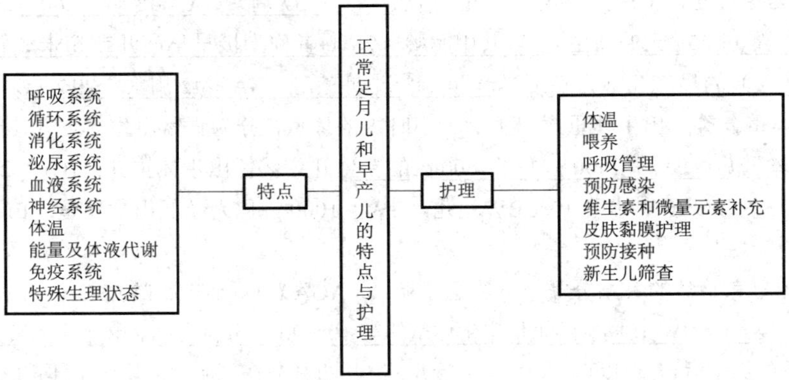
呼吸系统
循环系统
消化系统
泌尿系统
血液系统
神经系统
体温
能量及体液代谢
免疫系统
特殊生理状态
特点
正常足月儿和早产儿的特点与护理
护理
体温
喂养
呼吸管理
预防感染
维生素和微量元素补充
皮肤黏膜护理
预防接种
新生儿筛查

1. 定义

（1）正常足月儿　指胎龄≥37 周并＜42 周，出生体重≥2500 g 并≤4000 g，无畸形或疾病的活产婴儿。

（2）早产儿　又称未成熟儿，是指胎龄＜37 周出生的新生儿。

2. 足月儿与早产儿的外观特点（表 7－1）

表 7－1　足月儿与早产儿的外观特点

	足月儿	早产儿
皮肤	红润、皮下脂肪丰满和毳毛少	绛红、水肿和毳毛多
头	头大（占全身比例的 1/4）	头更大（占全身比例的 1/3）
头发	分条清楚	细而乱
耳壳	软骨发育好、耳舟成形、直挺	软、缺乏软骨、耳舟不清楚
乳腺	结节＞4 mm，平均 7 mm	无结节或结节＜4 mm
外生殖器		
男婴	睾丸已降至阴囊	睾丸未降或未全降
女婴	大阴唇遮盖小阴唇	大阴唇不能遮盖小阴唇
指（趾）甲	达到或超过指（趾）端	未达指（趾）端
跖纹	足纹遍及整个足底	足底纹理少

3. 正常足月儿和早产儿生理特点

（1）呼吸系统　胎儿肺内充满液体，选择性剖宫产儿会导致肺液吸收延迟，引起新生儿暂时性呼吸困难（TTN）。新生儿呼吸频率较快，安静时为 40 次/分左右，如持续超过 60～70 次/分称呼吸急促，常由呼吸或其他系统疾病所致。胸廓呈圆桶状，肋间肌薄弱，呼吸主要靠膈肌的升降，呈腹式呼吸。呼吸道管腔狭窄，黏膜柔嫩，血管丰富，纤毛运动差，易致气道阻塞、感染、呼吸困难及拒乳。

早产儿呼吸浅快不规则，易出现周期性呼吸及呼吸暂停或青紫。呼吸暂停是指呼吸停止＞15 秒，伴心率＜100 次/分及发绀。因肺泡表面活性物质少，易发生呼吸窘迫综合征。由于肺发育不成熟，易感高气道压力、高容量、高浓度氧、感染以及炎性损伤而致支气管肺发育不良（BPD），即慢性肺部疾病（CLD）。

（2）循环系统　出生后血液循环动力学发生重大变化：①脐带结扎，胎盘－脐血循环终止。②出生后呼吸建立、肺膨胀，肺循环阻力下降，肺血流增加。③回流至左心房血量明显增多，体循环压力上升。④卵圆孔功能上关闭。⑤动脉血氧分压升高，动脉导管功能性关闭，从而完成了胎儿循环向成人循环的转变。严重肺炎、酸中毒、低氧血症时，肺血管压力升高，当压力等于或超过体循环时，可致卵圆孔、动脉导管重新开放，出现右向左分流，称新生儿持续肺动脉高压（PPHN）。新生儿心率波动范围较大，通常为 90～160 次/分。足月儿血压平均为 70/50 mmHg。

早产儿心率偏快，血压较低，部分早产儿早期可有动脉导管开放。

（3）消化系统　足月儿易溢乳甚至呕吐；肠腔内毒素和消化不全产物也容易进入血液循环，引起中毒症状；胎便呈糊状，为墨绿色，足月儿在生后 24 小时内排胎便，2～3 天排完；肝脏对多种药物处理能力低下，易发生药物中毒。

早产儿吸吮力差，吞咽反射弱，胃容量小，常出现哺乳困难或乳汁吸入引起吸入性肺炎；胆酸分泌少，脂肪的消化吸收较差；缺氧缺血、炎性损伤或喂养不当等不利因素易引起坏死性小肠结肠炎；胎粪排出常延迟；肝功能更不成熟，生理性黄疸程度较足月儿重，持续时间更长，且易发生核黄疸；肝脏合成蛋白能力差，糖原储备少，易发生低蛋白血症、水肿或低血糖。

（4）泌尿系统　足月儿肾脏浓缩功能差，故不能迅速有效地处理过多的水和溶质，易发生水肿。新生儿一般在生后 24 小时内开始排尿，少数在 48 小时内排尿，1 周内每日排尿可达 20 次。

早产儿易出现低钠血症；葡萄糖阈值低，易发生糖尿；碳酸氢根阈值极低和肾小管排酸能力差。由于普通牛乳中蛋白质含量及酪蛋白比例均高，可致内源性氢离子增加，当超过肾小管的排泄能力时，引起晚期代谢性酸中毒，表现为面色苍白、反应差、体重不增和代谢性酸中毒。因此人工喂养的早产儿应采用早产儿配方奶粉。

（5）血液系统　足月儿出生时血红蛋白为 170 g/L（140～200 g/L），通常生后 24 小时达峰值，约于第 1 周末恢复至出生时水平，以后逐渐下降。生后 1 周内静脉血红蛋白＜140 g/L（毛细血管血红蛋白高 20%）定义为新生儿贫血。血容量为 85～100 ml/kg，与脐带结扎时间有关。白细胞数生后第 1 天为（15～20）$\times 10^9$/L，3 天后明显下降，5 天后接近婴儿值。分类中以中性粒细胞为主，4～6 天与淋巴细胞相近，以后淋巴细胞占优势。血小板数与成人相似。由于胎儿肝脏维生素 K 储存量少，凝血因子Ⅱ、Ⅶ、Ⅸ、Ⅹ活性较低。

早产儿血容量为 85～110 ml/kg，周围血中有核红细胞较多，白细胞和血小板稍低于足月儿。早产儿“生理性贫血”出现早，而且胎龄越小，贫血持续时间越长，程度越严重。

（6）神经系统　新生儿脊髓相对长，其末端约在第 3、4 腰椎下缘，故腰穿时应在第 4、5 腰椎间隙进针。足月儿大脑皮质兴奋性低，睡眠时间长，觉醒时间一昼夜仅为 2～3 小时。常出现不自主和不协调动作。新生儿四种原始反射如下：①觅食反射。②吸吮反射。③握持反射。④拥抱反射。此外，正常足月儿也可出现年长儿的病理性反射，如 Kernig 征、Babinski 征和 Chvostek 征等，腹壁和提睾反射不稳定，偶可出现阵发性踝阵挛。

早产儿神经系统成熟度与胎龄有关，胎龄越小，原始反射越难引出或反射不完全。此外，早产儿，尤其是极低出生体重儿脑室管膜下存在发达的胚胎生发基质，易发生脑室周围–脑室内出血及脑室周围白质软化。

（7）体温　新生儿体温调节中枢功能尚不完善，皮下脂肪薄，体表面积相对较大，皮肤表皮角化层差，易散热。寒冷时无寒战反应而靠棕色脂肪化学产热。生后如不及时保温，可发生低体温、低氧血症、低血糖和代谢性酸中毒或寒冷损伤。中性温度是指机体维持体温正常所需的代谢率和耗氧量最低时的环境温度。新生儿正常体表温度为 36.0～36.5℃，正常核心（直肠）温度为 36.5～37.5℃。适宜的环境湿度为 50%～60%。

早产儿体温调节中枢功能更不完善，棕色脂肪少，产热能力差，寒冷时更易发生低体温，甚至硬肿症。汗腺发育差，环境温度过高时体温亦易升高。

（8）能量及体液代谢　新生儿基础热量消耗为 209 kJ/kg，每日总热量需 418～502 kJ/kg。早产儿吸吮力弱，消化功能差，因此常需肠道外营养。

初生婴儿生后第 1 天需水量为每日 60～100 ml/kg，以后每日增加 30 ml/kg，直至每日 150～180 ml/kg。生后体内水分丢失较多，体重下降，约 1 周末降至最低点（小于出生体重的 10%，早产儿为 15%～20%），10 天左右恢复到出生时体重，称生理性体重下降。早产儿体重恢复的速度较足月儿慢。

足月儿钠需要量为 1～2 mmol/（kg·d），＜32 周的早产儿为 3～4 mmol/（kg·d）；初生婴儿 10 天内一般不需补钾，以后需要量为 1～2 mmol/（kg·d）。

（9）免疫系统　新生儿非特异性和特异性免疫功能均不成熟，因此易患细菌感染，尤其是革兰阴性杆菌感染。抗体免疫应答低下或迟缓，尤其是对多糖类疫苗和荚膜类细菌，早产儿更差。

（10）常见的几种特殊生理状态　①生理性黄疸。②“马牙”和“螳螂嘴”。③乳腺肿大和假月经。④新生儿红斑及粟粒疹。

4. 足月儿及早产儿护理

（1）保温　生后应立即用预热的毛巾擦干新生儿，并采取各种保暖措施，使婴儿处于中性温度中。早产儿，尤其是出生体重＜2000 g 或低体温者，应置于温箱中，并根据胎龄、出生体重、日龄选择中性环境温度。新生儿头部表面积大，散热量多，寒冷季节应戴绒布帽。

（2）喂养　正常足月儿生后半小时即可抱至母亲处哺乳，提倡按需哺乳。无母乳者可给配方乳，每 3 小时 1 次，每日 7～8 次。奶量根据遵循从小量渐增的原则，以吃奶后安静、无腹胀和理想的体重增长（即与宫内生长速度相当，15～30 g/d）为标准。

早产儿也应酌情尽早母乳喂养，使早产儿在较短期恢复到出生体重。对吸吮能力差、吞咽功能不协调的小早产儿，或有病者可由母亲挤出乳汁经管饲喂养。也可暂行人工喂养，但应用早产儿配方奶。哺乳量应因人而异，原则上是胎龄越小，出生体重越低，每次哺乳量越少，喂奶间隔时间也越短，且根据喂养后有无腹胀、呕吐、胃内残留（管饲喂养）及体重增长情况（理想的是每天增长 10～15 g/kg）进行调整。对于极低出生体重儿或极早早产儿可试行微量肠道喂养，哺乳量不能满足所需热量者应辅以静脉营养。对于出院时矫正胎龄已达到 AGA 儿标准的早产儿，应尽可能给予母乳喂养；如无母乳者，可给予标准的婴儿配方乳喂养。对于出院时矫正胎龄为 SGA 儿的婴儿，母乳喂养儿应加母乳强化剂；而配方乳喂养儿应选用早产儿出院后配方乳喂养，直至达到追赶生长。长期营养摄入低于期望值将导致宫外生长迟缓（EUGR），即出生后的体重、身高或头围低于相应胎龄的第 10 百分位。营养摄入过量将会导致远期潜在的不利影响，如胰岛素抵抗性糖尿病、脂质代谢病及心血管疾病等。

（3）呼吸管理　保持呼吸道通畅，早产儿仰卧时可在肩下放置软垫，避免颈部弯曲。低氧血症时予以吸氧，应以维持动脉血氧分压 50～80 mmHg 或经皮血氧饱和度 90%～95%为宜。切忌给早产儿常规吸氧，以防吸入高浓度氧或吸氧时间过长导致早产儿视网膜病（ROP）或 BPD。呼吸暂停者可经弹、拍打足底等恢复呼吸，可同时给予呼吸兴奋剂。继发性呼吸暂停应针对病因进行治疗。

（4）预防感染　婴儿室工作人员应严格遵守消毒隔离制度。接触新生儿前应严格洗手；护理和操作时应注意无菌；工作人员或新生儿如患感染性疾病应立即隔离，防止交叉感染；避免过分拥挤，防止空气污染和杜绝乳制品污染。

（5）维生素和微量元素补充　足月儿生后应肌内注射 1 次维生素 K_1 0.5～1 mg，早产儿连用 3 天。10 天后加维生素 D 400～1000 IU/d，4 周后添加铁剂。极低出生体重儿出生后应给予重组人类红细胞生成素，每周 600～750 IU/kg，皮下注射，分 3 次给药，可减少输血需要。

（6）皮肤黏膜护理　①勤洗澡，保持皮肤清洁。②保持脐带残端清洁和干燥。③口腔黏膜不宜擦洗。④衣服宜宽大、质软、不用纽扣。应选用柔软、吸水性强的尿布。

（7）预防接种　①卡介苗：生后 3 天接种，对疑有先天性免疫缺陷的新生儿，绝对禁忌接种卡介苗，以免发生全身感染而危及生命。②乙肝疫苗：生后 24 小时内、1 个月、6 个月时应各注射重组酵母乙肝病毒疫苗 1 次，每次 5 μg。母亲为乙肝病毒携带者，婴儿应于生后 6 小时内肌内注射高价乙肝免疫球蛋白（HBIG）100～200 IU，同时换部位注射重组酵母乙肝病毒疫苗 10 μg。如母亲为乙肝患者，患儿生后半个月时应再使用相同剂量 HBIG 一次。

（8）新生儿筛查　应开展先天性甲状腺功能减退症及苯丙酮尿症等先天性代谢缺陷病的筛查。

第三节　胎儿宫内生长异常

重点	小于胎龄儿和大于胎龄儿的定义
难点	宫内生长迟缓和小于胎龄儿的区别
考点	小于胎龄儿和大于胎龄儿的并发症

速览导引图

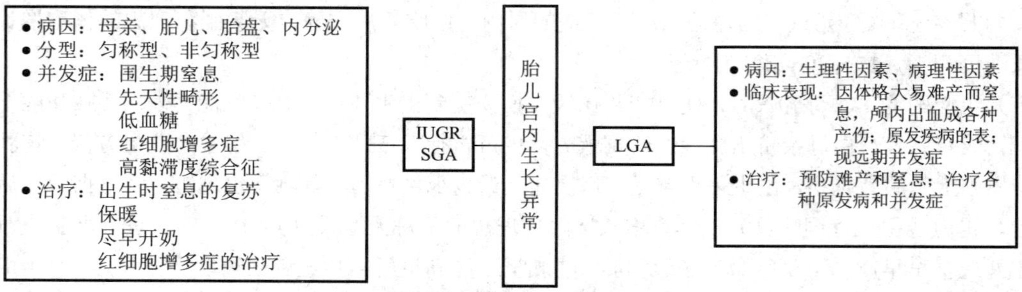
● 病因：母亲、胎儿、胎盘、内分泌
● 分型：匀称型、非匀称型
● 并发症：围生期窒息
先天性畸形
低血糖
红细胞增多症
高黏滞度综合征
● 治疗：出生时窒息的复苏
保暖
尽早开奶
红细胞增多症的治疗
IUGR
SGA
胎儿宫内生长异常
LGA
● 病因：生理性因素、病理性因素
● 临床表现：因体格大易难产而窒息，颅内出血或各种产伤；原发疾病的表；现远期并发症
● 治疗：预防难产和窒息；治疗各种原发病和并发症

一、宫内生长迟缓和小于胎龄儿

1. 定义

宫内生长迟缓（IUGR）与小于胎龄（SGA）儿并非同义词。IUGR 是指由于胎儿、母亲或胎盘等各种不利因素导致胎儿在宫内生长模式偏离或低于其生长预期，即偏离了其遗传潜能。SGA 儿是指新生儿出生体重小于同胎龄儿平均出生体重的第 10 百分位，有早产、足月、过期产小于胎龄儿之分。

2. 病因

宫内生长迟缓或 SGA 常由母亲、胎儿、胎盘等因素所致。

（1）母亲因素。

（2）胎儿因素。

（3）胎盘因素。

（4）内分泌因素。

3. 临床分型

（1）匀称型　患儿出生时头围、身长、体重成比例下降，体型匀称。其重量指数＞2.00（胎龄≤37 周），或＞2.20（胎龄＞37 周）；身长与头围比＞1.36。

（2）非匀称型　其重量指数＜2.00（胎龄≤37 周），或＜2.20（胎龄＞37 周）；身长与头围比＜1.36。

4. 并发症

（1）围生期窒息

（2）先天性畸形

（3）低血糖

（4）红细胞增多症－高黏滞度综合征

（5）胎粪吸入综合征

5. 治疗

（1）有围生期窒息者出生后立即进行复苏。

（2）注意保暖。

（3）尽早开奶，预防低血糖。

（4）对有症状的红细胞增多症－高黏滞度综合征者可进行部分换血以降低血细胞比容。

二、大于胎龄儿

1. 定义

大于胎龄儿是指出生体重大于同胎龄平均出生体重第 90 百分位的新生儿。出生体重＞4 kg 者称巨大儿。

2. 病因

（1）生理性因素　父母体格高大，或母孕期食量较大，摄入大量蛋白质等。

（2）病理性因素 ①母患有未控制的糖尿病；②胰岛细胞增生症；③Rh 血型不合溶血症；④先天性心脏病（大血管错位）；⑤Beckwith 综合征等。

3. 临床表现

（1）由于体格较大，易发生难产而引起窒息、颅内出血或各种产伤，如颈丛和臂丛神经损伤、膈神经损伤、锁骨骨折、肝破裂以及头面部挤压伤等。

（2）原发疾病的临床表现 ①Rh 血型不合者有重度高胆红素血症、贫血、水肿、肝脾肿大；②大血管错位者常有气促、发绀及低氧血症；③糖尿病母亲的婴儿常伴有早产、一过性低血糖、肺透明膜病、高胆红素血症、红细胞增多症等；④胰岛细胞增生症患儿有持续性高胰岛素血症及顽固性低血糖；⑤Beckwith 综合征患儿面容特殊，如突眼、大舌、面部扩张的血管痣、耳有裂纹，以及内脏大、脐疝、低血糖症等。

（3）远期并发症 肥胖、2 型糖尿病发生率远高于适于胎龄儿。

4. 治疗

（1）预防难产和窒息。

（2）治疗各种原发疾病及其并发症。

第四节 新生儿窒息

重点	新生儿窒息的临床表现、诊断标准及复苏方案
难点	新生儿窒息复苏步骤和流程
考点	新生儿窒息的诊断标准及复苏方案

速览导引图

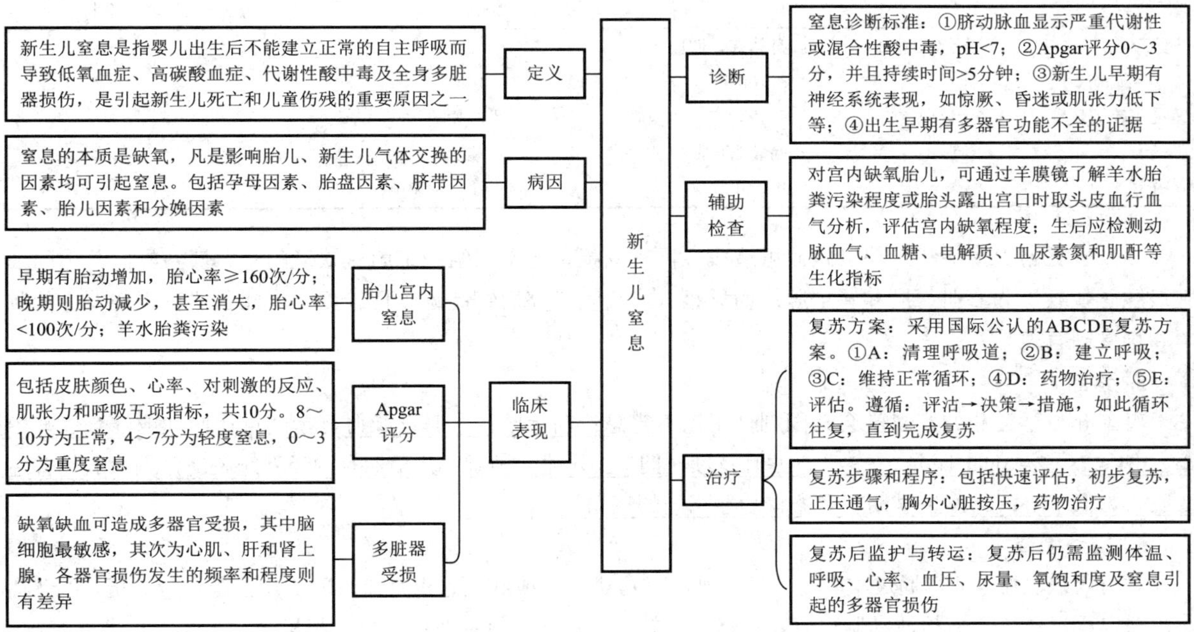
新生儿窒息
定义
新生儿窒息是指婴儿出生后不能建立正常的自主呼吸而导致低氧血症、高碳酸血症、代谢性酸中毒及全身多脏器损伤，是引起新生儿死亡和儿童伤残的重要原因之一
病因
窒息的本质是缺氧，凡是影响胎儿、新生儿气体交换的因素均可引起窒息。包括孕母因素、胎盘因素、脐带因素、胎儿因素和分娩因素
临床表现
胎儿宫内窒息
早期有胎动增加，胎心率≥160次/分；晚期则胎动减少，甚至消失，胎心率<100次/分；羊水胎粪污染
Apgar评分
包括皮肤颜色、心率、对刺激的反应、肌张力和呼吸五项指标，共10分。8～10分为正常，4～7分为轻度窒息，0～3分为重度窒息
多脏器受损
缺氧缺血可造成多器官受损，其中脑细胞最敏感，其次为心肌、肝和肾上腺，各器官损伤发生的频率和程度则有差异
诊断
窒息诊断标准：①脐动脉血显示严重代谢性或混合性酸中毒，pH<7；②Apgar评分0～3分，并且持续时间>5分钟；③新生儿早期有神经系统表现，如惊厥、昏迷或肌张力低下等；④出生早期有多器官功能不全的证据
辅助检查
对宫内缺氧胎儿，可通过羊膜镜了解羊水胎粪污染程度或胎头露出宫口时取头皮血行血气分析，评估宫内缺氧程度；生后应检测动脉血气、血糖、电解质、血尿素氮和肌酐等生化指标
治疗
复苏方案：采用国际公认的ABCDE复苏方案。①A：清理呼吸道；②B：建立呼吸；③C：维持正常循环；④D：药物治疗；⑤E：评估。遵循：评估→决策→措施，如此循环往复，直到完成复苏
复苏步骤和程序：包括快速评估，初步复苏，正压通气，胸外心脏按压，药物治疗
复苏后监护与转运：复苏后仍需监测体温、呼吸、心率、血压、尿量、氧饱和度及窒息引起的多器官损伤

1. 定义

新生儿窒息是指婴儿出生后不能建立正常的自主呼吸而导致低氧血症、高碳酸血症、代谢性酸中毒及全身多脏器损伤，是引起新生儿死亡和儿童伤残的重要原因之一。

2. 病因

窒息的本质是缺氧，凡是影响胎儿、新生儿气体交换的因素均可引起窒息。包括孕母因素、胎盘因素、脐带因素、胎儿因素和分娩因素。

3. 病理生理

（1）窒息时胎儿向新生儿呼吸、循环转变受阻。

（2）窒息时各器官缺血缺氧改变。

（3）呼吸改变　①原发性呼吸暂停：胎儿或新生儿缺氧初期，呼吸代偿性加深加快，如缺氧未及时纠正，随即转为呼吸停止、心率减慢，即原发性呼吸暂停。此时患儿肌张力存在，血压稍升高，伴有发绀。②继发性呼吸暂停：若缺氧持续存在，则出现几次深度喘息样呼吸后，继而出现呼吸停止，即继发性呼吸暂停。此时肌张力消失，苍白，心率和血压持续下降，此阶段需正压通气方可恢复自主呼吸，否则将死亡。

（4）血液生化和代谢改变。

4. 临床表现

（1）胎儿宫内窒息　早期有胎动增加，胎心率≥160 次/分；晚期则胎动减少，甚至消失，胎心率<100 次/分；羊水胎粪污染。

（2）Apgar 评分评估　Apgar 评分内容包括皮肤颜色、心率、对刺激的反应、肌张力和呼吸五项指标；每项 0～2 分，总共 10 分（表 7-2）。分别于生后 1 分钟、5 分钟和 10 分钟进行，如婴儿需复苏，15 分钟、20 分钟仍需评分。Apgar 评分 8～10 分为正常，4～7 分为轻度窒息，0～3 分为重度窒息。1 分钟评分反映窒息严重程度，是复苏的依据；5 分钟评分反映了复苏的效果及有助于判断预后。

表 7-2　新生儿 Apgar 评分标准

体征	评分标准			评分	
	0 分	1 分	2 分	1 分钟	5 分钟
皮肤颜色	青紫或苍白	身体红，四肢青紫	全身红		
心率（次/分）	无	<100	>100		
弹足底或插鼻管反应	无反应	有些动作，如皱眉	哭，喷嚏		
肌张力	松弛	四肢略屈曲	四肢活动		
呼吸	无	慢，不规则	正常，哭声响		

（3）多脏器受损症状　缺氧缺血可造成多器官受损，但不同组织细胞对缺氧的易感性各异，其中脑细胞最敏感，其次为心肌、肝和肾上腺；而纤维、上皮及骨骼肌细胞耐受性较高，因此各器官损伤发生的频率和程度则有差异。

5. 诊断

美国儿科学会和妇产科学会共同制订了以下窒息诊断标准：①脐动脉血显示严重代谢性或混合性酸中毒，pH<7；②Apgar 评分 0～3 分，并且持续时间>5 分钟；③新生儿早期有神经系统表现，如惊厥、昏迷或肌张力低下等；④出生早期有多器官功能不全的证据。

6. 辅助检查

对宫内缺氧胎儿，可通过羊膜镜了解羊水胎粪污染程度或胎头露出宫口时取头皮血行血气分析，以评估宫内缺氧程度；生后应检测动脉血气、血糖、电解质、血尿素氮和肌酐等生化指标。

7. 治疗

生后应立即进行复苏及评估，而不应延迟至1分钟Apgar评分后进行，并由产科医师、儿科医师、助产士（师）及麻醉师共同协作进行。

（1）复苏方案　采用国际公认的ABCDE复苏方案。①A：清理呼吸道；②B：建立呼吸；③C：维持正常循环；④D：药物治疗；⑤E：评估。前三项最重要，其中A是根本，B是关键，评估贯穿于整个复苏过程中。呼吸、心率和血氧饱和度是窒息复苏评估的三大指标，并遵循：评估→决策→措施，如此循环往复，直到完成复苏。

（2）复苏步骤和程序　根据ABCDE复苏方案，复苏分以下几个步骤。

1）快速评估：出生后立即用数秒钟快速评估。①是足月吗？②羊水清吗？③有哭声或呼吸吗？④肌张力好吗？以上任何一项为“否”，则进行以下初步复苏。

2）初步复苏：①保暖；②摆好体位；③清理呼吸道；④擦干；⑤刺激。以上步骤应在30秒内完成。

3）正压通气：如新生儿仍呼吸暂停或喘息样呼吸，心率＜100次/分，应立即正压通气。足月儿可用空气复苏，早产儿开始给30%～40%的氧，正压通气需要20～25 cmH_2O；通气频率为40～60次/分。有效的正压通气应显示心率迅速增快，以心率、胸廓起伏、呼吸音及氧饱和度作为评估指标。经30秒充分正压通气后，如有自主呼吸，且心率＞100次/分，可逐步减少并停止正压通气。如自主呼吸不充分，或心率＜100次/分，须继续用气囊面罩或气管插管正压通气。

4）胸外心脏按压：如充分正压通气30秒后心率持续＜60次/分，应同时进行胸外心脏按压。用双拇指或示中指按压胸骨体下1/3处，频率为90次/分，按压深度为胸廓前后径的1/3。持续正压通气可产生胃充盈，应常规插入8F胃管，用注射器抽气和通过在空气中敞开端口缓解。

5）药物治疗：新生儿复苏时很少需要用药。①肾上腺素：经正压通气、同时胸外按压30秒后，心率仍＜60次/分，应立即给予1∶10 000肾上腺素0.1～0.3 ml/kg，首选脐静脉导管内注入。②扩容剂：给药30秒后，如心率＜100次/分，并有血容量不足的表现时，给予生理盐水，剂量为每次10 ml/kg，于10分钟以上静脉缓慢输注。③碳酸氢钠：在复苏过程中一般不推荐使用碳酸氢钠。

（3）复苏后监护与转运　复苏后仍需监测体温、呼吸、心率、血压、尿量、氧饱和度及窒息引起的多器官损伤。如并发症严重，需转运到NICU治疗，转运中需注意保温、监护生命指标和予以必要的治疗。

8. 预后

窒息持续时间对婴儿预后起关键作用。因此，慢性宫内窒息、重度窒息复苏不及时或方法不当者预后可能不良。

9. 预防

（1）加强围生期保健，及时处理高危妊娠。

（2）加强胎儿监护，避免胎儿宫内缺氧。

（3）推广ABCDE复苏技术，培训产、儿、麻醉科医护人员。

（4）各级医院产房内需配备复苏设备。

（5）每个产妇分娩都应有掌握复苏技术的人员在场。

临床病例分析

患者，男，系G_2P_2孕40周胎头吸引器助产娩出。Apgar评分1分钟0分，5分钟3分。出生后反应差，全身皮肤苍白，生后半小时内即出现抽搐一次。查体：前囟张力稍高，头顶部可见一6 cm×6 cm大小产瘤。反应迟钝，双侧瞳孔缩小，心肺无明显异常，四肢肌张力减低，原始反射未引出。动脉血气分析：pH 6.9，PCO_2 45 mmHg，PO_2 89 mmHg，BE －19.5 mmol/L，Lac 13.6 mmol/L。

思考

1. 本病案最可能的诊断是什么?
2. 诊断依据是什么?
3. 临床中遇到此类情况应如何处理?
4. 如何预防此类情况发生?

解析

1. 最可能的诊断是新生儿窒息。

2. 新生儿窒息诊断依据是①脐动脉血显示 pH<7；②Apgar 评分 0～3，并且持续时间>5 分钟；③有神经系统表现，如惊厥、肌张力减低。

3. 生后应立即进行复苏及评估。采用国际公认的 ABCDE 复苏方案。①A：清理呼吸道；②B：建立呼吸；③C：维持正常循环；④D：药物治疗；⑤E：评估。前三项最重要，其中 A 是根本，B 是关键，评估贯穿于整个复苏过程中。呼吸、心率和血氧饱和度是窒息复苏评估的三大指标，并遵循：评估→决策→措施，如此循环往复，直到完成复苏。

4. 预防措施包括：①加强围生期保健，及时处理高危妊娠。②加强胎儿监护，避免胎儿宫内缺氧。③推广 ABCDE 复苏技术，培训产、儿、麻醉科医护人员。④各级医院产房内需配备复苏设备。⑤每个产妇分娩都应有掌握复苏技术的人员在场。

第五节　新生儿缺氧缺血性脑病

重点	新生儿缺氧缺血性脑病临床表现、诊断及治疗
难点	新生儿缺氧缺血性脑病临床表现
考点	新生儿缺氧缺血性脑病临床表现、诊断及治疗

速览导引图

新生儿缺氧缺血性脑病

概述：新生儿缺氧缺血性脑病是指围生期窒息引起的部分或完全缺氧、脑血流减少或暂停而导致胎儿或新生儿脑损伤。有特征性的神经病理和病理生理改变，以及脑病症状。是引起新生儿急性死亡和慢性神经系统损伤的主要原因之一

病因：缺氧是 HIE 发病的核心，其中围生期窒息是最主要的病因

临床表现：

HIE 临床分度

分度	轻度	中度	重度
意识	激惹	嗜睡	昏迷
肌张力	正常	减低	松软
原始反射			
拥抱反射	活跃	减弱	消失
吸吮反射	正常	减弱	消失
惊厥	可有肌阵挛	常有	有，可呈持续状态
中枢性呼吸衰竭	无	有	明显
瞳孔改变	扩大	缩小	不等大，对光反射迟钝
EEG	正常	低电压，可有痫样放电	爆发抑制，等电位
病程及预后	症状在 72h 内消失，预后好	症状在 14 d 内消失，可能有后遗症	数天至数周死亡，症状可持续数周，病死率高，存活者多有后遗症

辅助检查：
- CPK–BB 和 NSE 可升高
- 脑影像学检查（头颅 B 超、CT 及 MRI）可了解病变部分及范围
- 脑电图可客观反映脑损害的严重程度、判断预后，有助于惊厥的诊断；振幅整合脑电图可床边连续监测危重新生儿脑功能，评估 HIE 程度及预测预后

诊断：
- 有明确导致胎儿宫内窘迫的异常产科病史，以及严重的胎儿宫内窘迫表现或者在分娩过程中有明显窒息史
- 出生时有重度窒息
- 出生后不久出现神经系统症状，并持续至 24 小时以上
- 排除电解质紊乱、颅内出血和产伤以及宫内感染、遗传代谢性疾病和其他先天性疾病所引起的脑损伤

治疗：
- 支持疗法：维持良好的通气功能，维持脑和全身良好的血流灌注，维持血糖在正常高值
- 控制惊厥：首选苯巴比妥，负荷量为 20 mg/kg，于 15～30 分钟静脉滴入，若不能控制惊厥，1 小时后可加 10 mg/kg。12～24 小时后给维持量，每日 3～5 mg/kg
- 治疗脑水肿：首选利尿剂呋塞米，严重者可用 20%甘露醇
- 亚低温治疗
- 新生儿期后治疗：病情稳定后尽早行智能和体能的康复训练，减少后遗症

1. 定义

（1）新生儿缺氧缺血性脑病（hypoxic－ischemic encephalopathy，HIE）是指围生期窒息引起的部分或完全缺氧、脑血流减少或暂停而导致胎儿或新生儿脑损伤。

（2）其有特征性的神经病理和病理生理改变，以及临床上脑病症状。

（3）是引起新生儿急性死亡和慢性神经系统损伤的主要原因之一。

2. 病因和发病机制

（1）病因　缺氧是 HIE 发病的核心，其中围生期窒息是最主要的病因。此外，出生后肺部疾患、心脏病变及严重失血或贫血等严重影响机体氧合状态的新生儿疾病也可引起 HIE。

（2）发病机制　①脑血流改变。②脑血管自主调节功能障碍。③脑组织代谢改变。

3. 病理改变

病变的范围、分布和类型主要取决于损伤时脑成熟度、严重程度及持续时间。

（1）脑水肿　为早期主要的病理改变。

（2）选择性神经元死亡（包括凋亡和坏死）及梗死：足月儿主要病变在脑灰质，包括脑皮质（呈层状坏死）、海马、基底节、丘脑、脑干和小脑半球，后期表现为软化、多囊性变或瘢痕形成。

（3）出血　包括脑室、原发性蛛网膜下腔、脑实质出血。

（4）早产儿主要表现为脑室周围白质软化（periventricular leukomalacia，PVL）和脑室周围–脑室内出血。PVL 包括局灶性和弥漫性，前者主要位于侧脑室的额部、体部和枕部三角区，包括囊性和非囊性病变，其中非囊性病变是临床上最常见的形式，而囊性病变是更严重的损伤形式。

4. 临床表现

根据意识、肌张力、原始反射改变、有无惊厥、病程及预后等，临床上分为轻、中、重三度（表 7–3）。

表 7–3　HIE 临床分度

分度	轻度	中度	重度
意识	激惹	嗜睡	昏迷
肌张力	正常	减低	松软
原始反射			
拥抱反射	活跃	减弱	消失
吸吮反射	正常	减弱	消失
惊厥	可有肌阵挛	常有	有，可呈持续状态
中枢性呼吸衰竭	无	有	明显
瞳孔改变	扩大	缩小	不等大，对光反射迟钝
EEG	正常	低电压，可有痫样放电	爆发抑制，等电位
病程及预后	症状在 72 小时内消失，预后好	症状在 14 日内消失，可能有后遗症	数天至数周死亡，症状可持续数周，病死率高，存活者多有后遗症

5. 实验室及特殊检查

（1）血生化检查　血清磷酸肌酸激酶同工酶（creatine kinase，CPK–BB）和神经元特异性烯醇化酶（neuron-specific enolase，NSE）可升高。

（2）脑影像学检查　①B 超：具有无创、价廉、可在床边操作和进行动态随访等优点，有助于了解脑水肿、基底核和丘脑、脑室内及其周围出血等病变，但对矢状旁区损伤不敏感。可在 HIE 病程早期（72 小时内）进行，并动态监测。②CT：有助于了解颅内出血的范围和类型，对于脑水肿、基底核和丘脑损伤、脑梗死等有一定的参考作用。最适检查时间为生后 4～7 天。但不能床边检查，且有放射线损伤。③磁共振成像（MRI）：无放射线损伤，对脑灰质、白质的分辨率异常清晰，且轴位、矢状位及冠状位成像，能清晰显示 B 超或 CT 不易探及的部位，对于矢状旁区损伤尤为敏感，为判断足月儿和早产儿脑损伤的类型、范围、严重程度及评估预后提供了重要的影像学信息。弥散加权磁共振（diffusion weighted imaging，DWI）对早期缺血脑组织的诊断更敏感。

（3）脑电生理检查　①脑电图：HIE 表现为脑电活动延迟（落后于实际胎龄）、异常放电，背景活动异常（以低电压和爆发抑制为主）等。应在生后 1 周内检查，可客观反映脑损害的严重程度、判断预后，以及有助于惊厥的诊断。②振幅整合脑电图（aEEG）：是常规脑电图的一种简化形式，具有简便、可床边连续监测危重新生儿脑功能等优点，评估 HIE 程度及预测预后。

6. 诊断

（1）有明确的可导致胎儿宫内窘迫的异常产科病史，以及严重的胎儿宫内窘迫表现［胎心<100 次/分，持续 5 分钟以上和（或）羊水Ⅲ度污染］，或者在分娩过程中有明显窒息史。

（2）出生时有重度窒息，指 Apgar 评分 1 分钟≤3 分，并延续至 5 分钟时仍≤5 分和（或）出生时脐动脉血气 pH≤7.00。

（3）出生后不久出现神经系统症状，并持续至 24 小时以上，如意识改变（过度兴奋、嗜睡、昏迷）、肌张力改变（增高或减弱）、原始反射异常（吸吮、拥抱反射减弱或消失），病重时可有惊厥、脑干症状（呼吸节律改变、瞳孔改变、对光反射迟钝或消失）和前囟张力增高。

（4）排除电解质紊乱、颅内出血和产伤等原因引起的抽搐，以及宫内感染、遗传代谢性疾病和其他先天性疾病所引起的脑损伤。

同时具备以上 4 条者可确诊，第 4 条暂时不能确定者可作为拟诊病例。目前尚无早产儿 HIE 诊断标准。

7. 治疗

（1）支持疗法　①维持良好的通气功能是支持疗法的中心，保持 PaO_2＞60～80 mmHg、$PaCO_2$ 和 pH 在正常范围。避免 PaO_2 过高或 $PaCO_2$ 过低。②维持脑和全身良好的血流灌注是支持疗法的关键措施，避免脑灌注过低或过高。低血压可用多巴胺 2～5 μg/（kg · min），也可同时加用等剂量的多巴酚丁胺。③维持血糖在正常高值［4.16～5.55 mmol/L（75～100 mg/dl）］，以提供神经细胞代谢所需能源。

（2）控制惊厥　首选苯巴比妥，负荷量为 20 mg/kg，于 15～30 分钟静脉滴入，若不能控制惊厥，1 小时后可加 10 mg/kg。12～24 小时后给维持量，每日 3～5 mg/kg。肝功能不良者改用苯妥英钠，剂量同苯巴比妥。顽固性抽搐者加用地西泮，每次 0.1～0.3 mg/kg 静脉滴注；或加用水合氯醛 50 mg/kg 灌肠。

（3）治疗脑水肿　避免输液过量是预防和治疗脑水肿的基础，每日液体总量不超过 60～80 ml/kg。颅内压增高时，首选利尿剂呋塞米，每次 0.5～1 mg/kg，静脉注射；严重者可用 20%甘露醇，每次 0.25～0.5 g/kg，静脉注射，每 6～12 小时 1 次，连用 3～5 天。一般不主张使用糖皮质激素。

（4）亚低温治疗　是一项有前景的治疗措施。应于发病 6 小时内治疗，持续 48～72 小时。

（5）新生儿期后治疗　病情稳定后尽早行智能和体能的康复训练，有利于减少后遗症。

8. 预后和预防

（1）预后　与病情严重程度，抢救是否正确、及时有关。病情严重，惊厥、意识障碍、脑干症状持续时间超过 1 周，血清 CPK－BB 和脑电图持续异常者预后差。幸存者常留有不同程度的运动和智力障碍、癫痫等后遗症。

（2）预防　积极推广新法复苏，防治围生期窒息是预防本病的主要方法。

临床病例分析

患儿，男，2 天。系 G1P1 孕 39^{+3} 周胎头吸引器助产娩出，脐带绕颈 2 周，羊水Ⅲ度污染，Apgar 评分 1 分钟及 5 分钟分别为 2 分及 3 分，生后 24 小时开始出现频繁抽搐入院。查体：反应迟钝，瞳孔缩小，心肺无明显异常，四肢肌张力减低，原始反射减弱。血糖 3.2 mmol/L，脐动脉血 pH 值 6.9，肝肾功能及电解质无异常。

思考

1. 该患儿最可能的诊断是什么？有何依据？

2. 进一步确诊需要做哪些检查？

3. 该如何拟定治疗方案？

解析

1. 最可能的诊断是新生儿缺氧缺血性脑病。依据是：有脐带绕颈 2 周致胎儿宫内窘迫的异常产科病史，羊水Ⅲ度污染；出生时有重度窒息，Apgar 评分 1 分钟及 5 分钟分别为 2 分及 3 分，出生时脐动脉血 pH 值 6.9；出生后 24 小时即出现频繁抽搐；无电解质紊乱、低血糖等情况。

2. 进一步检查包括血清磷酸肌酸激酶同工酶、神经元特异性烯醇化酶测定；脑影像学检查（包括头颅 B 超、CT、磁共振成像或弥散加权磁共振）；脑电生理检查（脑电图、振幅整合脑电图）等。

3. 主要治疗措施

（1）支持疗法包括：①维持良好的通气功能；②维持脑和全身良好的血流灌注，低血压可用多巴胺 2～5 μg/（kg · min）；③维持血糖在正常高值［4.16～5.55 mmol/L（75～100 mg/dl）］。

（2）控制惊厥首选苯巴比妥，负荷量为 20 mg/kg，于 15～30 分钟静脉滴入，若不能控制惊厥，1 小时后可加 10 mg/kg。12～24 小时后给维持量，每日 3～5 mg/kg。顽固性抽搐者加用地西泮，每次 0.1～0.3 mg/kg 静脉滴注；或加用水合氯醛 50 mg/kg 灌肠。

（3）治疗脑水肿，控制每日液体总量不超过 60～80 ml/kg。颅内压增高时，首选利尿剂呋塞米，每次 0.5～1 mg/kg，静脉注射；严重者可用 20%甘露醇，每次 0.25～0.5 g/kg，静脉注射，每 6～12 小时 1 次，连用 3～5 天。

（4）有条件者可于发病 6 小时内进行亚低温治疗，持续 48～72 小时。

（5）病情稳定后尽早行智能和体能的康复训练。

第六节　新生儿颅内出血

重点	新生儿颅内出血的临床表现及诊断
难点	新生儿颅内出血的类型
考点	新生儿颅内出血的临床表现

速览导引图

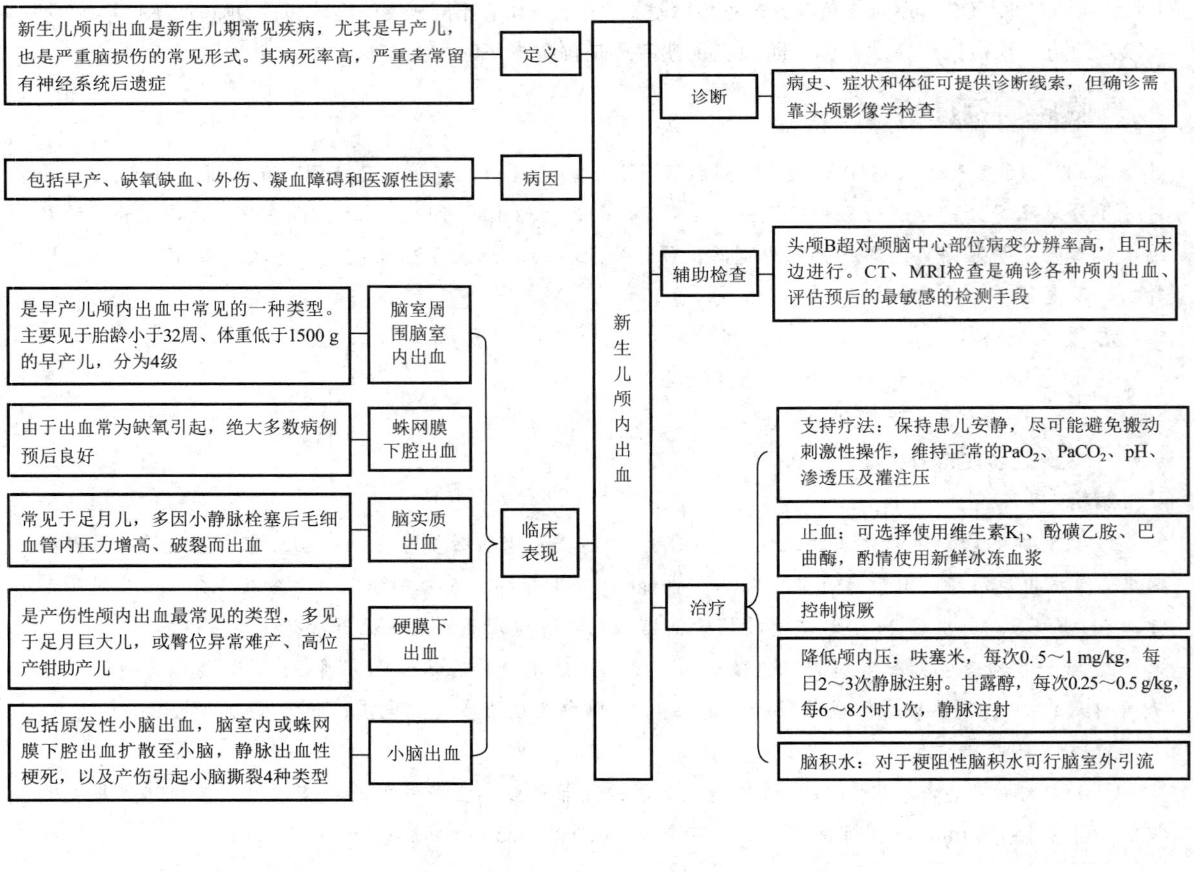
新生儿颅内出血
定义
新生儿颅内出血是新生儿期常见疾病，尤其是早产儿，也是严重脑损伤的常见形式。其病死率高，严重者常留有神经系统统后遗症
病因
包括早产、缺氧缺血、外伤、凝血障碍和医源性因素
临床表现
脑室周围脑室内出血
是早产儿颅内出血中常见的一种类型。主要见于胎龄小于32周、体重低于1500 g的早产儿，分为4级
蛛网膜下腔出血
由于出血常为缺氧引起，绝大多数病例预后良好
脑实质出血
常见于足月儿，多因小静脉栓塞后毛细血管内压力增高、破裂而出血
硬膜下出血
是产伤性颅内出血最常见的类型，多见于足月巨大儿，或臀位异常难产、高位产钳助产儿
小脑出血
包括原发性小脑出血，脑室内或蛛网膜下腔出血扩散至小脑，静脉出血性梗死，以及产伤引起小脑撕裂4种类型
诊断
病史、症状和体征可提供诊断线索，但确诊需靠头颅影像学检查
辅助检查
头颅B超对颅脑中心部位病变分辨率高，且可床边进行。CT、MRI检查是确诊各种颅内出血、评估预后的最敏感的检测手段
治疗
支持疗法：保持患儿安静，尽可能避免搬动刺激性操作，维持正常的PaO_2、$PaCO_2$、pH、渗透压及灌注压
止血：可选择使用维生素K_1、酚磺乙胺、巴曲酶，酌情使用新鲜冰冻血浆
控制惊厥
降低颅内压：呋塞米，每次0.5～1 mg/kg，每日2～3次静脉注射。甘露醇，每次0.25～0.5 g/kg，每6～8小时1次，静脉注射
脑积水：对于梗阻性脑积水可行脑室外引流

1. 定义

新生儿颅内出血是新生儿期常见疾病，尤其是早产儿，也是严重脑损伤的常见形式。其病死率高，严重者常留有神经系统后遗症。

2. 病因

（1）早产。

（2）缺氧缺血。

（3）损伤性。

（4）其他。

3. 临床表现

主要与出血部位和出血量有关，轻者可无症状，大量出血者可在短期内病情恶化而死亡。常见的症状与体征如下。①神志改变：激惹、嗜睡或昏迷；②呼吸改变：增快或减慢，不规则或暂停；③颅内压力增高：前囟隆起、血压增高、抽搐、角弓反张、脑性尖叫；④眼征：凝视、斜视、眼球震颤等；⑤瞳孔：不等大或对光反射消失；⑥肌张力：增高、减弱或消失；⑦其他：不明原因的苍白、贫血和黄疸。

根据颅内出血的部位不同，临床上分为以下几种类型。

（1）脑室周围－脑室内出血　是早产儿颅内出血中常见的一种类型。根据头颅影像学检查分为 4 级。Ⅰ级：室管膜下生发基质出血；Ⅱ级：脑室内出血，但无脑室扩大；Ⅲ级：脑室内出血伴脑室扩大；Ⅳ级：脑室扩大伴脑室旁白质损伤或出血性梗死。

（2）原发性蛛网膜下腔出血　此种出血类型在新生儿十分常见，尤其是早产儿。

（3）脑实质出血　常见于足月儿，多因小静脉栓塞后毛细血管内压力增高、破裂而出血。

（4）硬膜下出血　是产伤性颅内出血最常见的类型，多见于足月巨大儿，或臀位异常难产、高位产钳助产儿。

（5）小脑出血　包括原发性小脑出血，脑室内或蛛网膜下腔出血扩散至小脑，静脉出血性梗死，以及产伤引起小脑撕裂 4 种类型。

4. 诊断

病史、症状和体征可提供诊断线索，但确诊需靠头颅影像学检查。头颅 B 超对颅脑中心部位病变分辨率高，且可床边进行，因此成为 PVH－IVU 的特异性诊断手段，应为首选。蛛网膜下腔、后颅窝和硬膜外等部位出血 B 超不易发现，需行 CT、MRI 检查。其中 MRI 检查是确诊各种颅内出血、评估预后的最敏感的检测手段。

5. 治疗

（1）支持疗法。

（2）止血。

（3）控制惊厥。

（4）降低颅内压。

（5）脑积水的治疗。

6. 预后

主要与出血部位、出血量、胎龄及其他围生期因素有关。早产儿以及Ⅲ、Ⅳ级 PVH－IVH、慢性缺氧、脑实质大量出血预后差，幸存者常留有不同程度的神经系统后遗症。

7. 预防

（1）做好孕妇保健工作，避免早产；提高产科技术，减少围生儿窒息和产伤；对患有出血性疾病的孕妇及时给予治疗。

（2）提高医护质量，避免各种可能导致医源性颅内出血的因素。

临床病例分析

患者，男，生后 30 分钟，因“生活能力低下”入院，系 G_1P_1 孕 29 周剖宫产娩出，出生体重 1.35 kg。Apgar 评分 1 分钟为 2 分，经抢救后心率恢复正常，但仍无自主呼吸，转入 NICU 机械通气治疗 10 天。后患儿头围出现进行性增大，骨缝分离，并出现抽搐。

头颅影像学检查如下：

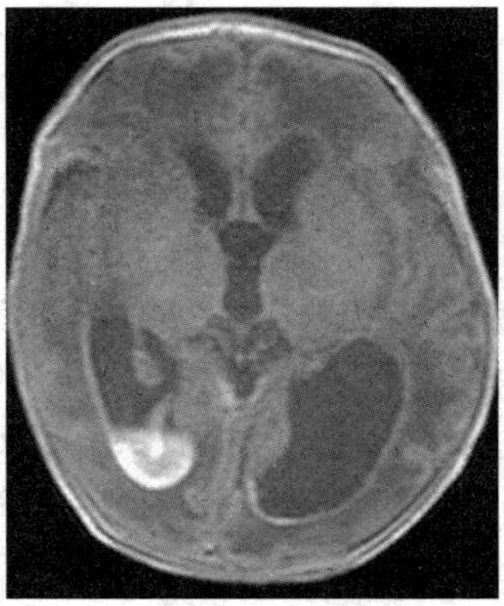

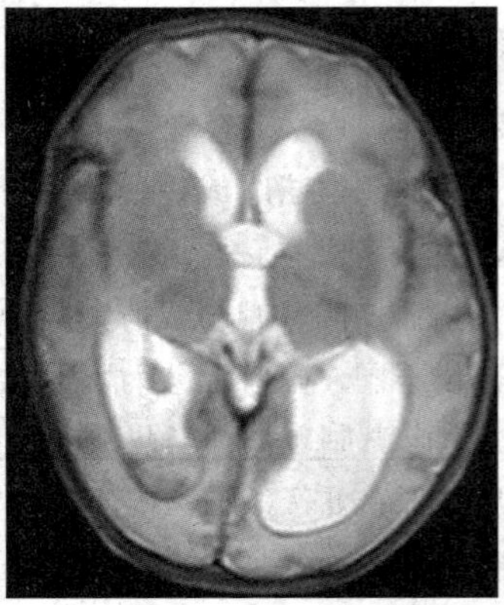

思考

1. 本病案最可能的诊断是什么？
2. 诊断依据是什么？
3. 该患儿颅内出血的部位最可能位于哪里？为什么？
4. 该患儿颅内出血应为第几级？为什么？

解析

1. 最可能的诊断是新生儿颅内出血，新生儿脑积水，新生儿窒息。

2. 新生儿窒息诊断依据是①Apgar 评分 1 分钟为 2 分，并且一直无自主呼吸，需要呼吸机维持；②有神经系统表现，如惊厥、肌张力减低。

新生儿颅内出血和脑积水的诊断依据是①孕 29 周早产病史；②出现抽搐等神经系统症状；③出生后出现头围进行性增大，骨缝分离等脑积水症状；④头颅 MRI 提示脑室内出血并脑室扩大，并出现脑积水。

3. 位于脑室周围－脑实质。胎龄 32 周以下、体重低于 1500 g 的早产儿，在脑室周围的室管膜下的颗粒层均留存胚胎生发基质，该部位由于结构和生理特点极易出血，因此脑室周围－脑室内出血是早产儿颅内出血中常见的一种类型，且胎龄越小，发病率越高，是引起早产儿死亡和伤残的主要原因之一。

4. Ⅲ级。颅内出血根据影像学检查分为 4 级。Ⅰ级：室管膜下生发基质出血；Ⅱ级：脑室内出血，但无脑室扩大；Ⅲ级：脑室内出血伴脑室扩大；Ⅳ级：脑室扩大伴脑室旁白质损伤或出血性梗死。本病例依据头颅 MRI 结果，明显应该划入Ⅲ级颅内出血。

第七节　胎粪吸入综合征

重点	新生儿胎粪吸入综合征临床表现及诊断
难点	新生儿胎粪吸入综合征病因
考点	新生儿颅内出血的临床表现

速览导引图

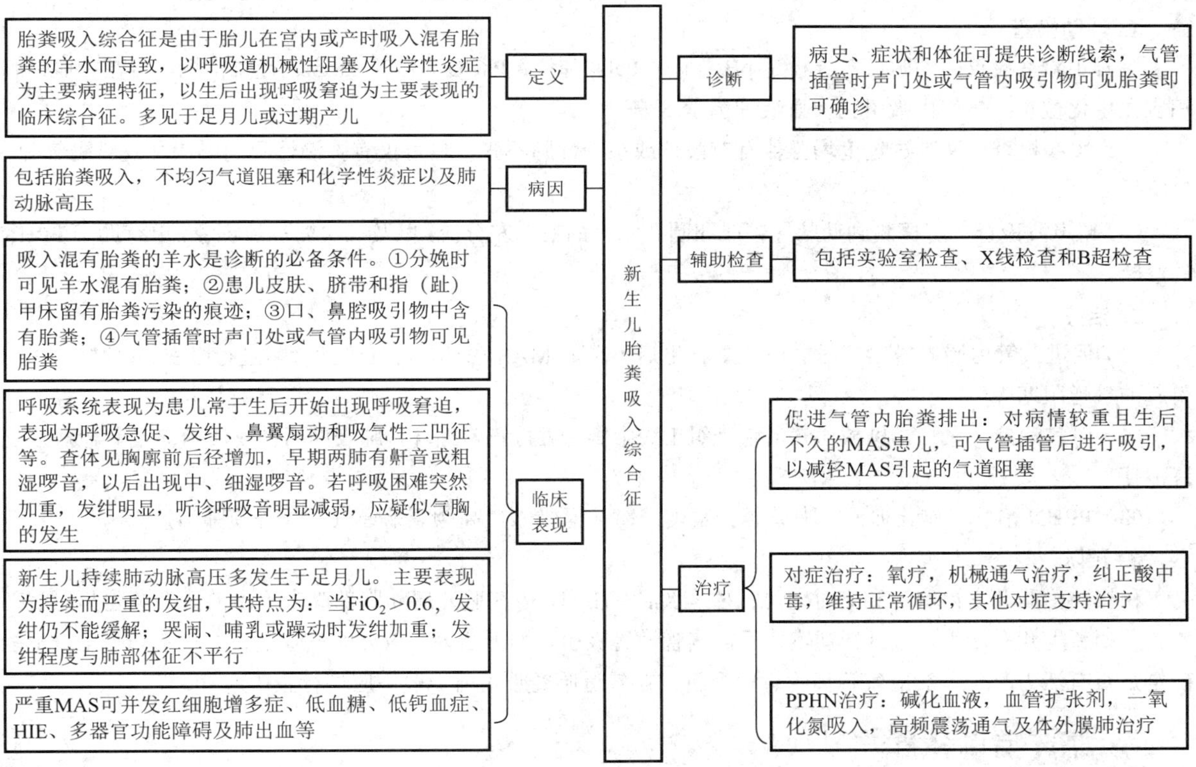
新生儿胎粪吸入综合征
定义
胎粪吸入综合征是由于胎儿在宫内或产时吸入混有胎粪的羊水而导致，以呼吸道机械性阻塞及化学性炎症为主要病理特征，以生后出现呼吸窘迫为主要表现的临床综合征。多见于足月儿或过期产儿
病因
包括胎粪吸入，不均匀气道阻塞和化学性炎症以及肺动脉高压
临床表现
吸入混有胎粪的羊水是诊断的必备条件。①分娩时可见羊水混有胎粪；②患儿皮肤、脐带和指（趾）甲床留有胎粪污染的痕迹；③口、鼻腔吸引物中含有胎粪；④气管插管时声门处或气管内吸引物可见胎粪
呼吸系统表现为患儿常于生后开始出现呼吸窘迫，表现为呼吸急促、发绀、鼻翼扇动和吸气性三凹征等。查体见胸廓前后径增加，早期两肺有鼾音或粗湿啰音，以后出现中、细湿啰音。若呼吸困难突然加重，发绀明显，听诊呼吸音明显减弱，应疑似气胸的发生
新生儿持续肺动脉高压多发生于足月儿。主要表现为持续而严重的发绀，其特点为：当FiO2>0.6，发绀仍不能缓解；哭闹、哺乳或躁动时发绀加重；发绀程度与肺部体征不平行
严重MAS可并发红细胞增多症、低血糖、低钙血症、HIE、多器官功能障碍及肺出血等
诊断
病史、症状和体征可提供诊断线索，气管插管时声门处或气管内吸引物可见胎粪即可确诊
辅助检查
包括实验室检查、X线检查和B超检查
治疗
促进气管内胎粪排出：对病情较重且生后不久的MAS患儿，可气管插管后进行吸引，以减轻MAS引起的气道阻塞
对症治疗：氧疗，机械通气治疗，纠正酸中毒，维持正常循环，其他对症支持治疗
PPHN治疗：碱化血液，血管扩张剂，一氧化氮吸入，高频震荡通气及体外膜肺治疗

1. 定义

胎粪吸入综合征是由于胎儿在宫内或产时吸入混有胎粪的羊水而导致，以呼吸道机械性阻塞及化学性炎症为主要病理特征，以生后出现呼吸窘迫为主要表现的临床综合征。多见于足月儿或过期产儿。

2. 病因和病理生理

（1）胎粪吸入。

（2）不均匀气道阻塞和化学性炎症。

（3）肺动脉高压　肺血管阻力持续增加，使肺动脉压增高，当肺动脉压超过体循环动脉压，使已功能性关闭或尚未关闭的动脉导管发生导管水平的右向左分流，即新生儿持续肺动脉高压。

3. 临床表现

（1）吸入混有胎粪的羊水是诊断的必备条件。①分娩时可见羊水混有胎粪；②患儿皮肤、脐带和指（趾）

甲床留有胎粪污染的痕迹；③口、鼻腔吸引物中含有胎粪；④气管插管时声门处或气管内吸引物可见胎粪（即可确诊）。

（2）呼吸系统表现　患儿常于生后开始出现呼吸窘迫，表现为呼吸急促（通常＞60 次/分）、青紫、鼻翼扇动和吸气性三凹征等，少数患儿也可出现呼气性呻吟。查体可见胸廓前后径增加，早期两肺有鼾音或粗湿啰音，以后出现中、细湿啰音。若呼吸困难突然加重，发绀明显，听诊呼吸音明显减弱，应疑似气胸的发生。

（3）新生儿持续肺动脉高压多发生于足月儿。在 MAS 患儿中，约 1/3 可并发不同程度的 PPHN。主要表现为持续而严重的发绀，其特点为：当 FiO_2＞0.6，发绀仍不能缓解；哭闹、哺乳或躁动时发绀加重；发绀程度与肺部体征不平行（发绀重，体征轻）。严重者可出现休克和心力衰竭。

（4）严重 MAS 可并发红细胞增多症、低血糖、低钙血症、HIE、多器官功能障碍及肺出血等。

4. 辅助检查

（1）实验室检查　动脉血气分析示 pH 下降，PaO_2 降低，$PaCO_2$ 增高；还应进行血常规、血糖、血钙和相应血生化检查，气管内吸引物及血液细菌学培养。

（2）X 线检查　两肺透过度增强伴有节段性或小叶性肺不张，也可仅有弥漫性浸润影或并发纵隔气肿、气胸等。

（3）超声波检查　若探测到动脉导管或卵圆孔水平的右向左分流，以及三尖瓣反流征象，更有助于 PPHN 的诊断。

5. 治疗

（1）促进气管内胎粪排出　对病情较重且生后不久的 MAS 患儿，可气管插管后进行吸引，以减轻 MAS 引起的气道阻塞。

（2）对症治疗　氧疗，机械通气治疗，纠正酸中毒，维持正常循环，肺表面活性物质治疗及其他对症支持治疗。

（3）PPHN 治疗　碱化血液，血管扩张剂，一氧化氮吸入，高频震荡通气及体外膜肺治疗。

6. 预防

积极防治胎儿宫内窘迫和产时窒息；对羊水混有胎粪，应在胎儿肩和胸部尚未娩出前清理鼻腔和口咽部胎粪。如新生儿有活力，可进行观察，不需气管插管吸引，如无活力，应立即气管插管，将胎粪吸出。不能确定是否有活力时，一般应气管插管进行吸引。在气道胎粪吸出前一般不应进行正压通气。

临床病例分析

足月儿胎龄 42 周，体重 3500 g，因胎心减慢，曾降至 100 次／分，行剖宫产。生后 5 分钟 Apgar 评分为 3 分，羊水粪染，复苏后送新生儿病房，患儿呼吸急促，紫绀，有三凹征，经皮氧饱和度波动在 70%左右。血气结果为 pH7.20，PaO_2 45 mmHg，$PaCO_2$ 85 mmHg，BE－3 mmol/L。两肺闻及粗湿啰音，胸片显示双肺气肿，有结节状密度增高影。

思考

1. 本病例最可能的诊断是什么？
2. 诊断依据是什么？
3. 该患儿需要如何治疗？
4. 该患儿最有可能并发何种并发症？

解析

1. 最可能的诊断是新生儿胎粪吸入综合征，Ⅱ型呼吸衰竭。

2. 新生儿胎粪吸入综合征的诊断依据是①胎龄大，42周，有胎心减慢等宫内窘迫病史；②有羊水粪染病史；③患儿生后出现呼吸急促，发绀，有三凹征；④胸片提示双肺气肿，有结节状密度增高影等典型表现。

3. 需进行气管插管，上呼吸机治疗。气管插管后可进行气道内吸引，减轻MAS引起的气道阻塞。机械通气可有效治疗MAS引起的低氧血症和高碳酸血症，解除呼吸衰竭，如影像学提示已发生气胸，甚至需要高频呼吸机治疗。

4. 该患儿最有可能并发新生儿持续肺动脉高压，即PPHN。在胎粪吸入所致的肺不张、肺气肿及化学性炎症基础上，缺氧和酸中毒进一步加重，使肺小动脉痉挛，严重而持续的缺氧甚至导致血管平滑肌肥厚，肺动脉阻力增加，右心压力升高，当右心房压力超过左心房时，即发生卵圆孔水平的右向左分流；肺血管阻力持续增加，使肺动脉压增高，当肺动脉压超过体循环动脉压，使已功能性关闭或尚未关闭的动脉导管发生导管水平的右向左分流，即PPHN。

第八节　呼吸窘迫综合征

重点	新生儿呼吸窘迫综合征的病因和发病机制、临床表现、辅助检查、诊断与鉴别诊断以及治疗与预防
难点	新生儿呼吸窘迫综合征的病因和发病机制
考点	新生儿呼吸窘迫综合征的病因和发病机制、临床表现、诊断与治疗

速览导引图

新生儿呼吸窘迫综合征

- 概述
  - 新生儿呼吸窘迫综合征是由于肺表面活性物质缺乏所致，为生后不久出现呼吸窘迫并进行性加重的临床综合征
  - 由于其病理上有肺透明膜的改变，故又称为肺透明膜病
  - 多见于早产儿，胎龄越小，发病率越高
- 病因
  - 是由于PS缺乏所致，与肺上皮细胞合成分泌PS不足密切相关
- 临床表现
  - 症状：生后不久（一般6小时内）出现呼吸窘迫，主要表现为呼吸急促（>60次/分）、鼻翼扇动、呼气呻吟等典型表现，并呈进行性加重
  - 体征
    - 视诊：胸廓扁平
    - 听诊：两肺呼吸音减低，肺泡有渗出时可闻及细湿啰音
  - 辅助检查
    - 泡沫试验：沿管壁有多层泡沫形成则可除外RDS，若无泡沫可考虑为RDS，两者之间为可疑
    - 肺成熟度的判定：测定羊水或患儿气管吸引物中L/S，若≥2提示“肺成熟”，1.5～2可疑，<1.5“肺未成熟”
    - 血气分析：pH和动脉 PaO_2 降低，动脉 $PaCO_2$ 增高，碳酸氢根减少
    - X线检查具有特征性表现：①毛玻璃样改变；②支气管充气征；③白肺
- 诊断
  - 早产儿生后不久（一般6h内）即出现气促（>60次/分）、鼻翼扇动、呼气呻吟，并呈进行性加重，结合X线特征性表现，本病不难诊断
- 鉴别诊断
  - 湿肺：多见于足月儿，为自限性疾病。X线检查以肺泡、间质、叶间胸膜积液为特征。一般对症治疗即可，2～3天症状缓解消失
  - B组链球菌肺炎：母亲妊娠晚期多有感染、羊膜早破或羊水有异味史，母血或宫颈拭子培养有B组链球菌生长；患儿病程与RDS不同，抗生素治疗有效
  - 膈疝：阵发性呼吸急促及发绀。腹部凹陷，患侧胸部呼吸音减弱甚至消失，可闻及肠鸣音；X线胸片可见患侧胸部有充气的肠曲或胃泡影及肺不张，纵隔向对侧移位
- 治疗
  - 目的是保证通换气功能正常，待自身PS产生增加，RDS得以恢复。机械通气和应用PS是治疗的重要手段
  - 一般治疗，包括保温、生命体征及动脉血气监测、保证液体和营养供应，必要时纠正酸中毒及抗感染治疗
  - 氧疗和辅助通气（持续气道正压通气、常频机械通气）
  - PS替代疗法，必要时重复使用
  - 关闭PDA

1. 定义

（1）新生儿呼吸窘迫综合征（respiratory distress syndrome，RDS）是由于肺表面活性物质（pulmonary surfactant，PS）缺乏所致，为生后不久出现呼吸窘迫并进行性加重的临床综合征。

（2）由于其病理上有肺透明膜的改变，故又称为肺透明膜病（hyaline membrane disease，HMD）。

（3）多见于早产儿，胎龄越小，发病率越高。

2. 病因和发病机制

（1）病因　是由于PS缺乏所致，与肺上皮细胞合成分泌PS不足密切相关。

（2）发病机制　①肺发育不成熟的早产儿，其胎龄越小，PS的量也越低，肺泡表面张力增加，呼气末FRC降低，肺泡趋于萎陷。②由于肺顺应性下降，气道阻力增加，通气/血流降低，气体弥散障碍及呼吸功增加，导致缺氧和因其所致的代谢性酸中毒及通气功能障碍所致的呼吸性酸中毒。③由于缺氧及酸中毒使肺毛细血管通透性增高，液体漏出，使肺间质水肿和纤维蛋白沉着于肺泡表面，形成嗜伊红透明膜，进一步加重气体弥散障碍，加重缺氧和酸中毒，并抑制PS合成，形成恶性循环。

3. 临床表现

（1）生后不久（一般6小时内）出现呼吸窘迫，主要表现为呼吸急促（>60次/分）、鼻翼扇动、呼气呻吟等

典型表现，并呈进行性加重。体格检查可见胸廓扁平，听诊两肺呼吸音减低，肺泡有渗出时可闻及细湿啰音。

（2）通常于生后24～48小时病情最重，病死率较高，能存活3天以上者，病情逐渐恢复。

4. 辅助检查

（1）实验室检查 ①泡沫试验（foam test）：取患儿胃液或气道吸引物1 ml加95%酒精1 ml，振荡15秒，静置15分钟后沿管壁有多层泡沫形成则可除外RDS。若无泡沫可考虑为RDS，两者之间为可疑。②肺成熟度的判定：测定羊水或患儿气管吸引物中L/S，若≥2提示“肺成熟”，1.5～2可疑，＜1.5“肺未成熟”。③血气分析：pH和动脉氧分压（PaO_2）降低，动脉二氧化碳分压（$PaCO_2$）增高，碳酸氢根减少。

（2）X线检查 具有特征性表现。①两肺呈普遍性的透过度降低，可见弥漫性均匀一致的细颗粒网状影，即毛玻璃样（ground glass）改变；②在弥漫性不张肺泡（白色）的背景下，可见清晰充气的树枝状支气管（黑色）影，即支气管充气征（air bronchogram）；③双肺野均呈白色，肺肝界及肺心界均消失，即白肺（white lung）。

（3）超声波检查 彩色多普勒超声有助于动脉导管开放的确定。

5. 诊断

早产儿生后不久（一般6小时内）即出现气促（＞60次/分）、鼻翼扇动、呼气呻吟，并呈进行性加重，结合X线特征性表现，本病不难诊断。

6. 鉴别诊断

（1）湿肺（wet lung） 亦称新生儿暂时性呼吸增快（transient tachypnea of newborn，TTN）。多见于足月儿，为自限性疾病。生后数小时内出现呼吸增快（＞60～80次/分），但吃奶佳、哭声响亮及反应好。听诊呼吸音减低，可闻及湿啰音。X线检查以肺泡、间质、叶间胸膜积液为特征，严重时合并胸腔积液。一般对症治疗即可，重者也需机械通气，但2～3天症状缓解消失。

（2）B组链球菌肺炎（group B streptococcal pneumonia） 是由B组链球菌败血症所致的宫内感染性肺炎。其临床表现及X线所见有时与RDS难以鉴别。但前者母亲妊娠晚期多有感染、羊膜早破或羊水有异味史，母血或宫颈拭子培养有B组链球菌生长；病程与RDS不同，抗生素治疗有效。

（3）膈疝（diaphragmatic hernia） 表现为阵发性呼吸急促及发绀。腹部凹陷，患侧胸部呼吸音减弱甚至消失，可闻及肠鸣音；X线胸片可见患侧胸部有充气的肠曲或胃泡影及肺不张，纵隔向对侧移位。

7. 治疗

目的是保证通换气功能正常，待自身PS产生增加，RDS得以恢复。机械通气和应用PS是治疗的重要手段。

（1）一般治疗 包括：①保温；②生命体征及动脉血气监测；③保证液体和营养供应；④纠正酸中毒；⑤合并感染时应依据细菌培养和药物敏感试验结果选择相应的抗生素。

（2）氧疗（oxygen therapy）和辅助通气

1）吸氧：轻症可选用鼻导管、面罩、头罩或鼻塞吸氧，维持PaO_2 50～80 mmHg（6.7～10.6 kPa）和经皮血氧饱和度（$TcSO_2$）90%～95%为宜。

2）持续气道正压通气（continuous positive airway pressure，CPAP）：适用于轻中度RDS患儿，尽早使用可避免后续经气管插管呼吸机的应用。参数：压力一般为4～6 cmH_2O。

3）常频机械通气（conventional mechanical ventilation，CMV）：①机械通气指征：a. FiO_2=0.6，PaO_2＜50 mmHg（6.7 kPa）或$TcSO_2$＜85%（发绀型先天性心脏病除外）；b. $PaCO_2$＞60～70 mmHg（7.8～9.3 kPa）伴pH＜7.25；c. 严重或药物治疗无效的呼吸暂停。具备上述任意一项者即可经气管插管应用机械通气。②呼吸机初始参数：吸气峰压（PIP）20～25 cmH_2O，呼气末正压（PEEP）5～6 cmH_2O，呼吸频率（RR）25～30次/分，吸气时间（TI）0.3～0.4秒，FiO_2依据目标$TcSO_2$调整，15～30分钟后检测动脉血气，依据结果决定是否调整参数。③并发症：a. 呼吸机相关肺炎（ventilator associated pneumonia，VAP）；b. 肺气漏

（pulmonary air leak，PAL）；c. 支气管肺发育不良（bronchopulmonary dysplasia，BPD）；d. 早产儿视网膜病（retinopathy of prematurity，ROP）；e. 其他：气道损伤、心排血量减少、PDA、IVH 等。

（3）PS（pulmonary surfactant）替代疗法

1）应用指征：已确诊的 RDS。

2）使用方法：①时间：对于已确诊的 RDS 患儿，应立即给予。对部分 RDS 仍在进展的患儿（如持续不能离氧，需要机械通气），需使用第 2 剂或第 3 剂 PS。②剂量：首次 100～200 mg/kg，再次给予 100 mg/kg。③方法：药物（干粉剂需稀释）摇匀后经气管插管缓慢注入肺内。

（4）关闭 PDA

1）限制入液量，并给予利尿剂。

2）药物关闭 PDA：①吲哚美辛，首次剂量为 0.2 mg/kg，静脉用药，用药后 12 小时、24 小时可再重复 1 次，每次 0.1 mg/kg。副作用包括肾功能损害、尿量减少、出血倾向等，停药后可恢复。②布洛芬疗效与吲哚美辛相似，且不发生使用吲哚美辛的一些并发症，如减少肠系膜及肾脏血流，对肾脏的副作用更小。首次剂量为 10 mg/kg，口服，用药后 24 小时、48 小时后再重复 1 次，每次剂量为 5 mg/kg。但对胎龄＜27 周的早产儿用药应慎重。

3）手术治疗：对应用上述药物治疗无效，有明显的血流动力学变化，且严重影响心肺功能者，可考虑手术结扎。

8. 预防

（1）预防早产。

（2）促进胎肺成熟　对孕 24～34 周需提前分娩或有早产迹象的胎儿，出生前 24 小时至出生 7 天前给孕母肌内注射地塞米松或倍他米松，可明显降低 RDS 的发病率和病死率。

临床病例分析

患儿，男，6 h。系 G_1P_1 孕 29^{+3} 周早产，出生体重 1148 g。因其母妊娠期高血压疾病剖宫产娩出，脐带、胎盘及羊水无异常，1 分钟和 5 分钟 Apgar 评分分别为 7 分和 8 分。孕母产前未使用糖皮质激素治疗。生后不久即出现气促、呻吟及口唇发绀并加重由产科转入 NICU，在 30%鼻导管给氧下血气分析示 PO_2 42 mmHg，PCO_2 47 mmHg，胸片提示双肺透亮度减低呈毛玻璃样改变。

思考

1. 本病最可能的诊断是什么？有何依据？

2. 本病的病因及发病机制是什么？需要与哪些疾病作鉴别？

3. 该如何拟定治疗方案？

解析

1. 最可能的诊断是新生儿呼吸窘迫综合征。依据是患儿系孕 29^{+3} 周早产，孕母产前未使用糖皮质激素治疗。生后不久即出现呼吸困难表现（气促、呻吟及口唇发绀）并进行性加重，30%鼻导管给氧下仍有低氧血症，胸片提示双肺透亮度减低呈毛玻璃样改变。

2. 本病主要是由于 PS 缺乏所致，与肺上皮细胞合成分泌 PS 不足密切相关。其发病机制是：早产儿因肺发育不成熟，PS 合成及分泌减少，肺泡表面张力增加，呼气末 FRC 降低，肺泡趋于萎陷；由于肺顺应性下降，气道阻力增加，通气/血流降低，气体弥散障碍，导致缺氧和酸中毒；缺氧及酸中毒进一步使肺毛细血管通透性增高，液体漏出，使肺间质水肿和纤维蛋白沉着于肺泡表面，形成嗜伊红透明膜，进一步加重气体弥散障碍，加重缺氧和酸中毒，并抑制 PS 合成，形成恶性循环。需与湿肺、B 组链球菌肺炎和膈疝等相鉴别。

3. ①一般治疗，包括保温、生命体征及动脉血气监测、保证液体和营养供应，必要时纠正酸中毒及抗感染治疗。②PS 替代疗法，经气管插管缓慢注入肺内，必要时重复使用第 2 剂或第 3 剂。③视患儿情况在使用 PS 后拔出气管插管给予持续气道正压通气或直接进行有创机械通气治疗，并视血气分析结果对参数进行调节。④若存在动脉导管未闭（PDA）时，应限制入液量，并给予利尿剂；药物关闭可采用吲哚美辛或布洛芬；若药物治疗无效，有明显的血流动力学变化且严重影响心肺功能者，可考虑手术结扎。

第九节 新生儿黄疸

重点	新生儿胆红素代谢特点、新生儿生理性黄疸和病理性黄疸的鉴别、新生儿病理性黄疸的病因分类与疾病举例
难点	新生儿胆红素代谢特点
考点	新生儿胆红素代谢特点、新生儿生理性黄疸和病理性黄疸的鉴别、新生儿病理性黄疸的病因

速览导引图

新生儿黄疸

- 概述
  - 新生儿由于毛细血管丰富，当血清胆红素超过 85 μmol/L（5 mg/dl），则出现肉眼可见的黄疸
  - 非结合胆红素增高是新生儿黄疸最常见的表现形式
  - 重者可引起胆红素脑病
- 新生儿胆红素代谢
  - 胆红素生成过多
  - 血浆白蛋白联结胆红素的能力不足
  - 肝细胞处理胆红素的能力差
  - 肠肝循环
  - 其他（饥饿、缺氧、脱水、酸中毒、头颅血肿或颅内出血）加重黄疸
- 新生儿黄疸分类
  - 生理性黄疸
    - 一般情况良好
    - 足月儿生后 2～3 天出现黄疸，4～5 天达高峰，5～7 天消退，最迟不超过 2 周；早产儿黄疸多于生后 3～5 天出现，5～7 天达高峰，7～9 天消退，最长可延迟到 3～4 周
    - 每日血清胆红素升高＜85 μmol/L（5 mg/dl）或每小时＜8.5 μmol/L（0.5 mg/dl）
    - 足月儿＜221 μmol/L（12.9 mg/dl），早产儿＜256 μmol/L（15 mg/dl）
  - 病理性黄疸
    - 生后 24 小时内出现黄疸
    - 血清总胆红素值已达到相应日龄及相应危险因素下的光疗干预标准，或每日上升超过 85 μmol/L（5 mg/dl），或每小时＞8.5 μmol/L（0.5 mg/dl）
    - 黄疸持续时间长，足月儿＞2 周，早产儿＞4 周
    - 黄疸退而复现
    - 血清结合胆红素＞34 μmol/L（2 mg/dl）
- 病理性黄疸病因分类
  - 胆红素生成过多
    - 红细胞增多症
    - 体内出血
    - 同族免疫性溶血
    - 感染
    - 母乳喂养
    - 肠肝循环增加
    - 红细胞酶缺陷
    - 红细胞形态异常
    - 血红蛋白病
    - 其他（维生素 E 缺乏和低锌血症等）
  - 肝脏胆红素代谢障碍
    - 窒息、缺氧、酸中毒及感染
    - Crigler–Najjar 综合征
    - Gilbert 综合征
    - Lucey–Driscoll 综合征
    - 药物所致（如磺胺、水杨酸盐、维生素 K_3、吲哚美辛、毛花苷〔等）
    - 其他（甲状腺功能减退、垂体功能低下、先天愚型等）
  - 胆红素的排泄障碍
    - 新生儿肝炎
    - 先天性代谢缺陷病（α_1–抗胰蛋白酶缺乏症、半乳糖血症、果糖不耐受症、酪氨酸血症、糖原贮积症Ⅳ型及脂质贮积症等）
    - Dubin–Johnson 综合征
    - 胆管阻塞（先天性胆道闭锁或先天性胆总管囊肿等）

1. 定义

（1）新生儿黄疸（neonatal jaundice）为新生儿期最常见的表现之一。新生儿由于毛细血管丰富，当血清胆红素超过 85 μmol/L（5 mg/dl），则出现肉眼可见的黄疸。

（2）非结合胆红素增高是新生儿黄疸最常见的表现形式。

（3）重者可引起胆红素脑病，造成神经系统的永久性损害，甚至发生死亡。

2. 新生儿胆红素代谢特点

（1）胆红素生成过多　新生儿每日生成的胆红素明显高于成人（新生儿 8.8 mg/kg，成人 3.8 mg/kg），其原因是：①红细胞数量过多；②红细胞寿命相对短；③旁路和其他组织来源的胆红素增加。

（2）血浆白蛋白联结胆红素的能力不足　胆红素进入血液循环后，与血浆中白蛋白联结后，被运送到肝脏进行代谢。与白蛋白联结的胆红素不能透过细胞膜或血脑屏障，但游离的非结合胆红素呈脂溶性，能够通过血脑屏障，进入中枢神经系统，引起胆红素脑病。刚娩出的新生儿常有不同程度的酸中毒，可减少胆红素与白蛋白联结；早产儿胎龄越小，白蛋白含量越低，其联结胆红素的量也越少。

（3）肝细胞处理胆红素的能力差　胆红素进入肝脏后被肝细胞的受体蛋白（Y 蛋白和 Z 蛋白）结合后转运至光面内质网，通过尿苷二磷酸葡萄糖醛酸基转移酶（UDPGT）的催化，每分子胆红素结合两分子的葡萄糖醛酸，形成水溶性的结合胆红素，后者经胆汁排泄至肠道。新生儿出生时肝细胞内 Y 蛋白含量极微（仅为成人的 5%～20%，生后 5～10 天达正常），UDPGT 含量也低（仅为成人的 1%～2%）且活性差（仅为正常的 0%～30%），因此，新生儿不仅摄取胆红素的能力不足，同时结合胆红素的能力低下，生成结合胆红素的量较少。此外，新生儿肝细胞排泄胆红素的能力不足，早产儿更为明显，可出现暂时性肝内胆汁淤积。

（4）肠肝循环（enterohepatic circulation）　特点在较大儿童或成人，肠道胆红素通过细菌作用被还原为粪胆素原（stercobilinogen）后随粪便排出，部分排入肠道的结合胆红素可被肠道的β－葡萄糖醛酸酐酶水解，或在碱性环境中直接与葡萄糖醛酸分离成为非结合胆红素，后者可通过肠壁经门静脉重吸收到肝脏再行处理，即胆红素的“肠肝循环”。新生儿肠蠕动性差和肠道菌群尚未完全建立，而肠腔内β－葡萄糖醛酸酐酶活性相对较高，可将结合胆红素转变成非结合胆红素，增加肠肝循环，导致血非结合胆红素水平增高。此外，胎粪含胆红素较多，如排泄延迟，可使胆红素重吸收增加。

（5）此外，饥饿、缺氧、脱水、酸中毒、头颅血肿或颅内出血时更易出现黄疸或使原有黄疸加重。

3. 新生儿黄疸分类

通常分为生理性黄疸和病理性黄疸，约有 85%的足月儿及绝大多数早产儿在新生儿期均会出现暂时性总胆红素增高。

（1）生理性黄疸（physiological jaundice）　其特点为：①一般情况良好。②足月儿生后 2～3 天出现黄疸，4～5 天达高峰，5～7 天消退，最迟不超过 2 周；早产儿黄疸多于生后 3～5 天出现，5～7 天达高峰，7～9 天消退，最长可延迟到 3～4 周。③每日血清胆红素升高＜85 μmol/L（5 mg/dl）或每小时＜8.5 μmol/L（0.5 mg/dl）。

生理性黄疸始终是排除性诊断。通常认为，足月儿＜221 μmol/L（12.9 mg/dl），早产儿＜256 μmol/L（15 mg/dl）是生理性的。

（2）病理性黄疸（pathologic jaundice）　其特点为：①生后 24 小时内出现黄疸；②血清总胆红素值已达到相应日龄及相应危险因素下的光疗干预标准或每日上升超过 85 μmol/L（5 mg/dl），或每小时＞8.5 μmol/L（0.5 mg/dl）；③黄疸持续时间长，足月儿＞2 周，早产儿＞4 周；④黄疸退而复现；⑤血清结合胆红素＞34 μmol/L（2 mg/dl）。具备其中任何一项者即可诊断为病理性黄疸。

4. 新生儿病理性黄疸病因

（1）胆红素生成过多　由于红细胞破坏增多及肠肝循环增加，使胆红素生成过多，引起非结合胆红素水平增高。

1）红细胞增多症：常见于母－胎或胎－胎间输血、脐带结扎延迟、宫内生长迟缓（慢性缺氧）及糖尿病母亲所生婴儿等。

2）体内出血：如较大的头颅血肿、皮下血肿、颅内出血、肺出血和其他部位出血。

3）同族免疫性溶血：见于母婴血型不合，如ABO或Rh血型不合等，我国ABO溶血病多见。

4）感染：细菌、病毒、螺旋体、衣原体、支原体和原虫等引起的重症感染。

5）肠肝循环增加：先天性肠道闭锁、先天性幽门肥厚、巨结肠、饥饿和喂养延迟等。

6）母乳喂养：①母乳喂养相关的黄疸（breastfeeding－associated jaundice）：是指母乳喂养的新生儿在生后1周内，由于热量和液体摄入不足、排便延迟等，使血清胆红素升高，几乎2/3母乳喂养的新生儿可出现这种黄疸。该种原因导致的黄疸通过增加母乳喂养量和频率而得到缓解，一般不发生胆红素脑病。②母乳性黄疸（breast milk jaundice）：是指母乳喂养的新生儿在生后3个月内仍有黄疸，表现为非溶血性高非结合胆红素血症，但其诊断需排除其他病理因素。其原因可能与母乳中的β－葡萄糖醛酸酐酶水平较高，增加肝肠循环有关。一般不需任何治疗，停喂母乳24～48小时，黄疸可明显减轻，但对于胆红素水平较高者应密切观察。

7）红细胞酶缺陷：葡萄糖－6－磷酸脱氢酶（G－6－PD）、丙酮酸激酶和己糖激酶缺陷。

8）红细胞形态异常：遗传性球形红细胞增多症、遗传性椭圆形红细胞增多症、遗传性口形红细胞增多症、婴儿固缩红细胞增多症。

9）血红蛋白病：α地中海贫血、血红蛋白F－Poole和血红蛋白Hasharon等。

10）其他：维生素E缺乏和低锌血症等，使细胞膜结构改变导致溶血。

（2）肝脏胆红素代谢障碍　由于肝细胞摄取和结合胆红素的能力低下，使血清非结合胆红素升高。

1）窒息、缺氧、酸中毒及感染可抑制肝脏UDPGT的活性。

2）Crigler－Najjar综合征：即先天性UDPGT缺乏。分为Ⅰ型、Ⅱ型和Gilbert综合征。①Ⅰ型：属常染色体隐性遗传，酶完全缺乏，患儿很难存活，肝脏移植可以使UDPGT酶活性达到要求。②Ⅱ型：多属常染色体显性遗传，酶活性低下，发病率较Ⅰ型高，酶诱导剂，如苯巴比妥治疗有效。

3）Gilbert综合征：为常染色体显性遗传或隐性遗传，由于基因突变，使肝酶活性降低，一般为良性、慢性或复发性的发病过程，不伴有肝损害和溶血，苯巴比妥治疗有效。

4）Lucey－Driscoll综合征：即家族性暂时性新生儿黄疸。其病因为妊娠后期孕妇血清中存在一种性质尚未明确的葡萄糖醛酸转移酶抑制物，使新生儿肝脏UDPGT酶活性被抑制。本病有家族史，新生儿早期黄疸重，2～3周自然消退。

5）药物：某些药物，如磺胺、水杨酸盐、维生素K_3、吲哚美辛、毛花苷C等，可与胆红素竞争Y、Z蛋白的结合位点，噻唑类利尿剂能使胆红素与白蛋白分离，增加血胆红素水平。

6）其他：甲状腺功能减退、垂体功能低下和先天愚型等常伴有血胆红素升高或生理性黄疸消退延迟；肠狭窄或闭锁、巨结肠均可使非结合胆红素在肠道再吸收增加，使黄疸进一步加重。

（3）胆红素的排泄障碍　是由于肝细胞和（或）胆道对胆汁分泌和（或）排泄障碍所致，引起高结合胆红素血症，如同时有肝细胞功能受损，也可伴有非结合胆红素增高。

1）新生儿肝炎：多由病毒引起的宫内感染所致。常见有乙型肝炎病毒、巨细胞病毒、风疹病毒、单纯疱疹病毒、肠道病毒及EB病毒等。

2）先天性代谢缺陷病：α_1－抗胰蛋白酶缺乏症、半乳糖血症、果糖不耐受症、酪氨酸血症、糖原贮积症Ⅳ型及脂质贮积症（尼曼－皮克病、戈谢病）等可有肝细胞损害。

3）Dubin－Johnson综合征：即先天性非溶血性结合胆红素增高症，较少见。是由肝细胞分泌和排泄结合胆红素障碍所致，可出现非结合和结合胆红素增高，临床经过呈良性。

4）胆管阻塞：由于先天性胆道闭锁或先天性胆总管囊肿，使肝内或肝外胆管阻塞，使结合胆红素排泄障碍，是新生儿期胆汁淤积性黄疸的常见原因。胆汁黏稠综合征是由于胆汁淤积在小胆管中，使结合胆红素排泄障碍，常见于长期应用静脉营养的早产儿；肝和胆道的肿瘤也可压迫胆管造成阻塞。

临床病例分析

患儿，男，20 天。因“皮肤、巩膜黄染 17 天”入院。系 G_1P_1 孕 40^{+1} 周足月剖宫产娩出，出生体重 3300 g，脐带、胎盘、羊水无异常，1 分钟和 5 分钟 Apgar 评分为 9 和 10 分。母孕期无异常。生后 3 天始出现皮肤黄染，出生后 17 天时经皮测黄疸达最高值 22 mg/dl。患儿出生后母乳喂养，吃奶可。大便呈金黄色，小便正常。查体：精神反应可，呼吸平稳，皮肤、巩膜黄染明显。心肺无异常。腹平软，肝右肋下 0.5 cm，质软，脾不大，肠鸣音正常。四肢肌张力正常，神经系统检查阴性。

思考

1. 本病案最可能的诊断是什么？有何依据？

2. 需要与哪些疾病作鉴别？

解析

1. 最可能的诊断是母乳性黄疸。患儿系足月产儿，无导致黄疸的围生期因素。生后 3 天始出现皮肤黄染，出生后 17 天时经皮测黄疸达最高值 22 mg/dl，出生后母乳喂养，大便呈金黄色，小便正常。查体：患儿一般情况良好，除皮肤、巩膜黄染外，无其他异常发现。

2. 需要与导致高胆红素血症的其他疾病相鉴别

（1）胆红素生成过多　红细胞增多症、体内出血（如头颅血肿、皮下血肿、颅内出血等）、同族免疫性溶血、感染（细菌、病毒、螺旋体、衣原体、支原体和原虫等）、肠肝循环增加（先天性肠道闭锁、先天性幽门肥厚、巨结肠、饥饿和喂养延迟等）、红细胞酶缺陷［葡萄糖－6－磷酸脱氢酶（G－6－PD）、丙酮酸激酶和己糖激酶缺陷］、红细胞形态异常（遗传性球形红细胞增多症、遗传性椭圆形红细胞增多症、遗传性口形红细胞增多症、婴儿固缩红细胞增多症）、血红蛋白病（α 地中海贫血、血红蛋白 F－Poole 和血红蛋白 Hasharon）、其他（维生素 E 缺乏和低锌血症等）。

（2）肝脏胆红素代谢障碍　①窒息、缺氧、酸中毒及感染；②Crigler－Najjar 综合征Ⅰ型、Ⅱ型；③Gilbert 综合征；④Lucey－Driscoll 综合征；⑤药物所致（如磺胺、水杨酸盐、维生素 K_3、吲哚美辛、毛花苷 C 等）；⑥其他（甲状腺功能减退、垂体功能低下和先天愚型等）。

（3）胆红素的排泄障碍　①新生儿肝炎；②先天性代谢缺陷病（α_1－抗胰蛋白酶缺乏症、半乳糖血症、果糖不耐受症、酪氨酸血症、糖原贮积症Ⅳ型及脂质贮积症等）；③Dubin－Johnson 综合征；④胆管阻塞（先天性胆道闭锁或先天性胆总管囊肿等）。

第十节　新生儿溶血病

重点	新生儿溶血病的发病机制、临床表现、实验室检查、诊断与鉴别诊断及治疗原则
难点	新生儿溶血病的发病机制及换血疗法
考点	新生儿溶血病的诊断与治疗

速览导引图

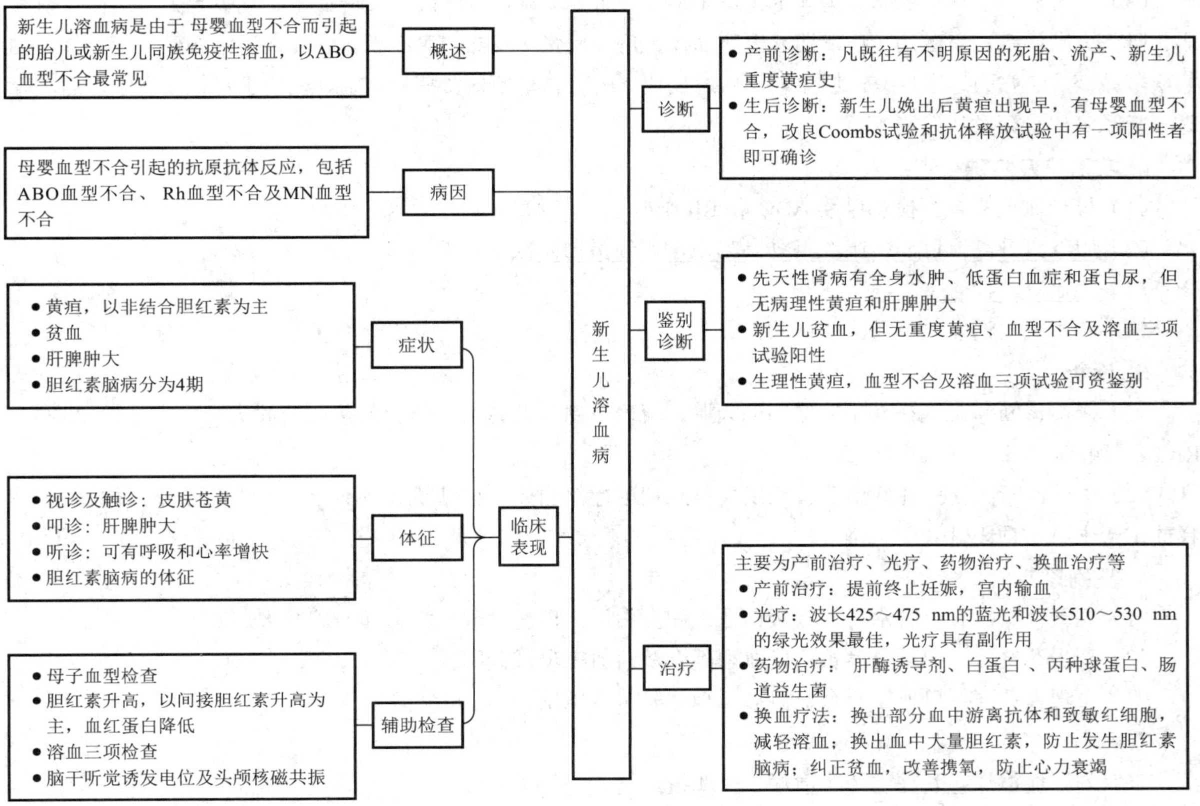
新生儿溶血病
概述
新生儿溶血病是由于母婴血型不合而引起的胎儿或新生儿同族免疫性溶血，以ABO血型不合最常见
病因
母婴血型不合引起的抗原抗体反应，包括ABO血型不合、Rh血型不合及MN血型不合
临床表现
症状
• 黄疸，以非结合胆红素为主
• 贫血
• 肝脾肿大
• 胆红素脑病分为4期
体征
• 视诊及触诊：皮肤苍黄
• 叩诊：肝脾肿大
• 听诊：可有呼吸和心率增快
• 胆红素脑病的体征
辅助检查
• 母子血型检查
• 胆红素升高，以间接胆红素升高为主，血红蛋白降低
• 溶血三项检查
• 脑干听觉诱发电位及头颅核磁共振
诊断
• 产前诊断：凡既往有不明原因的死胎、流产、新生儿重度黄疸史
• 生后诊断：新生儿娩出后黄疸出现早，有母婴血型不合，改良Coombs试验和抗体释放试验中有一项阳性者即可确诊
鉴别诊断
• 先天性肾病有全身水肿、低蛋白血症和蛋白尿，但无病理性黄疸和肝脾肿大
• 新生儿贫血，但无重度黄疸、血型不合及溶血三项试验阳性
• 生理性黄疸，血型不合及溶血三项试验可资鉴别
治疗
主要为产前治疗、光疗、药物治疗、换血治疗等
• 产前治疗：提前终止妊娠，宫内输血
• 光疗：波长425～475 nm的蓝光和波长510～530 nm的绿光效果最佳，光疗具有副作用
• 药物治疗：肝酶诱导剂、白蛋白、丙种球蛋白、肠道益生菌
• 换血疗法：换出部分血中游离抗体和致敏红细胞，减轻溶血；换出血中大量胆红素，防止发生胆红素脑病；纠正贫血，改善携氧，防止心力衰竭

1. 定义

（1）新生儿溶血病（hemolytic disease of newborn，HDN）是指由于母婴血型不合而引起的胎儿或新生儿同族免疫性溶血。

（2）以 ABO 血型不合最常见，其次为 Rh 血型不合，MN（少见血型）血型不合较罕见。

2. 病因和发病机制

（1）病因　为母婴血型不合引起的抗原抗体反应，由于母亲体内不存在胎儿的某些由父亲遗传的红细胞血型抗原，当胎儿红细胞通过胎盘进入母体或母体通过其他途径接触这些抗原后，刺激母体产生相应抗体。当此抗体（IgG）进入胎儿血液循环后，即与胎儿红细胞表面的相应抗原结合（致敏红细胞），继之在单核－吞噬细胞系统内被破坏，引起溶血。

（2）发病机制　①ABO 溶血主要发生在母亲 O 型而胎儿 A 型或 B 型。②Rh 溶血以 RhD 溶血病最常见。③ABO 溶血除引起黄疸外，还造成胎儿重度贫血、低蛋白血症和心力衰竭、胎儿水肿。严重者引发胆红素脑病（bilirubin encephalopathy）。

3. 临床表现

（1）症状

1）黄疸，血清胆红素以非结合型为主。

2）贫血。

3）肝脾肿大。

（2）体征　视诊及触诊：皮肤苍黄。叩诊：肝脾肿大。听诊：贫血严重可有呼吸和心率增快。胆红素脑病的体征。

（3）并发症　胆红素脑病分为4期：第1期（警告期）表现为嗜睡、反应低下、吮吸无力、拥抱反射减弱、肌张力减低等。第2期（痉挛期）出现抽搐、角弓反张和发热。第3期（恢复期）吃奶及反应好转，抽搐次数减少，肌张力逐渐恢复。第4期（后遗症期）出现典型的核黄疸后遗症，表现手足徐动、眼球运动障碍、听觉障碍、牙釉质发育不良。

4. 实验室及特殊检查

（1）母子血型检查　检查母婴ABO和Rh血型。

（2）胆红素升高，以间接胆红素升高为主，血红蛋白降低。

（3）溶血三项检查。

（4）脑干听觉诱发电位及头颅磁共振。

5. 诊断

（1）产前诊断　凡既往有不明原因的死胎、流产、新生儿重度黄疸史的孕妇及其丈夫均应进行ABO、Rh血型测定。

（2）生后诊断　新生儿娩出后黄疸出现早，且进行性加重，有母婴血型不合，改良Coombs试验和抗体释放试验中有一项阳性者即可确诊。

6. 鉴别诊断

（1）先天性肾病有全身水肿、低蛋白血症和蛋白尿，但无病理性黄疸和肝脾肿大。

（2）新生儿贫血，但无重度黄疸、血型不合及溶血三项试验阳性。

（3）生理性黄疸，以血型不合及溶血三项试验可资鉴别。

7. 治疗

主要为产前治疗、光疗、药物治疗、换血治疗等。

（1）产前治疗　提前终止妊娠，宫内输血。

（2）光疗　波长425～475 nm的蓝光和波长510～530 nm的绿光效果最佳，光疗可出现发热、腹泻和皮疹、青铜症等作用。

（3）药物治疗　肝酶诱导剂、白蛋白、丙种球蛋白、肠道益生菌。

（4）换血疗法　换出部分血中游离抗体和致敏红细胞，减轻溶血；换出血中大量胆红素，防止发生胆红素脑病；纠正贫血，改善携氧，防止心力衰竭。①血源：Rh溶血病应选用Rh系统与母亲同型、ABO系统与患儿同型的血液；ABO溶血病，最好用AB型血浆和O型红细胞的混合血。②换血量：一般为患儿血量的2倍（150～180 ml/kg）。③途径：经外周的动、静脉同步换血，也可选用脐动、静脉进行同步换血。

8. 预防

Rh阴性妇女在流产或分娩Rh阳性胎儿后，应尽早注射相应的抗Rh免疫球蛋白，以中和进入母血的Rh抗原。

临床病例分析

患儿，男，3天。因“皮肤进行性黄染3天”入院。患儿足月顺产，否认出生窒息史。生后当天即发现患儿出现皮肤黄染，并逐渐加重，但未治疗。近3天来患儿黄疸进行性加重，伴吃奶量下降，未见抽搐。检查见大便正常，小便色黄。

查体：T 36.8℃，P 140次/分，R 34次/分，体重3.5 kg。发育正常，营养中等，皮肤重度黄染，无出血点，前囟软，颈无抵抗，心肺未见异常，腹平软，肝脾无肿大，四肢肌张力稍增强，双侧巴氏征（–）。

辅助检查：患儿母亲血型为“O”，患儿血型“B”，血总胆红素 390 μmol/L，Hb11 g/dL。

思考

1. 请作出初步诊断。
2. 说明患儿需进一步做何检查以明确诊断。
3. 说明进一步治疗方案。

解析

1. 最可能的诊断是 ABO 溶血病。依据是生后早期出现重度黄疸，呈现典型临床表现，患儿母亲血型为“O”，患儿血型“B”，且患儿有贫血。最可能的诊断是 ABO 溶血病。

2. 进一步的实验室辅助检查包括溶血三项检查、脑干听觉诱发电位及头颅磁共振。

3. 治疗主要分为产前治疗、光疗、药物治疗、换血治疗等。

（1）产前治疗，即提前终止妊娠，宫内输血。

（2）光疗中波长 425～475 nm 的蓝光和波长 510～530 nm 的绿光效果最佳，光疗副作用：可出现发热、腹泻和皮疹、青铜症。

（3）药物治疗包括肝酶诱导剂、白蛋白、丙种球蛋白、肠道益生菌。

（4）换血疗法即换出部分血中游离抗体和致敏红细胞，减轻溶血；换出血中大量胆红素，防止发生胆红素脑病；纠正贫血，改善携氧，防止心力衰竭。

第十一节 新生儿感染性疾病

一、新生儿败血症

重点	新生儿败血症的病因、临床表现、诊断与治疗原则
难点	新生儿败血症的早期临床表现
考点	新生儿败血症的诊断与治疗

速览导引图

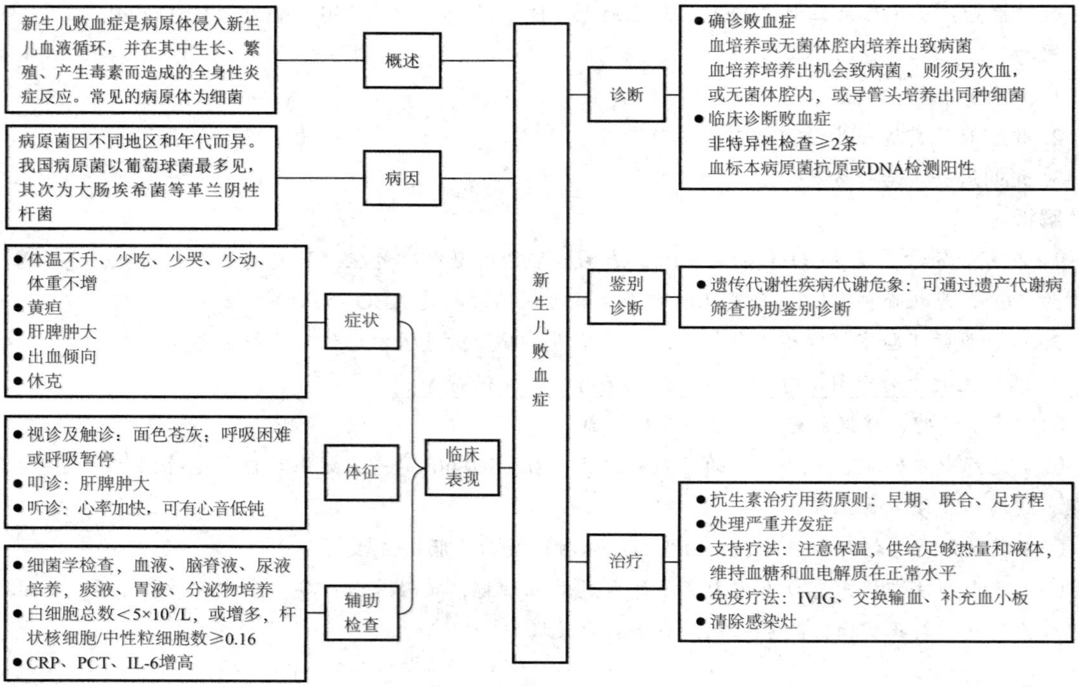
新生儿败血症是病原体侵入新生儿血液循环，并在其中生长、繁殖、产生毒素而造成的全身性炎症反应。常见的病原体为细菌
概述
病原菌因不同地区和年代而异。我国病原菌以葡萄球菌最多见，其次为大肠埃希菌等革兰阴性杆菌
病因
●体温不升、少吃、少哭、少动、体重不增
●黄疸
●肝脾肿大
●出血倾向
●休克
症状
●视诊及触诊：面色苍灰；呼吸困难或呼吸暂停
●叩诊：肝脾肿大
●听诊：心率加快，可有心音低钝
体征
●细菌学检查，血液、脑脊液、尿液培养，痰液、胃液、分泌物培养
●白细胞总数＜5×10⁹/L，或增多，杆状核细胞/中性粒细胞数≥0.16
●CRP、PCT、IL-6增高
辅助检查
临床表现
新生儿败血症
诊断
●确诊败血症
血培养或无菌体腔内培养出致病菌
血培养培养出机会致病菌，则须另次血，或无菌体腔内，或导管头培养出同种细菌
●临床诊断败血症
非特异性检查≥2条
血标本病原菌抗原或DNA检测阳性
鉴别诊断
●遗传代谢性疾病代谢危象：可通过遗产代谢病筛查协助鉴别诊断
治疗
●抗生素治疗用药原则：早期、联合、足疗程
●处理严重并发症
●支持疗法：注意保温，供给足够热量和液体，维持血糖和血电解质在正常水平
●免疫疗法：IVIG、交换输血、补充血小板
●清除感染灶

1. 定义

（1）新生儿败血症（neonatal septicemia）是指病原体侵入新生儿血液循环，并在其中生长、繁殖、产生毒素而造成的全身性炎症反应。

（2）胎龄越小，出生体重越轻，发病率及病死率越高。

（3）常见的病原体为细菌，也可为真菌、病毒或原虫等。

2. 病因和发病机制

（1）病因　病原菌因不同地区和年代而异。我国新生儿败血症的病原菌以葡萄球菌最多见，其次为大肠埃希菌等革兰阴性杆菌。

（2）发病机制　①非特异性免疫功能：屏障功能差、淋巴结发育不全、经典及替代补体途径的部分成分（C3、C5、调理素等）含量低、中性粒细胞产生及储备均少、单核细胞产生粒细胞－集落刺激因子（G－CSF）、白细胞介素 8（IL－8）等细胞因子的能力低下。②特异性免疫功能：新生儿体内 IgG 含量低、IgM 和 IgA 含量很低、T 细胞、B 细胞、巨噬细胞、自然杀伤细胞功能均较差。

3. 临床表现

（1）早期症状、体征　常不典型。一般表现为体温不升、少吃、少哭、少动、体重不增。

（2）黄疸　有时是败血症的唯一表现，表现为生理性黄疸迅速加重，或退而复现。

（3）肝脾肿大　出现较晚，一般为轻至中度肿大。

（4）出血倾向　皮肤黏膜瘀点、瘀斑、针眼处渗血不止，消化道出血、肺出血、DIC 等。

（5）休克　面色苍灰，皮肤呈大理石样花纹，血压下降，尿少或无尿。

（6）其他　呕吐、腹胀、中毒性肠麻痹、呼吸窘迫或暂停、发绀。

（7）可合并肺炎、脑膜炎、坏死性小肠结肠炎、化脓性关节炎和骨髓炎等。

4. 实验室及特殊检查

（1）细菌学检查　血液、脑脊液、尿液培养，痰液、胃液、分泌物培养。

（2）白细胞（WBC）总数＜5×10^9/L，或增多。杆状核细胞/中性粒细胞数≥0.16。

（3）C－反应蛋白、血清降钙素原、白细胞介素 6 增高。

5. 诊断

（1）确诊败血症　具有临床表现并符合下列任意一条

1）血培养或无菌体腔内培养出致病菌。

2）如果血培养培养出机会致病菌，则必须于另次（份）血，或无菌体腔内，或导管头培养出同种细菌。

（2）临床诊断败血症　具有临床表现且具备以下任意一条

1）非特异性检查≥2 条。

2）血标本病原菌抗原或 DNA 检测阳性。

6. 治疗

（1）抗生素治疗用药原则　早期、联合、足疗程。

（2）处理严重并发症。

（3）支持疗法　注意保温，供给足够热量和液体，维持血糖和血电解质在正常水平。

（4）免疫疗法　IVIG、交换输血、补充血小板。

（5）清除感染灶。

二、新生儿感染性肺炎

重点	新生儿感染性肺炎的病因、临床表现、诊断与治疗原则
难点	新生儿感染性肺炎的病因
考点	新生儿感染性肺炎的定义

速览导引图

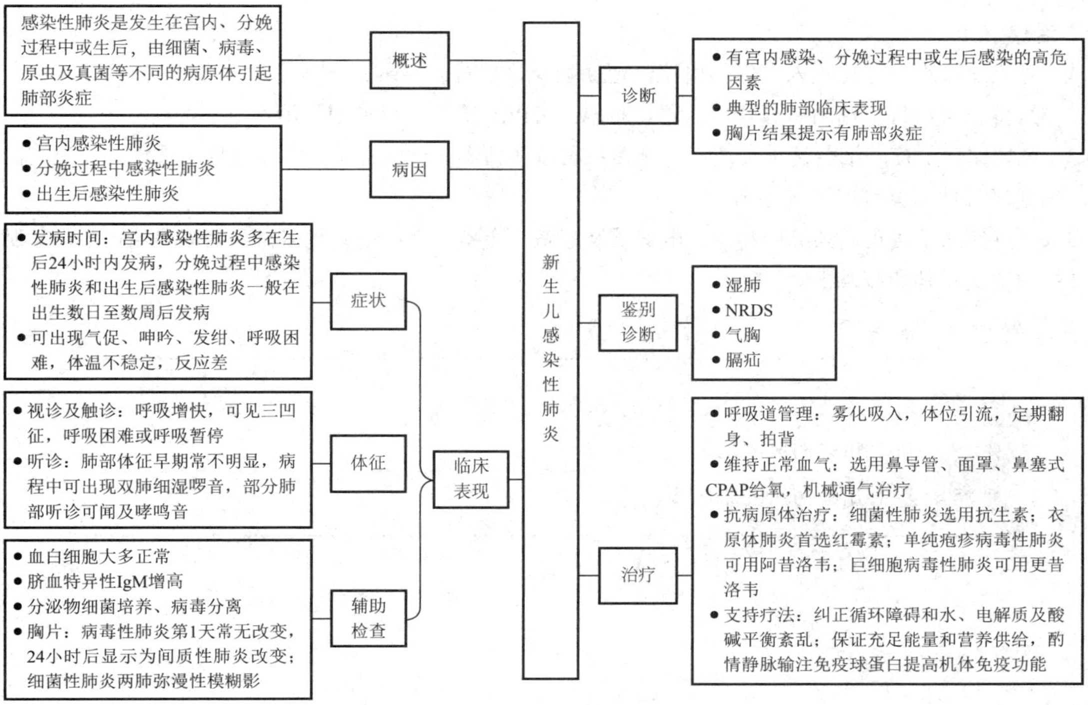
感染性肺炎是发生在宫内、分娩过程中或生后，由细菌、病毒、原虫及真菌等不同的病原体引起肺部炎症
概述
●宫内感染性肺炎
●分娩过程中感染性肺炎
●出生后感染性肺炎
病因
●发病时间：宫内感染性肺炎多在生后24小时内发病，分娩过程中感染性肺炎和出生后感染性肺炎一般在出生数日至数周后发病
●可出现气促、呻吟、发绀、呼吸困难，体温不稳定，反应差
症状
●视诊及触诊：呼吸增快，可见三凹征，呼吸困难或呼吸暂停
●听诊：肺部体征早期常不明显，病程中可出现双肺细湿啰音，部分肺部听诊可闻及哮鸣音
体征
●血白细胞大多正常
●脐血特异性IgM增高
●分泌物细菌培养、病毒分离
●胸片：病毒性肺炎第1天常无改变，24小时后显示为间质性肺炎改变；细菌性肺炎两肺弥漫性模糊影
辅助检查
临床表现
新生儿感染性肺炎
诊断
●有宫内感染、分娩过程中或生后感染的高危因素
●典型的肺部临床表现
●胸片结果提示有肺部炎症
鉴别诊断
●湿肺
●NRDS
●气胸
●膈疝
治疗
●呼吸道管理：雾化吸入，体位引流，定期翻身、拍背
●维持正常血气：选用鼻导管、面罩、鼻塞式CPAP给氧，机械通气治疗
●抗病原体治疗：细菌性肺炎选用抗生素；衣原体肺炎首选红霉素；单纯疱疹病毒性肺炎可用阿昔洛韦；巨细胞病毒性肺炎可用更昔洛韦
●支持疗法：纠正循环障碍和水、电解质及酸碱平衡紊乱；保证充足能量和营养供给，酌情静脉输注免疫球蛋白提高机体免疫功能

1. 定义

感染性肺炎（infectious pneumonia） 是发生在宫内、分娩过程中或生后，由细菌、病毒、原虫及真菌等不同的病原体引起肺部炎症。

2. 病因和发病机制

（1）宫内感染性肺炎　主要的病原体为病毒。

（2）分娩过程中感染性肺炎　常见病原体为大肠埃希菌、肺炎球菌，也可能是病毒、支原体。

（3）出生后感染性肺炎　①呼吸道途径；②血行感染；③医源性途径。

3. 临床表现

（1）症状

1）宫内感染性肺炎多在生后 24 小时内发病，分娩过程中和出生后感染性肺炎一般在出生数日至数周后发病。

2）可出现气促、呻吟、发绀、呼吸困难，体温不稳定，反应差。

（2）体征

1）视诊及触诊示呼吸增快，可见三凹征，呼吸困难或呼吸暂停。

2）听诊肺部体征早期常不明显，病程中可出现双肺细湿啰音。部分肺部听诊可闻及哮鸣音。

4. 实验室及特殊检查

（1）血白细胞大多正常，也可减少或增加。

（2）脐血 IgM＞200～300 mg/L 或特异性 IgM 增高对产前感染有诊断意义。

（3）气管分泌物、鼻咽部分泌物细菌培养、病毒分离和荧光抗体检测，血清特异性抗体检查有助于病原学诊断。

（4）胸片　病毒性肺炎胸部 X 线摄片第 1 天常无改变，24 小时后显示为间质性肺炎改变；细菌性肺炎则为表现为两肺弥漫性模糊影，密度不均表现；金黄色葡萄球菌合并脓胸、气胸或肺大疱时可见相应的 X 线改变。

5. 治疗

（1）呼吸道管理　雾化吸入，体位引流，定期翻身、拍背。

（2）维持正常血气　选用鼻导管、面罩、鼻塞式 CPAP 给氧，机械通气治疗。

（3）抗病原体治疗　细菌性肺炎选用抗生素；衣原体肺炎首选红霉素；单纯疱疹病毒性肺炎可用阿昔洛韦；巨细胞病毒性肺炎可用更昔洛韦。

（4）支持疗法　纠正循环障碍和水、电解质及酸碱平衡紊乱；保证充足能量和营养供给，酌情静脉输注免疫球蛋白提高机体免疫功能。

三、新生儿破伤风

重点	新生儿破伤风的病因、临床表现与治疗原则
难点	新生儿破伤风的诊治
考点	新生儿破伤风的临床表现

速览导引图

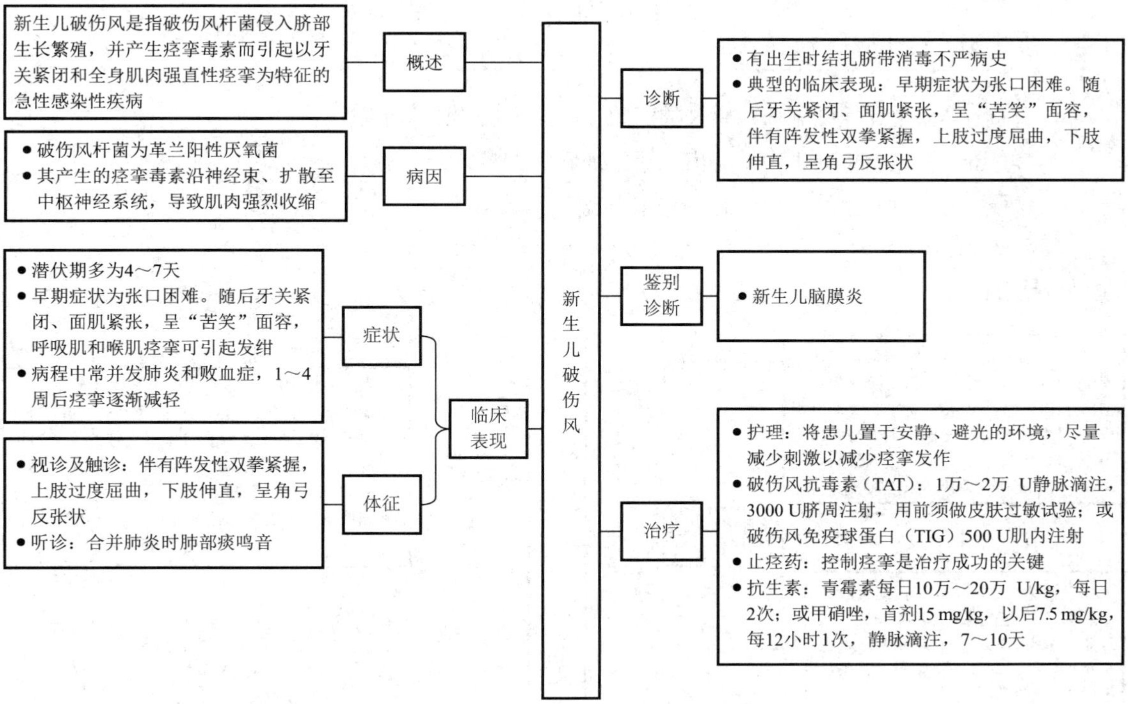
新生儿破伤风
概述
新生儿破伤风是指破伤风杆菌侵入脐部生长繁殖，并产生痉挛毒素而引起以牙关紧闭和全身肌肉强直性痉挛为特征的急性感染性疾病
病因
• 破伤风杆菌为革兰阳性厌氧菌
• 其产生的痉挛毒素沿神经束、扩散至中枢神经系统，导致肌肉强烈收缩
临床表现
症状
• 潜伏期多为4～7天
• 早期症状为张口困难。随后牙关紧闭、面肌紧张，呈“苦笑”面容，呼吸肌和喉肌痉挛可引起发绀
• 病程中常并发肺炎和败血症，1～4周后痉挛逐渐减轻
体征
• 视诊及触诊：伴有阵发性双拳紧握，上肢过度屈曲，下肢伸直，呈角弓反张状
• 听诊：合并肺炎时肺部痰鸣音
诊断
• 有出生时结扎脐带消毒不严病史
• 典型的临床表现：早期症状为张口困难。随后牙关紧闭、面肌紧张，呈“苦笑”面容，伴有阵发性双拳紧握，上肢过度屈曲，下肢伸直，呈角弓反张状
鉴别诊断
• 新生儿脑膜炎
治疗
• 护理：将患儿置于安静、避光的环境，尽量减少刺激以减少痉挛发作
• 破伤风抗毒素（TAT）：1万～2万 U静脉滴注，3000 U脐周注射，用前须做皮肤过敏试验；或破伤风免疫球蛋白（TIG）500 U肌内注射
• 止痉药：控制痉挛是治疗成功的关键
• 抗生素：青霉素每日10万～20万 U/kg，每日2次；或甲硝唑，首剂15 mg/kg，以后7.5 mg/kg，每12小时1次，静脉滴注，7～10天

1. 定义

新生儿破伤风（neonatal tetanus）是指破伤风杆菌侵入脐部生长繁殖，并产生痉挛毒素而引起以牙关紧闭和全身肌肉强直性痉挛为特征的急性感染性疾病。

2. 病因和发病机制

（1）破伤风杆菌为革兰阳性厌氧菌，当用该菌污染的器械断脐或包扎时，破伤风杆菌即可进入脐部繁殖。

（2）其产生的痉挛毒素沿神经束、淋巴液等扩散至中枢神经系统与神经节苷脂结合，导致肌肉强烈收缩。

3. 临床表现及诊断

（1）潜伏期多为 4～7 天。

（2）早期症状为哭闹、张口困难、吃奶困难。随后发展为牙关紧闭、面肌紧张、口角上牵、呈“苦笑”面容，伴有阵发性双拳紧握，上肢过度屈曲，下肢伸直，呈角弓反张状。呼吸肌和喉肌痉挛可引起发绀、窒息。

（3）病程中常并发肺炎和败血症。

（4）经合理治疗 1～4 周后痉挛逐渐减轻，完全恢复需 2～3 个月。

4. 治疗

1）护理　将患儿置于安静、避光的环境，尽量减少刺激以减少痉挛发作。

2）破伤风抗毒素（TAT）1 万～2 万 U 静脉滴注，3000 U 脐周注射，用前须做皮肤过敏试验；或破伤风免疫球蛋白（TIG）500 U 肌内注射。

3）止痉药　控制痉挛是治疗成功的关键。

4）抗生素　青霉素每日 10 万～20 万 U/kg，每日 2 次；或甲硝唑，首剂 15 mg/kg，以后 7.5 mg/kg，每 12 小时 1 次，静脉滴注，7～10 天。

5. 预防

严格执行新法接生可预防本病发生。

四、新生儿巨细胞病毒感染

重点	新生儿巨细胞病毒感染的病因、临床表现与治疗原则
难点	先天感染、出生时与出生后巨细胞病毒感染的区别
考点	新生儿巨细胞病毒感染临床表现

速览导引图

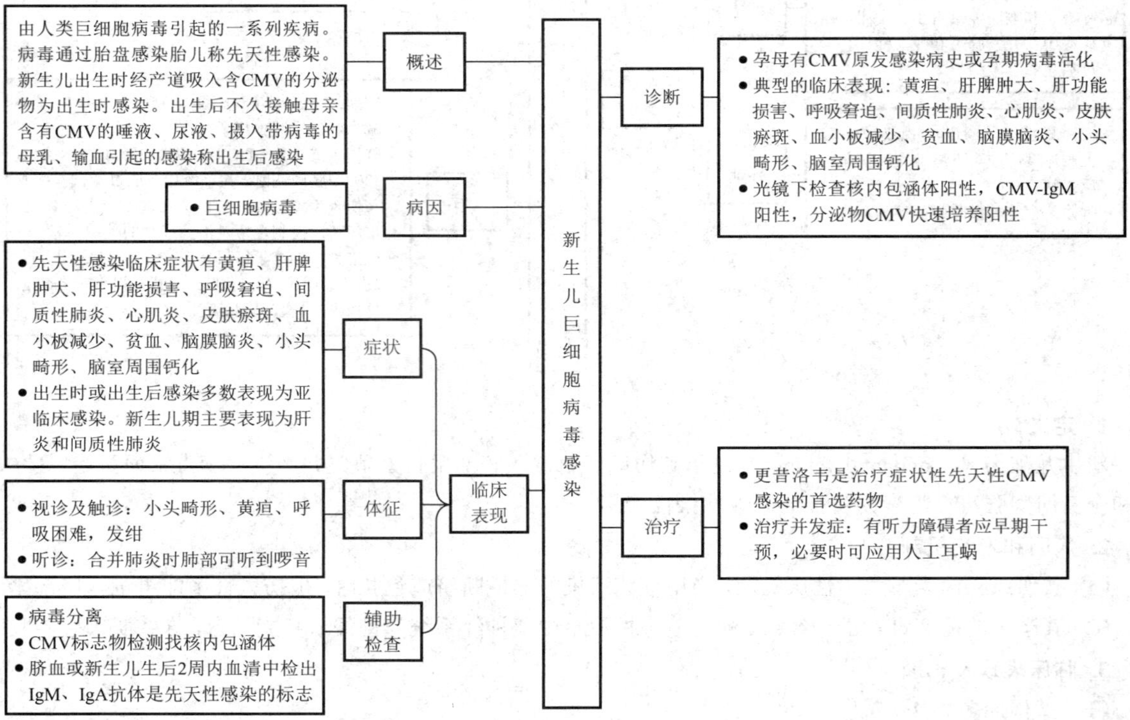
由人类巨细胞病毒引起的一系列疾病。病毒通过胎盘感染胎儿称先天性感染。新生儿出生时经产道吸入含CMV的分泌物为出生时感染。出生后不久接触母亲含有CMV的唾液、尿液、摄入带病毒的母乳、输血引起的感染称出生后感染
概述
• 巨细胞病毒
病因
• 先天性感染临床症状有黄疸、肝脾肿大、肝功能损害、呼吸窘迫、间质性肺炎、心肌炎、皮肤瘀斑、血小板减少、贫血、脑膜脑炎、小头畸形、脑室周围钙化
• 出生时或出生后感染多数表现为亚临床感染。新生儿期主要表现为肝炎和间质性肺炎
症状
• 视诊及触诊：小头畸形、黄疸、呼吸困难，发绀
• 听诊：合并肺炎时肺部可听到啰音
体征
• 病毒分离
• CMV标志物检测找核内包涵体
• 脐血或新生儿生后2周内血清中检出IgM、IgA抗体是先天性感染的标志
辅助检查
临床表现
新生儿巨细胞病毒感染
诊断
• 孕母有CMV原发感染病史或孕期病毒活化
• 典型的临床表现：黄疸、肝脾肿大、肝功能损害、呼吸窘迫、间质性肺炎、心肌炎、皮肤瘀斑、血小板减少、贫血、脑膜脑炎、小头畸形、脑室周围钙化
• 光镜下检查核内包涵体阳性，CMV-IgM阳性，分泌物CMV快速培养阳性
治疗
• 更昔洛韦是治疗症状性先天性CMV感染的首选药物
• 治疗并发症：有听力障碍者应早期干预，必要时可应用人工耳蜗

1. 定义

巨细胞病毒感染（cytomegalovirus infection，CMV infection）是由人类巨细胞病毒引起的一系列疾病。病毒通过胎盘感染胎儿称先天性感染。新生儿出生时经产道吸入含 CMV 的分泌物为出生时感染。出生后不久接触母亲含有 CMV 的唾液、尿液、摄入带病毒的母乳、输血引起的感染称出生后感染。

2. 临床表现及诊断

（1）先天性感染（宫内感染） 临床症状有黄疸、肝脾肿大、肝功能损害、呼吸窘迫、间质性肺炎、心肌炎、皮肤瘀斑、血小板减少、贫血、脑膜脑炎、小头畸形、脑室周围钙化、脑室扩大等。常见的后遗症有感觉性神经性耳聋，智力、运动发育障碍。

（2）出生时或出生后感染潜伏期为 4～12 周，多数表现为亚临床感染。新生儿期主要表现为肝炎和间质性肺炎。

3. 实验室检查

（1）病毒分离。

（2）CMV 标志物检测　在光镜下找核内包涵体。此法特异性高。

（3）检测血清中 CMV－IgG、IgM、IgA 抗体　IgM、IgA 抗体不能通过胎盘，因此，脐血或新生儿生后 2 周内血清中检出 IgM、IgA 抗体是先天性感染的标志。

4. 治疗

（1）更昔洛韦（ganciclovir）　是治疗症状性先天性 CMV 感染的首选药物。

（2）治疗并发症　有听力障碍者应早期干预，必要时可应用人工耳蜗。

五、先天性弓形虫感染

重点	先天性弓形虫感染的病因、临床表现与治疗
难点	先天性弓形虫感染的临床表现
考点	先天性弓形虫感染的定义

速览导引图

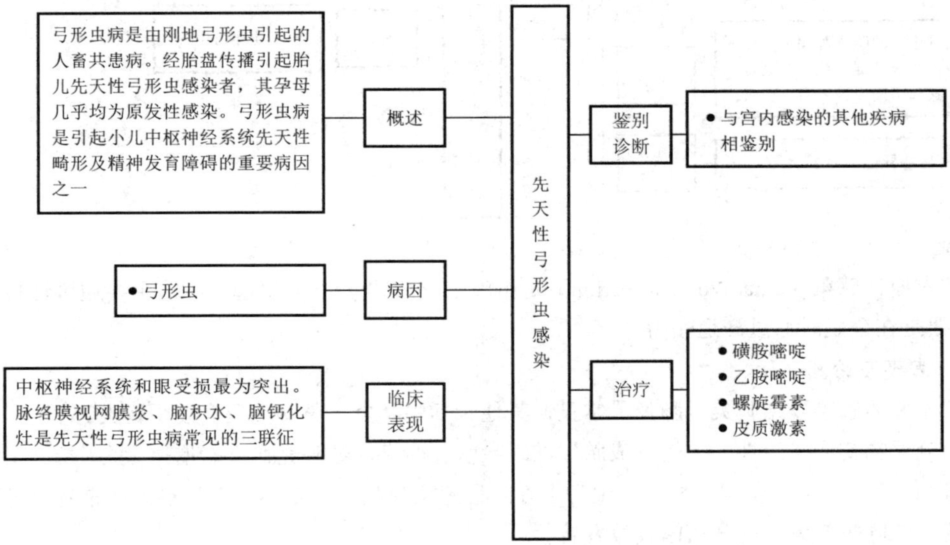
先天性弓形虫感染
概述
弓形虫病是由刚地弓形虫引起的人畜共患病。经胎盘传播引起胎儿先天性弓形虫感染者，其孕母几乎均为原发性感染。弓形虫病是引起小儿中枢神经系统先天性畸形及精神发育障碍的重要病因之一
病因
● 弓形虫
临床表现
中枢神经系统和眼受损最为突出。脉络膜视网膜炎、脑积水、脑钙化灶是先天性弓形虫病常见的三联征
鉴别诊断
● 与宫内感染的其他疾病相鉴别
治疗
● 磺胺嘧啶
● 乙胺嘧啶
● 螺旋霉素
● 皮质激素

1. 定义

弓形虫病（toxoplasmosis）是由刚地弓形虫（toxoplasma gondii）引起的人畜共患病。经胎盘传播引起胎儿先天性弓形虫感染者，其孕母几乎均为原发性感染。弓形虫病是引起小儿中枢神经系统先天性畸形及精神发育障碍的重要病因之一。

2. 临床表现及诊断

中枢神经系统和眼受损最为突出。脉络膜视网膜炎、脑积水、脑钙化灶是先天性弓形虫病常见的三联征。

3. 治疗

①磺胺嘧啶；②乙胺嘧啶；③螺旋霉素；④皮质激素。

六、新生儿衣原体感染

重点	新生儿衣原体感染的病因、临床表现与治疗
难点	新生儿衣原体感染的临床表现
考点	新生儿衣原体感染的定义

速览导引图

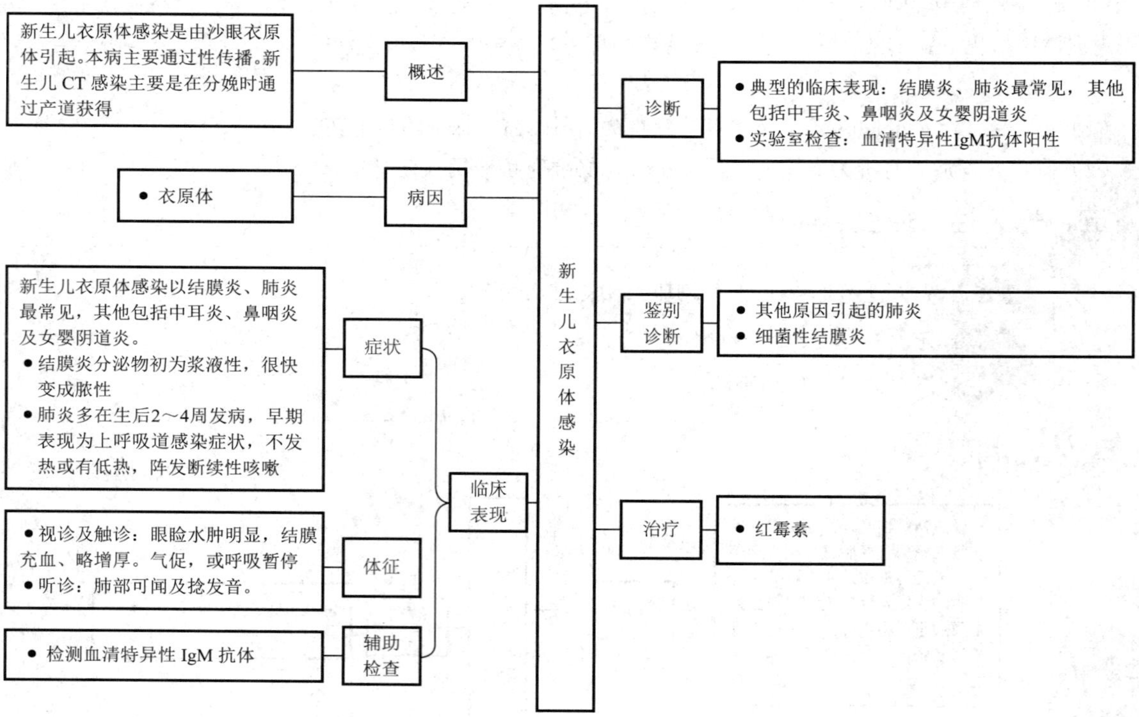
新生儿衣原体感染
概述
新生儿衣原体感染是由沙眼衣原体引起。本病主要通过性传播。新生儿 CT 感染主要是在分娩时通过产道获得
病因
● 衣原体
临床表现
症状
新生儿衣原体感染以结膜炎、肺炎最常见，其他包括中耳炎、鼻咽炎及女婴阴道炎。
●结膜炎分泌物初为浆液性，很快变成脓性
●肺炎多在生后2～4周发病，早期表现为上呼吸道感染症状，不发热或有低热，阵发断续性咳嗽
体征
●视诊及触诊：眼睑水肿明显，结膜充血、略增厚。气促，或呼吸暂停
●听诊：肺部可闻及捻发音。
辅助检查
● 检测血清特异性 IgM 抗体
诊断
●典型的临床表现：结膜炎、肺炎最常见，其他包括中耳炎、鼻咽炎及女婴阴道炎
●实验室检查：血清特异性IgM抗体阳性
鉴别诊断
● 其他原因引起的肺炎
● 细菌性结膜炎
治疗
● 红霉素

1. 定义

新生儿衣原体感染（chlamydial infection）是由沙眼衣原体（CT）引起。本病主要通过性传播。新生儿 CT 感染主要是在分娩时通过产道获得。

2. 临床表现及诊断

新生儿衣原体感染以结膜炎、肺炎最常见，其他包括中耳炎、鼻咽炎及女婴阴道炎。

结膜炎分泌物初为浆液性，很快变成脓性，眼睑水肿明显，结膜充血、略增厚。

肺炎多在生后 2～4 周发病，早期表现为上呼吸道感染症状，不发热或有低热。严重者可见阵发断续性咳嗽、气促，或呼吸暂停，肺部可闻及捻发音。

3. 治疗

CT 结膜炎和肺炎治疗均首选红霉素。

七、先天性梅毒

重点	先天性梅毒的临床表现与治疗
难点	先天性梅毒的临床表现
考点	先天性梅毒的定义

速览导引图

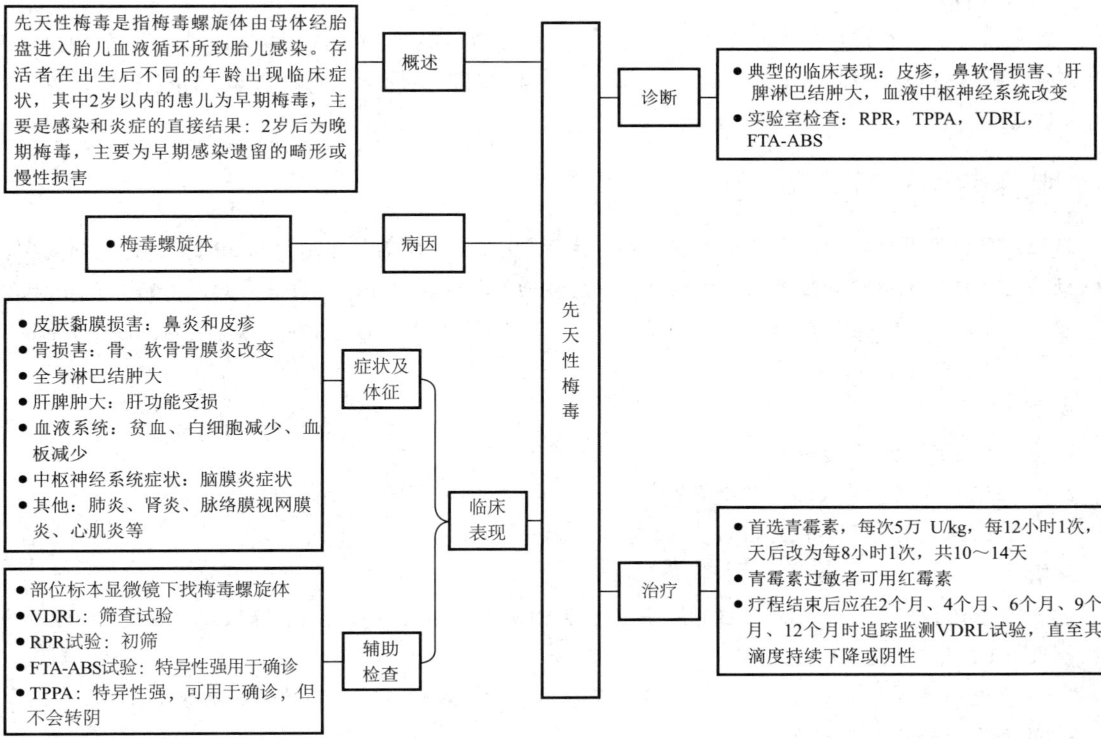
先天性梅毒是指梅毒螺旋体由母体经胎盘进入胎儿血液循环所致胎儿感染。存活者在出生后不同的年龄出现临床症状，其中2岁以内的患儿为早期梅毒，主要是感染和炎症的直接结果；2岁后为晚期梅毒，主要为早期感染遗留的畸形或慢性损害
概述
● 梅毒螺旋体
病因
● 皮肤黏膜损害：鼻炎和皮疹
● 骨损害：骨、软骨骨膜炎改变
● 全身淋巴结肿大
● 肝脾肿大：肝功能受损
● 血液系统：贫血、白细胞减少、血板减少
● 中枢神经系统症状：脑膜炎症状
● 其他：肺炎、肾炎、脉络膜视网膜炎、心肌炎等
症状及体征
● 部位标本显微镜下找梅毒螺旋体
● VDRL：筛查试验
● RPR试验：初筛
● FTA-ABS试验：特异性强用于确诊
● TPPA：特异性强，可用于确诊，但不会转阴
辅助检查
临床表现
先天性梅毒
诊断
● 典型的临床表现：皮疹，鼻软骨损害、肝脾淋巴结肿大，血液中枢神经系统改变
● 实验室检查：RPR，TPPA，VDRL，FTA-ABS
治疗
● 首选青霉素，每次5万 U/kg，每12小时1次，7天后改为每8小时1次，共10～14天
● 青霉素过敏者可用红霉素
● 疗程结束后应在2个月、4个月、6个月、9个月、12个月时追踪监测VDRL试验，直至其滴度持续下降或阴性

1. 定义

先天性梅毒（congenital syphilis）是指梅毒螺旋体由母体经胎盘进入胎儿血液循环所致胎儿感染。存活者在出生后不同的年龄出现临床症状，其中 2 岁以内的患儿为早期梅毒，主要是感染和炎症的直接结果；2 岁后为晚期梅毒，主要为早期感染遗留的畸形或慢性损害。

2. 临床表现

（1）皮肤黏膜损害：鼻炎为早期特征，当鼻黏膜溃疡累及鼻软骨时形成“鞍鼻”。皮疹常于生后 2～3 周出现。

（2）骨损害：多数无临床体征，X 线表现为骨、软骨骨膜炎改变。

（3）全身淋巴结肿大：无触痛，滑车上淋巴结肿大有诊断价值。

（4）肝脾肿大：几乎所有患儿均有肝肿大，肝功能受损。

（5）血液系统：表现为贫血、白细胞减少或增多、血小板减少。

（6）中枢神经系统症状：多在生后 3～6 个月时出现脑膜炎症状，脑脊液中淋巴细胞数增高，蛋白呈中度增高，糖正常。

（7）其他：肺炎、肾炎、脉络膜视网膜炎、心肌炎等。

3. 诊断

诊断主要根据母亲病史、临床表现及实验室检查。确诊可根据如下试验。

（1）胎盘、羊水、皮损等易感部位标本，在暗视野显微镜下找梅毒螺旋体。

（2）性病研究实验室（VDRL）试验：简便、快速，敏感性极高，可作为筛查试验。

（3）快速血浆反应素（RPR）试验：敏感性极高，需做特异性试验进一步证实。

（4）荧光螺旋体抗体吸附（FTA－ABS）试验：特异性强用于确诊。

（5）梅毒螺旋体颗粒凝集试验（TPPA）：特异性强，可用于确诊，但不会转阴。

4. 治疗和预防

首选青霉素，每次 5 万 U/kg，每 12 小时 1 次，7 天后改为每 8 小时 1 次，共 10～14 天。青霉素过敏者可用红霉素。疗程结束后应在 2 个月、4 个月、6 个月、9 个月、12 个月时追踪监测 VDRL 试验，直至其滴度持续下降或阴性。

临床病例分析

患儿，男，足月剖宫产。否认出生窒息史，生后 10 天出现发热，体温最高 39.1℃，伴吃奶减少，无咳嗽，无抽搐，无呕吐和腹泻。查体：皮肤中度黄染，稍烦燥，气急。口唇发绀，R 60 次/分，双肺无啰音。脐部可见脓性分泌物。血常规示：WBC 24.8×10^9/L，L 21.2%，N 74.8%，Hb138 g/L，Plt 118×10^9/L，CRP 50 mg/L。

思考

1. 本病例最可能的诊断是什么？有何依据？
2. 需要进一步确诊需要做哪些检查？
3. 该如何拟定治疗方案？

解析

1. 最可能的诊断是新生儿败血症。依据是生后 10 天发病，呈现的典型临床表现，如发热、吃奶减少，血象 WBC 增高，CRP 增高。
2. 需要进一步检查包括血培养、脐部分泌物培养，脑脊液培养，必要时做尿培养等。
3. 最主要的为抗感染治疗

（1）抗生素治疗用药原则是早期、联合、足疗程。

（2）处理严重并发症。

（3）支持疗法即注意保温，供给足够热量和液体，维持血糖和血电解质在正常水平。

（4）免疫疗法即 IVIG、交换输血、补充血小板。

（5）清除感染灶。

第十二节　新生儿寒冷损伤综合征

重点	新生儿寒冷损伤综合征的病因、临床表现与治疗
难点	新生儿寒冷损伤综合征的临床表现与治疗
考点	新生儿寒冷损伤综合征的临床表现与治疗

速览导引图

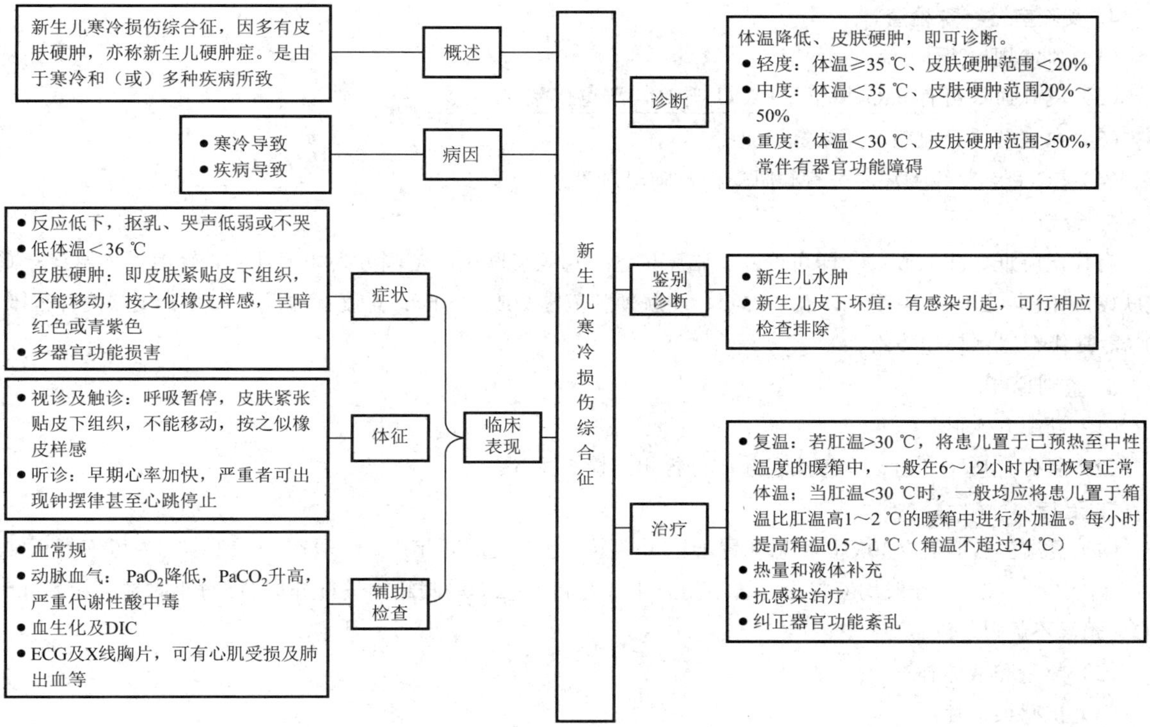
新生儿寒冷损伤综合征
概述
新生儿寒冷损伤综合征，因多有皮肤硬肿，亦称新生儿硬肿症。是由于寒冷和（或）多种疾病所致
病因
• 寒冷导致
• 疾病导致
临床表现
症状
• 反应低下，拒乳、哭声低弱或不哭
• 低体温＜36 ℃
• 皮肤硬肿：即皮肤紧贴皮下组织，不能移动，按之似橡皮样感，呈暗红色或青紫色
• 多器官功能损害
体征
• 视诊及触诊：呼吸暂停，皮肤紧张贴皮下组织，不能移动，按之似橡皮样感
• 听诊：早期心率加快，严重者可出现钟摆律甚至心跳停止
辅助检查
• 血常规
• 动脉血气：PaO_2降低，$PaCO_2$升高，严重代谢性酸中毒
• 血生化及DIC
• ECG及X线胸片，可有心肌受损及肺出血等
诊断
体温降低、皮肤硬肿，即可诊断。
• 轻度：体温≥35 ℃、皮肤硬肿范围＜20%
• 中度：体温＜35 ℃、皮肤硬肿范围20%～50%
• 重度：体温＜30 ℃、皮肤硬肿范围>50%，常伴有器官功能障碍
鉴别诊断
• 新生儿水肿
• 新生儿皮下坏疽：有感染引起，可行相应检查排除
治疗
• 复温：若肛温>30 ℃，将患儿置于已预热至中性温度的暖箱中，一般在6～12小时内可恢复正常体温；当肛温<30 ℃时，一般均应将患儿置于箱温比肛温高1～2 ℃的暖箱中进行外加温。每小时提高箱温0.5～1 ℃（箱温不超过34 ℃）
• 热量和液体补充
• 抗感染治疗
• 纠正器官功能紊乱

1. 定义

新生儿寒冷损伤综合征（neonatal cold injury syndrome），因多有皮肤硬肿，亦称新生儿硬肿症（sclerema neonatorum），是由于寒冷和（或）多种疾病所致。

2. 病因和发病机制

（1）寒冷导致发生硬肿症的病因　①体温调节中枢不成熟。②体表面积相对较大，皮下脂肪少，皮肤薄，血管丰富，易于失热。③躯体小，总液体含量少，体内储存热量少，对失热的耐受能力差。④新生儿由于缺乏寒战反应，棕色脂肪少，代偿能力有限。⑤皮下脂肪（白色脂肪）中，饱和脂肪酸含量高，低体温时易于凝固，出现皮肤硬肿。

（2）疾病导致的硬肿症原因　①严重感染、缺氧、心力衰竭和休克等使能源物质消耗增加、热量摄入不足。②严重的颅脑疾病也可抑制尚未成熟的体温调节中枢，使散热大于产热。③低体温及皮肤硬肿可使局部血液循环淤滞，引起缺氧和代酸，可引起多器官功能损害。

3. 临床表现

（1）症状

1）一般表现反应低下，拒乳、哭声低弱或不哭，也可出现呼吸暂停等。

2）体温＜35℃。低体温时常伴有心率减慢。

3）皮肤硬肿：即皮肤紧贴皮下组织，不能移动，按之似橡皮样感，呈暗红色或青紫色。其发生顺序依次为：下肢→臀部→面颊→上肢→全身。硬肿面积可按头颈部 20%、双上肢 18%、前胸及腹部 14%、背部及腰骶部 14%、臀部 8%及双下肢 26%计算。

4）多器官功能损害。

（2）体征

1）视诊及触诊　呼吸暂停，皮肤紧贴皮下组织，不能移动，按之似橡皮样感。

2）听诊　早期心率加快，严重者可出现钟摆律甚至心跳停止。

4. 实验室及特殊检查

（1）血常规检查。

（2）动脉血气可有 PaO_2 降低，$PaCO_2$ 升高，严重代酸。

（3）血电解质、血糖、尿素氮、肌酐。

（4）ECG 及 X 线胸片，可有心肌受损及肺出血等。

5. 诊断

有体温降低、皮肤硬肿，即可诊断。临床依据体温及皮肤硬肿范围分为如下几度。轻度：体温≥35℃、皮肤硬肿范围＜20%；中度：体温＜35℃、皮肤硬肿范围 20%～50%；重度：体温＜30℃、皮肤硬肿范围＞50%，常伴有器官功能障碍。

6. 鉴别诊断

（1）新生儿水肿。

（2）新生儿皮下坏疽　有感染引起，可行相应检查排除。

7. 治疗

（1）复温　若肛温＞30℃，将患儿置于已预热至中性温度的暖箱中，一般在 6～12 小时内可恢复正常体温；当肛温＜30℃时，一般均应将患儿置于箱温比肛温高 1～2℃的暖箱中进行外加温。每小时提高箱温 0.5～1℃（箱温不超过 34℃）

（2）热量和液体补充。

（3）抗感染治疗。

（4）纠正器官功能紊乱。

8. 预防

（1）做好围生期保健工作。

（2）避免早产、产伤和窒息等，及时治疗诱发冷伤的各种疾病。

（3）尽早开始喂养，保证充足的热量供应。

（4）注意保暖。

（5）在新生儿外科手术、新生儿转院及各种检查过程中应注意保暖。

临床病例分析

患儿，男，孕 35 周冬季娩出。出生体重 2.3 kg，出生无窒息。生后 3 天，因反应差，不吃奶 2 天就诊。查体：体温 34℃，全身冷，皮肤呈紫红色，双下肢、臀部、会阴、下腹部、面颊皮肤发硬，压之微凹陷，呼吸稍弱，心率 100 次/分，肝右肋下 2 cm，质软，前囟软。

思考

1. 请作出初步诊断。

2. 说明患儿皮肤发硬的原因。

3. 主要的处理措施是什么？

解析

1. 最可能的诊断是新生儿硬肿症。依据是早产儿，且在冬季出生，入院时体温<35℃，患儿有低体温症状、反应差、不吃奶等，可考虑此诊断。

2. 新生儿皮下脂肪（白色脂肪）中，饱和脂肪酸含量高（为成人的3倍），由于其熔点高，低体温时易于凝固，出现皮肤硬肿。表现为皮肤紧贴皮下组织，不能移动，按之似橡皮样感，呈暗红色或青紫色。伴水肿者有指压凹陷。

3. 主要处理措施

（1）复温。若肛温＞30℃，将患儿置于已预热至中性温度的暖箱中，一般在6～12小时内可恢复正常体温；当肛温＜30℃时，一般均应将患儿置于箱温比肛温高1～2℃的暖箱中进行外加温。每小时提高箱温0.5～1℃（箱温不超过34℃）。

（2）热量和液体补充。

（3）抗感染治疗。

（4）纠正器官功能紊乱。

第十三节　新生儿坏死性小肠结肠炎

重点	新生儿坏死性小肠结肠炎临床表现、诊断及治疗
难点	新生儿坏死性小肠结肠炎诊断
考点	新生儿坏死性小肠结肠炎诊断及治疗

速览导引图

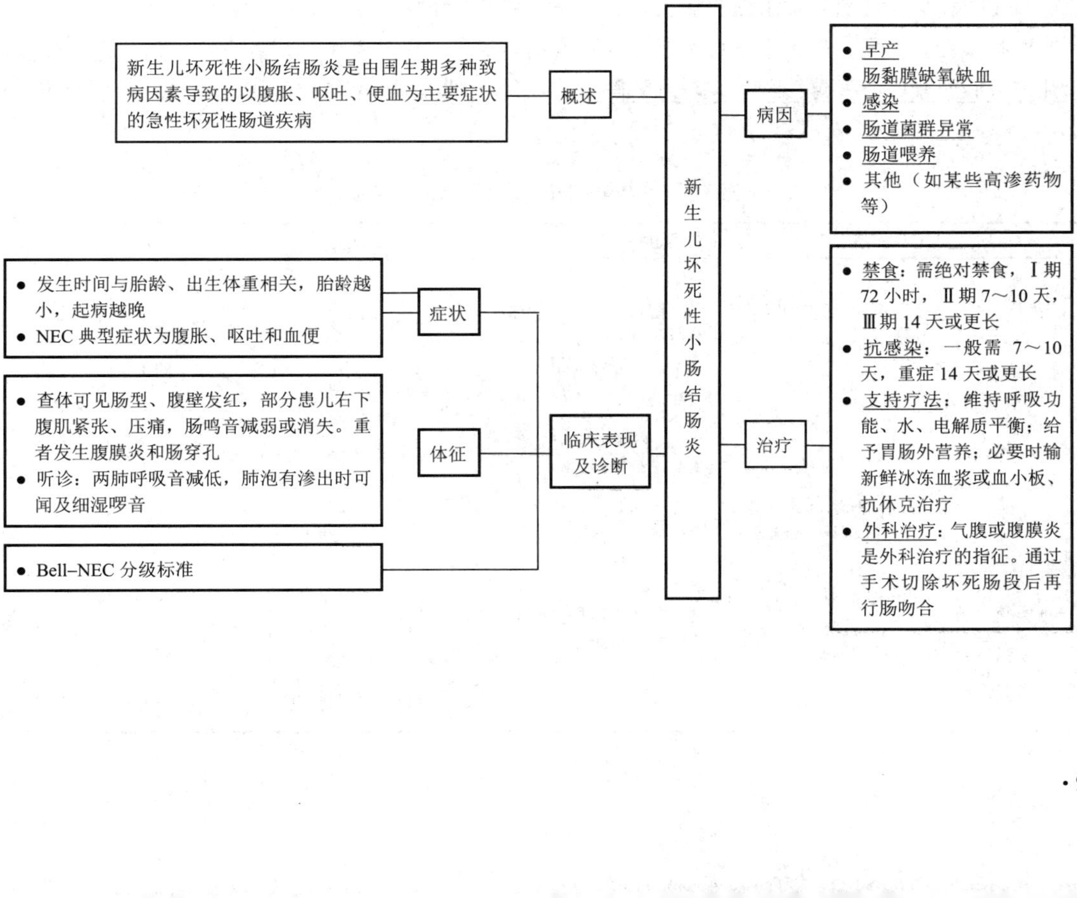
新生儿坏死性小肠结肠炎
概述
新生儿坏死性小肠结肠炎是由围生期多种致病因素导致的以腹胀、呕吐、便血为主要症状的急性坏死性肠道疾病
病因
• 早产
• 肠黏膜缺氧缺血
• 感染
• 肠道菌群异常
• 肠道喂养
• 其他（如某些高渗药物等）
临床表现及诊断
症状
• 发生时间与胎龄、出生体重相关，胎龄越小，起病越晚
• NEC典型症状为腹胀、呕吐和血便
体征
• 查体可见肠型、腹壁发红，部分患儿右下腹肌紧张、压痛，肠鸣音减弱或消失。重者发生腹膜炎和肠穿孔
• 听诊：两肺呼吸音减低，肺泡有渗出时可闻及细湿啰音
• Bell-NEC分级标准
治疗
• 禁食：需绝对禁食，Ⅰ期72小时，Ⅱ期7～10天，Ⅲ期14天或更长
• 抗感染：一般需7～10天，重症14天或更长
• 支持疗法：维持呼吸功能、水、电解质平衡；给予胃肠外营养；必要时输新鲜冰冻血浆或血小板、抗休克治疗
• 外科治疗：气腹或腹膜炎是外科治疗的指征。通过手术切除坏死肠段后再行肠吻合

1. 定义

新生儿坏死性小肠结肠炎（neonatal necrotizing enterocolitis，NEC）是由围生期多种致病因素导致的以腹胀、呕吐、便血为主要症状的急性坏死性肠道疾病。

2. 病因和发病机制

（1）早产　肠道屏障功能不成熟，胃酸分泌少，胃肠道动力差，消化酶活力低，消化道黏膜通透性高，消化吸收功能差，当喂养不当、感染和肠壁缺血时易导致肠黏膜损伤。此外，肠道免疫功能不成熟，也有利于细菌侵入肠壁繁殖。

（2）肠黏膜缺氧缺血　缺氧时肠道血流减少导致肠黏膜损伤。

（3）感染　感染和肠壁炎症是 NEC 的最主要病因。常见的致病菌有肺炎克雷伯杆菌、大肠埃希菌、梭状芽孢杆菌、链球菌、乳酸杆菌、肠球菌、凝固酶阴性葡萄球菌等。病毒（如轮状病毒）和真菌（如白念珠菌）也可引起本病。

（4）肠道菌群异常　开奶延迟、长时间暴露于广谱抗生素等原因，肠道内正常菌群不能建立，病原菌在肠道内定植或优势菌种形成并大量繁殖，侵袭肠道，引起肠黏膜损伤。

（5）肠道喂养　摄入配方奶的渗透压高（＞400 mmol/L）、奶量过多、增加速度过快、喂养理念或方法不当等均和 NEC 的发生有关。

（6）其他　某些渗透压较高的药物（如维生素 E、氨茶碱、吲哚美辛），也与 NEC 的发生有关，大剂量静脉丙种球蛋白以及浓缩红细胞输注也可增加 NEC 发生风险。

3. 病理改变

最常受累的是回肠末端和近端结肠。严重时整个肠壁全层坏死并伴肠穿孔。

4. 临床表现及诊断

发生时间与胎龄、出生体重相关，胎龄越小，起病越晚。平均发病时间为出生后 12 天，极低出生体重儿可迟至 2 个月，足月儿一般在生后 1 周内发病。NEC 典型症状为腹胀、呕吐和血便，多数初起表现为胃潴留增加、腹胀和呕吐等喂养不耐受的症状，以及呼吸窘迫、呼吸暂停、嗜睡、体温波动等全身症状。随后出现大便性状改变、血便。严重者最后发展为呼吸衰竭、休克、DIC 甚至死亡。查体可见肠型、腹壁发红，部分患儿右下腹肌紧张、压痛，肠鸣音减弱或消失。重者发生腹膜炎和肠穿孔。Bell－NEC 分级标准修改版，见表 7－4。

表 7－4　Bell－NEC 分级标准修改版

分期	全身症状	胃肠道症状	影像学检查	治疗
Ⅰ疑似				
ⅠA	体温不稳定、呼吸暂停、心率下降	胃潴留增加、轻度腹胀、大便潜血阳性	正常或轻度肠梗阻	禁食，抗生素治疗 3 天
ⅠB	同ⅠA	同ⅠA，肉眼血便	同ⅠA	同ⅠA
Ⅱ确诊				
ⅡA（轻度病变）	同ⅠA	同ⅠA，肠鸣音消失和（或）腹部触痛	肠梗阻、肠壁积气	禁食，抗生素治疗 7～10 天
ⅡB（中度病变）	同ⅠA，轻度代谢性酸中毒、轻度血小板减少	同ⅠA 及肠鸣音异常、明确腹胀、蜂窝织炎、右下腹肿块	同ⅡA 及门静脉积气和（或）腹腔积液	禁食，抗生素治疗 14 天
Ⅲ晚期				
ⅢA（严重病变，肠道无穿孔）	同ⅡB，低血压、心动过缓、混合性酸中毒、DIC、中性粒细胞减少	同Ⅰ和Ⅱ及腹膜炎症状、明显的腹胀、腹壁紧张	同ⅡB 及明确的腹腔积液	禁食，抗生素治疗 14 天，补液，机械通气，腹腔穿刺术
ⅢB（严重病变，肠道穿孔）	同 ⅢA	同ⅢA	同ⅡB 及气腹	同ⅡA 及手术

5. 治疗

（1）禁食　需绝对禁食，Ⅰ期 72 小时，Ⅱ期 7～10 天，Ⅲ期 14 天或更长。待临床情况好转，大便潜血转阴，X 片异常征象消失后可逐渐恢复经口喂养。禁食期间须常规胃肠减压。

（2）抗感染　抗生素疗程视病情轻重而异，一般需 7～10 天，重症 14 天或更长。

（3）支持疗法　维持呼吸功能；维持水、电解质平衡；由于禁食时间较长，应该给予胃肠外营养；有凝血机制障碍时可输新鲜冰冻血浆，严重血小板减少可输注血小板；出现休克时给予抗休克治疗。

（4）外科治疗　气腹或腹膜炎是外科治疗的指征。通过手术切除坏死肠段后再行肠吻合。

6. 预后

Ⅰ期和Ⅱ期的 NEC 患儿远期预后良好，经手术治疗的患儿，约有 25%留有胃肠道的远期后遗症，如短肠综合征、肠狭窄，另有部分患儿可发生吸收不良、胆汁淤积、慢性腹泻、电解质紊乱等远期并发症。

临床病例分析

患儿，男，18 天。系 G_1P_1 孕 29^{+3} 周因其母妊娠期高血压疾病剖宫产娩出，出生体重 1320 g，脐带、胎盘无异常，羊水Ⅰ污染，Apgar 评分 1 分钟及 5 分钟分别为 6 分及 7 分。生后因“新生儿肺炎”予以 nCPAP 辅助通气并抗感染治疗好转，2 天前已停止氧疗。人工喂养，奶量已逐渐增至 24 ml Q3h。1 天前患儿突然出现腹胀，伴呕吐胆汁样胃内容物，大便呈咖啡色。查体：精神反应稍差，呼吸不规则，心肺无明显异常，腹胀，可见肠型，腹壁发红，肠鸣音减弱。WBC 23.2×10^9/L，N 76%，CRP 65 mg/L。大便常规提示 WBC 10～15/HP，RBC 6～8/HP。便潜血试验（OB）阳性。腹部立位平片可见多个液气平。

思考

1. 该患儿目前最可能的诊断是什么？有何依据？

2. 该如何拟定治疗方案？

解析

1. 最可能的诊断是新生儿坏死性小肠结肠炎。依据是：患儿系孕 29^{+3} 周早产儿，生后 2～3 周，人工喂养，腹胀，伴呕吐胆汁样胃内容物，大便呈咖啡色。查体：腹胀，可见肠型，腹壁发红，肠鸣音减弱。WBC 23.2×10^9/L。N 76%，CRP 65 mg/L，提示存在感染。大便常规、检验示 WBC 10～15/HP，RBC 16～20/HP，大便潜血试验（OB）阳性。腹部立位平片可见多个液气平，提示存在肠道梗阻。结合这些病史、体征及辅助检查结果可考虑为患儿存在新生儿坏死性小肠结肠炎（Bell－NEC 分级Ⅱ期）。

2. 主要治疗措施是：①禁食 7～10 天并胃肠减压。待临床情况好转，大便潜血转阴，X 片异常征象消失后可逐渐恢复经口喂养。②抗感染，抗生素疗程一般需 7～10 天。③支持疗法。维持呼吸功能；维持水、电解质平衡；由于禁食时间较长，应该给予胃肠外营养。④若患儿病情进展，出现气腹或腹膜炎等征象时予以外科治疗。

第十四节　新生儿出血症

重点	新生儿出血症的病因及发病机制、临床表现、诊断及鉴别诊断
难点	新生儿出血症的鉴别诊断
考点	新生儿出血症的病因及发病机制、临床表现及鉴别诊断

速览导引图

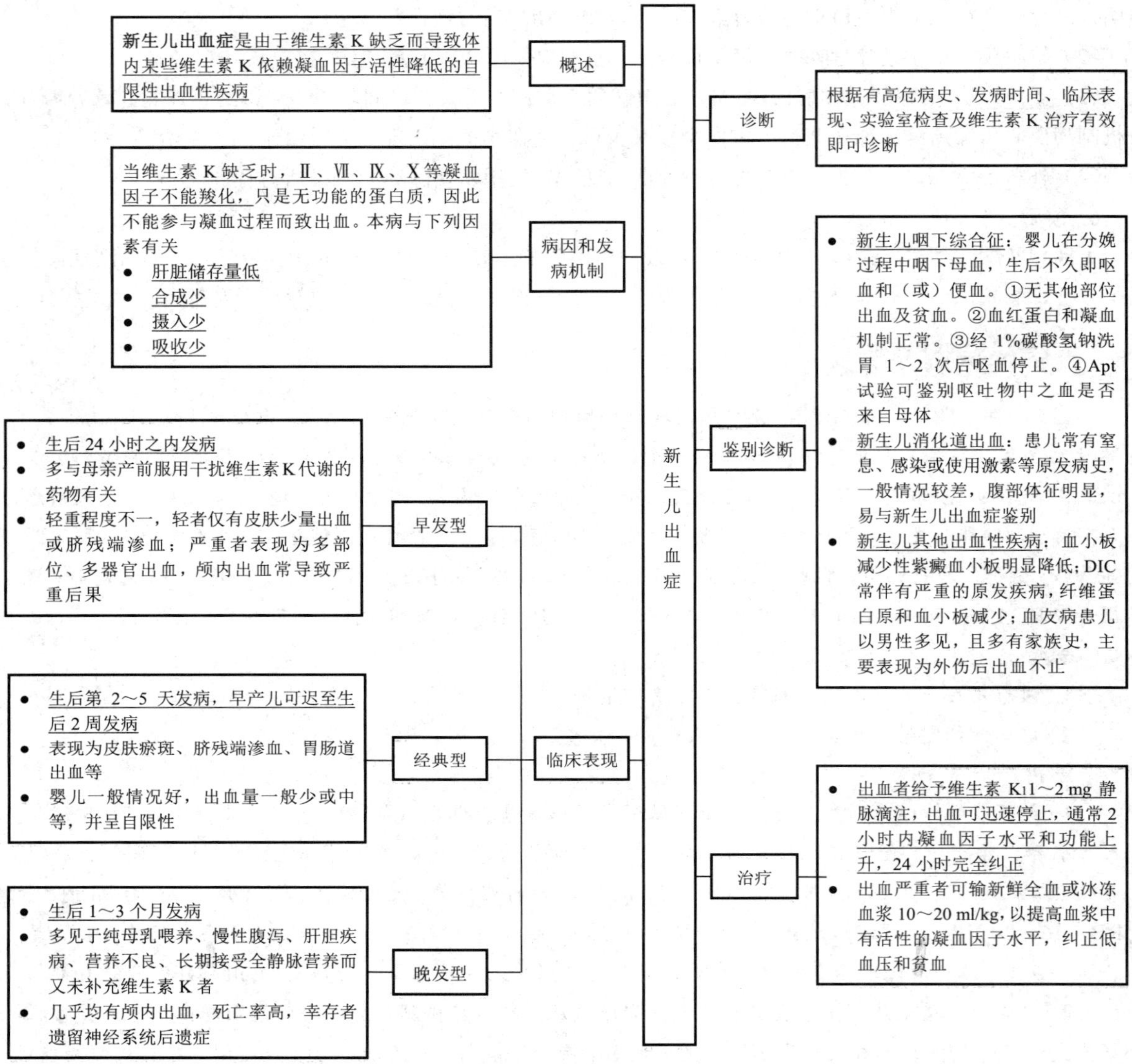
新生儿出血症
概述
新生儿出血症是由于维生素K缺乏而导致体内某些维生素K依赖凝血因子活性降低的自限性出血性疾病
病因和发病机制
当维生素K缺乏时，Ⅱ、Ⅶ、Ⅸ、Ⅹ等凝血因子不能羧化，只是无功能的蛋白质，因此不能参与凝血过程而致出血。本病与下列因素有关
肝脏储存量低
合成少
摄入少
吸收少
临床表现
早发型
生后24小时之内发病
多与母亲产前服用干扰维生素K代谢的药物有关
轻重程度不一，轻者仅有皮肤少量出血或脐残端渗血；严重者表现为多部位、多器官出血，颅内出血常导致严重后果
经典型
生后第2～5天发病，早产儿可迟至生后2周发病
表现为皮肤瘀斑、脐残端渗血、胃肠道出血等
婴儿一般情况好，出血量一般少或中等，并呈自限性
晚发型
生后1～3个月发病
多见于纯母乳喂养、慢性腹泻、肝胆疾病、营养不良、长期接受全静脉营养而又未补充维生素K者
几乎均有颅内出血，死亡率高，幸存者遗留神经系统后遗症
诊断
根据有高危病史、发病时间、临床表现、实验室检查及维生素K治疗有效即可诊断
鉴别诊断
新生儿咽下综合征：婴儿在分娩过程中咽下母血，生后不久即呕血和（或）便血。①无其他部位出血及贫血。②血红蛋白和凝血机制正常。③经1%碳酸氢钠洗胃1～2次后呕血停止。④Apt试验可鉴别呕吐物中之血是否来自母体
新生儿消化道出血：患儿常有窒息、感染或使用激素等原发病史，一般情况较差，腹部体征明显，易与新生儿出血症鉴别
新生儿其他出血性疾病：血小板减少性紫癜血小板明显降低；DIC常伴有严重的原发疾病，纤维蛋白原和血小板减少；血友病患儿以男性多见，且多有家族史，主要表现为外伤后出血不止
治疗
出血者给予维生素K₁1～2 mg静脉滴注，出血可迅速停止，通常2小时内凝血因子水平和功能上升，24小时完全纠正
出血严重者可输新鲜全血或冰冻血浆10～20 ml/kg，以提高血浆中有活性的凝血因子水平，纠正低血压和贫血

1. 定义

新生儿出血症（hemorrhagic disease of the newborn，HDN）是由于维生素K缺乏而导致体内某些维生素K依赖凝血因子活性降低的自限性出血性疾病。

2. 病因和发病机制

（1）当维生素K缺乏时，Ⅱ、Ⅶ、Ⅸ、Ⅹ等凝血因子不能羧化，只是无功能的蛋白质，因此不能参与凝血过程而致出血。

（2）本病与下列因素有关 ①肝脏储存量低：母体维生素K经胎盘通透性很低，仅1/10的量到达胎儿体内；母亲产前应用抗惊厥药、抗凝药、抗结核药等，干扰维生素K的储存或功能。②合成少：新生儿刚出生时肠道尚无细菌，或使用广谱抗生素抑制肠道正常菌群，均使维生素K合成不足。③摄入少：母乳中

维生素K含量明显低于牛乳，因此纯母乳喂养的婴儿多见；刚出生时摄入少、获得的维生素K量亦少。④吸收少：有先天性肝胆疾病、慢性腹泻可影响维生素K的吸收。

3. 临床表现

根据发病时间分为3型。

（1）早发型　生后24小时之内发病，多与母亲产前服用干扰维生素K代谢的药物有关。轻重程度不一，轻者仅有皮肤少量出血或脐残端渗血；严重者表现为皮肤、消化道、头颅等多部位、多器官出血，颅内出血常导致严重后果。

（2）经典型　生后第2～5天发病，早产儿可迟至生后2周发病。表现为皮肤瘀斑、脐残端渗血、胃肠道出血等，而婴儿一般情况好，出血量一般少或中等，并呈自限性。

（3）晚发型　生后1～3个月发病，多见于纯母乳喂养、慢性腹泻、肝胆疾病、营养不良、长期接受全静脉营养而又未补充维生素K者。除其他部位出血外，几乎均有颅内出血，死亡率高，幸存者遗留神经系统后遗症。

4. 实验室及特殊检查

（1）凝血功能检测　①凝血酶原时间（prothrombin time，PT）明显延长是诊断的重要指标。②活化部分凝血活酶时间（activated partial thromboplastin time，APTT）或白陶土部分凝血活酶时间（kaolin partial thromboplastin time，KPTT）也可延长。③凝血酶时间（TT）、出血时间、血小板计数、血块退缩试验和纤维蛋白原正常。

（2）活性Ⅱ因子与Ⅱ因子总量比值　两者比值小于1时提示维生素K缺乏。

（3）血清维生素K缺乏诱导蛋白（protein induced in vitamin K antagonism，PIVKA－Ⅱ）测定　一般认为，PIVKA－Ⅱ≥2 μg/L为阳性，提示维生素K缺乏。

（4）维生素K测定　因需血量大，限制了其在临床的应用。

5. 诊断和鉴别诊断

根据有高危病史、发病时间、临床表现、实验室检查及维生素K治疗有效即可诊断，需与以下疾病鉴别。

（1）新生儿咽下综合征　婴儿在分娩过程中咽下母血，生后不久即呕血和（或）便血。但本病：①无其他部位出血及贫血。②血红蛋白和凝血机制正常。③经1%碳酸氢钠洗胃1～2次后呕血停止。④Apt试验可鉴别呕吐物中之血是否来自母体：取1份呕吐物加5份水，搅匀，离心（2000转/分）10分钟后取上清液4 ml，加入1%氢氧化钠1 ml，1～2分钟后，如上清液变为棕色提示为母血，不变色（粉红色）为婴儿血。

（2）新生儿消化道出血　坏死性小肠结肠炎、应激性溃疡、先天性胃穿孔等可出现呕血或便血。但患儿常有窒息、感染或使用激素等原发病史，一般情况较差，腹部体征明显，易与新生儿出血症鉴别。

（3）新生儿其他出血性疾病　血小板减少性紫癜血小板明显降低；DIC常伴有严重的原发疾病，纤维蛋白原和血小板减少；血友病患儿以男性多见，且多有家族史，主要表现为外伤后出血不止。

6. 治疗

出血者给予维生素K_1 1～2 mg静脉滴注，出血可迅速停止，通常2小时内凝血因子水平和功能上升，24小时完全纠正。出血严重者可输新鲜全血或冰冻血浆10～20 ml/kg，以提高血浆中有活性的凝血因子水平，纠正低血压和贫血。

7. 预防

母孕期服用干扰维生素K代谢的药物，应在妊娠最后3个月及分娩前各肌内注射1次维生素K_1 10 mg。纯母乳喂养者，母亲应口服维生素K_1，每次20 mg，每周2次。所有新生儿出生后应立即给予维生素K_1 0.5～1 mg肌内注射1次（早产儿连用3天），以预防晚发性维生素K_1缺乏。早产儿、有肝胆疾病、慢性腹泻、长期全静脉营养等高危儿应每周静脉注射 1 次维生素 K_1 0.5～1 mg。

临床病例分析

患儿，男，4 天。因“脐带残端渗血 1 天”入院。系 G_1P_1 孕 39^{+3} 周剖宫产娩出，脐带、胎盘无异常，羊水清亮，Apgar 评分 1 分钟及 5 分钟分别为 9 分及 10 分。出生后母乳喂养，吃奶好，哭声响亮。其母产前一直口服抗癫痫药物治疗，无血友病等疾病史。查体：精神反应可，全身皮肤可见数个出血点，心、肺无明显异常，腹部平软，脐带残端少许渗血，肝脾不大，肠鸣音正常。原始反射正常。门诊血常规检查：WBC 14.3×10^9/L，Hb 165 g/L，PLT 150×10^9/L。CRP 1.2 mg/L。

思考

1. 该患儿最可能的诊断是什么？有何依据？
2. 进一步确诊需要做哪些检查？
3. 该如何拟定治疗方案？

解析

1. 最可能的诊断是新生儿出血症。依据是患儿日龄 4 天，脐带残端渗血 1 天，全身皮肤可见数个出血点；其母产前口服抗癫痫药物干扰维生素 K 的储存或功能，且无血友病病史；查体见精神反应可，腹部平软，肠鸣音正常，脐带残端少许渗血，PLT 150×10^9/L，白细胞总数及 CRP 不高。需考虑为经典型新生儿出血症。

2. 进一步检查包括凝血功能检测（PT、APTT、TT、出血时间、血块退缩试验和纤维蛋白原等）；活性Ⅱ因子与Ⅱ因子总量比值、PIVKA–Ⅱ测定，必要时行维生素 K 测定。

3. 治疗方案是给予维生素 K_1 1～2 mg 静脉滴注。必要时可输新鲜全血或冰冻血浆 10～20 ml/kg，以提高血浆中有活性的凝血因子水平，纠正低血压和贫血。

第十五节　新生儿低血糖和高血糖

重点	新生儿低血糖和高血糖病因、发病机制、临床表现及治疗
难点	新生儿低血糖的治疗
考点	新生儿低血糖和高血糖病因、发病机制及治疗

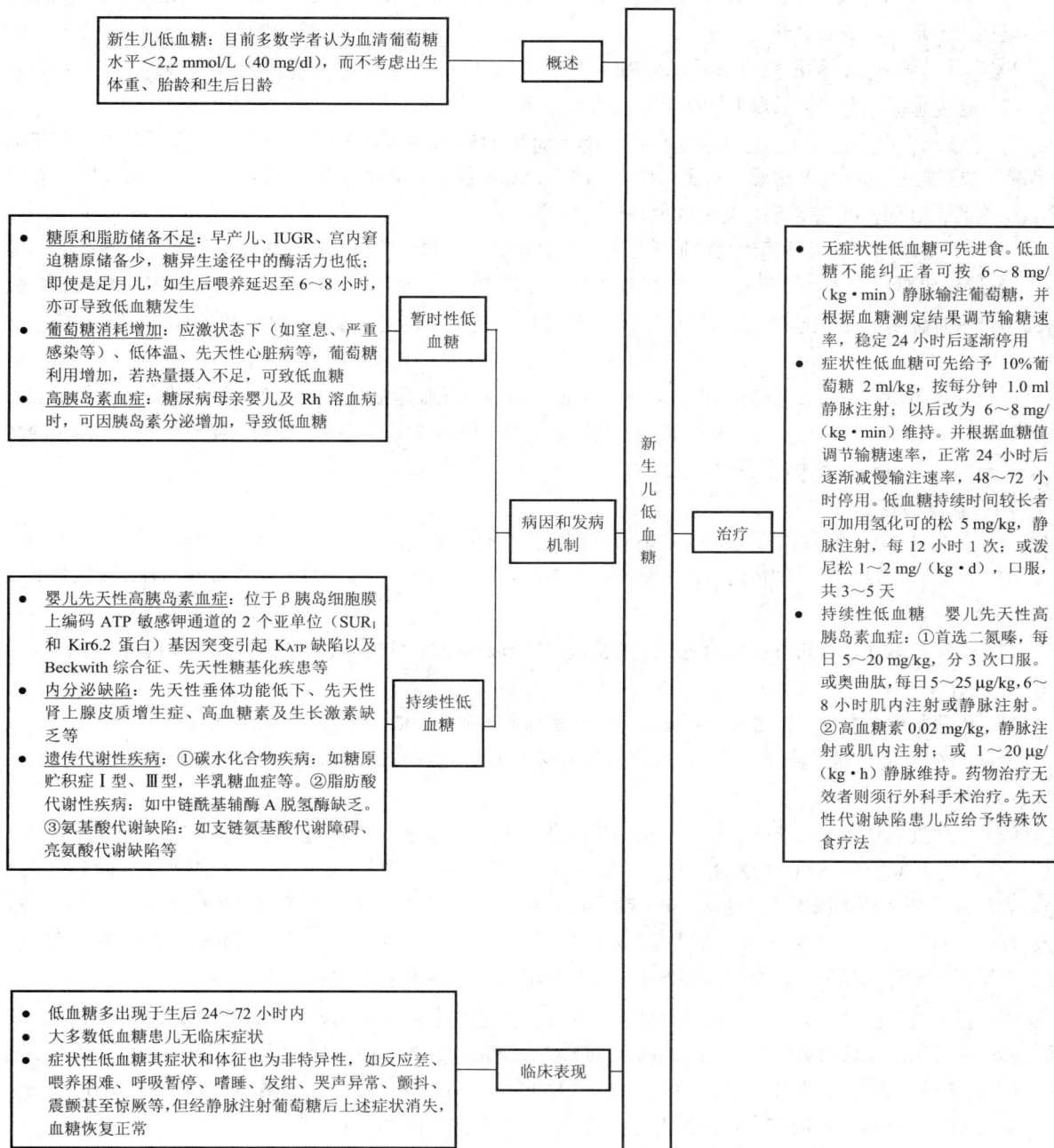

一、新生儿低血糖

速览导引图

新生儿低血糖

概述

新生儿低血糖：目前多数学者认为血清葡萄糖水平＜2.2 mmol/L（40 mg/dl），而不考虑出生体重、胎龄和生后日龄

病因和发病机制

暂时性低血糖

- 糖原和脂肪储备不足：早产儿、IUGR、宫内窘迫糖原储备少，糖异生途径中的酶活力也低；即使是足月儿，如生后喂养延迟至6～8小时，亦可导致低血糖发生
- 葡萄糖消耗增加：应激状态下（如窒息、严重感染等）、低体温、先天性心脏病等，葡萄糖利用增加，若热量摄入不足，可致低血糖
- 高胰岛素血症：糖尿病母亲婴儿及Rh溶血病时，可因胰岛素分泌增加，导致低血糖

持续性低血糖

- 婴儿先天性高胰岛素血症：位于β胰岛细胞膜上编码ATP敏感钾通道的2个亚单位（SUR_1和Kir6.2蛋白）基因突变引起K_{ATP}缺陷以及Beckwith综合征、先天性糖基化疾患等
- 内分泌缺陷：先天性垂体功能低下、先天性肾上腺皮质增生症、高血糖素及生长激素缺乏等
- 遗传代谢性疾病：①碳水化合物疾病：如糖原贮积症Ⅰ型、Ⅲ型，半乳糖血症等。②脂肪酸代谢性疾病：如中链酰基辅酶A脱氢酶缺乏。③氨基酸代谢缺陷：如支链氨基酸代谢障碍、亮氨酸代谢缺陷等

临床表现

- 低血糖多出现于生后24～72小时内
- 大多数低血糖患儿无临床症状
- 症状性低血糖其症状和体征也为非特异性，如反应差、喂养困难、呼吸暂停、嗜睡、发绀、哭声异常、颤抖、震颤甚至惊厥等，但经静脉注射葡萄糖后上述症状消失，血糖恢复正常

治疗

- 无症状性低血糖可先进食。低血糖不能纠正者可按6～8 mg/（kg·min）静脉输注葡萄糖，并根据血糖测定结果调节输糖速率，稳定24小时后逐渐停用
- 症状性低血糖可先给予10%葡萄糖2 ml/kg，按每分钟1.0 ml静脉注射；以后改为6～8 mg/（kg·min）维持。并根据血糖值调节输糖速率，正常24小时后逐渐减慢输注速率，48～72小时停用。低血糖持续时间较长者可加用氢化可的松5 mg/kg，静脉注射，每12小时1次；或泼尼松1～2 mg/（kg·d），口服，共3～5天
- 持续性低血糖　婴儿先天性高胰岛素血症：①首选二氮嗪，每日5～20 mg/kg，分3次口服。或奥曲肽，每日5～25 μg/kg，6～8小时肌内注射或静脉注射。②高血糖素0.02 mg/kg，静脉注射或肌内注射；或1～20 μg/（kg·h）静脉维持。药物治疗无效者则须行外科手术治疗。先天性代谢缺陷患儿应给予特殊饮食疗法

1. 定义

目前多数学者认为血清葡萄糖水平＜2.2 mmol/L（40 mg/dl）应诊断为新生儿低血糖（neonatal hypoglycemia），而不考虑出生体重、胎龄和生后日龄。

2. 病因和发病机制

（1）暂时性低血糖　指低血糖持续时间较短，一般不超过新生儿期。

1）糖原和脂肪储备不足：早产儿、IUGR、宫内窘迫糖原储备少，糖异生途径中的酶活力也低；即使是足月儿，如生后喂养延迟至6～8小时，亦可导致低血糖发生。

2）葡萄糖消耗增加：应激状态下（如窒息、严重感染等）、低体温、先天性心脏病等，葡萄糖利用增加，若热量摄入不足，可致低血糖。

3）高胰岛素血症：糖尿病母亲婴儿及Rh溶血病时，可因胰岛素分泌增加，导致低血糖。

（2）持续性低血糖　指低血糖持续至婴儿或儿童期。

1）婴儿先天性高胰岛素血症（congenital hyperinsulinism of infancy，CHI）：最常见、最严重的基因缺陷为β胰岛细胞膜上编码ATP敏感钾通道（K_{ATP}）的2个亚单位（SUR_1和Kir6.2蛋白）基因突变引起K_{ATP}缺陷。少见的有Beckwith综合征、先天性糖基化疾患等。

2）内分泌缺陷：先天性垂体功能低下、先天性肾上腺皮质增生症、高血糖素及生长激素缺乏等。

3）遗传代谢性疾病：①碳水化合物疾病如糖原贮积症Ⅰ型、Ⅲ型，半乳糖血症等；②脂肪酸代谢性疾病如中链酰基辅酶A脱氢酶缺乏；③氨基酸代谢缺陷如支链氨基酸代谢障碍、亮氨酸代谢缺陷等。

3. 临床表现

低血糖多出现于生后24～72小时内。大多数低血糖患儿无临床症状。症状性低血糖其症状和体征也为非特异性，如反应差、喂养困难、呼吸暂停、嗜睡、发绀、哭声异常、颤抖、震颤，甚至惊厥等，但经静脉注射葡萄糖后上述症状消失，血糖恢复正常。

4. 实验室检查

（1）血糖测定　须注意：①取标本后应及时测定；②全血糖值较血清糖低10%～15%。

（2）持续性低血糖者应酌情选测血胰岛素、高血糖素、T_4、TSH、生长激素、皮质醇，血、尿氨基酸及有机酸等。

（3）高胰岛素血症时可行胰腺B超或CT检查；疑有糖原贮积症时可行肝活检测定肝糖原和酶活力。

5. 治疗

（1）无症状性低血糖　能进食者可先进食，并密切监测血糖。低血糖不能纠正者可静脉输注葡萄糖，按6～8 mg/（kg·min）速率输注，每小时监测微量血糖1次，并根据血糖测定结果调节输糖速率，稳定24小时后逐渐停用。

（2）症状性低血糖　可先给予一次剂量的10%葡萄糖200 mg/kg（2 ml/kg），按每分钟1.0 ml静脉注射；以后改为6～8 mg/（kg·min）维持，以防低血糖反跳。每1小时监测血糖1次，并根据血糖值调节输糖速率，正常24小时后逐渐减慢输注速率，48～72小时停用。低血糖持续时间较长者可加用氢化可的松5 mg/kg，静脉注射，每12小时1次；或泼尼松1～2 mg/（kg·d），口服，共3～5天，可诱导糖异生酶活性增高。极低体重早产儿对糖耐受性差，输糖速率＞6～8 mg/（kg·min）易致高血糖症。

（3）持续性低血糖　①婴儿先天性高胰岛素血症首选二氮嗪（diazoxide），每日5～20 mg/kg，分3次口服。如无效可用二线药物奥曲肽（octreotide），每日5～25 μg/kg，6～8小时肌内注射或静脉注射。②高血糖素0.02 mg/kg，静脉注射或肌内注射；或1～20 μg/（kg·h）静脉维持，该药仅作为短期用药。CHI药物治疗无效者则须行外科手术治疗。先天性代谢缺陷患儿应给予特殊饮食疗法。

二、新生儿高血糖

1. 定义

新生儿高血糖（neonatal hyperglycemia）：新生儿全血血糖＞7.0 mmol/L（125 mg/dl），或血清葡萄糖水平＞8.40 mmol/L（150 mg/dl）。

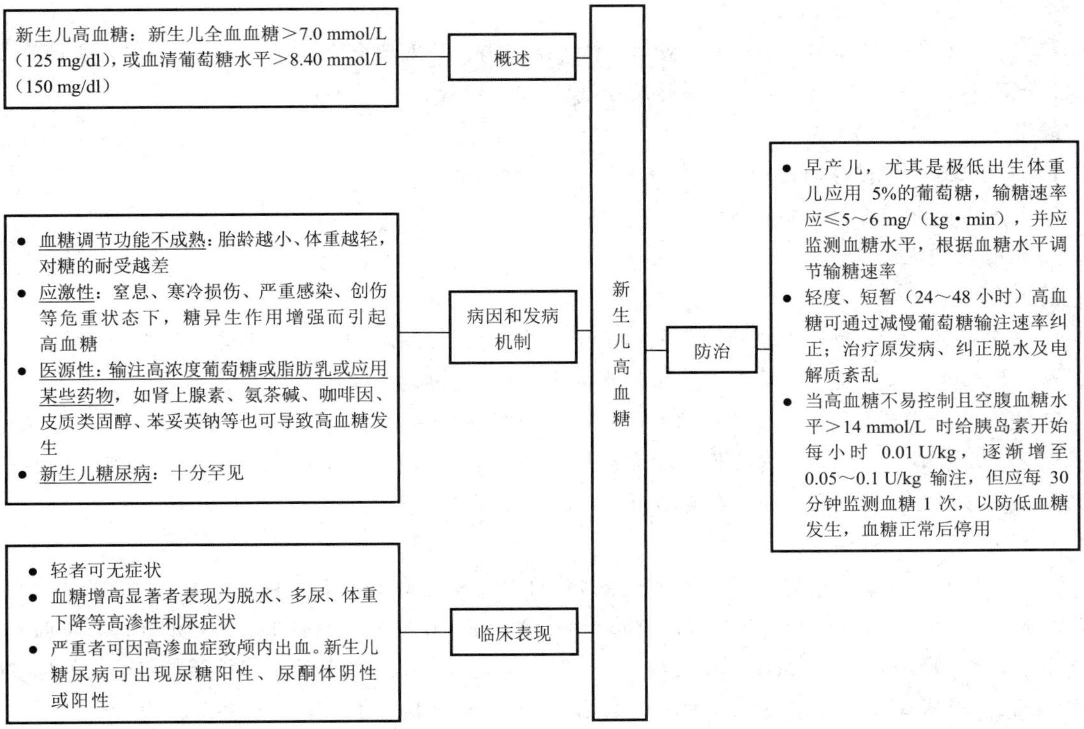
新生儿高血糖
概述
新生儿高血糖：新生儿全血血糖＞7.0 mmol/L（125 mg/dl），或血清葡萄糖水平＞8.40 mmol/L（150 mg/dl）
病因和发病机制
● 血糖调节功能不成熟：胎龄越小、体重越轻，对糖的耐受越差
● 应激性：窒息、寒冷损伤、严重感染、创伤等危重状态下，糖异生作用增强而引起高血糖
● 医源性：输注高浓度葡萄糖或脂肪乳或应用某些药物，如肾上腺素、氨茶碱、咖啡因、皮质类固醇、苯妥英钠等也可导致高血糖发生
● 新生儿糖尿病：十分罕见
临床表现
● 轻者可无症状
● 血糖增高显著者表现为脱水、多尿、体重下降等高渗性利尿症状
● 严重者可因高渗血症致颅内出血。新生儿糖尿病可出现尿糖阳性、尿酮体阴性或阳性
防治
● 早产儿，尤其是极低出生体重儿应用 5%的葡萄糖，输糖速率应≤5～6 mg/（kg・min），并应监测血糖水平，根据血糖水平调节输糖速率
● 轻度、短暂（24～48 小时）高血糖可通过减慢葡萄糖输注速率纠正；治疗原发病、纠正脱水及电解质紊乱
● 当高血糖不易控制且空腹血糖水平＞14 mmol/L 时给胰岛素开始每小时 0.01 U/kg，逐渐增至 0.05～0.1 U/kg 输注，但应每 30 分钟监测血糖 1 次，以防低血糖发生，血糖正常后停用

2. 病因和发病机制

（1）血糖调节功能不成熟　新生儿对葡萄糖的耐受个体差异很大，胎龄越小、体重越轻，对糖的耐受越差。

（2）应激性　在窒息、寒冷损伤、严重感染、创伤等危重状态下，糖异生作用增强而引起高血糖。

（3）医源性输注高浓度葡萄糖或脂肪乳，尤其输注速率过快时，易引起高血糖。应用某些药物，如肾上腺素、氨茶碱、咖啡因、皮质类固醇、苯妥英钠等也可导致高血糖发生。

（4）新生儿糖尿病　十分罕见。

3. 临床表现

轻者可无症状；血糖增高显著者表现为脱水、多尿、体重下降等高渗性利尿症状，严重者可因高渗血症致颅内出血。新生儿糖尿病可出现尿糖阳性、尿酮体阴性或阳性。

4. 防治

（1）早产儿，尤其是极低出生体重儿应用 5%的葡萄糖，输糖速率应≤5～6 mg/（kg・min），并应监测血糖水平，根据血糖水平调节输糖速率。

（2）轻度、短暂（24～48 小时）高血糖可通过减慢葡萄糖输注速率纠正；治疗原发病、纠正脱水及电解质紊乱。

（3）当高血糖不易控制且空腹血糖水平＞14 mmol/L 时给胰岛素。开始每小时 0.01 U/kg，逐渐增至 0.05～0.1 U/kg 输注，但应每 30 分钟监测血糖 1 次，以防低血糖发生，血糖正常后停用。

临床病例分析

患儿，男，2 天。因“反应差 1 天”入院。系 G_1P_1 孕 34^{+5} 周因胎膜早破 2 小时剖宫产娩出，出生体重 2450 g，脐带、胎盘无异常，羊水清亮，Apgar 评分 1 分钟、5 分钟分别为 8 分、9 分。其母妊娠期糖尿病。生后1小时开奶，吃奶差。查体：精神反应差，呼吸尚平稳，前囟平软，心肺无明显异常，腹软，肝脾不大。四肢肌张力减低，原始反射减弱。

思考

1. 该患儿最可能的诊断是什么？有何依据？

2. 进一步确诊需要做哪些检查？

3. 该如何拟定治疗方案？

解析

1. 最可能的诊断是新生儿低血糖。依据是孕 34^{+5} 周早产，无窒息病史；其母妊娠期糖尿病；吃奶差；精神反应差，四肢肌张力减低，原始反射减弱。需考虑可能的低血糖。

2. 进一步检查包括①血糖测定；②持续性低血糖时应酌情选测血胰岛素、高血糖素、T_4、TSH、生长激素、皮质醇，血、尿氨基酸及有机酸等；③高胰岛素血症时可行胰腺B超或CT检查；疑有糖原贮积症时可行肝活检测定肝糖原和酶活力。

3. 治疗方案

（1）患儿系症状性低血糖，可先给予一次剂量的10%葡萄糖2 ml/kg，按每分钟1.0 ml静脉注射；以后改为6～8 mg/（kg·min）维持，以防低血糖反跳。每1小时监测血糖1次，并根据血糖值调节输糖速率，正常24小时后逐渐减慢输注速率，48～72小时停用。低血糖持续时间较长者可加用氢化可的松5 mg/kg，静脉注射，每12小时1次；或泼尼松1～2 mg/（kg·d），口服，共3～5天。

（2）若持续性低血糖，考虑高胰岛素血症时，可用①二氮嗪，每日5～20 mg/kg，分3次口服。如无效可用奥曲肽，每日5～25 μg/kg，6～8小时肌内注射或静脉注射；②高血糖素0.02 mg/kg，静脉注射或肌内注射；或 1～20 μg/（kg·h）静脉维持；先天性高胰岛素血症药物治疗无效者则须行外科手术治疗；先天性代谢缺陷患儿应给予特殊饮食疗法。

第十六节　新生儿低钙血症

重点	新生儿低钙血症诊断及治疗
难点	新生儿低钙血症的治疗
考点	新生儿低钙血症诊断及治疗

速览导引图

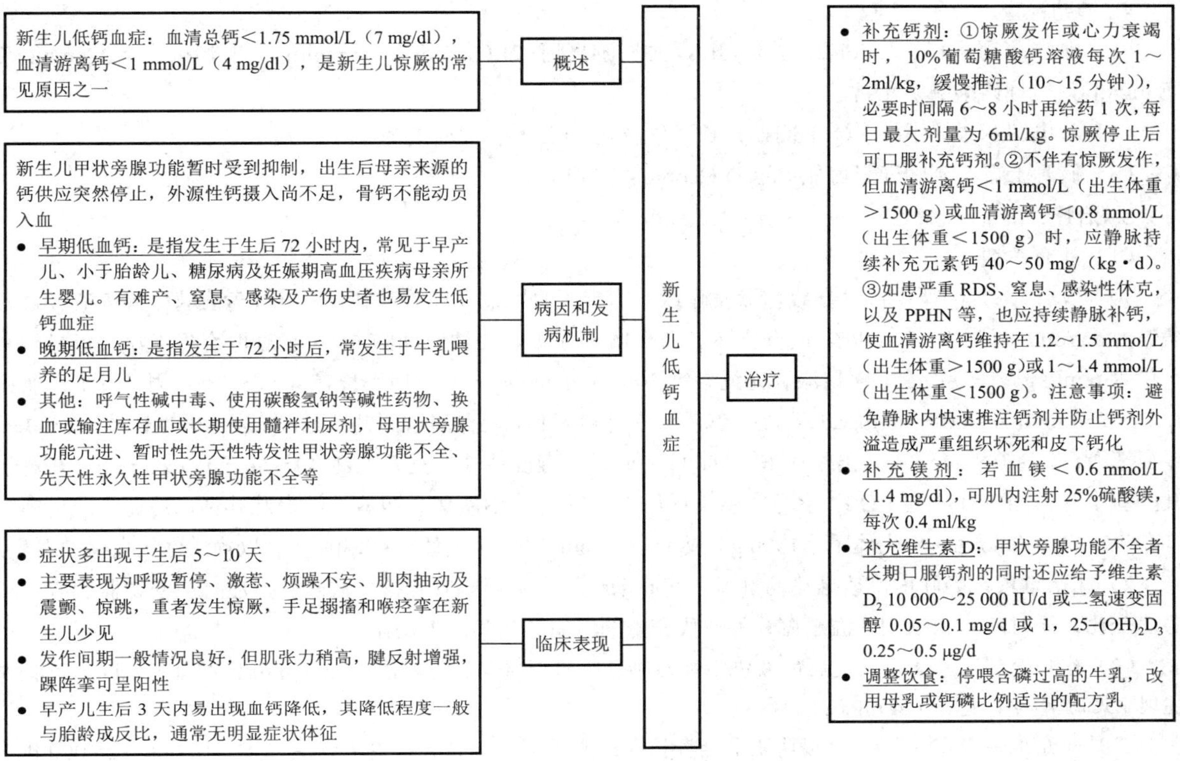
新生儿低钙血症
概述
新生儿低钙血症：血清总钙<1.75 mmol/L（7 mg/dl），血清游离钙<1 mmol/L（4 mg/dl），是新生儿惊厥的常见原因之一
病因和发病机制
新生儿甲状旁腺功能暂时受到抑制，出生后母亲来源的钙供应突然停止，外源性钙摄入尚不足，骨钙不能动员入血
早期低血钙：是指发生于生后72小时内，常见于早产儿、小于胎龄儿、糖尿病及妊娠期高血压疾病母亲所生婴儿。有难产、窒息、感染及产伤史者也易发生低钙血症
晚期低血钙：是指发生于72小时后，常发生于牛乳喂养的足月儿
其他：呼气性碱中毒、使用碳酸氢钠等碱性药物、换血或输注库存血或长期使用髓袢利尿剂，母甲状旁腺功能亢进、暂时性先天性特发性甲状旁腺功能不全、先天性永久性甲状旁腺功能不全等
临床表现
症状多出现于生后5～10天
主要表现为呼吸暂停、激惹、烦躁不安、肌肉抽动及震颤、惊跳，重者发生惊厥，手足搦搐和喉痉挛在新生儿少见
发作间期一般情况良好，但肌张力稍高，腱反射增强，踝阵挛可呈阳性
早产儿生后3天内易出现血钙降低，其降低程度一般与胎龄成反比，通常无明显症状体征
治疗
补充钙剂：①惊厥发作或心力衰竭时，10%葡萄糖酸钙溶液每次1～2ml/kg，缓慢推注（10～15分钟）），必要时间隔6～8小时再给药1次，每日最大剂量为6ml/kg。惊厥停止后可口服补充钙剂。②不伴有惊厥发作，但血清游离钙<1 mmol/L（出生体重>1500 g）或血清游离钙<0.8 mmol/L（出生体重<1500 g）时，应静脉持续补充元素钙40～50 mg/（kg·d）。③如患严重RDS、窒息、感染性休克，以及PPHN等，也应持续静脉补钙，使血清游离钙维持在1.2～1.5 mmol/L（出生体重>1500 g）或1～1.4 mmol/L（出生体重<1500 g）。注意事项：避免静脉内快速推注钙剂并防止钙剂外溢造成严重组织坏死和皮下钙化
补充镁剂：若血镁<0.6 mmol/L（1.4 mg/dl），可肌内注射25%硫酸镁，每次0.4 ml/kg
补充维生素D：甲状旁腺功能不全者长期口服钙剂的同时还应给予维生素D2 10 000～25 000 IU/d或二氢速变固醇0.05～0.1 mg/d或1，25-(OH)2D3 0.25～0.5 μg/d
调整饮食：停喂含磷过高的牛乳，改用母乳或钙磷比例适当的配方乳

1. 定义

新生儿低钙血症（neonatal hypocalcemia）：血清总钙<1.75 mmol/L（7 mg/dl），血清游离钙<1 mmol/L（4 mg/dl），是新生儿惊厥的常见原因之一。

2. 病因和发病机制

新生儿甲状旁腺功能暂时受到抑制（即PTH水平较低），出生后母亲来源的钙供应突然停止，外源性钙摄入尚不足，骨钙不能动员入血。

（1）早期低血钙　是指发生于生后72小时内，常见于早产儿、小于胎龄儿、糖尿病及妊娠高血压疾病母亲所生婴儿。有难产、窒息、感染及产伤史者也易发生低钙血症。

（2）晚期低血钙　是指发生于72小时后，常发生于牛乳喂养的足月儿，主要是因为牛乳中磷含量高，钙/磷比不适宜，导致钙吸收差，同时新生儿肾小球滤过率低，肾小管对磷再吸收能力强，导致血磷过高，血钙沉积于骨，发生低钙血症。

（3）其他　呼气性碱中毒、使用碳酸氢钠等碱性药物、换血或输注库存血或长期使用髓袢利尿剂（如呋塞米），可导致血钙降低。母甲状旁腺功能亢进、暂时性先天性特发性甲状旁腺功能不全、先天性永久性甲状旁腺功能不全（如DiGeorge综合征）可导致低血钙持续时间长或反复出现。

3. 临床表现

（1）症状多出现于生后5～10天。

（2）主要表现为呼吸暂停、激惹、烦躁不安、肌肉抽动及震颤、惊跳，重者发生惊厥，手足搦搐和喉痉挛在新生儿少见。

（3）发作间期一般情况良好，但肌张力稍高，腱反射增强，踝阵挛可呈阳性。

（4）早产儿生后3天内易出现血钙降低，其降低程度一般与胎龄成反比，通常无明显症状体征，可能与

其发育不完善、血浆蛋白低和酸中毒时血清游离钙相对较高等有关。

4. 辅助检查

（1）血清总钙＜1.75 mmol/L（7 mg/dl），血清游离钙＜1.0 mmol/L（4 mg/dl），血清磷常＞2.6 mmol/L（8 mg/dl），碱性磷酸酶多正常。

（2）心电图示心律不齐、Q-T 间期延长（早产儿＞0.2 秒，足月儿＞0.19 秒）。

（3）胸片上看不到胸腺影可能提示 DiGeorge 综合征。

5. 治疗

（1）补充钙剂

1）方法：①凡因严重低钙导致惊厥发作或心力衰竭时，需立即静脉补钙。10%葡萄糖酸钙溶液（含元素钙 9 mg/ml）每次 1～2 ml/kg，缓慢推注（10～15 分钟）），必要时间隔 6～8 小时再给药 1 次，每日最大剂量为 6 ml/kg。惊厥停止后可口服补充元素钙 50～60 mg/（kg・d），病程长者可持续 2～4 周，以维持血钙在 2～2.3 mmol/L（8.0～9.0 mg/dl）为宜。②不伴有惊厥发作，但血清游离钙＜1 mmol/L（出生体重＞1500 g）或血清游离钙＜0.8 mmol/L（出生体重＜1500 g）时，应静脉持续补充元素钙 40～50 mg/（kg・d）。③对于某些新生儿，如患有严重 RDS、窒息、感染性休克，以及 PPHN 等，也应持续静脉补钙，使血清游离钙维持在 1.2～1.5 mmol/L（出生体重＞1500 g）或 1～1.4 mmol/L（出生体重＜1500 g），以预防低钙血症的发生。

2）注意事项：静脉内快速推注钙剂可引起心动过缓，甚至心脏停搏，故静脉推注时应密切监测心率和心律变化，同时应防止钙剂外溢至血管外造成严重的组织坏死和皮下钙化。

（2）补充镁剂　若使用钙剂后惊厥仍不能控制，应检查血镁。若血镁＜0.6 mmol/L（1.4 mg/dl），可肌内注射 25%硫酸镁，每次 0.4 ml/kg。

（3）补充维生素 D　甲状旁腺功能不全者长期口服钙剂的同时还应给予维生素 D_2 10 000～25 000 IU/d 或二氢速变固醇 0.05～0.1 mg/d 或 1,25－$(OH)_2D_3$ 0.25～0.5 μg/d。治疗过程中应定期监测血钙水平，调整维生素 D 的剂量。

（4）调整饮食　停喂含磷过高的牛乳，改用母乳或钙磷比例适当的配方乳。

临床病例分析

患儿，女，2 天，因“频繁抽搐 1 天”入院。患儿系 G_1P_1 孕 38^{+2} 周因其母妊娠期糖尿病剖宫产娩出，出生体重 3900 g，脐带、胎盘及羊水无异常，Apgar 评分 1 分钟和 5 分钟分别为 8 分和 9 分。其母妊娠期有低钙惊厥病史。查体：患儿精神反应尚可，颈软，呼吸平稳，心肺无异常，腹软，肝脾不大，肠鸣音正常。原始反射存在。易激惹，腱反射增强。血钙 1.31 mmol/L，血糖 4.72 mmol/L。

思考

1. 该患儿最可能的诊断是什么？有何依据？
2. 进一步确诊需要做哪些检查？
3. 该如何拟定治疗方案？

解析

1. 最可能的诊断是新生儿低钙血症。依据是：患儿频繁抽搐，查体见患儿精神反应尚可，颈软，易激惹，腱反射增强。无窒息病史，其母妊娠期糖尿病，患儿血钙降低，血糖正常。

2. 进一步检查包括血清游离钙、血清磷及碱性磷酸酶，心电图，胸片及头颅影像学检查等。

3. 需立即静脉补钙。10%葡萄糖酸钙溶液每次 1～2 ml/kg，缓慢推注（10～15 分钟），必要时间隔 6～8 小时再给药 1 次，每日最大剂量为 6 ml/kg。惊厥停止后可口服补充元素钙 50～60 mg/（kg・d），病程长者可持续 2～4 周，以维持血钙在 2～2.3 mmol/L（8.0～9.0 mg/dl）为宜。静脉内快速推注钙剂可引起心动过缓，甚至心脏停搏，故静脉推注时应密切监测心率和心律变化，同时应防止钙剂外溢至血管外造成严重的组织坏死和皮下钙化。若使用钙剂后惊厥仍不能控制，应检查血镁。

第十七节　新生儿脐部疾病

重点	新生儿脐部常见疾病的定义及诊断
难点	新生儿脐部常见疾病的治疗
考点	新生儿脐部常见疾病的定义

速览导引图

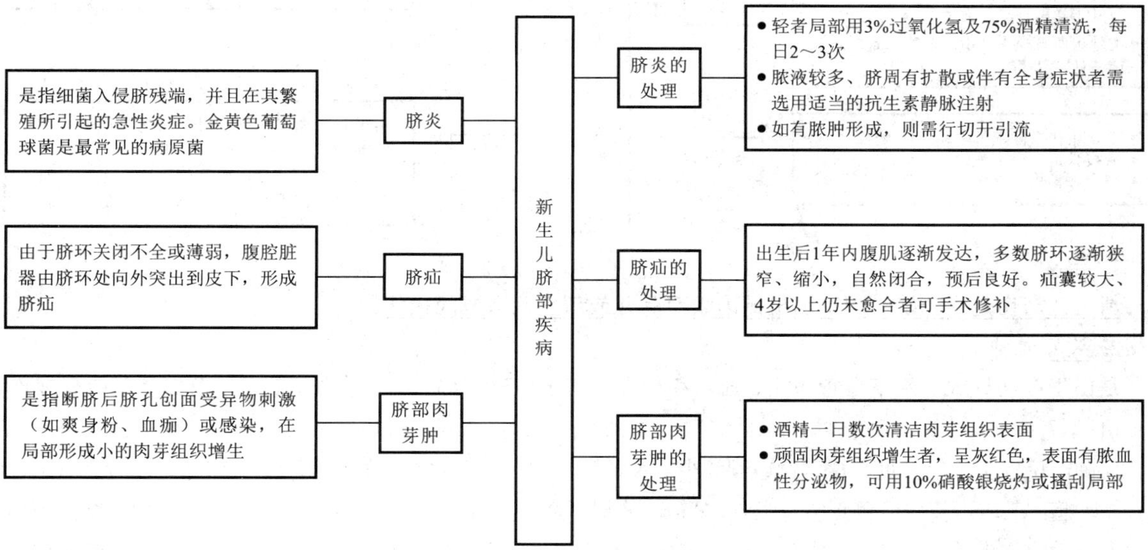
新生儿脐部疾病
脐炎
是指细菌入侵脐残端，并且在其繁殖所引起的急性炎症。金黄色葡萄球菌是最常见的病原菌
脐疝
由于脐环关闭不全或薄弱，腹腔脏器由脐环处向外突出到皮下，形成脐疝
脐部肉芽肿
是指断脐后脐孔创面受异物刺激（如爽身粉、血痂）或感染，在局部形成小的肉芽组织增生
脐炎的处理
● 轻者局部用3%过氧化氢及75%酒精清洗，每日2～3次
● 脓液较多、脐周有扩散或伴有全身症状者需选用适当的抗生素静脉注射
● 如有脓肿形成，则需行切开引流
脐疝的处理
出生后1年内腹肌逐渐发达，多数脐环逐渐狭窄、缩小，自然闭合，预后良好。疝囊较大、4岁以上仍未愈合者可手术修补
脐部肉芽肿的处理
● 酒精一日数次清洁肉芽组织表面
● 顽固肉芽组织增生者，呈灰红色，表面有脓血性分泌物，可用10%硝酸银烧灼或搔刮局部

1. 定义

脐炎（omphalitis）是指细菌入侵脐残端，并且在其繁殖所引起的急性炎症。金黄色葡萄球菌是最常见的病原菌。轻者脐轮与脐周皮肤轻度红肿，或伴有少量浆液脓性分泌物。重者脐部和脐周明显红肿发硬，分泌物呈脓性且量多，常有臭味。并发症有腹壁蜂窝织炎、皮下坏疽、腹膜炎、败血症、门静脉炎，甚至以后发展为门静脉高压症、肝硬化。

脐疝（umbilical hernia）：由于脐环关闭不全或薄弱，腹腔脏器由脐环处向外突出到皮下，形成脐疝。

脐肉芽肿（umbilical granuloma）：是指断脐后脐孔创面受异物刺激（如爽身粉、血痂）或感染，在局部形成小的肉芽组织增生。

2. 治疗

脐炎的处理：轻者局部用 3%过氧化氢及 75%酒精清洗，每日 2～3 次；脓液较多、脐周有扩散或伴有全身症状者需选用适当的抗生素静脉注射；如有脓肿形成，则需行切开引流。

脐疝的处理：出生后 1 年内腹肌逐渐发达，多数疝环逐渐狭窄、缩小，自然闭合，预后良好。疝囊较大、4 岁以上仍未愈合者可手术修补。

脐部肉芽肿的处理：酒精一日数次清洁肉芽组织表面，预后良好。顽固肉芽组织增生者，呈灰红色，表面有脓血性分泌物，可用 10%硝酸银烧灼或搔刮局部。

第十八节　新生儿产伤性疾病

重点	各种产伤性疾病的临床表现
难点	各种产伤性疾病的处理
考点	头颅血肿的鉴别诊断

速览导引图

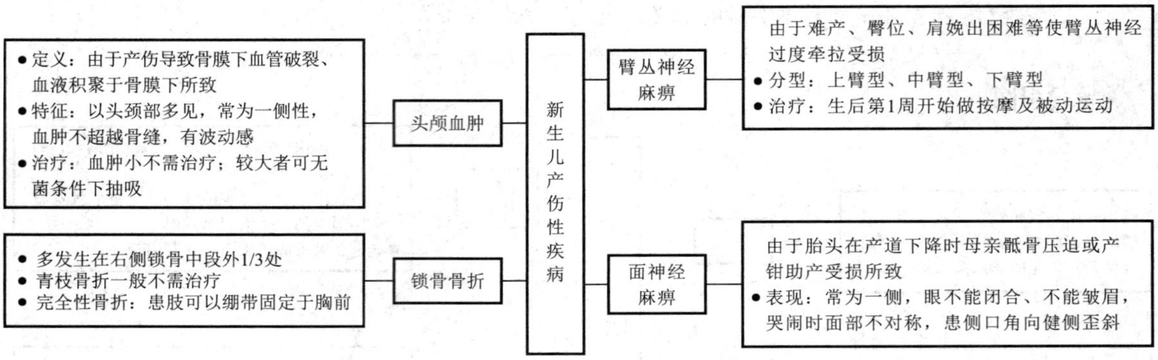

新生儿产伤性疾病
头颅血肿
• 定义：由于产伤导致骨膜下血管破裂、血液积聚于骨膜下所致
• 特征：以头颈部多见，常为一侧性，血肿不超越骨缝，有波动感
• 治疗：血肿小不需治疗；较大者可无菌条件下抽吸
锁骨骨折
• 多发生在右侧锁骨中段外1/3处
• 青枝骨折一般不需治疗
• 完全性骨折：患肢可以绷带固定于胸前
臂丛神经麻痹
由于难产、臀位、肩娩出困难等使臂丛神经过度牵拉受损
• 分型：上臂型、中臂型、下臂型
• 治疗：生后第1周开始做按摩及被动运动
面神经麻痹
由于胎头在产道下降时母亲骶骨压迫或产钳助产受损所致
• 表现：常为一侧，眼不能闭合、不能皱眉，哭闹时面部不对称，患侧口角向健侧歪斜

1. 定义

新生儿产伤是指分娩过程中因机械因素对胎儿或新生儿造成的损伤。

2. 头颅血肿

是由于产伤导致骨膜下血管破裂、血液积聚于骨膜下所致。常由胎位不正、头盆不称、胎头吸引或产钳助产引起。

血肿部位以头顶部多见，枕、颞、额部少见，常为一侧性，少数为双侧。血肿不超越骨缝，边界清楚，触之有波动感，其表面皮肤颜色正常。吸收常需 6～8 周，血肿大者甚至需 3～4 个月。由于血肿内红细胞破坏增多，常致黄疸加重，严重者甚至发生胆红素脑病。应注意与下列疾病鉴别。①产瘤：多发生在头先露部位，出生时即可发现，肿块边界不清、不受骨缝限制，头皮红肿、柔软、压之凹陷、无波动感，出生 2～3 天即消失。②帽状腱膜下出血：出血发生在头颅帽状腱膜与骨膜之间的疏松组织内，因无骨缝限制，故出血量较大，易于扩散。头颅外观呈广泛性肿胀，有波动感，但可超过骨缝。出血量大者常伴有高胆红素血症、贫血，甚至休克。

血肿小者不需治疗；大血肿伴中度以上高胆红素血症者，应在严格无菌操作下抽吸血肿，并加压包扎 2～3 天。同时每日肌内注射 1 次维生素 K_1 1 mg，共 3 次。帽状腱膜下出血伴严重贫血者应给予输血治疗。

3. 锁骨骨折

锁骨骨折是产伤性骨折中最常见的一种，与分娩方式、胎儿娩出方位和出生体重有关。骨折多发生在右侧锁骨中段外 1/3 处。大部分患儿无明显症状，故极易漏诊，但仔细观察可发现患儿病侧上臂活动减少或被动活动时哭闹，对锁骨进行常规触诊发现双侧锁骨不对称，病侧有增厚模糊感，局部软组织肿胀，有压痛、骨摩擦感，甚至可扪及骨痂硬块，患侧拥抱反射减弱或消失，X 线摄片可确诊。

青枝骨折一般不需治疗；对于完全性骨折，可无须处理，也可在患侧腋下置一软垫，患肢以绷带固定于胸前，2 周可愈合。

4. 臂丛神经麻痹

臂丛神经麻痹是新生儿周围神经损伤中最常见的一种。由于难产、臀位、肩娩出困难等因素使臂丛神经过度牵拉受损，足月、大于胎龄儿多见。按受损部位不同可分为如下几种类型。①上臂型：由于第 5、6 颈神经根最易受损。患侧整个上肢下垂、内收，不能外展及外转。肘关节表现为前臂内收、伸直，不能旋后或弯曲。腕、指关节屈曲，受累侧拥抱反射不能引出。②中臂型：颈 7 神经根损伤，桡神经所支配的肌肉麻痹，前臂、腕、手的伸展动作丧失或减弱，而肱三头肌、拇指伸肌为不完全麻痹。③下臂型：颈 8 至胸 1 神经根受累，腕部屈肌及手肌无力，握持反射弱，临床上较少见。

磁共振可确定病变部位，肌电图检查及神经传导试验也有助于诊断。预后取决于受损程度，若损伤为神经功能性麻痹，数周内可完全恢复。生后第 1 周开始做按摩及被动运动，大部分病例可于治疗后 2～3 个月内获得改善和治愈，如为神经撕裂则留有永久麻痹。

5. 面神经麻痹

面神经麻痹常由于胎头在产道下降时母亲骶骨压迫或产钳助产受损所致。常为一侧，眼不能闭合、不能皱眉，哭闹时面部不对称，患侧鼻唇沟浅、口角向健侧歪斜。

治疗主要是注意保护角膜，多数系受压神经周围组织肿胀所致，故患儿预后良好，多在生后 1 个月内能自行恢复。个别因神经撕裂持续 1 年未恢复者需行神经修复术治疗。

临床病例分析

足月儿胎龄 40 周，阴道分娩，因第二产程延长产钳助产娩出，出生体重 4.5 kg，出生后即在右侧头顶部可见一 6.0 cm×7.0 cm 大小肿块，有波动感，边界清楚。

思考

1. 本病例最可能的诊断是什么？
2. 诊断依据是什么？
3. 该患儿需要如何治疗？
4. 该患儿诊断需与哪些疾病相鉴别？

解析

1. 最可能的诊断是新生儿头颅血肿。
2. 新生儿头颅血肿诊断依据是：①新生儿体重较大，有产程延长产钳助产史；②右侧头顶部可见一 6.0 cm×7.0 cm 大小肿块，有波动感，边界清楚。
3. 该血肿较大，如同时伴有高胆红素血症者，应在严格无菌操作下抽吸血肿，并加压包扎 2～3 天。同时每日肌内注射 1 次维生素 K_1 1 mg，共 3 次。
4. 头颅血肿需要与产瘤及帽状腱膜下出血相鉴别，如表。

	头颅血肿	产瘤	帽状腱膜下出血
原因	产伤导致颅骨骨膜下血管破裂、血液积聚	头皮循环受压、血管渗透性增加及淋巴回流受阻导致皮下水肿	头颅帽状腱膜下血管破裂
部位	多发生于顶骨骨膜下，常为一侧性，少数为双侧	头先露部位	帽状腱膜与骨膜之间疏松组织内
特征	出生数小时至数日内出现并逐渐增大；柔软或较紧张，有波动感，压之不凹，表面皮肤颜色正常；边界清晰，不超过骨缝；3～8 周，甚至数月以机化形式逐渐吸收。常合并黄疸，严重者甚至发生胆红素脑病	出生时即发现；柔软，无波动感，压之凹陷，红或紫色；边界不清，不受骨缝限制；生后 24～36 小时内逐渐消失	出生数小时内出现，12～72 小时继续增大；轻者头颅肿块不明显，仅表现头围增大、头颅肿胀、有波动感、界限不清。重者呈广泛性肿胀，出血范围可达前额、耳后和颈项部，皮肤呈紫红色瘀斑、边界不清；常伴贫血、黄疸甚至休克。通常 1 周左右逐渐吸收

（李文斌　刘　伟　常立文）

第八章　遗传性疾病

遗传性疾病是指由遗传物质发生改变而引起的或者是由致病基因所控制的疾病，具有先天性、终身性和家族性的特征。遗传性疾病种类繁多。近年来，遗传性疾病的的早期诊断和预防取得了很大进步。饮食治疗和药物治疗的发展极大改善了患者的预后。

第一节　概　述

重点	遗传性疾病的分类、诊断和预防
难点	遗传性疾病的诊断和预防
考点	遗传性疾病的分类、诊断和预防

速览导引图

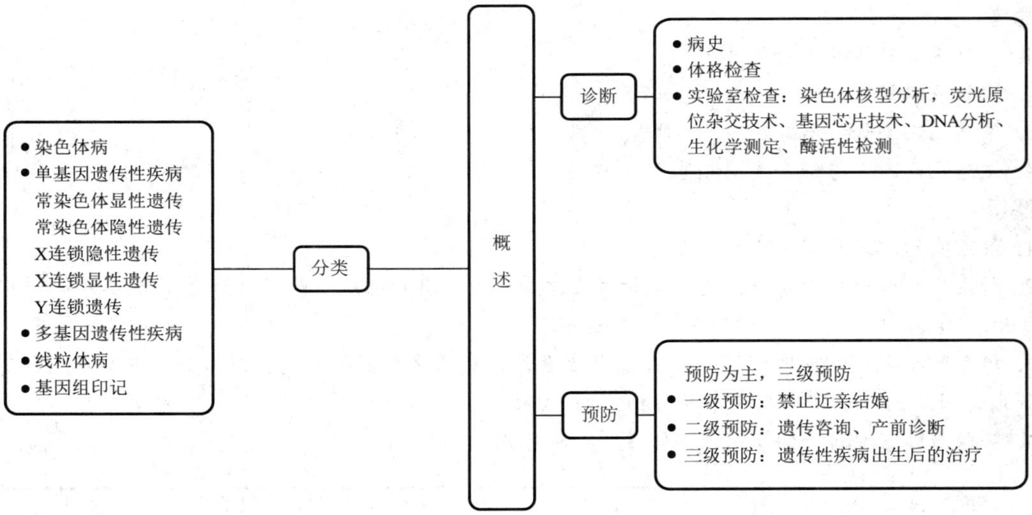
概述
分类
染色体病
单基因遗传性疾病
常染色体显性遗传
常染色体隐性遗传
X连锁隐性遗传
X连锁显性遗传
Y连锁遗传
多基因遗传性疾病
线粒体病
基因组印记
诊断
病史
体格检查
实验室检查：染色体核型分析，荧光原位杂交技术、基因芯片技术、DNA分析、生化学测定、酶活性检测
预防
预防为主，三级预防
一级预防：禁止近亲结婚
二级预防：遗传咨询、产前诊断
三级预防：遗传性疾病出生后的治疗

一、遗传性疾病的分类

根据遗传物质的结构和功能改变的不同，可将遗传性疾病分为5大类。

1. 染色体病

指各类染色体异常导致的疾病。

2. 单基因遗传性疾病

由单个基因突变所致的遗传性疾病，目前报道已达数千余种。按不同遗传模式分为5类。

（1）常染色体显性遗传　致病基因在常染色体上，亲代只要有1个显性致病基因传递给子代，子代就会表现性状。有时由于疾病外显率的不同，可表现为完全显性、不完全显性、延迟显性等。

（2）常染色体隐性遗传 致病基因在常染色体上，为一对隐性基因。只携带1个致病突变的个体不发病，为致病基因携带者，只有携带2个相同的致病基因才致病。多数遗传代谢病为常染色体隐性遗传。

（3）X连锁隐性遗传 定位于X染色体上的致病基因随X染色体而传递疾病。女性带有1个隐性致病基因，多为表型正常的致病基因携带者，极少可因X染色体随机失活而发病。男性只有一条X染色体，即使是隐性基因，也会发病。

（4）X连锁显性遗传 X连锁显性遗传致病基因在X染色体上。家系特点是患者双亲之一是患者，男性患者后代中女性都是患者，男性都正常；女性患者后代中，50%为患者。

（5）Y连锁遗传 Y连锁遗传致病基因位于Y染色体上，只有男性出现症状，由父传子。

3. 多基因遗传性疾病

疾病由多对异常基因及环境因素共同作用。每对基因作用微小，但有积累效应。这些微效基因的总和加上环境因素的影响而致病。

4. 线粒体病

人类细胞中有一部分DNA存在于线粒体内，按母系遗传。

5. 基因组印记

是指基因根据亲代的不同而有不同的表达。临床上，控制某一表型的一对等位基因因亲源不同而呈差异性表达导致相应不同的疾病。

二、遗传性疾病的诊断和预防

遗传病的诊断基于特殊的临床症状、特征和辅助检查，注意收集以下资料。

1. 病史

（1）对有黄疸不退、腹泻、持续呕吐、肝肿大、惊厥、低血糖、酸中毒、高氨血症、电解质异常、尿中有异味、先天性畸形、特殊面容、生长发育障碍、智力发育落后、性发育异常或有遗传性疾病家族史者，应做进一步检查，并做家系调查。

（2）记录母亲妊娠史，如胎儿发育情况、母亲有无妊娠期疾病。

（3）应详细询问母亲孕期用药史、感染史及其它疾病史。

2. 体格检查

注意身材比例、头围、耳位、眼距、眼裂、鼻翼发育，有无唇裂、腭裂和高腭弓，注意脊柱、胸廓形态、关节活动、肤色、手纹、外生殖器等。

3. 实验室检查

（1）染色体核型分析 只能检出染色体数目异常和大片段结构异常。

（2）荧光原位杂交技术 用于染色体上的微小缺失。

（3）基因芯片技术 临床可用于检测染色体小片段拷贝数变异，或进行单核苷酸多态性分析。具有高通量和高分辨率的优点。

（4）DNA分析 核苷酸测序能够在基因水平诊断遗传性疾病，也可检测出携带者。

（5）生化学测定 测定血、尿等体液中的生化代谢物质。目前串联质谱检测技术（MS/MS）、气相色谱–质谱技术（GC/MS）已逐步成为遗传代谢病的常规检测工具。

（6）酶活性检测 测定红细胞、白细胞、皮肤成纤维细胞中酶活性是诊断某些遗传代谢病的重要依据。

4. 遗传咨询

是家庭预防遗传性疾病患儿出生的最有效的方法。主要咨询对象应包括：①已确诊或怀疑为遗传性疾病的患者及其亲属；②连续发生不明原因疾病的家庭成员；③疑与遗传有关的先天性畸形、病因不明的智力低下患者；④易位染色体或致病基因携带者；⑤不明原因的反复流产、死胎、死产及不孕（育）夫妇；⑥性发育异常者；⑦孕早期接触放射线、化学毒物、致畸药物或病原生物感染者；⑧有遗传性疾病家族史并拟结婚或生育者。

5. 预防

贯彻预防为主的方针，做好三级预防。

一级预防：禁止近亲结婚。

二级预防：在遗传咨询的基础上，有目的地进行产前诊断，减少遗传性疾病患儿出生。

三级预防：遗传性疾病出生后的治疗。新生儿疾病筛查是提高人口素质的重要措施。新生儿疑有遗传性疾病，尽早诊断，早期治疗。

第二节　染色体病

重点	染色体病的定义、病因、临床特征；21–三体综合征的临床表现、细胞遗传学和诊断
难点	染色体病的细胞遗传学
考点	染色体病的临床表现、细胞遗传学、诊断和鉴别诊断

一、概述

染色体病是由于各种原因引起的染色体数目和（或）结构异常的疾病，常造成机体多发畸形、智力低下、生长发育迟缓和多系统功能障碍。染色体疾病在新生儿中的总发生率约为 0.6%，根据畸变涉及的染色体可分为常染色体病和性染色体病两大类。

1. 染色体畸变

染色体的畸变包括染色体数目异常和结构异常两大类，也有染色体数目异常和结构异常同时存在的情况。

（1）染色体数目异常　是由于染色体在减数分裂或有丝分裂时不分离，而使 46 条染色体固有数目增加或减少。如果同一个体的细胞存在两种不同的染色体核型，即体内存在两种或两种以上的细胞系，称为嵌合体。

（2）染色体结构异常　是由于各种原因造成染色体断裂所致，断裂后发生结构重排而导致缺失、倒位、易位、等臂、环形染色体等改变。根据遗传物质是否丢失，染色体结构异常可以分为平衡性与非平衡性两类。

2. 染色体畸变的原因

能导致染色体畸变的原因（表 8–1）。

表 8-1　能导致染色体畸变的原因

染色体畸变的原因	描述
物理因素	X 线放射线和电离辐射
化学因素	化学药物（如抗代谢药物、抗癫痫药物等）和农药、毒物（如苯、甲苯、砷等）
生物因素	弓形虫、风疹病毒、巨细胞病毒、麻疹病毒、腮腺炎病毒
孕妇年龄	高龄
遗传因素	染色体异常的父母可能传给下一代，如平衡易位的携带者

3. 染色体病的临床特征

（1）常染色体病　①生长发育迟缓；②智能发育落后；③多发性先天性畸形，如内脏畸形、骨骼畸形、特殊面容、皮肤纹理改变。

（2）性染色体病　性征发育障碍或异常。

4. 染色体核型分析的指征

临床上，患者出现以下情况则需考虑进行染色体核型分析：①怀疑患有染色体病者；②有多种先天性畸形；③有明显生长发育障碍或智能发育障碍；④性发育异常或不全；⑤原发性不孕或多次自然流产史；⑥有染色体畸变家族史等。

二、21-三体综合征

速览导引图

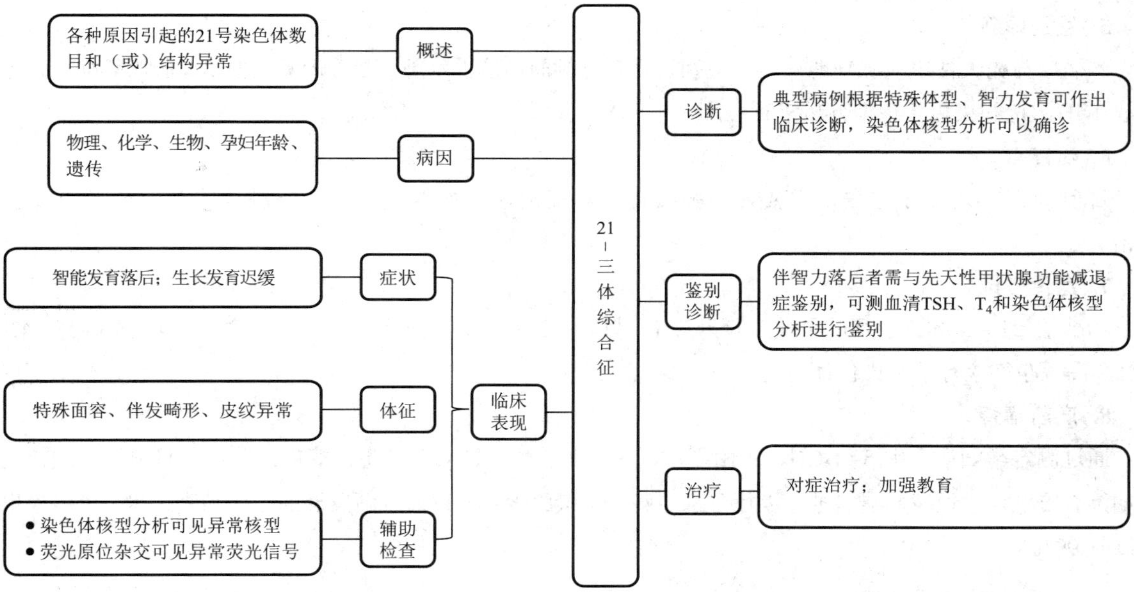
各种原因引起的21号染色体数目和（或）结构异常
概述
物理、化学、生物、孕妇年龄、遗传
病因
智能发育落后；生长发育迟缓
症状
特殊面容、伴发畸形、皮纹异常
体征
临床表现
• 染色体核型分析可见异常核型
• 荧光原位杂交可见异常荧光信号
辅助检查
21-三体综合征
诊断
典型病例根据特殊体型、智力发育可作出临床诊断，染色体核型分析可以确诊
鉴别诊断
伴智力落后者需与先天性甲状腺功能减退症鉴别，可测血清TSH、T4和染色体核型分析进行鉴别
治疗
对症治疗；加强教育

1. 遗传学基础

亲代之一的生殖细胞在减数分裂形成配子时，或受精卵在有丝分裂时，21 号染色体发生不分离，胚胎体细胞内存在一条额外的 21 号染色体。

2. 临床表现

（1）特殊面容　眼裂小、眼距宽、双眼外眦上斜，可有内眦赘皮，鼻梁低平、外耳小、头小而圆、前囟大且关闭延迟，颈短而宽，常呈嗜睡和喂养困难。表情呆滞。

（2）智能落后　本病最突出、最严重的表现。

（3）生长发育迟缓　体格发育、动作发育均迟缓；四肢短，韧带松弛，关节可过度弯曲；肌张力低下，腹膨隆，可伴有脐疝；手指粗短，小指尤短，中间指骨短宽，且向内弯曲。

（4）伴发畸形　隐睾、闭经、先天性心脏病、消化道畸形、先天性甲状腺功能减退症、急性淋巴细胞白血病的发生率明显高于正常人群，免疫功能低下。

（5）皮纹特点　手掌出现猿线（俗称通贯手），轴三角的 atd 角度一般大于 45°，第 4、5 指桡箕增多。

3. 实验室检查

（1）细胞遗传学检查　根据核型分析可分为三型：①标准型：约占患儿总数的 95%左右，核型为 47，XX（或 XY），＋21。②易位型：占 2.5%～5%，染色体总数为 46 条，其中一条是额外的 21 号染色体的长臂与一条近端着丝粒染色体长臂形成的易位染色体，即发生于近着丝粒染色体的相互易位，称罗伯逊易位。③嵌合体型：此型占 2%～4%，患儿体内存在两种细胞系，一种为正常细胞，一种为 21－三体细胞，其核型为 46，XY（或 XX）/47，XY（或 XX），+21。

（2）荧光原位杂交（FISH）　以 21 号染色体的相应部位序列作为探针，在本病患者的细胞中呈现 3 个 21 号染色体的荧光信号。

4. 诊断

典型病例根据特殊面容、智能与生长发育落后、皮纹特点等可作出临床诊断，但应进行染色体核型分析以确诊。

5. 鉴别诊断

本病应与先天性甲状腺功能减退症鉴别，后者有颜面黏液性水肿、喂养困难、便秘、腹胀等症状，可测血清 TSH、T_4和染色体核型分析进行鉴别。

6. 治疗

目前尚无有效治疗方法，主要为加强教育和对症治疗，如伴有先天性心脏病或其他畸形，可手术矫治。

7. 遗传咨询

标准型 21－三体综合征的再发风险为 1%，母亲年龄越大，风险越高。在易位型中，再发风险为 4%～10%。高危孕妇应行羊水染色体检查。

8. 产前筛查

通过测定孕妇血清中 β－HCG、甲胎蛋白、游离雌三醇，计算胎儿患此病的风险，是目前被普遍接受的孕期筛查方法。对于高危孕妇进一步行羊水穿刺作出最终诊断。目前逐渐发展的无创筛查技术，可将检出率提高到 99%。

临床病例分析

患儿，男，现 2 天。出生发现心脏杂音。查体：呼吸平稳，眼裂小、眼距宽、双眼外眦上斜，双手通贯掌。双肺听诊呼吸音清，心率 140 次/分，心前区可及收缩期杂音，腹部外阴查体无殊，神经系统检查阴性。

思考

1. 本病案最可能的诊断是什么？有何依据？

2. 确诊需要做哪些检查？

3. 如何治疗？

解析

1. 最可能的诊断是21－三体综合征。依据是典型的特殊面容和皮纹，且容易合并先天性心脏病。

2. 需要做染色体核型分析确诊。

3. 对症治疗。

三、先天性卵巢发育不全综合征

速览导引图

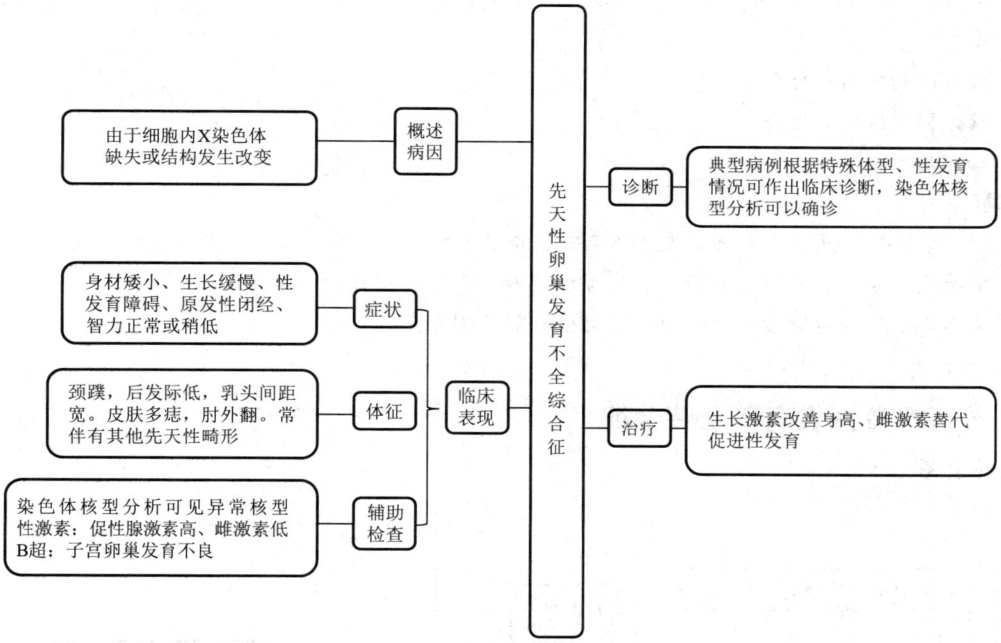
先天性卵巢发育不全综合征
概述病因
由于细胞内X染色体缺失或结构发生改变
临床表现
症状
身材矮小、生长缓慢、性发育障碍、原发性闭经、智力正常或稍低
体征
颈蹼，后发际低，乳头间距宽。皮肤多痣，肘外翻。常伴有其他先天性畸形
辅助检查
染色体核型分析可见异常核型
性激素：促性腺激素高、雌激素低
B超：子宫卵巢发育不良
诊断
典型病例根据特殊体型、性发育情况可作出临床诊断，染色体核型分析可以确诊
治疗
生长激素改善身高、雌激素替代促进性发育

1. 遗传学基础

本病由于细胞内 X 染色体缺失或结构发生改变所致，可能的机制为：①亲代生殖细胞的减数分裂发生不分离。②在有丝分裂过程中 X 染色体的部分丢失。

2. 临床表现

身材矮小、生长缓慢、青春期无性征发育、原发性闭经。新生儿期可有颈后皮肤过度折叠以及手、足背水肿。颈短，50%有颈蹼，后发际低，两乳头距离增宽。皮肤多痣，有肘外翻。患者常伴有其他先天性畸形，如主动脉缩窄、肾脏畸形、指（趾）甲发育不良，第 4、5 掌骨较短等。智力正常或稍低。

3. 实验室检查

（1）染色体核型分析

1）单体型：45，X，最常见，约占 60%。

2）嵌合型：占 25%，可以是 45，X 与正常核型或其它异常核型的嵌合。

3）X 染色体结构异常：如短臂、长臂或部分片段的丢失。

（2）内分泌激素检查　黄体生成素、卵泡刺激素明显升高，雌二醇降低。

（3）B 超检查　显示子宫、卵巢发育不良，严重者呈纤维条索状。

4. 诊断

典型病例根据特殊体型、性发育落后可作出临床诊断，染色体核型分析用以确诊。

5. 治疗

（1）矮身材的治疗　重组人生长激素对此病患儿身高改善有一定作用，明确诊断后每晚临睡前皮下注射 0.15 U/kg。

（2）雌激素替代治疗　在青春期可用雌激素进行替代治疗。

临床病例分析

患儿，女，11 岁。自幼身材矮小至今。查体：身材矮小（第二百分位）、后发际低，皮肤多痣，肘外翻，双乳房未发育，胸腹部查体未及异常，肌力肌张力正常，外阴幼稚。神经系统检查阴性。

思考

1. 最可能的诊断是什么？有何依据？
2. 确诊需要做哪些检查？
3. 如何治疗？

解析

1. 最可能的诊断是先天性卵巢发育不全综合征。依据是典型临床表现，即矮小和性发育不良。
2. 需要进一步做子宫卵巢 B 超、性激素检查和染色体核型分析确诊。
3. 青春期后可行雌激素替代治疗。可用生长激素改善身高。

四、先天性睾丸发育不全综合征

速览导引图

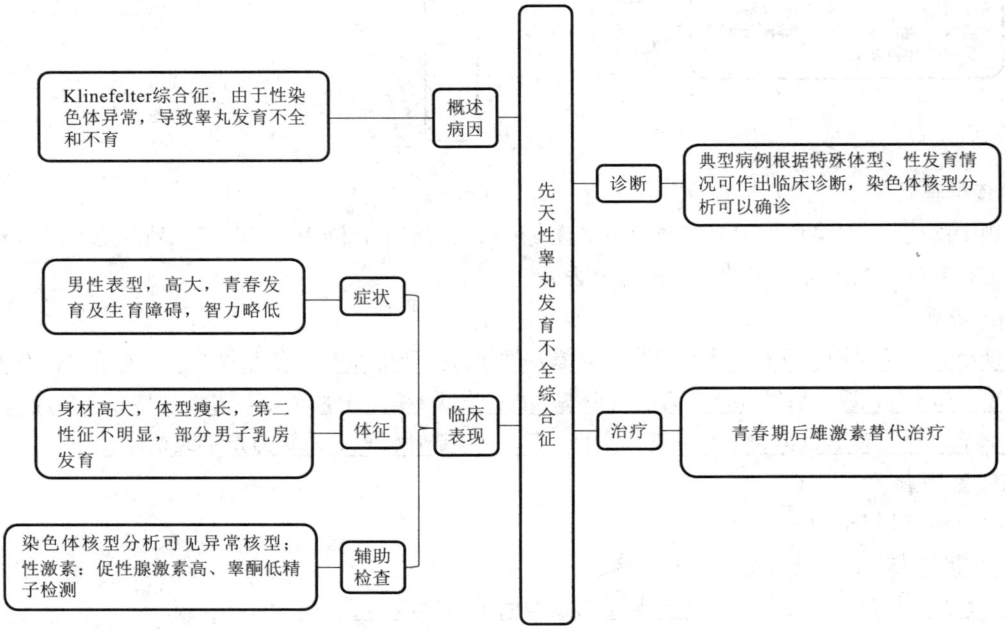
先天性睾丸发育不全综合征
概述病因
Klinefelter综合征，由于性染色体异常，导致睾丸发育不全和不育
临床表现
症状
男性表型，高大，青春发育及生育障碍，智力略低
体征
身材高大，体型瘦长，第二性征不明显，部分男子乳房发育
辅助检查
染色体核型分析可见异常核型；性激素：促性腺激素高、睾酮低精子检测
诊断
典型病例根据特殊体型、性发育情况可作出临床诊断，染色体核型分析可以确诊
治疗
青春期后雄激素替代治疗

1. 临床表现

男性表型，体型瘦长，身材较高，指间距大于身高。部分患者乳房女性化。青春发育障碍，一般不能生育。第二性征不明显，患者平均智商较正常人群略低。

2. 实验室检查

（1）外周血细胞染色体核型分析　标准型为三体型 47，XXY；也可见 48，XXXY 或 48，XXYY 或 49，XXXXY 或 49，XXXYY。

（2）生化检验　患者血清中睾酮降低，黄体生成素、卵泡刺激素升高。

（3）其他检验　患者精液中一般无精子生成，病理检查见曲细精管玻璃样变。

3. 诊断

患者一般因青春期不发动或婚后不育而就诊，染色体核型分析是确诊手段。

4. 治疗

自 11～12 岁开始应进行雄激素治疗。

临床病例分析

患儿，男，14 岁。至今无青春发育就诊。查体：身材高大（p99），体型偏瘦、无胡须，无喉结，胸腹部查体未及异常，肌力肌张力正常，外阴幼稚，双睾丸容积约 3 ml，无阴毛，PH_1。神经系统检查阴性。

思考

1. 最可能的诊断是什么？有何依据？
2. 确诊需要做哪些检查？
3. 如何治疗？

解析

1. 最可能的诊断是先天性睾丸发育不全综合征。依据是典型临床表现，即高大和男性性征发育不良。
2. 需要进一步做性激素检查和染色体核型分析确诊。
3. 青春期后可雄激素替代治疗。

第三节　遗传代谢病

重点	遗传代谢病的定义、分类、临床表现、诊断
难点	苯丙酮尿症、甲基丙二酸血症、肝豆状核变性的发病机制和鉴别诊断
考点	苯丙酮尿症、肝豆状核变性、甲基丙二酸血症、糖原贮积症、黏多糖贮积症的发病机制、临床表现、诊断、鉴别诊断和治疗

一、概述

速览导引图

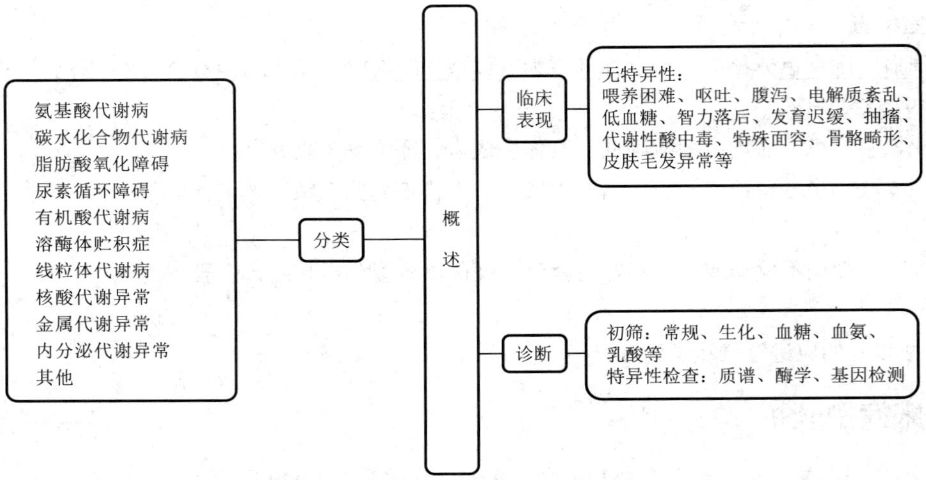
氨基酸代谢病
碳水化合物代谢病
脂肪酸氧化障碍
尿素循环障碍
有机酸代谢病
溶酶体贮积症
线粒体代谢病
核酸代谢异常
金属代谢异常
内分泌代谢异常
其他
分类
概述
临床表现
无特异性：
喂养困难、呕吐、腹泻、电解质紊乱、低血糖、智力落后、发育迟缓、抽搐、代谢性酸中毒、特殊面容、骨骼畸形、皮肤毛发异常等
诊断
初筛：常规、生化、血糖、血氨、乳酸等
特异性检查：质谱、酶学、基因检测

遗传代谢病是由于基因突变，引起蛋白质分子在结构和功能上发生改变，导致酶、受体、载体等的缺陷，使机体的生化反应和代谢出现异常，反应底物或者中间代谢产物在体内大量蓄积，引起一系列临床表现的一大类疾病。种类繁多，目前已达数千种。

1. 分类

遗传代谢病可根据先天性缺陷所累及的生化物质进行分类（表 8－1）。约 80%以上属常染色体隐性遗传。

表 8－1　遗传代谢病的分类及主要疾病

氨基酸代谢病
苯丙酮尿症、枫糖尿病、同型胱氨酸血症、高甲硫氨酸血症、白化病、尿黑酸症、酪氨酸血症、高鸟氨酸血症、瓜氨酸血症、精氨酸酶缺乏症等
碳水化合物代谢病
半乳糖血症、葡萄糖－6－磷酸脱氢酶缺乏症、果糖不耐受症、糖原贮积症、磷酸烯醇丙酮酸羧化酶缺陷等
脂肪酸氧化障碍
肉碱转运障碍、肉碱棕榈酰转移酶缺乏症、短链酰基辅酶 A 脱氢酶缺乏症、中链酰基辅酶 A 脱氢酶缺乏症、极长链酰基辅酶 A 脱氢酶缺乏症
尿素循环障碍及高氨血症
氨甲酰磷酸合成酶缺陷、鸟氨酸氨甲酰转移酶缺陷、瓜氨酸血症、精氨酸琥珀酸血症、精氨酸血症、N－乙酰谷氨酸合成酶缺陷等
有机酸代谢病
甲基丙二酸血症、丙酸血症、异戊酸血症、多种辅酶 A 羧化酶缺乏症、戊二酸血症等
溶酶体贮积症
戈谢病、黏多糖病、GM_1 神经节苷脂贮积症、尼曼－皮克病等
线粒体代谢异常
Leigh 综合征、Kearns－Sayre 综合征、MELAS 综合征等
核酸代谢异常
着色性干皮病、次黄嘌呤鸟嘌呤磷酸核糖转移酶缺陷症
金属元素代谢异常
肝豆状核变性（Wilson 病）、Menkes 病
内分泌代谢异常
先天性肾上腺皮质增生症（21－羟化酶缺乏症、11－羟化酶缺乏症、17－羟化酶缺乏症等）
其他
卟啉病、1－抗胰蛋白酶缺乏症、囊性纤维变性、葡萄糖醛酸转移酶缺乏症等

2. 临床表现

遗传代谢病可在新生儿期、婴幼儿期、儿童期、青少年期，甚至成人期发病，其临床表现有急性危象期、缓解期和缓慢进展期，急性症状和检验异常包括急性代谢性脑病、高氨血症、代谢性酸中毒、低血糖等，全身各器官均可受累。部分遗传代谢病的临床表现（表 8–2）。

表 8–2　遗传代谢病的主要临床表现

喂养困难、食欲差、体重不增	黄疸、皮肤病变、毛发异常
嗜睡、惊厥、昏迷、肌张力异常	缺水、持续呕吐、电解质异常
呼吸困难、酸中毒、过度换气	特殊尿味、汗味
骨骼畸形、特殊面容	智能落后、发育倒退

3. 诊断

初筛：血尿常规、血糖、血气分析，肝功能、心肌酶谱、血氨、乳酸、酮体、电解质等。

特异性检测包括血串联质谱、尿气相色谱–质谱（表 8–3）、酶学测定、基因诊断。

表 8–3　串联质谱技术检测的部分遗传代谢病

氨基酸代谢病	高苯丙氨酸血症（苯丙酮尿症和四氢生物蝶呤缺乏症）、枫糖尿病、氨甲酰磷酸合成酶缺乏症、鸟氨酸氨甲酰转移酶缺乏症、瓜氨酸血症、精氨琥珀酸尿症、精氨酸血症、高鸟氨酸血症、同型半胱氨酸尿症、高甲硫氨酸血症、酪氨酸血症、非酮性高甘氨酸血症等
有机酸血症	甲基丙二酸血症、丙酸血症、异戊酸血症、戊二酸血症、3–甲基巴豆酰辅酶 A 羧化酶缺乏症、生物素酶缺乏症、全羧化酶合成酶缺乏症、β–酮硫解酶缺乏症、丙二酸血症、2–甲基丁酰辅酶 A 脱氢酶缺乏症等
脂肪酸氧化障碍疾病	肉碱转运障碍、肉碱棕榈酰转移酶缺乏症、肉碱/酰基肉碱移位酶缺乏症、短链酰基辅酶 A 脱氢酶缺乏症、中链酰基辅酶 A 脱氢酶缺乏症、极长链酰基辅酶 A 脱氢酶缺乏症、多种酰基辅酶 A 脱氢酶缺乏症、2，4–二烯酰辅酶 A 脱氢酶缺乏症等

二、苯丙酮尿症

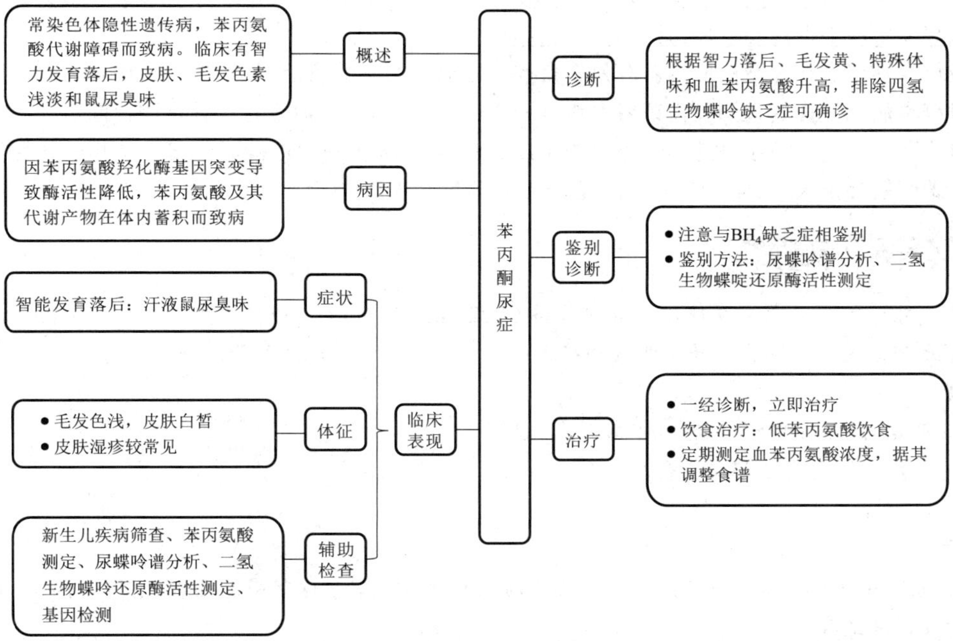
常染色体隐性遗传病，苯丙氨酸代谢障碍而致病。临床有智力发育落后，皮肤、毛发色素浅淡和鼠尿臭味
概述
因苯丙氨酸羟化酶基因突变导致酶活性降低，苯丙氨酸及其代谢产物在体内蓄积而致病
病因
智能发育落后：汗液鼠尿臭味
症状
• 毛发色浅，皮肤白皙
• 皮肤湿疹较常见
体征
新生儿疾病筛查、苯丙氨酸测定、尿蝶呤谱分析、二氢生物蝶呤还原酶活性测定、基因检测
辅助检查
临床表现
苯丙酮尿症
诊断
根据智力落后、毛发黄、特殊体味和血苯丙氨酸升高，排除四氢生物蝶呤缺乏症可确诊
鉴别诊断
• 注意与BH_4缺乏症相鉴别
• 鉴别方法：尿蝶呤谱分析、二氢生物蝶啶还原酶活性测定
治疗
• 一经诊断，立即治疗
• 饮食治疗：低苯丙氨酸饮食
• 定期测定血苯丙氨酸浓度，据其调整食谱

苯丙酮尿症（phenylketonuria，PKU）是一种常染色体隐性遗传疾病，因苯丙氨酸羟化酶基因突变导致酶活性降低，苯丙氨酸及其代谢产物在体内蓄积而致病。临床有智力发育落后，皮肤、毛发色素浅淡和鼠尿

臭味。我国的发病率约为 1∶11 000。

苯丙氨酸通过苯丙氨酸羟化酶作用转变为酪氨酸。苯丙酮尿症患儿苯丙氨酸羟化酶活性降低，导致苯丙氨酸异常蓄积并通过旁路代谢产生大量苯丙酮酸、苯乙酸和苯乳酸，高浓度的苯丙氨酸及其代谢物导致脑损伤。苯丙氨酸的代谢除了需要苯丙氨酸羟化酶外，还需要其辅酶四氢生物蝶呤（BH_4）的参与，BH_4 的合成和再生途径中需经过三磷酸鸟苷环化水解酶、6-丙酮酰四氢蝶呤合成酶（PTPS）和二氢生物蝶呤还原酶（DHPR）的催化。这些酶的编码基因缺陷都可造成相关酶的活性降低，导致血苯丙氨酸升高。我国的高苯丙氨酸血症，大多数为苯丙酮尿症，10%～15%为 BH_4 缺乏症。

1. 临床表现

（1）神经系统　智力发育落后最为突出。行为异常，如兴奋不安、忧郁、多动、孤僻等。可有癫痫小发作，少数呈现肌张力增高和腱反射亢进。

（2）皮肤　黑色素合成不足，头发由黑变黄，皮肤白皙。皮肤湿疹较常见。

（3）体味　由于尿液和汗液中排出较多苯乙酸，可有明显鼠尿臭味。

2. 实验室检查

（1）新生儿疾病筛查　新生儿针刺足跟采血，测定苯丙氨酸浓度测定。

（2）苯丙氨酸浓度测定　正常浓度＜120 μmol/L（2 mg/dl），经典型 PKU＞1200 μmol/L，轻度 PKU 600～1200 μmol/L，轻度高苯丙氨酸血症（非 PKU）120～600 μmol/L

（3）尿蝶呤谱分析　主要用于 BH_4 缺乏症的鉴别诊断。

（4）DHPR 活性测定　二氢生物蝶啶还原酶缺乏症时该酶活性明显降低。

（5）DNA 分析　对相关基因进行突变检测，进行基因诊断和产前诊断。

4. 诊断

根据智力落后、毛发黄，特殊体味和血苯丙氨酸升高，排除四氢生物蝶呤缺乏症可确诊。

5. 治疗

（1）一旦确诊，应立即治疗。

（2）患儿主要采用低苯丙氨酸配方奶治疗。较大婴儿添加食品应以低蛋白、低苯丙氨酸为原则。定期测定血苯丙氨酸浓度，根据患儿具体情况调整食谱。

（3）成年女性患者在怀孕前应重新开始饮食控制，血苯丙氨酸应控制在 120～360 μmol/L，直至分娩。

（4）对有本病家族史的夫妇及先证者可进行 DNA 分析，再生育时进行产前基因诊断。

（5）对诊断为 BH_4 缺乏症的患者，需补充 BH_4、5-羟色胺和 L-DOPA，二氢生物蝶啶还原酶缺乏症采用饮食限制苯丙氨酸摄入、5-羟色胺和 L-DOPA 及四氢叶酸治疗。

临床病例分析

患儿，男，25 天。筛查发现苯丙氨酸升高（922 μmol/L）2 天。查体：神清气平，皮肤红润，面部少量红色丘疹，发黑，胸腹部脊柱四肢神经系统查体未及异常，肌力肌张力正常。

思考

1. 最可能的诊断是什么？有何依据？

2. 进一步确诊需要做哪些检查？

3. 如何治疗？

解析

1. 最可能的诊断是苯丙酮尿症。该患儿为新生儿筛查发现，诊断早，临床表型不明显，主要依据是筛查中苯丙氨酸高。

2. 需进一步做 DHPR 活性测定和尿蝶呤谱分析与几种 B_4H 缺乏症鉴别，并行基因诊断。

3. 一经诊断，尽早采用低苯丙氨酸饮食治疗。

三、肝豆状核变性

速览导引图

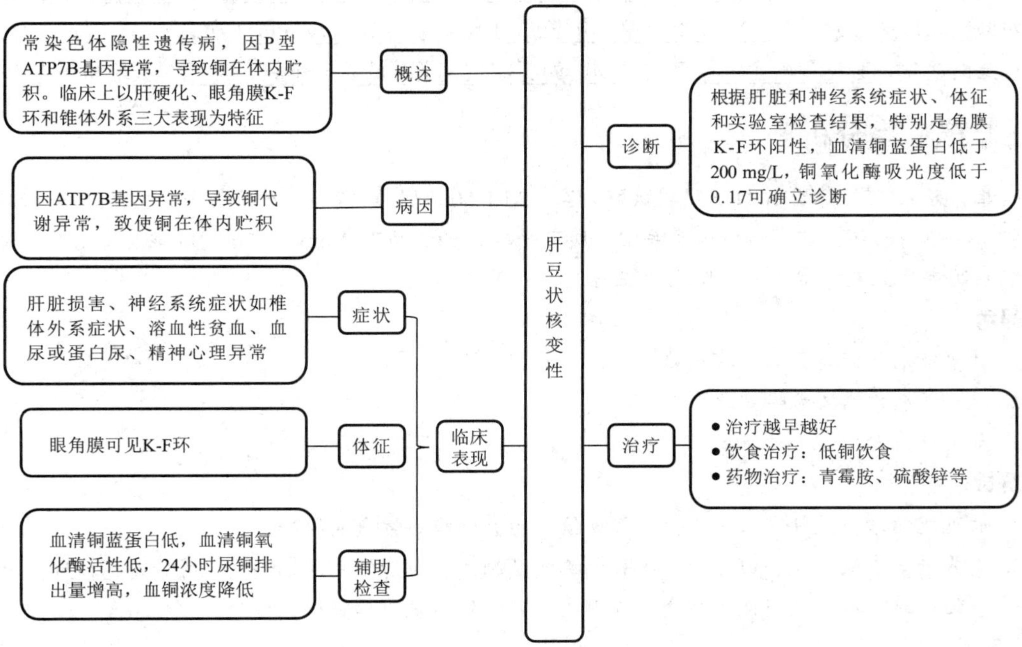
常染色体隐性遗传病，因P型ATP7B基因异常，导致铜在体内贮积。临床上以肝硬化、眼角膜K-F环和锥体外系三大表现为特征
概述
因ATP7B基因异常，导致铜代谢异常，致使铜在体内贮积
病因
肝脏损害、神经系统症状如椎体外系症状、溶血性贫血、血尿或蛋白尿、精神心理异常
症状
眼角膜可见K-F环
体征
血清铜蓝蛋白低，血清铜氧化酶活性低，24小时尿铜排出量增高，血铜浓度降低
辅助检查
临床表现
肝豆状核变性
诊断
根据肝脏和神经系统症状、体征和实验室检查结果，特别是角膜K-F环阳性，血清铜蓝蛋白低于200 mg/L，铜氧化酶吸光度低于0.17可确立诊断
治疗
• 治疗越早越好
• 饮食治疗：低铜饮食
• 药物治疗：青霉胺、硫酸锌等

肝豆状核变性是一种常染色体隐性遗传性疾病，因 P 型 ATP7B 基因异常，导致铜在体内贮积。临床上以肝硬化、眼角膜 K–F 环和锥体外系三大表现为特征。发病率约为 1∶30 000。

1. 发病机制

肝脏是进行铜代谢的主要器官，铜蓝蛋白由肝细胞合成。ATP7B 酶主要将 Cu^{2+}递交给铜蓝蛋白并使多余的铜经胆汁排泄。肝豆状核变性主要因 ATP7B 基因突变，铜蓝蛋白和铜氧化酶活性降低，铜自胆汁中排出锐减，但由于患者肠道吸收铜的功能正常，因此大量铜贮积在体内重要脏器组织，影响细胞的正常功能。

ATP7B 基因定位于染色体 13q14.3–21.1 区域。目前已经发现各种类型的 ATP7B 基因突变达 150 种以上。ATP7B 基因突变在中国人以外显子 8 的 R778L 突变最常见。

2. 临床表现

肝脏损害最常见，可呈慢性或者急性发病。其次为神经系统症状，如程度不等的锥体外系症状。亦可见伴发溶血性贫血、血尿或蛋白尿、精神心理异常。眼角膜可见 K–F 环。

3. 实验室检查

（1）血清铜蓝蛋白　小儿正常含量为 200～400 mg/L，患者通常低于 200 mg/L。

（2）血清铜氧化酶活性　铜氧化酶吸光度正常值为 0.17～0.57，患者明显降低。

（3）24 小时尿铜排出量增高　正常＜40 μg，患儿可高达 100～1000 μg，伴有血铜浓度降低。

（4）K–F 环检查　在角膜边缘可见呈棕灰、棕绿或棕黄色的色素环。

4. 诊断

根据肝脏和神经系统症状、体征和实验室检查结果，特别是角膜 K–F 环阳性，血清铜蓝蛋白低于 200 mg/L，铜氧化酶吸光度低于 0.17 可确立诊断。

5. 治疗

治疗目的是防止或减少铜在组织内蓄积，应终身治疗。开始治疗越早，预后越好。

（1）促进铜排泄的药物　主要有青霉胺，从小剂量开始，逐步增加，最大剂量为每日 20 mg/kg，每日 2～3 次饭前半小时口服。服用青霉胺期间应定期检查血、尿常规和 24 小时尿铜等的变化。

（2）减少铜吸收的药物　常用锌制剂，服后大便排铜增加，减少体内铜的蓄积。常用制剂为硫酸锌，儿童用量为每次 0.1～0.2 g，每日 2～3 次口服。年长儿可增至每次 0.3 g，每日 3 次。

（3）低铜饮食　避免食用含铜量高的食物，如肝、贝壳类、蘑菇、蚕豆、豌豆、玉米和巧克力等。

临床病例分析

患儿，男，6 岁。入学体检发现转氨酶升高（ALT 500 U/L）。查体：神清气平，皮肤红润，无黄染，裂隙灯下见 K–F 环，胸部体检未及异常，腹部平软，肝脏肋下 1 cm，质软，脾脏肋下未及，脊柱四肢神经系统查体未及异常，肌力肌张力正常。

思考

1. 最可能的诊断是什么？有何依据？
2. 进一步确诊需要做哪些检查？
3. 如何治疗？

解析

1. 最可能的诊断是肝豆状核变性。诊断依据为肝功能异常和 K–F 环。
2. 需要进一步做铜蓝蛋白定量、铜氧化酶活性测定、血清铜和尿铜测定。并行基因诊断以确诊。
3. 一经诊断，尽早采用低铜饮食，可用青霉胺驱铜，硫酸锌减少铜吸收。

四、糖原贮积症

速览导引图

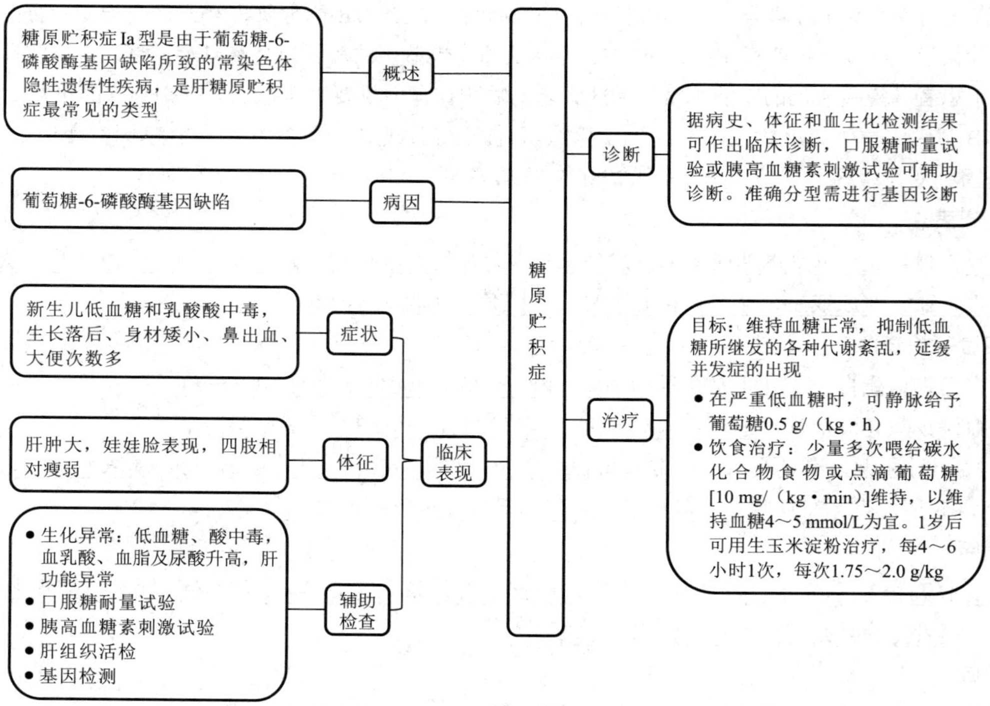
糖原贮积症
概述
糖原贮积症Ia型是由于葡萄糖-6-磷酸酶基因缺陷所致的常染色体隐性遗传性疾病，是肝糖原贮积症最常见的类型
病因
葡萄糖-6-磷酸酶基因缺陷
临床表现
症状
新生儿低血糖和乳酸酸中毒，生长落后、身材矮小、鼻出血、大便次数多
体征
肝肿大，娃娃脸表现，四肢相对瘦弱
辅助检查
• 生化异常：低血糖、酸中毒，血乳酸、血脂及尿酸升高，肝功能异常
• 口服糖耐量试验
• 胰高血糖素刺激试验
• 肝组织活检
• 基因检测
诊断
据病史、体征和血生化检测结果可作出临床诊断，口服糖耐量试验或胰高血糖素刺激试验可辅助诊断。准确分型需进行基因诊断
治疗
目标：维持血糖正常，抑制低血糖所继发的各种代谢紊乱，延缓并发症的出现
• 在严重低血糖时，可静脉给予葡萄糖0.5 g/（kg・h）
• 饮食治疗：少量多次喂给碳水化合物食物或点滴葡萄糖[10 mg/（kg・min）]维持，以维持血糖4～5 mmol/L为宜。1岁后可用生玉米淀粉治疗，每4～6小时1次，每次1.75～2.0 g/kg

糖原贮积症是一组由于先天性酶缺陷所造成的糖原代谢障碍性疾病。多数疾病可见到糖原在肝脏、肌肉、肾脏等组织中储积量增加。根据临床表现和受累器官分为肝糖原贮积症和肌糖原贮积症。表 8－4 为部分糖原贮积症的酶缺陷与主要临床表现。

表 8－4　部分糖原贮积症的酶缺陷与主要临床表现

型号和病名	酶缺陷	主要临床表现
0 型	糖原合成酶	酮症低血糖
Ⅰa 型　Von Gierke 病	葡萄糖－6－磷酸酶	矮小、肝肿大、低血糖
Ⅱ型　Pompe 病	α－1, 4－葡萄糖苷酶	肌张力低下、肥厚型心肌病、心脏扩大
Ⅲ型　Cori 病	脱支酶	低血糖、惊厥、肝肿大
Ⅳ型　Andersen 病	分支酶	肝肿大、进行性肝硬化
Ⅴ型　McArdle 病	肌磷酸化酶	疼痛性肌痉挛、血红蛋白尿
Ⅵ型　Hers 病	肝磷酸化酶	轻度低血糖、生长迟缓、肝肿大
Ⅶ型　Tarui 病	肌磷酸果糖激酶	肌痉挛、肌红蛋白尿
Ⅸ型	肝磷酸化酶激酶	肝肿大

糖原贮积症Ⅰa 型

1. 发病机制

糖原贮积症Ⅰa 型是由于葡萄糖－6－磷酸酶（G6PC）基因缺陷所致的常染色体隐性遗传性疾病，是肝糖原贮积症最常见的类型。活产儿发病率为 1/100 000。

2. 临床表现

低血糖、乳酸酸中毒、肝大、生长落后、鼻出血、大便次数多。智力多正常。患儿多有娃娃脸表现，四肢相对瘦弱。可伴骨质疏松。长期并发症中肝腺瘤和进行性肾功能不全最为突出。

3. 实验室检查

（1）生化异常　低血糖、酸中毒，血乳酸、血脂及尿酸升高，肝功能异常。

（2）口服糖耐量试验　正常时血乳酸升高不超过 20%。血乳酸明显下降提示 GSDⅠa 型。

（3）胰高血糖素刺激试验。

（4）肝组织活检　可见 PAS 染色阳性物增多；电镜见胞浆糖原增多。

（5）外周血白细胞 DNA 分析　进行基因诊断。

4. 诊断

根据病史、体征和血生化检测结果可作出临床诊断，口服糖耐量试验或胰高血糖素刺激试验可辅助诊断。准确分型需进行基因诊断。

5. 治疗

治疗目标是维持血糖正常，抑制低血糖所继发的各种代谢紊乱，延缓并发症的出现。

（1）在严重低血糖时，可静脉给予葡萄糖 0.5 g/（kg·h）。

（2）饮食治疗　少量多次喂给碳水化合物食物或点滴葡萄糖［10 mg/（kg·min）］维持，以维持血糖 4～5 mmol/L 为宜。1 岁后可用生玉米淀粉治疗，每 4～6 小时 1 次，每次 1.75～2.0 g/kg。

临床病例分析

患儿，女，6 月龄。生后反复低血糖。查体：神清，气平，皮肤红润，无黄染，胖圆脸，胸部体检未及异常，腹部平软，肝脏肋下 5 cm，质软，脾脏肋下未及，脊柱四肢神经系统查体未及异常，肌力肌张力正常。

思考

1. 最可能的诊断是什么？有何依据？
2. 进一步确诊需要做哪些检查？
3. 如何治疗？

解析

1. 最可能的诊断是糖原贮积症。诊断依据为反复低血糖、胖圆脸和肝大。
2. 需要进一步检测血乳酸、血脂、肝肾功能，并行基因诊断以确诊。
3. 少量多次喂养，避免低血糖发作。1 岁后可用生玉米淀粉治疗。

五、黏多糖贮积症

速览导引图

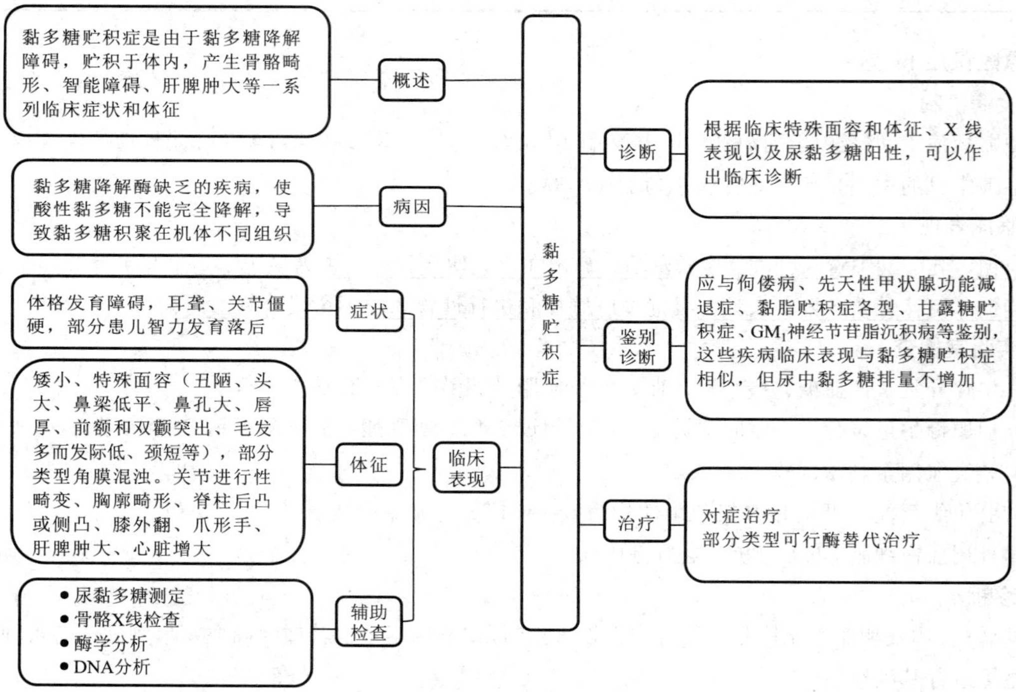
黏多糖贮积症
概述
黏多糖贮积症是由于黏多糖降解障碍，贮积于体内，产生骨骼畸形、智能障碍、肝脾肿大等一系列临床症状和体征
病因
黏多糖降解酶缺乏的疾病，使酸性黏多糖不能完全降解，导致黏多糖积聚在机体不同组织
临床表现
症状
体格发育障碍，耳聋、关节僵硬，部分患儿智力发育落后
体征
矮小、特殊面容（丑陋、头大、鼻梁低平、鼻孔大、唇厚、前额和双颧突出、毛发多而发际低、颈短等），部分类型角膜混浊。关节进行性畸变、胸廓畸形、脊柱后凸或侧凸、膝外翻、爪形手、肝脾肿大、心脏增大
辅助检查
• 尿黏多糖测定
• 骨骼X线检查
• 酶学分析
• DNA分析
诊断
根据临床特殊面容和体征、X 线表现以及尿黏多糖阳性，可以作出临床诊断
鉴别诊断
应与佝偻病、先天性甲状腺功能减退症、黏脂贮积症各型、甘露糖贮积症、GM_1神经节苷脂沉积病等鉴别，这些疾病临床表现与黏多糖贮积症相似，但尿中黏多糖排量不增加
治疗
对症治疗
部分类型可行酶替代治疗

黏多糖贮积症是一组因黏多糖降解酶缺乏的疾病，使酸性黏多糖不能完全降解，导致黏多糖积聚在机体不同组织，产生骨骼畸形、智能障碍、肝脾增大等一系列临床症状和体征。

1. 发病机制

黏多糖是结缔组织细胞间的主要成分，广泛存在于各种细胞内，重要的黏多糖有硫酸皮肤素、硫酸肝素、硫酸角质素、硫酸软骨素、透明质酸等。多糖链的降解在溶酶体中进行，不同的黏多糖需不同的溶酶体酶进行降解。其中任何一种酶的缺陷都会造成氨基葡聚糖链分解障碍，在溶酶体内积聚，尿中排出增加。患儿缺陷的酶活性常仅及正常人的 1%～10%。

2. 临床表现

（1）体格发育障碍　表现为矮小、面容较丑陋、头大、鼻梁低平、鼻孔大、唇厚、前额和双颧突出、毛发多而发际低、颈短等。有的类型有角膜浑浊。

（2）智力发育落后　患儿神经精神发育在周岁后逐渐迟缓，除ⅠS、Ⅳ型和Ⅵ型外，患者都伴有智能落后。

黏多糖贮积症除Ⅱ型为 X 连锁隐性遗传外，其余均属常染色体隐性遗传性疾病。

3. 实验室检查

（1）尿黏多糖测定　通常用甲苯胺蓝法做定性试验，患者尿液呈阳性反应。醋酸纤维薄膜电泳可以区分尿中排出的黏多糖的种类，进行分型参考。

（2）骨骼 X 线检查　骨质较疏松，骨皮质变薄，颅骨增大，蝶鞍增大，脊柱后凸或侧凸，椎体呈楔形或扁平，胸、腰椎体前下缘呈鱼唇样前凸或呈鸟嘴突，肋骨脊柱端细小，胸骨端增宽，呈飘带状，掌骨短粗，基底变尖，指骨远端窄圆，腕骨骨化成熟延迟。

（3）酶学分析　根据白细胞或皮肤成纤维细胞中的特异性酶活性测定结果，可对黏多糖贮积症进行分型。

（4）DNA 分析　参与黏多糖代谢的各种酶的编码基因都已定位，并且在患者中发现了相应的基因突变，有条件可进行基因诊断。

4. 诊断

（1）根据临床特殊面容和体征、X 线表现以及尿黏多糖阳性，可以作出临床诊断。

（2）家族史中有黏多糖贮积症患者，对早期诊断有帮助。

5. 治疗

黏多糖贮积症Ⅰ型、Ⅵ型的酶替代治疗取得了较好的临床疗效。酶替代治疗对已有中枢神经系统症状者疗效差，原因是酶无法穿透血脑屏障，另一个问题是酶替代治疗目前价格极为昂贵，尚不能推广。家庭如需生育第二胎，应进行遗传咨询及产前诊断。

临床病例分析

患儿，男，8 月龄。矮小并关节僵硬就诊。查体：矮小（－3SD）、面容粗糙（头大、鼻梁低平、鼻孔大、唇厚、前额和双颧突出），角膜浑浊。鸡胸，双肺呼吸音粗，心率 100 次/分，心律齐，心音有力，未及杂音，腹部膨隆，肝脏肋下 3 cm，质软。脊柱右凸，双侧肘关节、腕关节、指关节僵硬，手指不能伸直，神经系统查体未及异常。胸片提示肋骨呈“飘带样”。

思考

1. 最可能的诊断是什么？有何依据？
2. 进一步确诊需要做哪些检查？
3. 如何治疗？

解析

1. 最可能的诊断是黏多糖贮积症。诊断依据为矮小、典型的体貌特征及胸片“飘带样”肋骨。
2. 需要进一步检测尿黏多糖，并行酶学分析和基因诊断。
3. 对症治疗。部分黏多糖贮积症可尝试酶替代治疗。

六、甲基丙二酸血症

速览导引图

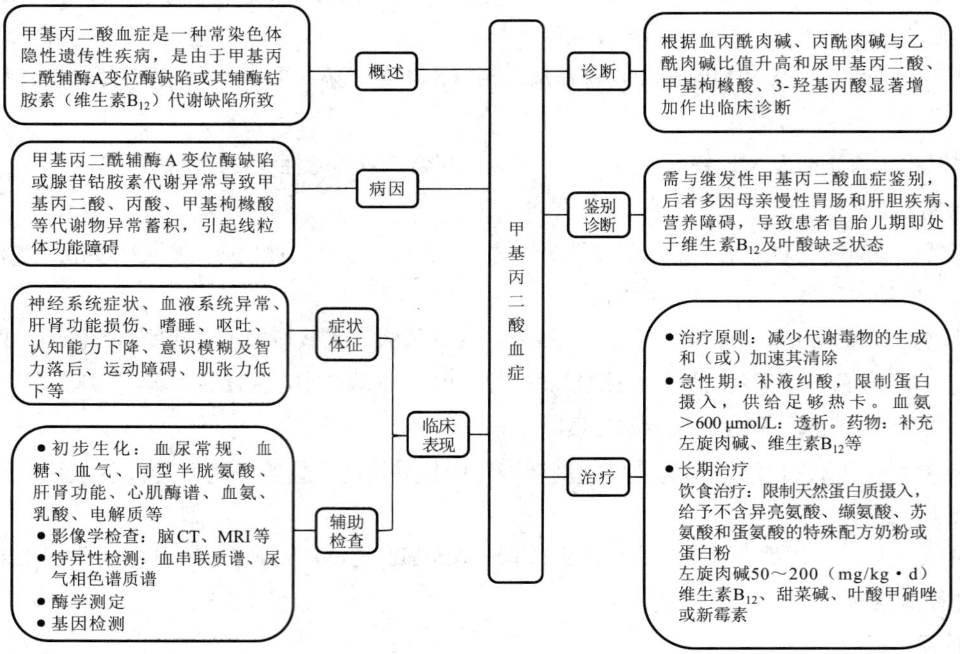
甲基丙二酸血症
概述
甲基丙二酸血症是一种常染色体隐性遗传性疾病，是由于甲基丙二酰辅酶A变位酶缺陷或其辅酶钴胺素（维生素B12）代谢缺陷所致
病因
甲基丙二酰辅酶A变位酶缺陷或腺苷钴胺素代谢异常导致甲基丙二酸、丙酸、甲基枸橼酸等代谢物异常蓄积，引起线粒体功能障碍
临床表现
症状体征
神经系统症状、血液系统异常、肝肾功能损伤、嗜睡、呕吐、认知能力下降、意识模糊及智力落后、运动障碍、肌张力低下等
辅助检查
● 初步生化：血尿常规、血糖、血气、同型半胱氨酸、肝肾功能、心肌酶谱、血氨、乳酸、电解质等
● 影像学检查：脑CT、MRI等
● 特异性检测：血串联质谱、尿气相色谱质谱
● 酶学测定
● 基因检测
诊断
根据血丙酰肉碱、丙酰肉碱与乙酰肉碱比值升高和尿甲基丙二酸、甲基枸橼酸、3-羟基丙酸显著增加作出临床诊断
鉴别诊断
需与继发性甲基丙二酸血症鉴别，后者多因母亲慢性胃肠和肝胆疾病、营养障碍，导致患者自胎儿期即处于维生素B12及叶酸缺乏状态
治疗
● 治疗原则：减少代谢毒物的生成和（或）加速其清除
● 急性期：补液纠酸，限制蛋白摄入，供给足够热卡。血氨>600 μmol/L：透析。药物：补充左旋肉碱、维生素B12等
● 长期治疗
饮食治疗：限制天然蛋白质摄入，给予不含异亮氨酸、缬氨酸、苏氨酸和蛋氨酸的特殊配方奶粉或蛋白粉
左旋肉碱50～200（mg/kg·d）
维生素B12、甜菜碱、叶酸甲硝唑或新霉素

甲基丙二酸血症（methylmalonic acidemia，MMA）是一种常染色体隐性遗传性疾病，主要是由于甲基丙二酰辅酶 A 变位酶缺陷或其辅酶钴胺素（维生素 B_{12}）代谢缺陷所致。国内新生儿疾病筛查统计的患病率约为1/34 000。

1. 发病机制

甲基丙二酰辅酶 A 变位酶缺陷（MUT）或腺苷钴胺素代谢异常导致甲基丙二酸、丙酸、甲基枸橼酸等代谢物异常蓄积，引起线粒体功能障碍。mut、cblA、cblB 及 cblH 缺陷型仅表现为甲基丙二酸血症，故称为单纯型甲基丙二酸血症。cblC、cblD 和 cblF 缺陷型则表现为甲基丙二酸血症及同型半胱氨酸血症，故称为 MMA 合并同型半胱氨酸血症。

2. 临床表现

早发型患者多于 1 岁内起病，以神经系统症状最为严重，可表现为惊厥、运动功能障碍以及舞蹈徐动症等，可伴发血液系统异常和肝肾功能损伤。

迟发型患者多在 4 岁后甚至于成年期起病，常合并脊髓、外周神经、肝、肾、眼、血管及皮肤等多系统损害，儿童或青少年时期表现为急性神经系统症状。

3. 实验室检查

（1）一般检查　血尿常规、肝肾功能、血气、血糖、电解质、血氨、血乳酸及血同型半胱氨酸等。

（2）MS/MS 检测　血液中游离肉碱、乙酰肉碱、丙酰肉碱，丙酰肉碱与乙酰肉碱比值升高。

（3）GC/MS 检测　甲基丙二酸、甲基枸橼酸和 3–羟基丙酸排量显著增加。

（4）酶学分析　通过皮肤成纤维细胞、外周血淋巴细胞酶活性检测确定 MMA 酶缺陷类型。

（5）基因突变检测　MMA 分型最可靠的依据。

（6）影像学检查　甲基丙二酸血症患者脑 CT、MRI 扫描常见对称性基底节损害、苍白球信号异常，可表现为脑白质脱髓鞘变性、软化、坏死、脑萎缩及脑积水等。

4. 诊断

临床表现无特异性，常见反复呕吐、嗜睡、惊厥、运动障碍、智力及肌张力低下。确诊依据血丙酰肉碱、丙酰肉碱与乙酰肉碱比值升高和尿甲基丙二酸、甲基枸橼酸、3－羟基丙酸显著增加。但需与继发性甲基丙二酸血症鉴别，后者多因母亲慢性胃肠和肝胆疾病、营养障碍所致。

5. 治疗

治疗原则为减少代谢毒物的生成和（或）加速其清除。

（1）急性期治疗　甲基丙二酸血症急性期治疗应以补液、纠正酸中毒为主，同时限制蛋白质摄入，供给足够的热量。若持续高氨血症（血氨＞600 μmol/L），则需要透析。补充左旋肉碱 100～300 mg/（kg・d）。维生素 B_{12} 1 mg/d，肌内注射，连续 3～6 日。应用新霉素或甲硝唑治疗，可以降低体内甲基丙二酸的水平。

（2）长期治疗

1）饮食治疗：限制天然蛋白质摄入，给予不含异亮氨酸、缬氨酸、苏氨酸和蛋氨酸的特殊配方奶粉或蛋白粉。

2）维生素 B_{12} 有效型患者每周肌内注射维生素 B_{12} 1～2 次，每次 1.0 mg，部分患者可口服甲基钴胺素 500～1000 μg/d。

3）左旋肉碱：促进甲基丙二酸和酯酰肉碱排泄，常用剂量为 50～200 mg/（kg・d）。

4）甜菜碱和叶酸：用于合并同型半胱氨酸血症、贫血患者，甜菜碱 500～1000 mg/d，口服，叶酸 10～30 mg/d，口服。

5）甲硝唑 10～20 mg/（kg・d）或新霉素 50 mg/（kg・d），可减少肠道细菌产生的丙酸，但长期应用可引起肠道菌群紊乱，应慎用。

6. 预防

避免近亲结婚。对有先证者的家庭再生育时行产前诊断。

临床病例分析

患儿，男，8 月龄。生后反复呕吐、嗜睡。查体：神萎气平，头围 40 cm，皮肤苍白，胸、腹、脊柱、四肢、神经系统未及异常，肌力、肌张力正常。实验室检查示严重酸中毒，pH 7.25，BE－18 mmol/L，同型半胱氨酸 110 μmol/L，头颅 MRI 提示脑室扩大。

思考

1. 本病例最可能的诊断是什么？有何依据？
2. 进一步确诊需要做哪些检查？
3. 如何治疗？

解析

1. 最可能的诊断是遗传代谢病，首先考虑为甲基丙二酸血症。遗传代谢病临床表现无特异性，可以表现为反复呕吐、腹泻、嗜睡、难以纠正的代谢性酸中毒。其中甲基丙二酸血症发病率较高，且同型半胱氨酸升高是甲基丙二酸血症合并同型半胱氨酸血症的特异性指标。

2. 需要进一步行血串联质谱（丙酰肉碱、丙酰肉碱与乙酰肉碱比值）、尿气相色谱质谱（甲基丙二酸、甲基枸橼酸）和基因诊断以明确。

3. 不同亚型治疗不同。维生素 B_{12} 无效性主要采用特殊奶粉和左旋肉碱治疗；维生素 B_{12} 有效型可采用维生素 B_{12}、左旋肉碱、甜菜碱、亚叶酸钙治疗。

（钱继红　梁黎黎）

第九章　免疫性疾病

第一节　概　述

重点	小儿免疫系统发育特点
难点	小儿免疫系统发育特点
考点	小儿免疫系统和免疫反应、发育特点

1. 定义

（1）免疫（immunity）识别自身，排除异己。

（2）功能　防御感染，清除衰老、损伤、死亡细胞和突变细胞。

（3）免疫功能失调可致异常免疫反应，即变态反应、自身免疫反应、免疫缺陷及发生恶性肿瘤。

2. 小儿免疫系统发育特点

（1）单核-巨噬细胞　新生儿单核细胞发育已完善，因缺乏辅助因子，其趋化、黏附、吞噬、氧化杀菌，抗原呈递能力均较差。

（2）中性粒细胞　生后12小时外周血数目较高，72小时后逐渐下降，而后逐渐上升达成人水平。其功能暂时性低下是易发生化脓性感染的原因。

（3）T淋巴细胞及细胞因子

1）成熟T细胞：占外周血淋巴细胞80%，出生时较少，6～7个月时超过中性粒细胞，6～7岁时两者相当。

2）T细胞表型和功能：新生儿T细胞表达CD25和CD40配体较成人弱，辅助B细胞合成和转换Ig、促进吞噬细胞和CTL的能力差。

3）Th亚群：新生儿Th_2细胞功能较Th_1细胞占优势。

4）细胞因子：新生儿T细胞产生细胞因子能力较差。随抗原反复刺激，各种细胞因子水平逐渐升高。

5）NK细胞和ADCC：NK活性于生后1～5个月时达成人水平。ADCC功能仅为成人的50%，于1岁时达到成人水平。

（4）B淋巴细胞及Ig

1）B细胞表型和功能：胎儿和新生儿B细胞能分泌IgM，不分泌IgG和IgA。分泌IgG的B细胞2岁时、分泌IgA的B细胞5岁时达成人水平。B细胞不能产生荚膜多糖细菌抗体。

2）IgG：唯一能主动转运过胎盘的Ig，出生血清水平高于母体5%～10%。生后3～5个月降至最低点，至10～12个月时体内IgG均为自身产生，8～10岁达成人水平。IgG_2在2岁内上升慢，此时易患荚膜细菌感染。

3）IgM：胎儿期已能产生IgM，男孩于3岁时、女孩于6岁时达到成人水平。脐血IgM增高，提示宫内感染。

4）IgA：发育最迟，青春后期或成人期达成人水平。新生儿期测不出分泌型IgA，2个月时唾液中可测到，2～4岁达成人水平。

速览导引图

- 概述
  - 特异性免疫
    - T淋巴细胞/NK细胞
      - 出生时淋巴细胞数目少，6～7个月时超过中性粒细胞，6～7岁时两者相当，此后逐渐降至老年低水平
      - 新生儿T细胞产生细胞因子能力较差；表达CD25和CD40配体较成人弱，辅助B细胞合成、促进吞噬细胞和CTL的能力差
      - 新生儿Th_2细胞功能较Th_1细胞占优势
      - NK细胞活性1～5个月时达成人水平；ADCC功能仅为成人50%
    - B淋巴细胞
      - 胎儿、新生儿B细胞能分泌IgM，不分泌IgG和IgA
      - 分泌IgG的B细胞于2岁、分泌IgA的B细胞于5岁时达成人水平
      - 新生儿B细胞不能产生荚膜多糖细菌抗体
      - IgG是唯一能通过胎盘的Ig类别
      - 出生IgG水平高于母体5%～10%，生后3～5个月降至最低，10～12个月时体内IgG均为自身产生，8～10岁时达成人水平
      - IgG_2在2岁内上升慢，故此时易患荚膜细菌感染
      - 胎儿期已能产生IgM
      - 脐血IgM增高，提示宫内感染
      - IgA发育最迟，至青春后期或成人期达成人水平
      - 新生儿期测不出分泌型IgA；2～4岁达成人水平
  - 非特异性免疫
    - 单核-巨噬细胞
      - 新生儿单核细胞发育已完善
      - 因缺乏辅助因子，趋化、黏附、吞噬、氧化杀菌和抗原呈递能力较差
    - 中性粒细胞
      - 生后12小时计数高，72小时后逐渐下降，而后逐渐上升达成人水平
      - 中性粒细胞功能暂时性低下是易发生化脓性感染的原因
  - 补体和其他
    - 补体
      - 补体不能通过胎盘
      - 新生儿补体经典途径成分活性于生后3～6个月达到成人水平
      - 旁路途径的各种成分发育更为落后
      - 未成熟儿补体经典和旁路途径均低于成熟儿
    - 其它免疫分子
      - 新生儿血浆纤连蛋白浓度低，未成熟儿更低
      - 未成熟儿甘露糖结合凝集素低
  - 功能
    - 防御感染；清除衰老、损伤、死亡、突变细胞
      - 免疫功能失调可致异常免疫反应，如变态反应、自身免疫反应、免疫缺陷及恶性肿瘤

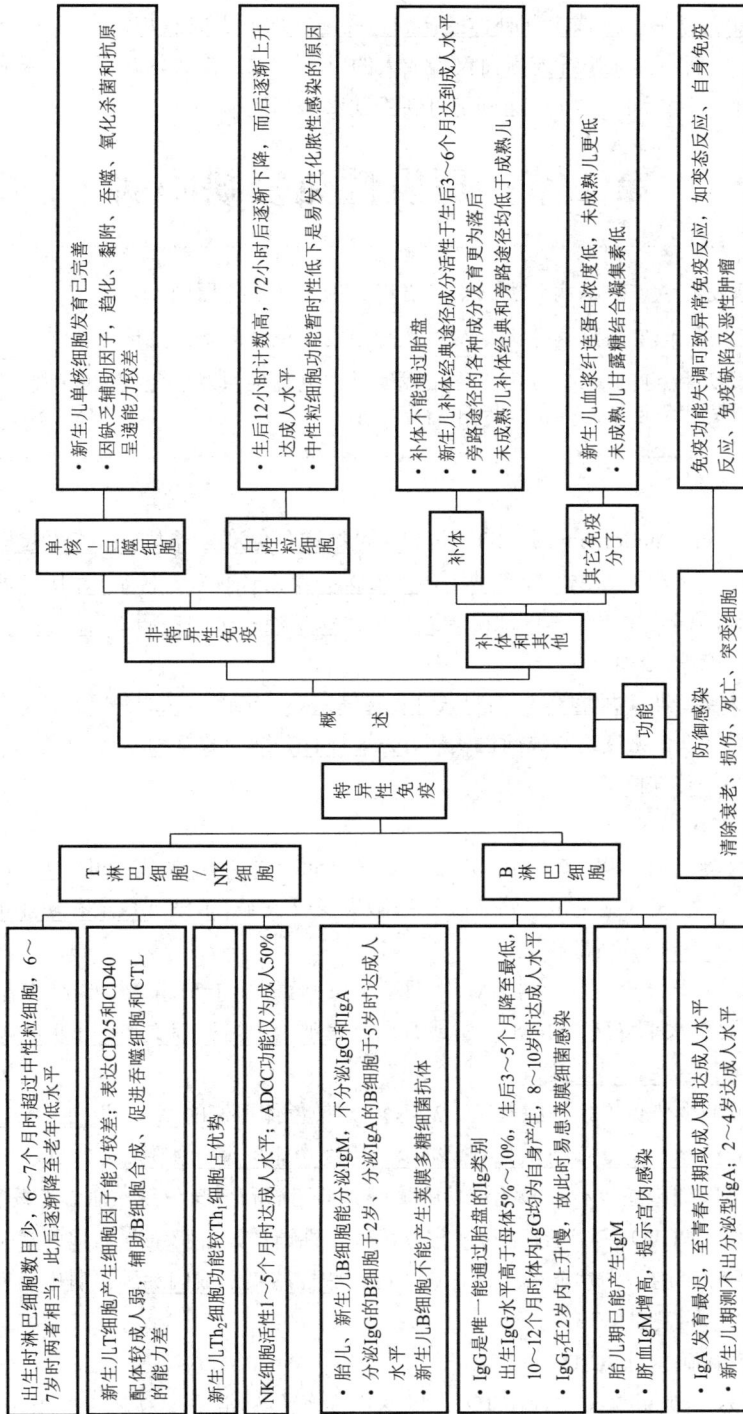

（5）补体和其他免疫分子

1）补体：不能通过胎盘，新生儿补体经典途径成分活性是其母亲的 50%～60%，生后 3～6 个月达成人水平。旁路途径发育更为落后。未成熟儿补体经典和旁路途径均低于成熟儿。

2）其他免疫分子：新生儿血浆纤连蛋白仅为成人的 1/3～1/2，未成熟儿更低。未成熟儿甘露糖结合凝集素（MBL）较成人低，生后 10～20 周达到足月新生儿水平。

第二节　原发性免疫缺陷病

重点	原发性免疫缺陷病分类、临床表现、诊断和治疗原则
难点	原发性免疫缺陷病分类、常见几种原发性免疫缺陷病临床特点
考点	原发性免疫缺陷病分类、临床表现，常见几种原发性免疫缺陷病临床特点，原发性免疫缺陷病的诊断和治疗原则

1. 定义

（1）免疫缺陷病（immunodeficiency，ID）是因免疫细胞和免疫分子发生缺陷引起机体抗感染免疫功能低下的一组临床综合征，可分为原发性免疫缺陷病（PID）、继发性免疫缺陷病（SID）两类。

（2）原发性免疫缺陷病是由不同基因缺陷导致免疫系统功能损害的疾病，有遗传性。

2. 原发性免疫缺陷病的分类

目前 PID 共分 8 大类，即 T 细胞和 B 细胞联合免疫缺陷、以抗体为主的免疫缺陷、其他已明确定义（基因表型）的免疫缺陷综合征、免疫调节失衡性疾病、先天性吞噬细胞数量和（或）功能缺陷、天然免疫缺陷、自身炎症反应性疾病和补体缺陷。

3. 我国常见几种 PID

（1）X 连锁无丙种球蛋白血症（XLA）　B 细胞浆内 Bruton 酪氨酸激酶（btk）基因突变。IgM、IgG 和 IgA 明显下降或缺如，原始 B 细胞正常，外周血 B 细胞极少或缺如，T 细胞数量和功能正常，淋巴器官生发中心缺如。易发生化脓性和肠道病毒感染。

（2）X 连锁高免疫球蛋白 M 血症（XHIM）　循环 T 细胞正常，IgM 和 IgD B 细胞存在，其他 B 细胞缺乏，血清 IgG、IgA、IgE 水平降低而 IgM 正常或升高。表现为中性粒细胞和血小板减少，溶血性贫血，伴胆管和肝脏疾病、机会性感染，易反复。

（3）湿疹、血小板减少伴免疫缺陷综合征（WAS）　X 染色体短臂的 WAS 蛋白（WASP）基因突变所致。婴幼儿期发病，表现为湿疹、反复感染和血小板减少。免疫功能呈进行性降低：IgM 下降，多糖抗原特异性抗体反应差，外周血淋巴细胞减少和细胞免疫功能障碍。淋巴瘤和自身免疫性血管炎发生率高。

（4）慢性肉芽肿病（CGD）　X 连锁遗传或常染色体隐性遗传，吞噬细胞细胞色素（NADPH 氧化酶成分）基因突变所致。吞噬细胞杀伤功能减弱，导致慢性化脓性感染形成肉芽肿。病原菌为葡萄球菌、大肠埃希菌、沙雷菌、诺卡菌和曲霉。

（5）严重联合免疫缺陷病（SCID）

1）T 细胞缺陷，B 细胞正常（T^-B^+SCID）：以 X 连锁遗传最常见，为 IL－2、IL－4、IL－7、IL－9 和 IL－15 共有受体 γ 链（γc）基因突变。生后不久即发生严重细菌或病毒感染，多数于婴儿期死亡。

原发性免疫缺陷病

分类

- T、B细胞联合免疫缺陷
- 以抗体为主的免疫缺陷
- 其他已明确定义的免疫缺陷综合征
- 先天性吞噬细胞数量和（或）功能缺陷
- 免疫调节失衡性疾病
- 自身炎症反应性疾病
- 天然免疫缺陷
- 补体缺陷

诊断

病史

过去史、用药史、输血或血制品史和家族史

体查

体重、发育、营养、贫血、肝脾、扁桃体、淋巴结、皮肤疖肿、口腔炎、牙周病、鹅口疮等感染证据和疾病特殊外貌

实验室检查

分3个层次：①初筛；②进一步检查；③特殊或研究试验

- Ig测定
- 抗A和抗B同族凝集素
- 抗链球菌溶血素O（ASO）和嗜异凝集素滴度
- 分泌型IgA
- 外周血淋巴细胞
- 胸部X线片
- 迟发皮肤过敏试验（DCH）
- 四唑氮蓝染料（NBT）试验
- 补体CH50活性、C3和C4水平
- 基因突变分析和产前诊断
- 加强疾病登记，多中心合作，建立新生儿筛查

治疗

- 一般治疗：护理，预防控制感染，适当隔离，营养，加强宣教
- 替代治疗：静脉注射丙种球蛋白；高效价免疫血清球蛋白；血浆；其他如新鲜白细胞、细胞因子、酶
- 免疫重建：胸腺组织移植；干细胞移植
- 基因治疗

我国常见病种

- X连锁无丙种球蛋白血症（XLA）：B细胞btk基因突变，IgM、IgG、IgA下降，易发生化脓性和肠道病毒感染
- X连锁高免疫球蛋白M血症（XHIM）：中性粒细胞和血小板减少，溶血性贫血，肝胆疾病，机会性易感染，反复
- 湿疹、血小板减少伴免疫缺陷综合征（WAS）：WASP突变，湿疹，反复感染，血小板减少，免疫功能进行性降低
- 慢性肉芽肿病（CGD）：吞噬细胞NADPH氧化酶成分基因突变，慢性化脓性感染形成肉芽肿
- 严重联合免疫缺陷病（SCID）：①T^-B^+SCID：常见X连锁遗传。γ链(γc)基因突变②T^-B^-SCID：常隐。RAG-1/-2缺陷；腺苷脱氨酶缺陷；网状发育不良等
- 常见变异型免疫缺陷病（CVID）：年长儿或青年反复呼吸道感染，易患胃肠道感染、肠病毒性脑膜炎

临床表现

反复和慢性感染（反复、严重、持久、难治）

- 年龄：T细胞缺陷和联合免疫缺陷病感染于出生后不久出现。以抗体缺陷为主者生后6～12个月才发生感染
- 部位：呼吸道最常见；其次为胃肠道、皮肤或全身性感染
- 病原
  抗体缺陷易发生化脓性感染
  T细胞缺陷易发生病毒、结核分枝杆菌和沙门菌属等细胞内病原体感染，也易发生真菌和原虫感染
  补体成分缺陷易发生奈瑟菌属感染
  中性粒细胞功能缺陷好发金黄色葡萄球菌感染
- 过程：常反复发作或迁延不愈

肿瘤和自身免疫性疾病：淋巴系统肿瘤最常见

其他：如WAS可见湿疹和出血倾向；胸腺发育不全可见特殊面容、先天性心脏病和难以控制的低钙惊厥等

2）T 和 B 细胞均缺如（T^-B^-SCID）：常染色体隐性遗传。①RAG-1/-2 缺陷：外周血 T 和 B 细胞均明显下降，于婴儿期发病。②腺苷脱氨酶（ADA）缺陷：T、B 细胞增殖和分化受抑，早年发生感染。③网状发育不良：为淋巴干细胞和髓前体细胞发育成熟障碍，外周血淋巴细胞、中性粒细胞和血小板均严重减少，常死于婴儿期。

（6）常见变异型免疫缺陷病（CVID） 病因不明、遗传方式不定，表现为 Ig 缺如。临床表现为年长儿或青年人反复呼吸道感染，也易患胃肠道感染和肠病毒性脑膜炎。

4. 原发性免疫缺陷病的共同临床表现

（1）反复和慢性感染 最常见，为反复、严重、持久、难治的感染，常反复发作或迁延不愈。

T 细胞缺陷和联合免疫缺陷病感染于出生后不久出现。以抗体缺陷为主者生后 6～12 个月才发生感染。以呼吸道感染最常见，其次为胃肠道、皮肤、全身。抗体缺陷易发生化脓性感染。T 细胞缺陷易发生病毒、结核分枝杆菌和沙门菌属等细胞内病原体感染。补体成分缺陷易发生奈瑟菌属感染。中性粒细胞功能缺陷好发金黄色葡萄球菌感染。

（2）肿瘤和自身免疫性疾病 淋巴系统肿瘤最常见。常伴发溶贫、血小板减少性紫癜、系统性血管炎等。

（3）其他表现 WAS 可见湿疹和出血倾向；胸腺发育不全可见特殊面容、先天性心脏病和难以控制的低钙惊厥等

5. 原发性免疫缺陷病的诊断

（1）病史 过去史、用药史、输血或血制品史和家族史能提供疾病的诊断线索。

（2）体格检查 严重或反复感染可致体重下降、发育滞后、营养不良、轻中度贫血和肝脾肿大。B 细胞缺陷者扁桃体和淋巴结变小或缺如。X 连锁淋巴组织增生症全身淋巴结肿大。可存在皮肤疖肿、口腔炎、牙周病和鹅口疮等感染证据和疾病的特殊外貌。

（3）实验室检查 分 3 个层次：①初筛试验；②进一步检查；③特殊或研究性试验。

1）Ig 测定：总 Ig＜4 g/L 或 IgG＜2 g/L 提示抗体缺陷。总 Ig 为 4～6 g/L 或 IgG 2～4 g/L 者为可疑的抗体缺陷。IgE 增高见于某些吞噬细胞功能异常，特别是趋化功能缺陷。

2）抗 A 和抗 B 同族凝集素：代表 IgM 类抗体功能。

3）抗链球菌溶血素 O（ASO）和嗜异凝集素滴度：代表 IgG 类抗体。

4）分泌型 IgA：缺乏常伴选择性 IgA 缺乏症。

5）外周血淋巴细胞：80%为 T 细胞，$<2\times10^9$/L 为可疑 T 细胞减少，$<1.5\times10^9$/L 则可确诊。

6）胸部 X 线：婴幼儿期缺乏胸腺影者提示 T 细胞功能缺陷。

7）迟发皮肤过敏试验（DCH）：代表 Th_1 细胞功能。

8）四唑氮蓝染料（NBT）试验：慢性肉芽肿病患者＜1%。

9）补体 CH50 活性、C3 和 C4 水平。

10）基因突变分析和产前诊断。

11）加强疾病登记、开展多中心合作，建立新生儿筛查。

6. 原发性免疫缺陷病的治疗

（1）一般治疗 特别护理，预防控治感染，适当隔离，注重营养。T 细胞缺陷者不宜输血或新鲜血制品，严重免疫缺陷者禁用活疫苗。

（2）替代治疗

1）静脉注射丙种球蛋白（IVIG）：仅限于低 IgG 血症。

2）高效价免疫血清球蛋白：用于严重感染及预防。

3）血浆。

4）其他：新鲜白细胞，细胞因子、酶替代治疗。

（3）免疫重建 胸腺组织移植目前较少使用。干细胞（主要为骨髓干细胞）移植治疗部分PID（SCID、XHIM、WAS和CGD）取得良好效果。

（4）基因治疗 尚处于探索和临床验证阶段。

临床病例分析

患儿，男，2岁8个月。以“反复发热2个月，腹泻3天”代诉入院。2个月前无明显诱因开始发热，体温最高39.8 ℃，伴畏寒、寒战，无咳嗽、腹泻，多次查血常规示白细胞明显升高，最高达$47 \times 10^9/L$，当地抗感染治疗后体温可正常，但间隔1～2周后再次发热。3天前，体温最高40.2 ℃，伴腹泻，每日10余次，大便呈黄色稀糊状，可见少许黏液，无脓血，伴脐周疼痛，无呕吐。既往史：出生后出现脐带结扎处红肿、脓性分泌物，外用碘伏后结痂、脱落。2岁后上幼儿园，8个月内出现上呼吸道感染6次，“支气管炎”1次，抗生素治疗有效。家族中无类似病史。查体：T 36.1 ℃，R 25次/分，P 88次/分，BP 98/55 mmHg，体重12 kg。浅表淋巴结可扪及。咽充血，心、肺、腹、神经系统查体未见异常。血常规示WBC $29.3 \times 10^9/L$，L 0.114，N 0.745。T淋巴细胞亚群：$CD3^+$ 73%，$CD3^+CD4^+$ 61%，$CD3^+CD8^+$26%，$CD4^+/CD8^+$ 2.34，NK细胞3%，$CD19^+$ 25/μl（1%）。体液免疫：IgG 0.07 g/L，IgM 0.17 g/L，IgA 0.25 g/L，IgE 18.9 IU/ml。骨髓细胞学检查示粒系占68%，原始以下各阶段细胞均见，以杆状核为主。部分细胞可见中毒颗粒。红系占17%。淋巴细胞、单核、浆细胞、网状细胞大致正常。胸部CT示胸腺发育正常。自身抗体、EBV抗体、结核抗体、结核分枝杆菌DNA、HIV抗体、抗“O”、RF、支原体抗体、衣原体抗体均阴性，血沉、肝肾功能、心肌酶、电解质、尿便常规均正常。血培养无细菌生长。入院后给予抗感染及补液、对症治疗，患儿热退，症状消失。

思考

1. 本病例最可能诊断是什么？其诊断依据是什么？

2. 进一步确诊需要做哪些检查？

3. 说明治疗方案。

解析

1. 最可能诊断是X-连锁无丙种球蛋白血症（XLA）。诊断依据是男性患儿，伴有反复呼吸道感染，常为化脓性细菌感染，血清总免疫球蛋白显著降低，$CD19^+$细胞数及比率明显降低。

2. 进一步行btk基因分析可明确诊断。

3. 治疗

（1）一般治疗即特别护理，预防控制感染，适当隔离，注重营养。

（2）替代治疗即①IVIG。②高效价免疫血清球蛋白包括水痘-带状疱疹、狂犬病、破伤风和乙型肝炎的SIG，用于高危患儿的预防。③血浆。

（3）免疫重建包括干细胞移植等。

（4）基因治疗尚处于探索阶段。

第三节　继发性免疫缺陷病

重点	获得性免疫缺陷综合征临床表现、诊断、治疗
难点	获得性免疫缺陷综合征诊断及鉴别诊断
考点	获得性免疫缺陷综合征临床表现、诊断及治疗

1. 定义

（1）继发性免疫缺陷病（SID）指出生后不利环境因素如感染、营养紊乱和某些疾病状态导致免疫系统暂时性功能障碍，一旦不利因素被纠正，免疫功能即可恢复正常。SID 最常见临床表现为反复呼吸道感染，其次为胃肠道感染。治疗原则是治疗原发性疾病，去除诱发因素。

（2）获得性免疫缺陷综合征（AIDS），即艾滋病，由人类免疫缺陷病毒（HIV）感染所引起的一种传播迅速、病死率极高的感染性疾病。

2. AIDS 病因

HIV 属 RNA 逆转录病毒，病毒对热敏感，但对甲醛溶液、紫外线和 γ 射线不敏感。

3. AIDS 流行病学

（1）传染源　患者和无症状病毒携带者。病毒主要存在于血液、精子、子宫和阴道分泌物中。

（2）传播方式　A. 母婴传播：为主要途径，可通过胎盘、产程中及产后血性分泌物或喂奶等感染婴儿。B. 血源传播：如输血、注射、器官移植等。C. 其他：如性接触传播、人工授精等，主要发生在成年人。

（3）感染的新生儿在感染后第 1 年即出现临床症状。

4. AIDS 发病机制

HIV 破坏人体 $CD4^+T$ 淋巴细胞，丧失其辅助 B 淋巴细胞分化的能力，使体液免疫功能异常。抗体反应缺陷，易患严重化脓性病变；细胞免疫功能低或衰竭，引起各种机会性感染，如结核分枝杆菌、卡氏肺囊虫、李斯特菌、巨细胞病毒感染等，常是致死的原因。

5. 临床表现

（1）无临床表现（N）　无感染症状和体征，或仅有轻度临床表现中一个。

（2）轻度临床表现（A）　具有下列 2 个或更多表现，淋巴结病（>0.5 cm，发生在 2 个部位以上，双侧对称分布）；肝大；脾大；皮炎；腮腺炎；反复或持续性上呼吸道感染、鼻窦炎或中耳炎。

（3）中度临床表现（B）　除 A 外，尚有以下表现：a. Hb<80 g/L，中性粒细胞$<1\times10^9$/L，或血小板$<100\times10^9$/L，持续 30 天。b. 细菌性脑膜炎、肺炎或败血症。c. 6 个月婴儿持续 2 个月以上口腔念珠菌病。d. 心肌病。e. 出生后 1 个月内巨细胞病毒感染、反复和慢性腹泻、肝炎。f. 单纯疱疹病毒性口腔炎，1 年内发作 2 次以上；单纯疱疹病毒性毛细支气管炎、肺炎或食管炎，出生 1 个月内。g. 带状疱疹至少发作 2 次或不同皮损部位。h. 平滑肌肉瘤伴有 EB 病毒感染。淋巴样间质性肺炎或肺淋巴样增生综合征。

（4）严重临床表现（C）　a. 严重反复和多发性细菌感染。b. 念珠菌感染累及食管、气管、支气管和肺；深部真菌感染，呈播散性。c. 隐球菌感染伴持续腹泻 1 个月以上。d. 巨细胞病毒感染发生于出生 1 个月内，累及肝、脾和淋巴结以外区域。e. 脑病以下表现之一，至少持续 2 个月：①发育滞后或倒退，智能倒退；②脑发育受损即头围测定为后天性小头畸形或 CT/MRI 证实为脑萎缩；③后天性系统性运动功能障碍即瘫痪、病理性反射征、共济失调和敏捷运动失调，具有其中 2 项者。f. 单纯疱疹病毒性黏膜溃疡持续 1 个月以上，或单纯疱疹病毒性支气管炎、肺炎或食管炎，出生 1 个月以后。g. 组织胞浆菌病累及肺、肺门和颈淋

速览导引图

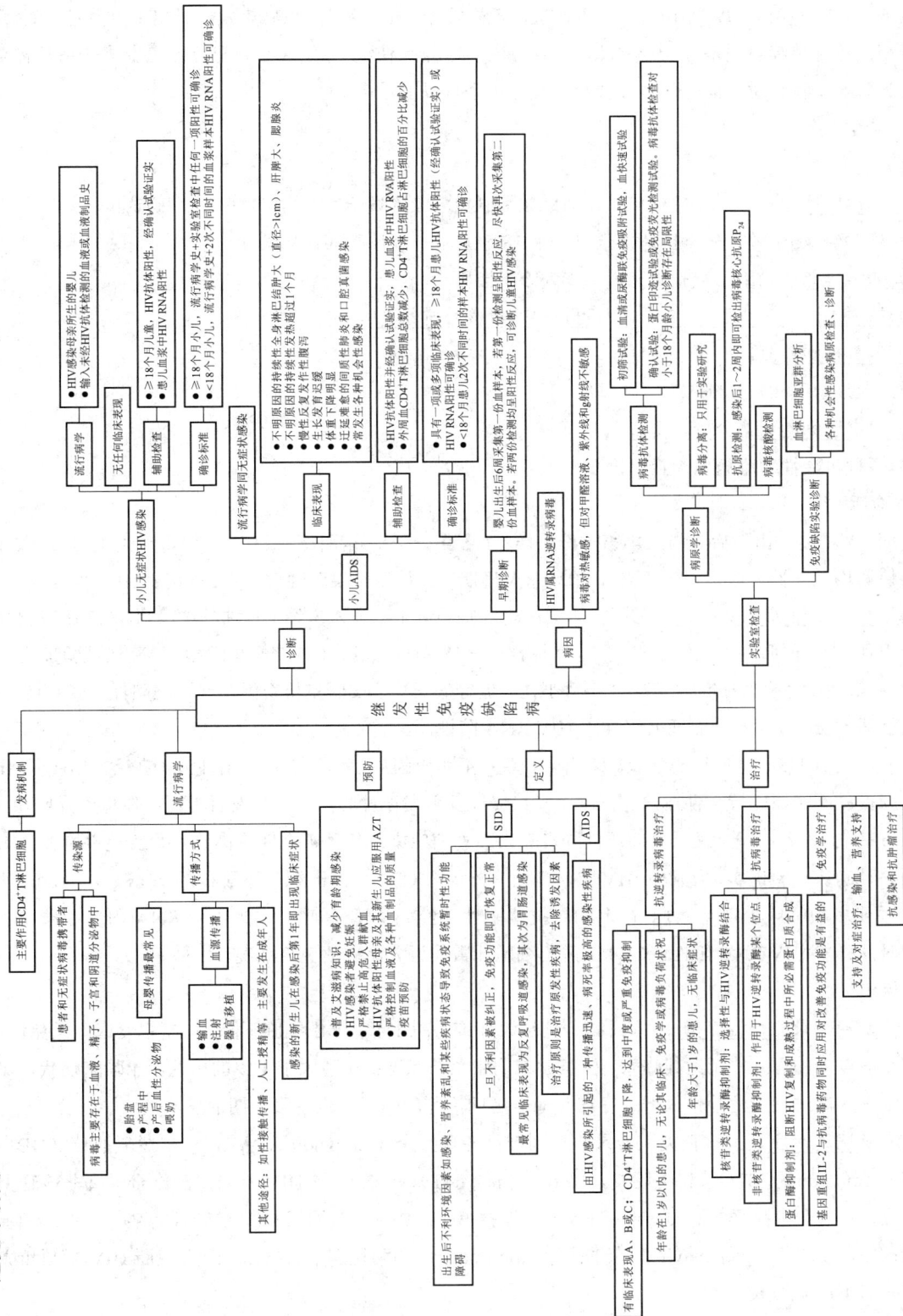

- 继发性免疫缺陷病
  - 发病机制
    - 主要作用$CD4^+$T淋巴细胞
  - 流行病学
    - 传染源
      - 患者和无症状病毒携带者
      - 病毒主要存在于血液、精子、子宫和阴道分泌物中
    - 传播方式
      - 母婴传播最常见
        - 胎盘
        - 产程中
        - 产后血性分泌物
        - 喂奶
      - 血源传播
        - 输血
        - 注射
        - 器官移植
      - 其他途径：如性接触传播、人工授精等，主要发生在成年人
    - 感染的新生儿在感染后第1年即出现临床症状
  - 预防
    - 普及艾滋病知识，减少育龄期感染
    - HIV感染者避免妊娠
    - 严格禁止高危人群献血
    - HIV抗体阳性母亲及其新生儿应服用AZT
    - 严格控制血液及各种血制品的质量
    - 疫苗预防
  - 定义
    - SID
      - 出生后不利环境因素如感染、营养紊乱和某些疾病状态导致免疫系统暂时性功能障碍
      - 一旦不利因素被纠正，免疫功能即可恢复正常
      - 最常见临床表现为反复呼吸道感染，其次为胃肠道感染
      - 治疗原则是治疗原发性疾病，去除诱发因素
    - AIDS
      - 由HIV感染所引起的一种传播迅速、病死率极高的感染性疾病
  - 治疗
    - 抗逆转录病毒治疗
      - 有临床表现A、B或C；$CD4^+$T淋巴细胞下降，达到中度或严重免疫抑制
      - 年龄在1岁以内的患儿，无论其临床、免疫学或病毒负荷状况
      - 年龄大于1岁的患儿，无临床症状
    - 抗病毒治疗
      - 核苷类逆转录酶抑制剂：选择性与HIV逆转录酶结合
      - 非核苷类逆转录酶抑制剂：作用于HIV逆转录酶某个位点
      - 蛋白酶抑制剂：阻断HIV复制和成熟过程中所必需蛋白质合成
    - 免疫学治疗
      - 基因重组IL-2与抗病毒药物同时应用对改善免疫功能是有益的
    - 支持及对症治疗：输血、营养支持
    - 抗感染和抗肿瘤治疗
  - 诊断
    - 小儿无症状HIV感染
      - 流行病学
        - HIV感染母亲所生的婴儿
        - 输入未经HIV抗体检测的血液或血液制品史
      - 无任何临床表现
      - 辅助检查
        - ≥18个月儿童，HIV抗体阳性，经确认试验证实
        - 患儿血浆中HIV RNA阳性
      - 确诊标准
        - ≥18个月小儿，流行病学史+实验室检查中任何一项阳性可确诊
        - <18个月小儿，流行病学史+2次不同时间的血浆样本HIV RNA阳性可确诊
    - 小儿AIDS
      - 流行病学同无症状感染
      - 临床表现
        - 不明原因的持续性全身淋巴结肿大（直径>1cm）、肝脾大、腮腺炎
        - 不明原因的持续性发热超过1个月
        - 慢性反复发作性腹泻
        - 生长发育迟缓
        - 体重下降明显
        - 迁延难愈的间质性肺炎和口腔真菌感染
        - 常发生各种机会性感染
      - 辅助检查
        - HIV抗体阳性并经确认试验证实，患儿血浆中HIV RVA阳性
        - 外周血$CD4^+$T淋巴细胞总数减少，$CD4^+$T淋巴细胞占淋巴细胞的百分比减少
      - 确诊标准
        - 具有一项或多项临床表现，≥18个月患儿HIV抗体阳性（经确认试验证实）或HIV RNA阳性可确诊
        - <18个月患儿2次不同时间的样本HIV RNA阳性可确诊
    - 早期诊断
      - 婴儿出生后6周采集第一份血样本，若第一份检测呈阳性反应，尽快再次采集第二份血样本。若两份检测均呈阳性反应，可诊断儿童HIV感染
  - 病因
    - HIV属RNA逆转录病毒
    - 病毒对热敏感，但对甲醛溶液、紫外线和g射线不敏感
  - 实验室检查
    - 病原学诊断
      - 病毒抗体检测
        - 初筛试验：血清或尿酶联免疫吸附试验，血快速试验
        - 确认试验：蛋白印迹试验或免疫荧光检测试验。病毒抗体检查对小于18个月龄小儿诊断存在局限性
      - 病毒分离：只用于实验研究
      - 抗原检测：感染后1～2周内即可检出病毒核心抗原P_{24}
      - 病毒核酸检测
    - 免疫缺陷实验诊断
      - 血淋巴细胞亚群分析
      - 各种机会性感染病原检查、诊断

巴结以外区域。h. 卡波西肉瘤；淋巴瘤。i. 结核病，肺外播散型。j. 卡氏肺囊虫性肺炎。k. 进行性多发性白质性脑病。l. 沙门菌属（非伤寒）脓毒血症，反复发作。m. 脑弓形虫感染发生于出生 1 个月以后。n. 消耗综合征：体重持续丧失基线 10%；大于 1 岁者体重－年龄曲线下降 25 个百分位；出生 1 个月后体重－身高曲线下降 5 个百分位；同时伴慢性腹泻、发热 1 个月以上。

6. 实验室检查

（1）病原学诊断

1）病毒抗体检测：a. 初筛试验：血清或尿酶联免疫吸附试验，血快速试验。b. 确认试验：蛋白印迹试验或免疫荧光检测试验。病毒抗体检查对小于 18 个月龄小儿诊断存在局限性。

2）病毒分离：只用于实验研究，不作为诊断指标。

3）抗原检测：感染后 1～2 周内即可检出病毒核心抗原 P24。

4）病毒核酸检测。

（2）免疫缺陷实验诊断

1）血淋巴细胞亚群分析。

2）各种机会性感染病原检查、诊断。

7. 诊断

早期诊断：婴儿出生后 6 周采集第一份血样本，若第一份检测呈阳性反应，尽快再次采集第二份血样本。若两份检测均呈阳性反应，报告“婴儿 HIV 感染早期诊断检测结果阳性”，可诊断儿童 HIV 感染。

（1）小儿无症状 HIV 感染　①流行病史：HIV 感染母亲；输入未经 HIV 抗体检测血液或血液制品史。②临床表现：无任何症状、体征。③实验室检查：≥18 个月儿童，HIV 抗体阳性，经确认试验证实；血浆 HIV RNA 阳性。④确诊标准：①≥18 个月小儿，流行病学史，实验室检查中任何一项阳性；②＜18 个月小儿，流行病学史，2 次不同时间血浆样本 HIV RNA 阳性。

（2）小儿 AIDS　①流行病学史。②临床表现：不明原因持续性全身淋巴结肿大（直径＞1 cm）、肝脾肿大、腮腺炎；不明原因持续性发热超过 1 个月；慢性反复发作性腹泻；生长发育迟缓；体重下降明显（3 个月下降＞基线 10%）；迁延难愈的间质性肺炎和口腔真菌感染；各种机会性感染等。③实验室检查：HIV 抗体阳性并经确认试验证实，血浆中 HIV RNA 阳性；外周血 $CD4^{+}T$ 淋巴细胞计数和百分比减少。④确诊标准：具有一项或多项临床表现，≥18 个月 HIV 抗体阳性（经确认试验证实）或 HIV RNA 阳性；＜18 个月 2 次不同时间样本 HIV RNA 阳性。$CD4^{+}T$ 淋巴细胞计数和百分比评估免疫状况。

8. 治疗

（1）抗逆转录病毒治疗指征　有临床表现 A、B 或 C；$CD4^{+}T$ 淋巴细胞下降，达到中度或严重免疫抑制。年龄在 1 岁以内的患儿，无论其临床、免疫学或病毒负荷状况；年龄大于 1 岁的患儿，无临床症状，除非能明确其临床疾病进展的危险性极低或存在其他需延期治疗的因素，也主张早期治疗。

（2）抗病毒治疗　①核苷类逆转录酶抑制剂：齐多夫定（zidovudine，AZT）、二脱氧肌苷（DDI）、拉米夫定（lamivudine，STC）和司坦夫定（strvudine，d4T），选择性与 HIV 逆转录酶结合。②非核苷类逆转录酶抑制剂：如奈韦拉平（nevirapine，NVP）、地拉韦定（DLR）作用于 HIV 逆转录酶某个位点。③蛋白酶抑制剂：如沙奎那韦（saquinavir）、奈非那韦（nelfinavir）和利托那韦（ritonavir），阻断 HIV 复制和成熟过程中所必需蛋白质合成。

（3）免疫学治疗　基因重组 IL－2 与抗病毒药物同时应用可改善免疫功能。

（4）支持及对症治疗 输血及营养支持。

（5）抗感染和抗肿瘤治疗。

9. 预防

（1）普及知识，减少育龄期女性感染 HIV。

（2）感染者避免妊娠，应规劝其终止妊娠或尽量进行剖宫产。

（3）严格禁止高危人群献血。

（4）HIV 抗体阳性母亲及其新生儿应服用 AZT，以降低母婴传播概率。

（5）严格控制血液及各种血制品质量。

（6）疫苗预防。

临床病例分析

患儿，男，8 个月。因咳嗽 5 天、发热 2 天入院。患儿 5 天前无明显诱因出现阵发性咳嗽，伴气促。2 天前出现发热，体温最高至 39.8 ℃，无咳痰，无腹泻、呕吐。患儿足月顺产，母乳喂养，生后 5 个月反复出现“鹅口疮”。其母亲于怀孕 5 个月时查 HIV 抗体阳性。查体：T39.2 ℃，HR 129 次/分，R 62 次/分。精神差，呼吸较促，轻度三凹征，口周微发绀。浅表淋巴结不大，口腔黏膜可见斑片状白色分泌物，不易拭去。心律齐，未闻及杂音。双肺部呼吸音粗，可闻及细湿啰音。肝右肋下 2 cm，质软，脾肋下刚及。神经系统检查阴性。

思考

1. 本病例最可能的诊断是什么？有何依据？

2. 进一步确诊需要做哪些检查？

3. 该疾病在儿童中如何预防？

解析

1. 最可能的诊断是 AIDS，支气管肺炎，鹅口疮。

诊断依据如下。

（1）AIDS：①患儿男，8 个月；②患儿 5 天前出现阵发性咳嗽，伴气促，2 天前出现发热；③生后 5 个月反复出现“鹅口疮”。其母亲于怀孕 5 个月时查 HIV 抗体阳性。

（2）支气管肺炎：查体 R62 次/分，呼吸较促，轻度三凹征，口周微发绀，双肺部呼吸音粗，可闻及细湿啰音。

（3）鹅口疮：口腔黏膜可见斑片状白色分泌物，不易拭去。

2. 进一步检查包括血常规、尿常规、便常规、出凝血常规、血生化、血 HIV 抗体、血浆 HIV RNA、血淋巴细胞亚群分析、呼吸道病原学检查、胸部 X 线或 CT 检查等。

3. 预防措施是：①普及艾滋病知识，减少育龄期女性感染 HIV。②HIV 感染者避免妊娠，应规劝其终止妊娠或尽量进行剖宫产。③严格禁止高危人群献血，在供血员中必须除外 HIV 抗体阳性者。④HIV 抗体阳性母亲及其新生儿应服用 AZT，以降低母婴传播的概率。⑤严格控制血液及各种血制品的质量。

第四节　风湿性疾病概述

重点	自身免疫性疾病和风湿性疾病的定义
难点	风湿性疾病的定义
考点	自身免疫性疾病和风湿性疾病的定义

速览导引图

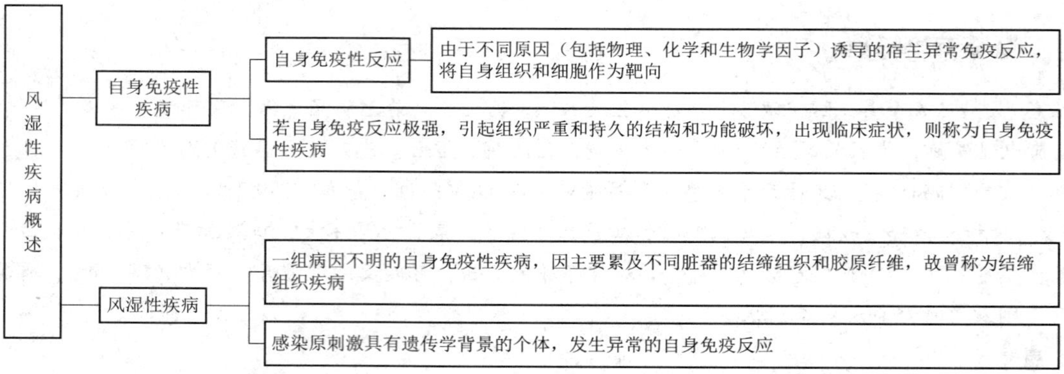
风湿性疾病概述
自身免疫性疾病
自身免疫性反应
由于不同原因（包括物理、化学和生物学因子）诱导的宿主异常免疫反应，将自身组织和细胞作为靶向
若自身免疫反应极强，引起组织严重和持久的结构和功能破坏，出现临床症状，则称为自身免疫性疾病
风湿性疾病
一组病因不明的自身免疫性疾病，因主要累及不同脏器的结缔组织和胶原纤维，故曾称为结缔组织疾病
感染原刺激具有遗传学背景的个体，发生异常的自身免疫反应

1. 自身免疫性疾病

（1）不同原因（物理、化学和生物学因子）诱导宿主异常免疫反应，将自身组织和细胞作为靶向。

（2）若自身免疫反应极强，引起组织严重和持久的结构和功能破坏，出现临床症状，称为自身免疫性疾病。

2. 风湿性疾病

（1）一组病因不明的自身免疫性疾病，主要累及不同脏器结缔组织和胶原纤维，故曾称为结缔组织疾病。

（2）感染原刺激具有遗传学背景的个体，发生异常的自身免疫反应。

第五节　风湿热

重点	风湿热的临床表现、诊断和治疗
难点	风湿热的诊断及鉴别诊断
考点	风湿热的临床表现、诊断、鉴别诊断和治疗

1. 定义

风湿热（rheumatic fever，RF）是由咽喉部感染A组乙型溶血性链球菌后反复发作的急性或慢性风湿性疾病，主要累及关节、心脏、皮肤和皮下组织，临床表现游走性多发性关节炎、心脏炎、皮下结节、环形红斑、舞蹈病。发作呈自限性，急性发作时常以关节炎较为明显，遗留轻重不等心脏损害，尤以瓣膜病变最为显著，形成慢性风湿性心脏病或风湿性瓣膜病。

2. 病因和发病机制

（1）病因　A组乙型溶血性链球菌咽峡炎后晚期并发症。

（2）发病机制　①分子模拟：A组乙型溶血性链球菌的各种抗原分子结构与机体器官抗原存在同源性，机体的抗链球菌免疫反应可与人体组织产生免疫交叉反应，导致器官损害。②自身免疫反应：人体组织与链球菌的分子模拟导致的自身免疫反应。③遗传背景。④毒素直接作用。

3. 病理改变

（1）急性渗出期　持续约1个月。

（2）增生期　心肌和心内膜（包括心瓣膜）形成风湿小体（Aschoff小体）、皮下小结，诊断风湿热的病理依据，表示风湿活动。持续3～4个月。

（3）硬化期　心瓣膜边缘可有嗜伊红性疣状物，瓣膜增厚，形成瘢痕。二尖瓣最常受累，其次为主动脉瓣，此期持续2～3个月。

4. 临床表现

（1）一般表现　发热38～40 ℃，1～2周后转为低热；隐匿者仅为低热或无发热。

（2）心脏炎　唯一的持续性器官损害。以心肌炎和心内膜炎最多见，同时累及心肌、心内膜和心包膜，称为全心炎。

1）心肌炎：①轻者可无症状，重者可伴不同程度心力衰竭。②安静时心动过速，与体温升高不成比例。③心脏扩大，心尖搏动弥散。④心音低钝，闻及奔马律；心尖部轻度收缩期吹风样杂音，75%主动脉瓣区可闻及舒张中期杂音。⑤X线示心脏扩大，心脏搏动减弱。⑥心电图示P–R间期延长，伴T波低平和ST段异常，或有心律失常。

2）心内膜炎：①二尖瓣关闭不全。②主动脉瓣关闭不全。③急性期瓣膜损害多为充血水肿，恢复期可逐渐消失；多次复发致风湿性心瓣膜病。风湿性心脏瓣膜病伴心力衰竭，提示活动性心脏炎。

3）心包炎：①积液量少时，可有心前区疼痛，心底部闻及心包摩擦音。积液量多时，心前区搏动消失，心音遥远，心包填塞。②X线片示：心影烧瓶形。③心电图示：低电压，早期ST段抬高，随后ST段回到等电线，并出现T波改变。④超声心动图：确诊少量心包积液。

（3）关节炎　①典型为游走性多关节炎，以膝、踝、肘、腕等大关节为主。②关节红、肿、热、痛，活动受限。③持续数日后自行消退，愈后不留畸形，可持续3～4周。

（4）舞蹈病（也称Sydenham舞蹈病）　①全身或部分肌肉无目的的不自主快速运动，兴奋或注意力集中时加剧，入睡后消失。②常伴肌无力和情绪不稳定。③常在其他症状出现后数周至数月出现；也可为首发症状。④病程1～3个月，个别在1～2年内反复发作。⑤少数遗留不同程度神经精神后遗症。

（5）皮肤症状　①环形红斑：环形或半环形边界明显淡色红斑，大小不等，中心苍白，在躯干和四肢近端，呈一过性，或呈迁延性，可持续数周。②皮下小结：常伴有严重心脏炎，呈坚硬无痛结节，与皮肤不粘连，直径为0.1～1 cm，出现于肘、膝、腕、踝等关节伸面，或枕部、前额头皮以及胸、腰椎脊突的突起部位，2～4周消失。

5. 辅助检查

（1）链球菌感染证据　20%～25%咽拭子培养A组乙型溶血性链球菌，1周后血清抗链球菌溶血素O（ASO）滴度开始上升，2个月后逐渐下降。50%～80% ASO升高，同时抗脱氧核糖核酸酶B（anti-DNase B）、抗链球菌激酶（ASK）、抗透明质酸酶（AH）阳性率达95%。

（2）风湿热活动指标　白细胞和中性粒细胞增高、血沉增快、C–反应蛋白阳性、α_2球蛋白和黏蛋白增高等，仅反映疾病活动，对诊断无特异性。

速览导引图

- 风湿热
  - 概述：由咽喉部感染A组乙型溶血性链球菌后反复发作的急性或慢性风湿性疾病，以游走性多发性关节炎、心脏炎、皮下结节、环形红斑、舞蹈病为主要表现
  - 机制
    - 分子模拟
    - 自身免疫反应
    - 遗传背景
    - 毒素直接作用
  - 临床表现
    - 一般表现：发热38～40 ℃；隐匿者仅为低热或无发热
    - 心脏炎
      - 心肌炎
        - 心脏扩大，心尖搏动弥散；心音低钝，可闻及奔马律；心尖部轻度收缩期吹风样杂音，主动脉瓣区可闻及舒张中期杂音
        - X线：心脏扩大，心脏搏动减弱
        - 心电图：P–R间期延长，伴T波低平和ST段异常
      - 心内膜炎
        - 二尖瓣关闭不全：心尖部2～3/6级吹风样全收缩期杂音
        - 主动脉瓣关闭不全：胸骨左缘第3肋间可闻及舒张期叹气样杂音
        - 急性期瓣膜损害：多为充血水肿，恢复期可逐渐消失，多次复发可导致风湿性心瓣膜病
      - 心包炎
        - 积液量少：心前区疼痛，可于心底部听到心包摩擦音
        - 积液量多：心包填塞表现
        - X线：心影呈烧瓶形
        - 心电图示低电压，早期ST段抬高，后回到等电线，并出现T波改变
        - 超声心动图可确诊少量心包积液
        - 易心衰
    - 关节炎：游走性多关节炎，以大关节为主
    - 舞蹈病：全身或部分肌肉的无目的不自主快速运动，兴奋或注意力集中时加剧，常伴肌无力和情绪不稳定
    - 皮肤症状
      - 环形红斑：环形或半环形边界明显的淡色红斑，大小不等，中心苍白，出现在躯干和四肢近端，呈一过性或是迁延性
      - 皮下小结：常伴心脏炎，坚硬无痛结节，与皮肤小粘连，0.1～1 cm大小，出现于关节伸面，或枕、前额以及胸腰椎脊突的突起
  - 辅助检查
    - 链球菌感染证据：ASO、anti-DNase B，ASK、AH升高
    - 风湿热活动指标：白细胞、中性粒细胞升高，血沉增快、CRP阳性、α_2球蛋白和黏蛋白增高
  - Jones诊断标准
    - 标准：在确定链球菌感染证据的前提下，有两项主要表现或一项主要表现伴两项次要表现即诊断
    - 主要指标
      - 心脏炎
      - 多发性关节炎
      - 舞蹈病
      - 环形红斑
      - 皮下结节
    - 次要指标
      - 临床表现
        - 既往风湿热病史
        - 关节痛
        - 发热
      - 实验室检查
        - ESR增快、CRP阳性、白细胞增多、贫血
        - 心电图：P–R间期延长，Q–T间期延长
    - 链球菌感染证据
      - 近期患过猩红热
      - 咽培养溶血性链球菌阳性
      - ASO或风湿热抗链球菌抗体增高
  - 鉴别诊断
    - 与风湿性关节炎的鉴别：幼年特发性关节炎、急性化脓性关节炎、急性白血病、非特异性肢痛
    - 与风湿性心脏炎的鉴别：感染性心内膜炎、病毒性心肌炎
  - 治疗
    - 休息：期限取决于心脏受累程度和心功能状态
    - 清除链球菌感染，首选青霉素
    - 抗风湿热：心脏炎时宜早用糖皮质激素，无心脏炎则用非甾体类抗炎药
    - 有充血性心力衰竭时静注大剂量糖皮质激素
    - 慎用洋地黄
    - 低盐饮食
    - 必要时吸氧，予利尿剂和血管扩张剂
    - 舞蹈病可用苯巴比妥、地西泮等镇静剂
    - 关节肿痛时制动
  - 预后：主要取决于心脏炎的严重程度、首次发作时是否得到正确的抗风湿热治疗以及是否采取正规抗链球菌治疗
  - 预防：每3～4周肌注长效青霉素，至少五年，最好持续至25岁；有风湿性心脏病者，宜终身药物预防

6. 诊断

（1）Jones 诊断标准　包括①主要指标；②次要指标；③链球菌感染的证据（表 9－1）。在确定链球菌感染证据前提下，有两项主要表现或一项主要表现伴两项次要表现可诊断。

（2）尽可能明确发病类型，是否存在心脏损害，是否有风湿热活动。

表 9－1　Jones 诊断标准

主要表现	次要表现	链球菌感染的证据
1. 心脏炎	1. 临床表现	1. 近期患过猩红热
（1）杂音	（1）既往风湿热病史	2. 咽培养溶血性链球菌阳性
（2）心脏增大	（2）关节痛	3. ASO 或风湿热抗链球菌抗体增高
（3）心包炎	（3）发热	
（4）充血性心力衰竭		
2. 多发性关节炎	2. 实验室检查	
3. 舞蹈病	（1）ESR 增快、CRP 阳性、白细胞增多、贫血	
4. 环形红斑	（2）心电图：P－R 间期延长，Q－T 间期延长	
5. 皮下小结节		

7. 鉴别诊断

（1）与风湿性关节炎的鉴别　①幼年特发性关节炎；②急性化脓性关节炎；③急性白血病；④非特异性肢痛。

（2）与风湿性心脏炎的鉴别　①感染性心内膜炎；②病毒性心肌炎。

8. 治疗

（1）休息　急性期无心脏炎患儿卧床休息 2 周，随后逐渐恢复活动，于 2 周后达正常活动水平；心脏炎无心力衰竭患儿卧床休息 4 周，随后于 4 周内逐渐恢复活动；心脏炎伴充血性心力衰竭患儿则需卧床休息至少 8 周，在以后 2～3 个月内逐渐增加活动量。

（2）清除链球菌感染　首选青霉素，过敏者可改用其他有效抗生素。

（3）抗风湿热治疗　心脏炎时宜早期使用糖皮质激素，泼尼松每日 2 mg/kg，最大量≤60 mg/d，分次口服，2～4 周后减量，总疗程 8～12 周。无心脏炎可用非甾体类抗炎药，如阿司匹林，每日 100 mg/kg，最大量≤3 g/d，分次服用，2 周后逐渐减量，疗程 4～8 周。

（4）其他　有充血性心力衰竭时应及时静脉注射大剂量糖皮质激素。应慎用或不用洋地黄制剂。低盐饮食，必要时氧气吸入，予利尿剂和血管扩张剂。舞蹈病时可用苯巴比妥、地西泮等镇静剂。关节肿痛时应予制动。

9. 预后

（1）主要取决于心脏炎严重程度、首次发作时是否得到正确抗风湿热治疗及是否采取正规抗链球菌治疗。

（2）心脏炎者易于复发，预后较差。

10. 预防

（1）每 3～4 周肌内注射长效青霉素 120 万单位，至少 5 年，最好持续至 25 岁；有风湿性心脏病者，宜进行终身药物预防。

（2）对青霉素过敏者可改用红霉素类药物口服。

（3）拔牙或行其他手术时术前、术后应用抗生素以预防感染性心内膜炎。

临床病例分析

患儿，女，10岁。发热2周，苍白，多汗，心悸，双膝关节肿痛。查体：T 38 ℃。右肘部有一皮下小结，心率130次/分，第一心音低钝，肝肋下3 cm，质软，脾肋下刚及，双膝关节红、肿、热、痛，活动受限。辅助检查：心电图示P－R间期延长，ASO增高，ESR增快。

思考

1. 本病案最可能诊断是什么？诊断依据是什么？需与哪些疾病鉴别？

2. 治疗方案如何？

3. 如何预防？

解析

1. 最可能的诊断是风湿热。诊断依据是符合Jones诊断标准的三条主要表现（心肌炎、关节炎和皮下小结）、两条次要表现（发热、心电图示P－R间期延长，ESR增快），且有一条链球菌感染的证据（ASO增高）。需与幼年特发性关节炎、病毒性心肌炎、感染性心内膜炎、急性白血病鉴别。

2. 治疗方案

（1）卧床休息4周。

（2）清除链球菌感染。应用青霉素80万单位肌内注射，每日2次，持续2周，青霉素过敏者可改用其他有效抗生素，如红霉素等。

（3）抗风湿热治疗。心脏炎时宜早期使用糖皮质激素，泼尼松每日2 mg/kg，最大量≤60 mg/d，分次口服，2～4周后减量，总疗程8～12周。

（4）其他，如低盐饮食，必要时氧气吸入，关节肿痛时应予制动。

3. 预防

每3～4周肌内注射长效青霉素120万单位，至少5年，最好持续至25岁；有风湿性心脏病者，宜进行终身药物预防。对青霉素过敏者可改用红霉素类药物口服。拔牙或行其他手术时术前、术后应用抗生素以预防感染性心内膜炎。

第六节　幼年特发性关节炎

重点	幼年特发性关节炎的定义、临床表现、诊断、治疗及预后
难点	幼年特发性关节炎的发病机制、分类及临床表现、诊断及鉴别诊断
考点	幼年特发性关节炎的临床表现、诊断、治疗及预后

1. 定义

幼年特发性关节炎（juvenile idiopathic arthritis，JIA）以慢性关节滑膜炎为主要特征，伴全身多脏器功能损害。2001年国际风湿病学会联盟（ILAR）儿科常委专家会议将“儿童时期（16岁以下）不明原因关节肿胀、疼痛持续6周以上者”，命名为JIA。

速览导引图

幼年特发性关节炎

- **定义**
  - 儿童时期常见的风湿性疾病，以慢性关节滑膜炎为主要特征，伴全身多脏器功能损害
- **病因**
  - 感染因素：细菌、支原体和衣原体感染
  - 遗传因素：有遗传学背景
  - 免疫学因素：自身免疫性疾病
- **诊断**
  - 实验室检查
    - 炎症反应：血沉明显加快，急性期反应物增高
    - 自身抗体：RF、抗核抗体
    - 血常规示轻中度贫血，白细胞和中性粒细胞增高，可伴类白血病反应
    - 关节液分析和滑膜组织学检查
  - 特殊检查
    - X线早期仅显示软组织肿胀，骨质疏松，骨膜炎。晚期关节面骨破坏，以手腕关节多见
    - 其他：骨放射性核素扫描、超声波和MRI
  - 诊断依据
    - 16岁以下儿童不明原因关节肿胀，持续6周以上
    - 注意重型并发症：巨噬细胞活化综合征（MAS）
  - 鉴别诊断
    - 以高热、皮疹等全身症状为主
      - 全身感染：败血症、结核、病毒感染
      - 恶性病：白血病、淋巴瘤、恶性组织细胞病、其他恶性肿瘤
    - 以外周关节受累为主：风湿热、化脓性关节炎、关节结核、创伤性关节炎
    - 其他风湿性疾病合并关节炎：SLE、MCTD、血管炎综合征
    - 其他：脊髓肿瘤、腰椎感染、椎间盘病变、先天性髋关节病变以及溃疡性结肠炎、局限性小肠炎、银屑病和瑞特综合征合并脊柱炎
- **分型**
  - 全身型
    - 每日发热至少2周，伴关节炎
    - 至少1项：
      - 短暂、非固定红斑样皮疹
      - 淋巴结肿大
      - 肝脾肿大
      - 浆膜炎
  - 多关节型：发热最初6个月有5个关节受累，RF阴性
  - 多关节型：发热最初6个月有5个关节受累，RF阳性
  - 少关节型：发病最初6个月有1～4个关节受累
    - 持续型：整个疾病过程中关节受累均在4个以下
    - 扩展型：在疾病发病后6个月发展成关节受累≥5个
  - 与附着点炎症相关的关节炎
    - 关节炎合并附着点炎症或关节炎或附着点炎症
    - 至少2项：
      - 骶髂关节压痛或炎症性腰骶部及脊柱疼痛，而不局限在颈椎
      - HLA-B27阳性
      - 8岁以上男性患儿
      - 家族史中一级亲属有HLA-B27相关疾病
  - 银屑病性关节炎
    - 1个或更多的关节炎合并银屑病
    - 至少2项：
      - 指（趾）炎
      - 指（趾）甲凹陷或指（趾）甲脱离
      - 家族史中一级亲属有银屑病
  - 未定类：不符合上述任何一项或符合上述两项以上类别
- **治疗**
  - 一般治疗：适当的运动，定期裂隙灯检查，心理治疗
  - 药物治疗
    - 非甾体类抗炎药（NSAIDs）：肠溶阿司匹林为主，其他如萘普生、布洛芬、双氯芬酸钠或尼美舒利等
    - 缓解病情抗风湿药（DMARDs）：羟氯喹、柳氮磺吡啶，其他如青霉胺、金制剂如硫代苹果酸金钠
    - 免疫抑制剂：甲氨蝶呤，其他可选环孢素、环磷酰胺（CTX）、来氟米特和硫唑嘌呤，雷公藤多苷
    - 肾上腺皮质激素
      - 多关节型：NSAIDs和DMARDs未能控制，加用小剂量泼尼松
      - 全身型：NSAIDs或其他药物治疗无效，加服泼尼松。一旦体温控制逐渐减量至停药
      - 少关节型：不主张全身治疗，可局部治疗
      - 虹膜睫状体炎：轻者可用扩瞳剂及肾上腺皮质激素类眼药水点眼。严重影响视力需加用泼尼松口服
    - 其他：大剂量IVIG、TNF-α，中药制剂如白芍总苷
  - 理疗：尽早开始保护关节活动及维持肌肉锻炼

2. 病因

未明，与以下因素有关。

（1）感染因素　细菌、病毒、支原体和衣原体感染。

（2）遗传因素　有遗传学背景。

（3）免疫学因素　自身免疫性疾病。

3. 发病机制

各种感染性微生物特殊成分或自身组织变性成分作为抗原，作用于有遗传学背景的人群，触发异常免疫反应，引起组织损害和变性。

4. 分类及临床表现

（1）全身型关节炎（systemic JIA）

1）定义：每日发热至少2周以上，伴关节炎，同时伴随2）～5）项中一项或更多。

2）短暂、非固定红斑样皮疹。

3）淋巴结肿大。

4）肝脾肿大。

5）浆膜炎。

（2）多关节型：类风湿因子阴性（polyarticular JIA，RF negative）　发热最初6个月有5个关节受累，RF阴性。

（3）多关节型：类风湿因子阳性（polyarticular JIA，RF positive）　发热最初6个月有5个关节受累，RF阳性。

（4）少关节型（oligoarticular JIA）　发病最初6个月有1～4个关节受累。两个亚型包括①持续型：整个疾病过程中关节受累≤4个；②扩展型：在疾病发病后6个月关节受累≥5个，占20%。

（5）与附着点炎症相关的关节炎（enthesitis related JIA，ERA）　合并附着点炎症或关节炎或附着点炎症，伴有以下至少2项：①骶髂关节压痛或炎症性腰骶部及脊柱疼痛，而不局限在颈椎；②HLA－B27阳性；③8岁以上男性患儿；④家族史中一级亲属有HLA－B27相关疾病。

（6）银屑病性关节炎（psoriatic JIA）　1个或更多的关节炎合并银屑病，或关节炎合并以下任何2项：①指（趾）炎；②指（趾）甲凹陷或指（趾）甲脱离；③家族史中一级亲属有银屑病。

（7）未定类的幼年特发性关节炎（undefined JIA）　不符合上述任何一项或符合两项以上类别。

5. 诊断和鉴别诊断

（1）辅助检查

1）炎症反应的证据：血沉明显加快，急性期反应物（CRP、IL－1和IL－6等）增高。

2）自身抗体：RF、抗核抗体（ANA）。

3）其他检查：①关节液分析和滑膜组织学检查。②血常规示轻中度贫血，白细胞和中性粒细胞增高，可伴类白血病反应。③X线检查示早期（1年左右）仅显示软组织肿胀，骨质疏松，骨膜炎。晚期关节面骨破坏，以手腕关节多见。

4）其他：骨放射性核素扫描、超声波和MRI。

（2）诊断依据　诊断主要依靠临床表现，采用排除诊断法。

1）临床表现：16岁以下儿童不明原因关节肿胀，持续6周以上。

2）分类：参考上述分类。

3）注意重型并发症：巨噬细胞活化综合征（macrophage activation syndrome，MAS）。

（3）鉴别诊断

1）以高热、皮疹等全身症状为主：与全身感染（败血症、结核、病毒感染）、恶性病（白血病、淋巴瘤、恶性组织细胞病、其他恶性肿瘤）相鉴别。

2）以外周关节受累为主：与风湿热、化脓性关节炎、关节结核、创伤性关节炎等鉴别。

3）其他风湿性疾病合并关节炎：与 SLE、MCTD、血管炎综合征等鉴别。

4）其他：脊髓肿瘤、腰椎感染、椎间盘病变、先天性髋关节病变以及溃疡性结肠炎、局限性小肠炎、银屑病和瑞特综合征合并脊柱炎。

6. 治疗

原则：控制病变活动，减轻或消除关节疼痛和肿胀；预防感染和关节炎症加重；预防关节功能不全和残疾；恢复关节功能及生活与劳动能力。

（1）一般治疗　适当运动，定期裂隙灯检查，心理治疗。

（2）药物治疗。

1）非甾体类抗炎药（NSAIDs）：肠溶阿司匹林为主，可选萘普生、布洛芬、双氯芬酸钠或尼美舒利等。

2）缓解病情抗风湿药（DMARDs）：二线药物，又称慢作用抗风湿药（SAARDs）包括羟氯喹、柳氮磺吡啶，其他如青霉胺、金制剂如硫代苹果酸金钠。

3）肾上腺皮质激素：不作为首选或单独使用，严格掌握指征。①多关节型：NSAIDs 和 DMARDs 未能控制，加用小剂量泼尼松。②全身型：NSAIDs 或其他药物治疗无效，加用泼尼松。一旦体温控制逐渐减量至停药。③少关节型：不主张全身治疗，可局部治疗。④虹膜睫状体炎：轻者可用扩瞳剂及肾上腺皮质激素类眼药水点眼。严重影响视力需加用泼尼松口服。

4）免疫抑制剂：甲氨蝶呤，其他可选环孢素、环磷酰胺、来氟米特和硫唑嘌呤、雷公藤多苷。

5）其他：大剂量 IVIG、抗肿瘤坏死因子（TNF）-α。

6）中药制剂：白芍总苷。

（3）理疗　尽早开始保护关节活动及维持肌肉锻炼。

7. 预后

总体预后较好，给予适当处理后 75%患者不会严重致残。并发症主要是关节功能丧失和虹膜睫状体炎所致视力障碍。并发巨噬细胞活化综合征死亡率高，预后差。

临床病例分析

患者，女，12 岁。因“全身多关节疼痛，间断发热 2 个月”来我院就诊。2 个月前有双腕、双踝、双膝关节疼痛，肿胀。间断发热，呈弛张热型，体温最高达 40 ℃。入院查体：T 38.3 ℃，神清，面色红润，咽无充血，扁桃体无肿大，颈部可扪及肿大淋巴结，大小约 1.5 cm×1.5 cm，皮温正常，无红肿，质软，表面光滑，活动度可。双侧呼吸音清，未闻及干湿啰音。心音有力，律齐，未闻及杂音。腹软，肝脾肋下未触及。双腕、双手近端指间关节、双膝、双踝关节肿胀，压痛。双膝浮髌试验阴性、双侧“4”字征阴性。

思考

1. 本病最可能诊断及依据是什么？
2. 需要与哪些疾病作鉴别，进一步做哪些检查？
3. 制定适宜的治疗方案。

解析

1. 初步诊断是幼年特发性关节炎（全身型）。诊断依据是16岁以下，典型弛张热超过2周，关节痛持续时间超过6周，淋巴结肿大。

2. 与以下疾病鉴别：①全身感染；②恶性病；③与其他风湿性疾病合并关节炎相鉴别，如SLE、MCTD、血管炎综合征。

进一步检查的是：急性炎症反应指标如血沉、C–反应蛋白、IL–1和IL–6等，类风湿因子、抗核抗体，血常规，关节液分析和滑膜组织学检查，骨关节X线片，必要时行骨放射性核素扫描、超声波和MRI等。

3. 治疗方案

（1）一般治疗宜鼓励适当的运动。心理治疗也重要。

（2）药物治疗。

1）非甾体类抗炎药：肠溶阿司匹林口服，如不能耐受可选用萘普生、布洛芬、双氯芬酸钠或尼美舒利等。

2）缓解病情抗风湿药：可选用羟氯喹、柳氮磺吡啶、青霉胺、金制剂如硫代苹果酸金钠。

3）肾上腺皮质激素：非甾体类抗炎药或其他药物治疗无效可加服泼尼松0.5～1 mg/（kg·d）（≤40 mg/d），一次顿服或分次服用。一旦体温得到控制时即逐渐减量至停药。

4）以上治疗无效，可选用免疫抑制剂、大剂量IVIG，抗肿瘤坏死因子–α单克隆抗体等。

5）中药制剂等：白芍总苷。

（3）理疗宜尽早开始保护关节活动及维持肌肉锻炼。

第七节　过敏性紫癜

重点	过敏性紫癜的定义、临床表现、诊断和治疗
难点	过敏性紫癜的临床表现、诊断及鉴别诊断
考点	过敏性紫癜的临床表现、诊断和治疗

1. 定义

过敏性紫癜（anaphylactoid purpura）又称亨–舒综合征（Henoch-Schonlein syndrome）（Henoch-Schonlein purpura，HSP），以小血管炎为主要病变的系统性血管炎。临床特点为血小板不减少性紫癜，伴关节肿痛、腹痛、便血、血尿和蛋白尿。

2. 病因

虽然与食物过敏、药物、微生物、疫苗接种、麻醉、恶性病变、遗传因素等有关，但均无确切证据。近年发现A组溶血性链球菌感染是诱发HSP的重要原因。

3. 发病机制

各种刺激因子包括感染原和过敏原作用于具有遗传背景个体，激发B细胞克隆扩增，导致IgA介导系统性血管炎。

速览导引图

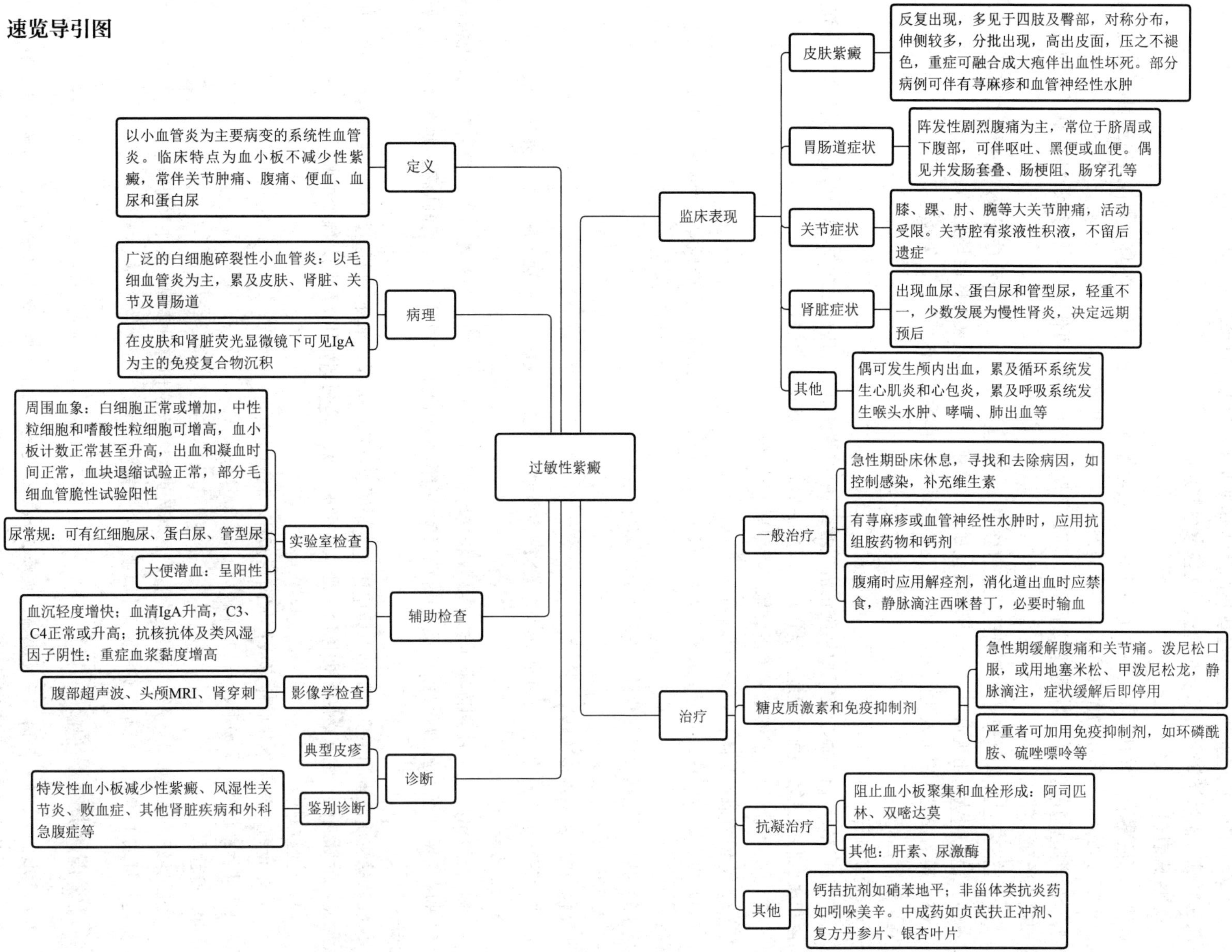
过敏性紫癜
定义
以小血管炎为主要病变的系统性血管炎。临床特点为血小板不减少性紫癜，常伴关节肿痛、腹痛、便血、血尿和蛋白尿
病理
广泛的白细胞碎裂性小血管炎：以毛细血管炎为主，累及皮肤、肾脏、关节及胃肠道
在皮肤和肾脏荧光显微镜下可见IgA为主的免疫复合物沉积
辅助检查
实验室检查
周围血象：白细胞正常或增加，中性粒细胞和嗜酸性粒细胞可增高，血小板计数正常甚至升高，出血和凝血时间正常，血块退缩试验正常，部分毛细血管脆性试验阳性
尿常规：可有红细胞尿、蛋白尿、管型尿
大便潜血：呈阳性
血沉轻度增快；血清IgA升高，C3、C4正常或升高；抗核抗体及类风湿因子阴性；重症血浆黏度增高
影像学检查
腹部超声波、头颅MRI、肾穿刺
诊断
典型皮疹
鉴别诊断
特发性血小板减少性紫癜、风湿性关节炎、败血症、其他肾脏疾病和外科急腹症等
监床表现
皮肤紫癜
反复出现，多见于四肢及臀部，对称分布，伸侧较多，分批出现，高出皮面，压之不褪色，重症可融合成大疱伴出血性坏死。部分病例可伴有荨麻疹和血管神经性水肿
胃肠道症状
阵发性剧烈腹痛为主，常位于脐周或下腹部，可伴呕吐、黑便或血便。偶见并发肠套叠、肠梗阻、肠穿孔等
关节症状
膝、踝、肘、腕等大关节肿痛，活动受限。关节腔有浆液性积液，不留后遗症
肾脏症状
出现血尿、蛋白尿和管型尿，轻重不一，少数发展为慢性肾炎，决定远期预后
其他
偶可发生颅内出血，累及循环系统发生心肌炎和心包炎，累及呼吸系统发生喉头水肿、哮喘、肺出血等
治疗
一般治疗
急性期卧床休息，寻找和去除病因，如控制感染，补充维生素
有荨麻疹或血管神经性水肿时，应用抗组胺药物和钙剂
腹痛时应用解痉剂，消化道出血时应禁食，静脉滴注西咪替丁，必要时输血
糖皮质激素和免疫抑制剂
急性期缓解腹痛和关节痛。泼尼松口服，或用地塞米松、甲泼尼松龙，静脉滴注，症状缓解后即停用
严重者可加用免疫抑制剂，如环磷酰胺、硫唑嘌呤等
抗凝治疗
阻止血小板聚集和血栓形成：阿司匹林、双嘧达莫
其他：肝素、尿激酶
其他
钙拮抗剂如硝苯地平；非甾体类抗炎药如吲哚美辛。中成药如贞芪扶正冲剂、复方丹参片、银杏叶片

4. 病理

病理变化为广泛白细胞碎裂性小血管炎，以毛细血管炎为主，病变累及皮肤、肾脏、关节及胃肠道。在皮肤和肾脏荧光显微镜下可见 IgA 为主的免疫复合物沉积。

5. 临床表现

（1）皮肤紫癜　反复出现，多见于四肢及臀部，对称分布，伸侧较多，分批出现，高出皮面，压之不褪色，重症可融合成大疱伴出血性坏死。部分病例可伴荨麻疹和血管神经性水肿。

（2）胃肠道症状　阵发性剧烈腹痛为主，常位于脐周或下腹部，可伴呕吐、黑便或血便。偶并发肠套叠、肠梗阻、肠穿孔等。

（3）关节症状　膝、踝、肘、腕等大关节肿痛，活动受限。关节腔有浆液性积液，不留后遗症。

（4）肾脏症状　出现血尿、蛋白尿和管型尿，轻重不一，少数发展为慢性肾炎，决定远期预后。

（5）其他表现　偶可发生颅内出血，累及循环系统发生心肌炎和心包炎，累及呼吸系统发生喉头水肿、哮喘、肺出血等。

6. 辅助检查

（1）血常规和出凝血功能　白细胞正常或增加，中性粒细胞和嗜酸性粒细胞可增高，血小板正常或升高，出血和凝血时间正常，血块退缩试验正常，部分毛细血管脆性试验阳性。

（2）尿常规　可有红细胞尿、蛋白尿和管型尿。

（3）大便潜血　呈阳性。

（4）血沉轻度增快；血清 IgA 升高，C3、C4 正常或升高；抗核抗体及类风湿因子阴性；重症血浆黏度增高。

（5）其他　包括腹部超声波、头颅 MRI、肾穿刺等。

7. 诊断和鉴别诊断

（1）根据典型皮疹诊断。

（2）鉴别诊断　特发性血小板减少性紫癜、风湿性关节炎、败血症、其他肾脏疾病和外科急腹症等。

8. 治疗

（1）一般治疗　急性期卧床休息，寻找和去除病因，如控制感染，补充维生素。荨麻疹或血管神经性水肿时应用抗组胺药物和钙剂。腹痛时应用解痉剂，消化道出血时应禁食，静脉滴注西咪替丁，必要时输血。

（2）糖皮质激素和免疫抑制剂　糖皮质激素缓解急性期腹痛和关节痛，泼尼松口服，或用地塞米松、甲泼尼龙，静脉滴注，症状缓解后即停用。严重者可加用免疫抑制剂如环磷酰胺、硫唑嘌呤等。

（3）抗凝治疗

1）阻止血小板聚集和血栓形成：如阿司匹林、双嘧达莫。

2）其他：肝素、尿激酶。

9. 预后

预后良好，少数可死于肠出血、肠套叠、肠坏死或神经系统损害。病程一般 1～2 周至 1～2 个月，少数可长达数月或 1 年以上。远期预后取决于肾脏是否受累及程度。

临床病例分析

患儿，女，7 岁。因“反复腹痛、皮疹 5 天”入院。5 天前无明显诱因出现腹痛，为阵发性，脐周为主，伴呕吐数次，非喷射性，无咖啡及胆汁样物质，无黑便、血便，无腹泻；双下肢及臀部出现皮疹，暗红色，大小不一。病程中有关节肿痛，右侧膝关节为主。1 周前曾出现发热，体温最高达 38.5 ℃，口服“退热药”后降至正常。查体：T 36.7 ℃，R 28 次/分，HR 100 次/分，P 110/76 mmHg，神清，面色红润，无贫血貌，咽部充血，双侧扁桃体 I° 肿大，双侧呼吸音清，未闻及干湿啰音。心音有力，律齐，未闻及杂音。腹平软，全腹无压痛、反跳痛及肌紧张，肝脾肋下未触及，肠鸣音活跃。神经系统查体未见异常。双下肢及臀部可见散在分布瘀斑、紫癜，大小不一致，高出皮面，压之不褪色。右侧膝关节红肿，皮温稍高，活动受限。

思考

1. 本病初步诊断及依据是什么？
2. 需要与哪些疾病相鉴别？
3. 制定合适的治疗方案。

解析

1. 初步诊断是过敏性紫癜。诊断依据是典型皮疹，伴腹痛、关节痛。
2. 需与以下疾病鉴别：特发性血小板减少性紫癜；风湿热和风湿性关节炎；外科急腹症。
3. 治疗

（1）一般治疗。卧床休息，寻找和去除病因。腹痛时用解痉剂。

（2）应用糖皮质激素，缓解急性期腹痛和关节痛。严重者加用免疫抑制剂，如环磷酰胺、硫唑嘌呤等。

（3）抗凝治疗，包括应用阿司匹林、双嘧达莫阻止血小板聚集和血栓形成。

（4）抗组胺药物和钙剂。

第八节　川崎病

重点	川崎病的临床表现、诊断及治疗
难点	川崎病的临床表现、诊断与鉴别诊断
考点	川崎病的临床表现、诊断、治疗

1. 定义

川崎病（Kawasaki disease，KD）曾称为皮肤黏膜淋巴结综合征（mucocutaneous lymphnode syndrome，MCLS），为原因未明全身性血管炎综合征，15%～20%未经治疗的患儿发生冠状动脉损害。发病年龄以婴幼儿多见。

2. 病因

未明，与细菌、病毒、立克次体等感染有关。

3. 发病机制

感染原的特殊成分超抗原（热休克蛋白 65，HSP65 等）直接通过与 T 细胞抗原受体（TCR）Vβ 片段结合，引发 B 淋巴细胞多克隆活化和凋亡减少，导致免疫性损伤。

速览导引图

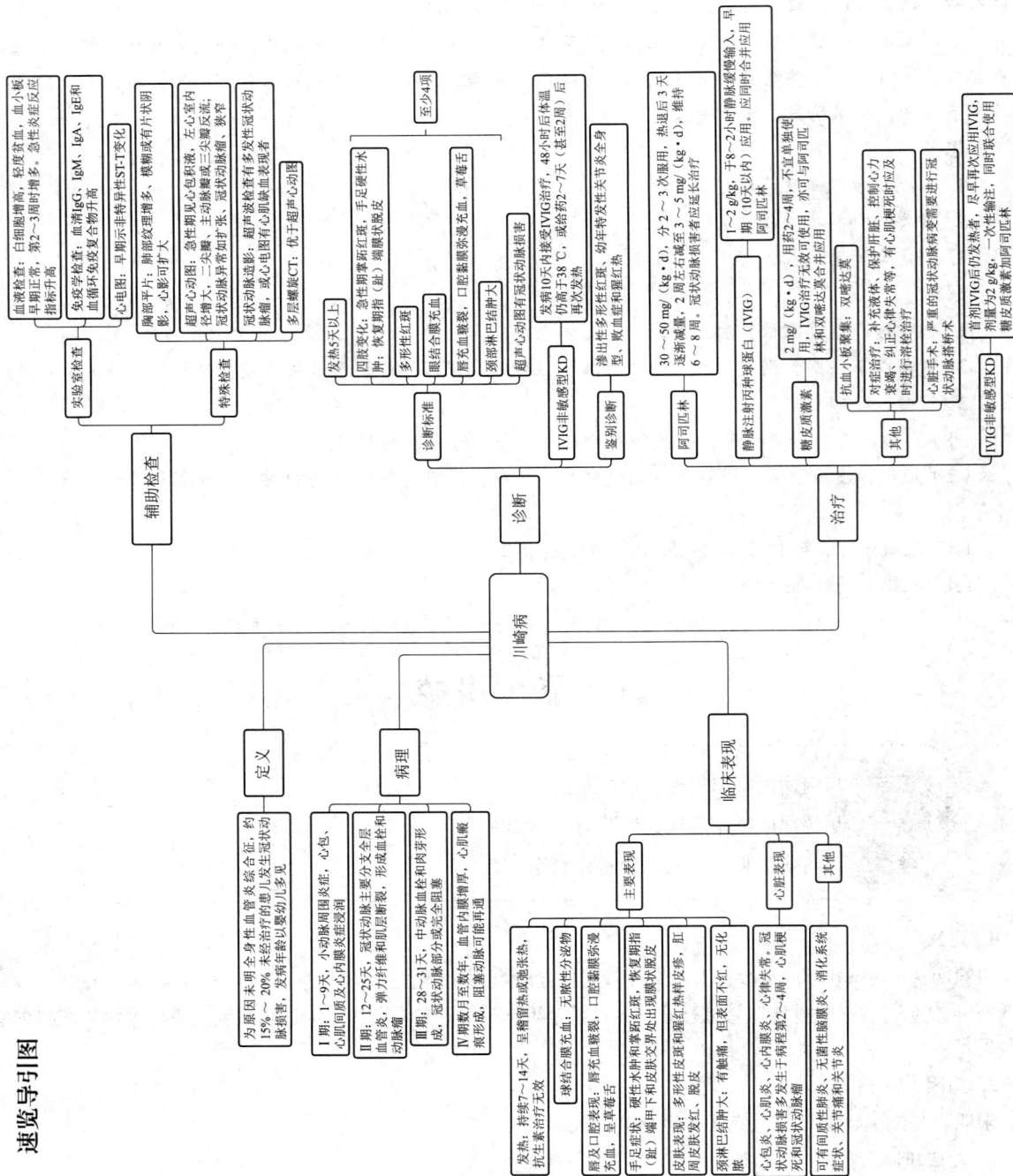

- 川崎病
  - 定义
    - 为原因未明全身性血管炎综合征，约15%～20%未经治疗的患儿发生冠状动脉损害，发病年龄以婴幼儿多见
  - 病理
    - Ⅰ期：1～9天，小动脉周围炎症，心包、心肌间质及心内膜炎症浸润
    - Ⅱ期：12～25天，冠状动脉主要分支全层血管炎，弹力纤维和肌层断裂，形成血栓和动脉瘤
    - Ⅲ期：28～31天，中动脉血栓和肉芽形成，冠状动脉部分或完全阻塞
    - Ⅳ期数月至数年，血管内膜增厚，心肌瘢痕形成，阻塞动脉可能再通
  - 临床表现
    - 主要表现
      - 发热：持续7～14天，呈稽留热或弛张热，抗生素治疗无效
      - 球结合膜充血：无脓性分泌物
      - 唇及口腔表现：唇充血皲裂，口腔黏膜弥漫充血，呈草莓舌
      - 手足症状：硬性水肿和掌跖红斑，恢复期指（趾）端甲下和皮肤交界处出现膜状脱皮
      - 皮肤表现：多形性皮斑和猩红热样皮疹，肛周皮肤发红、脱皮
      - 颈淋巴结肿大：有触痛，但表面不红，无化脓
    - 心脏表现
      - 心包炎、心肌炎、心内膜炎、心律失常。冠状动脉损害多发生于病程第2～4周，心肌梗死和冠状动脉瘤
    - 其他
      - 可有间质性肺炎、无菌性脑膜炎、消化系统症状、关节痛和关节炎
  - 辅助检查
    - 实验室检查
      - 血液检查：白细胞增高，轻度贫血，血小板早期正常，第2～3周时增多。急性炎症反应指标升高
      - 免疫学检查：血清IgG、IgM、IgA、IgE和血循环免疫复合物升高
      - 心电图：早期示非特异性ST-T变化
    - 特殊检查
      - 胸部平片：肺部纹理增多、模糊或有片状阴影，心影可扩大
      - 超声心动图：急性期见心包积液，左心室内径增大，二尖瓣、主动脉瓣或三尖瓣反流；冠状动脉异常如扩张、冠状动脉瘤、狭窄
      - 冠状动脉造影：超声波检查有多发性冠状动脉瘤，或心电图有心肌缺血表现者
      - 多层螺旋CT：优于超声心动图
  - 诊断
    - 诊断标准
      - 发热5天以上
      - 以下至少4项：
        - 四肢变化：急性期掌跖红斑，手足硬性水肿；恢复期指（趾）端膜状脱皮
        - 多形性红斑
        - 眼结合膜充血
        - 唇充血皲裂，口腔黏膜弥漫充血，草莓舌
        - 颈部淋巴结肿大
      - 超声心动图有冠状动脉损害
    - IVIG非敏感型KD
      - 发病10天内接受IVIG治疗，48小时后体温仍高于38 ℃，或给药2～7天（甚至2周）后再次发热
    - 鉴别诊断
      - 渗出性多形性红斑、幼年特发性关节炎全身型、败血症和猩红热
  - 治疗
    - 阿司匹林
      - 30～50 mg/（kg・d），分2～3次服用，热退后3天逐渐减量，2周左右减至3～5 mg/（kg・d），维持6～8周。冠状动脉损害者应延长治疗
    - 静脉注射丙种球蛋白（IVIG）
      - 1～2 g/kg，于8～2小时静脉缓慢输入，早期（10天以内）应用。应同时合并应用阿司匹林
    - 糖皮质激素
      - 2 mg/（kg・d），用药2～4周，不宜单独使用，IVIG治疗无效可使用，亦可与阿司匹林和双嘧达莫合并应用
    - 其他
      - 抗血小板聚集：双嘧达莫
      - 对症治疗：补充液体、保护肝脏、控制心力衰竭、纠正心律失常等，有心肌梗死时应及时进行溶栓治疗
      - 心脏手术：严重的冠状动脉病变需要进行冠状动脉搭桥术
    - IVIG非敏感型KD
      - 首剂IVIG后仍发热者，尽早再次应用IVIG，剂量为2 g/kg，一次性输注，同时联合使用糖皮质激素加阿司匹林

4. 病理

为全身性血管炎，好发于冠状动脉。分为 4 期，各期变化如下。

Ⅰ期：1～9 天，小动脉周围炎症，心包、心肌间质及心内膜炎症浸润。

Ⅱ期：12～25 天，冠状动脉主要分支全层血管炎，弹力纤维和肌层断裂，形成血栓和动脉瘤。

Ⅲ期：28～31 天，中动脉血栓和肉芽形成，冠状动脉部分或完全阻塞。

Ⅳ期：数月至数年，血管内膜增厚，心肌瘢痕形成，阻塞的动脉可能再通。

5. 临床表现

（1）主要表现

1）发热：持续 7～14 天或更长，呈稽留热或弛张热，抗生素治疗无效。

2）球结合膜充血：无脓性分泌物。

3）唇及口腔表现：唇充血皲裂，口腔黏膜弥漫充血，草莓舌。

4）手足症状：硬性水肿和掌跖红斑，恢复期指（趾）端甲下和皮肤交界处出现膜状脱皮。

5）皮肤表现：多形性皮斑和猩红热样皮疹，肛周皮肤发红、脱皮。

6）颈淋巴结肿大：有触痛，但表面不红，无化脓。

（2）心脏表现　心包炎、心肌炎、心内膜炎、心律失常。冠状动脉损害多发生于第 2～4 周，心肌梗死和冠状动脉瘤破裂可致心源性休克甚至猝死。3 岁以下的男孩，红细胞沉降率、血小板、C－反应蛋白明显升高是冠状动脉病变的高危因素。

（3）其他　间质性肺炎、无菌性脑膜炎、消化系统症状、关节痛和关节炎。

6. 辅助检查

（1）血液检查　血白细胞增高，轻度贫血，血小板早期正常，第 2～3 周时增多。急性炎症反应指标升高。

（2）免疫学检查　血清 IgG、IgM、IgA、IgE 和循环免疫复合物升高。

（3）心电图　早期示非特异性 ST－T 变化。

（4）胸部平片　肺部纹理增多、模糊或有片状阴影，心影可扩大。

（5）超声心动图　急性期见心包积液，左心室内径增大，二尖瓣、主动脉瓣或三尖瓣反流；冠状动脉异常如冠状动脉扩张、冠状动脉瘤、冠状动脉狭窄。

（6）冠状动脉造影　超声波检查有多发性冠状动脉瘤，或心电图有心肌缺血表现者，应进行冠状动脉造影。

（7）多层螺旋 CT。

7. 诊断和鉴别诊断

（1）诊断标准　发热 5 天以上，伴下列 5 项临床表现中 4 项者。

1）四肢变化：急性期掌跖红斑，手足硬性水肿；恢复期指（趾）端膜状脱皮。

2）多形性红斑。

3）眼结合膜充血。

4）唇充血皲裂，口腔黏膜弥漫充血，草莓舌。

5）颈部淋巴结肿大。

如不足 4 项，超声心动图有冠状动脉损害，亦可确诊。

（2）IVIG 非敏感型 KD　发病 10 天内接受 IVIG 治疗，48 小时后体温仍高于 38 ℃，或给药 2～7 天（甚至 2 周）后再次发热，并符合至少一项 KD 诊断标准。

（3）鉴别诊断　需与渗出性多形性红斑、幼年特发性关节炎全身型、败血症和猩红热鉴别。

8. 治疗

（1）阿司匹林　30～50 mg/（kg・d），分 2～3 次服用，热退后 3 天逐渐减量，2 周左右减至 3～5 mg/（kg・d），维持 6～8 周。冠状动脉损害者应延长治疗至冠脉恢复正常。

（2）静脉注射丙种球蛋白（IVIG）　1～2 g/kg，于 8～12 小时静脉缓慢输入，宜于发病早期（10 天内）应用。应同时合并应用阿司匹林。

（3）糖皮质激素　不宜单独使用，IVIG 治疗无效可使用，亦可与阿司匹林和双嘧达莫合并应用。剂量 2 mg/（kg・d），2～4 周。

（4）其他治疗

1）抗血小板聚集：双嘧达莫。

2）对症治疗：补充液体、保护肝脏、控制心力衰竭、纠正心律失常等，有心肌梗死时应及时进行溶栓治疗。

3）心脏手术：严重冠状动脉病变进行冠状动脉搭桥术。

（5）IVIG 非敏感型 KD　首剂 IVIG 后仍发热者，尽早再次应用 IVIG，剂量为 2 g/kg，一次性输注，同时联合使用糖皮质激素加阿司匹林。

9. 预后

自限性疾病，多数预后良好。复发率为 1%～2%。未经有效治疗者冠状动脉瘤发生率为 15%～25%。多数冠状动脉瘤于 1～2 年内消失，但可留有管壁增厚和功能异常，1%～2%发生心肌梗塞。无冠状动脉病变出院后 1 个月、3 个月、6 个月及 1～2 年进行一次全面检查。有冠状动脉瘤每 6～12 个月一次长期密切随访。

临床病例分析

患儿，女，3 岁。以“反复发热 1 周”为主诉入院。院外体温最高达 40 °C，偶有轻声咳嗽，无呕吐、腹痛、腹泻，院外口服阿莫西林、克拉维酸钾干混悬剂 4 天，仍有反复高热。查体：神志清楚，眼结膜充血、口唇红。颈部、颌下可扪及数枚淋巴结，大小约 1.5 cm×1.5 cm，皮温正常，无红肿，质软，表面光滑，活动度可。躯干部可见较多多形性红斑。心率 108 次/分，律齐，心音有力，未闻及杂音。双肺呼吸音对称，未闻及啰音。肝脾未扪及肿大。四肢关节活动度可，无红肿，病理反射均为阴性。手足可见硬肿，未见脱皮。实验室检查：WBC 15.23×10^9/L，N 60.1%，L 27.1%，PLT 497×10^9/L，CRP 39 mg/l，ESR 46 mm/h。心脏彩超示：左右冠状动脉内径宽分别为 2.3 mm，3.5 mm。

思考

1. 本病例最可能诊断及依据是什么？
2. 需要与哪些疾病作鉴别？
3. 制定合适的治疗方案及随访计划。

解析

1. 最可能的诊断是川崎病。诊断依据是反复发热 7 天，眼结膜充血、口唇红，手足可见硬肿，躯干部可见较多多形性红斑，颈部淋巴结肿大，心脏彩超示冠状动脉扩张。

2. 需与以下疾病相鉴别：猩红热、败血症、传染性单核细胞增多症、幼年特发性关节炎、渗出性多形性红斑。

3. 治疗方案

（1）阿司匹林 30～50 mg/（kg・d），分 2～3 次服用，热退后 3 天逐渐减量，2 周左右减至 3～5 mg/

（kg・d），维持6～8周。冠状动脉损害者应延长治疗至冠脉恢复正常。

（2）静脉注射丙种球蛋白（IVIG）1～2 g/kg，于8～12小时静脉缓慢输入。

（3）如IVIG治疗无效可用，糖皮质激素亦可与阿司匹林和双嘧达莫合并应用。剂量2 mg/（kg・d），2～4周。

（4）抗血小板聚集，如双嘧达莫。

（5）对症治疗即补充液体、保护肝脏、心脏，纠正心律失常等，有心肌梗死时应及时进行溶栓治疗。

随访计划：出院后1个月、3个月、6个月及1～2年进行一次全面检查，以后每6～12个月一次长期密切随访。

（蒋小云）

第十章　感染性疾病

第一节　病毒感染

重点	麻疹、骨髓灰质炎、水痘、传染性单核细胞增多症、流行性腮腺炎、手足口病的病因、皮疹特点和出疹规律、常见并发症、治疗和预防
难点	各种出疹性疾病的诊断和鉴别诊断
考点	各种出疹性疾病的皮疹和出疹特点、诊治和预防

一、麻疹

速览导引图

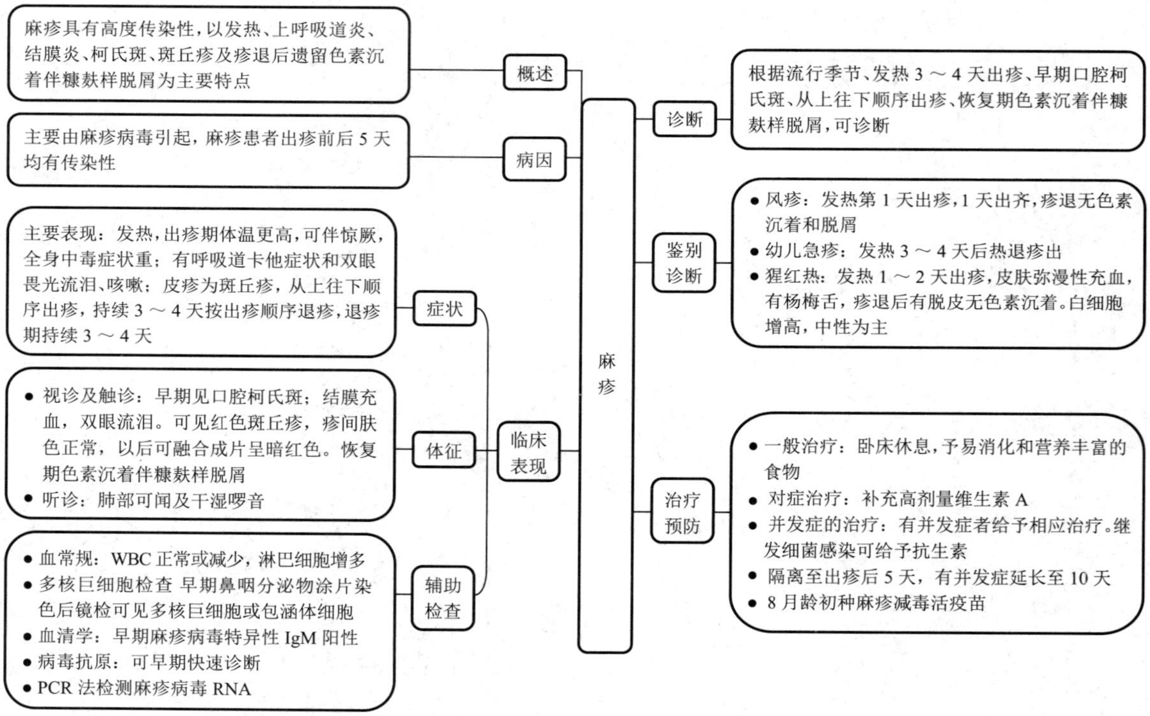
麻疹
概述
麻疹具有高度传染性，以发热、上呼吸道炎、结膜炎、柯氏斑、斑丘疹及疹退后遗留色素沉着伴糠麸样脱屑为主要特点
病因
主要由麻疹病毒引起，麻疹患者出疹前后5天均有传染性
临床表现
症状
主要表现：发热，出疹期体温更高，可伴惊厥，全身中毒症状重；有呼吸道卡他症状和双眼畏光流泪、咳嗽；皮疹为斑丘疹，从上往下顺序出疹，持续3～4天按出疹顺序退疹，退疹期持续3～4天
体征
• 视诊及触诊：早期见口腔柯氏斑；结膜充血，双眼流泪。可见红色斑丘疹，疹间肤色正常，以后可融合成片呈暗红色。恢复期色素沉着伴糠麸样脱屑
• 听诊：肺部可闻及干湿啰音
辅助检查
• 血常规：WBC正常或减少，淋巴细胞增多
• 多核巨细胞检查 早期鼻咽分泌物涂片染色后镜检可见多核巨细胞或包涵体细胞
• 血清学：早期麻疹病毒特异性IgM阳性
• 病毒抗原：可早期快速诊断
• PCR法检测麻疹病毒RNA
诊断
根据流行季节、发热3～4天出疹、早期口腔柯氏斑、从上往下顺序出疹、恢复期色素沉着伴糠麸样脱屑，可诊断
鉴别诊断
• 风疹：发热第1天出疹，1天出齐，疹退无色素沉着和脱屑
• 幼儿急疹：发热3～4天后热退疹出
• 猩红热：发热1～2天出疹，皮肤弥漫性充血，有杨梅舌，疹退后有脱皮无色素沉着。白细胞增高，中性为主
治疗预防
• 一般治疗：卧床休息，予易消化和营养丰富的食物
• 对症治疗：补充高剂量维生素A
• 并发症的治疗：有并发症者给予相应治疗。继发细菌感染可给予抗生素
• 隔离至出疹后5天，有并发症延长至10天
• 8月龄初种麻疹减毒活疫苗

1. 定义

（1）是由麻疹病毒引起的具高度传染性的疾病，以发热、上呼吸道炎、结膜炎、口腔麻疹黏膜斑［又称柯氏斑（Koplik's spots）］、全身斑丘疹及疹退后遗留色素沉着伴糠麸样脱屑为主要临床特点。

（2）病后多可获终身免疫。

（3）常见并发症为肺炎、喉炎，也是麻疹主要死因。

2. 病因、流行病学和发病机制

（1）病因 麻疹病毒感染，为 RNA 病毒，只有一种血清型，人是唯一宿主。

（2）流行病学 ①发病以冬春季为多。②麻疹患者是唯一的传染源，经呼吸道传播。③麻疹患者出疹前后 5 天、有并发症者出疹后 10 天均有传染性。

（3）发病机制 ①麻疹病毒在呼吸道局部增殖。②病毒血症。③经单核–巨噬细胞系统向其他器官传播。④免疫反应受抑制继发感染。

3. 病理改变

（1）皮肤、淋巴组织、呼吸道和肠道黏膜及眼结膜见多核巨细胞。

（2）真皮和黏膜下层毛细血管内皮细胞充血、水肿、增生、单核细胞浸润。

（3）浆液性渗出形成麻疹皮疹和麻疹黏膜斑。

（4）皮疹处红细胞裂解，疹退后形成棕色色素沉着。

（5）麻疹病毒引起间质性肺炎，继发细菌感染引起支气管肺炎。

（6）亚急性硬化性全脑炎者有皮质和白质变性，细胞核及胞质内均见包涵体。

4. 临床表现

（1）典型麻疹

1）潜伏期：6～18 天。

2）前驱期：即出疹前期，3～4 天。A. 发热。B. 呼吸道卡他症状：结合膜充血、流泪、畏光等。C. 麻疹黏膜斑（Koplik 斑）：是麻疹早期的特异性体征，常在出疹前 1～2 天出现。开始时见于下磨牙相对的颊黏膜上，为直径 0.5～1 mm 的灰白色小点，周围有红晕，可累及整个颊黏膜及唇部黏膜，部分可融合。于出疹后 1～2 天消失，是早期诊断麻疹的重要依据。D. 全身不适、精神不振、消化系统症状。E. 偶见皮肤荨麻疹、斑疹或猩红热样皮疹。

3）出疹期：发热 3～4 天出现皮疹。A. 全身中毒症状加重，伴嗜睡或烦躁不安。B. 体温更高：重者有谵妄、抽搐。C. 呼吸道症状更重：咳嗽加剧，肺部可闻及干湿啰音，X 线检查可见弥漫性肺部浸润。D. 按从上往下顺序出疹：先出现于耳后、发际，渐及额、面、颈部，自上而下蔓延至躯干、四肢，最后达手掌与足底。皮疹初为红色斑丘疹，疹间皮肤正常，以后部分融合成片，色加深。

4）恢复期：无并发症者出疹 3～4 天后进入恢复期。A. 全身症状逐渐好转。B. 体温逐渐下降。C. 呼吸道症状减轻。D. 按照出疹的先后顺序开始退疹，疹退后皮肤留有棕褐色色素沉着伴糠麸样脱屑，7～10 天后消退。

（2）非典型麻疹 ①轻型麻疹：见于部分免疫者。一过性低热，轻度卡他症状，可无麻疹黏膜斑，皮疹稀疏、色淡，消失快，疹退后无色素沉着或脱屑。②重型麻疹：见于营养不良、免疫力低下继发严重感染者。体温常 40 ℃以上，中毒症状重，伴惊厥、昏迷。皮疹密集融合，呈出血性，常伴有黏膜和消化道出血、咯血。合并有肺炎、心力衰竭等，病死率高。③异型麻疹：临床少见，见于接种过麻疹疫苗而再次感染麻疹野病毒株者。前驱期短，常无麻疹黏膜斑，持续高热、乏力、肌痛、头痛，皮疹和出疹顺序不典型，易并发肺炎。

5. 并发症

（1）肺炎 最常见，占麻疹死因的 90%以上。包括麻疹病毒引起的间质性肺炎和继发其他病原感染引起的肺炎。

（2）喉炎。

（3）心肌炎。

（4）麻疹脑炎和亚急性硬化性全脑炎。

（5）结核病恶化，甚至发展为粟粒性肺结核或结核性脑膜炎。

（6）营养不良与维生素 A 缺乏症。

6. 实验室检查

（1）血常规　血白细胞总数正常或减少，淋巴细胞增多。

（2）多核巨细胞检查　出疹前 2 天至出疹后 1 天，鼻、咽分泌物或尿沉渣涂片瑞氏染色可见多核巨细胞或包涵体细胞。

（3）血清学检查　出疹早期麻疹病毒特异性 IgM 阳性。

（4）病毒抗原检测　可协助早期快速诊断。

（5）PCR 法检测麻疹病毒 RNA。

（6）病毒分离。

7. 诊断

根据流行病学资料、麻疹接触史以及临床上出现发热、畏光、眼鼻卡他症状和 Koplik 斑可以临床诊断。疹退后皮肤有脱屑及色素沉着等特点有助于回顾性诊断。麻疹病毒血清 IgM 抗体阳性或分离到麻疹病毒可确诊。

8. 鉴别诊断

鉴别诊断包括各种发热、出疹性疾病（表 10－1）。

表 10－1　小儿常见出疹性疾病的鉴别诊断

	病原	全身症状及其他特征	皮疹特点	发热与皮疹的关系
麻疹	麻疹病毒	发热、咳嗽、畏光、鼻卡他症状、结膜炎，Koplik 斑	红色斑丘疹，自头面部→颈→躯干→四肢，退疹后有色素沉着及细小脱屑	发热 3～4 天后出疹，出疹期为发热的高峰期
风疹	风疹病毒	全身症状轻，耳后、枕部淋巴结肿大并触痛	面颈部→躯干→四肢，斑丘疹，疹间有正常皮肤，退疹后无色素沉着及脱屑	症状出现后 1～2 天出疹
幼儿急疹	人疱疹病毒 6 型	主要见于婴幼儿，一般情况好，高热时可有惊厥，耳后枕部淋巴结亦可肿大，常伴有轻度腹泻	红色细小密集斑丘疹，头面颈及躯干部多见，四肢较少，一天出齐，次日即开始消退	高热 3～5 天，热退疹出
猩红热	A 群 β 溶血性链球菌	发热、咽痛、头痛、呕吐、杨梅舌、环口苍白圈、颈部淋巴结肿大	皮肤弥漫性充血，上有密集针尖大小丘疹，全身皮肤均可受累，疹退后伴脱皮，无色素沉着	发热 1～2 天出疹，出疹时高热
肠道病毒感染	埃可病毒、柯萨奇病毒	发热、咽痛、流涕、结膜炎、腹泻、全身或颈、枕后淋巴结肿大	散在斑疹或斑丘疹，很少融合，1～3 天消退，不脱屑，有时可呈紫癜样或水疱样皮疹	发热时或热退后出疹
药物疹		原发病症状，有近期服药史	皮疹多变，斑丘疹、疱疹、猩红热样皮疹、荨麻疹等。痒感，摩擦及受压部位多	发热多为原发病引起

9. 治疗

（1）一般治疗　卧床休息，避免强光刺激。多饮水，给予易消化和富营养的食物。

（2）对症治疗　高热时可酌情使用小量退热剂，烦躁适当予镇静剂。频繁剧咳可用镇咳剂或雾化吸入。补充高剂量维生素 A。

（3）继发细菌感染可给予抗生素。

10. 预防

（1）主动免疫　出生后 8 个月接种麻疹减毒活疫苗，1.5～2 岁第 2 剂次接种。麻疹流行期对高发人群强化接种。

（2）被动免疫　接触麻疹后5天内应尽快给予肌注免疫球蛋白。

（3）控制传染源　早发现、早报告、早隔离、早治疗。一般隔离至出疹后5天，有合并症者延长至出疹后10天。

（4）切断传播途径　流行期间易感儿避免去人群密集的场所。患者的房间应通风并用紫外线照射消毒，患者衣物应曝晒。

（5）加强麻疹的监测管理　及时报告新发病例并采取隔离措施。

临床病例分析

患儿，女，5月龄。因“发热咳嗽4天，皮疹1天”于2016年4月3日入院，体温39～40 ℃，伴咳嗽，流涕，双眼畏光、流泪。查体：神志清，精神软，急性面容，球结膜充血，咽红，口腔颊黏膜粗糙，两侧颊黏膜可见少许黄白色沙粒状斑点，耳后、发际及头面胸背部可见红色斑丘疹，略高出皮面，压之褪色，疹间皮肤正常，心肺、腹部和神经系统无殊。实验室检查示外周血白细胞 8.03×10^9/L，淋巴细胞75.9%，血红蛋白128 g/L，超敏C反应蛋白9 mg/L。

思考

1. 本病例最可能的诊断是什么？有何依据？ 可能的病原体是什么？
2. 需要和哪些疾病鉴别？
3. 进一步确诊需要哪些检查？
4. 该如何拟定治疗方案？

解析

1. 本病例最可能的诊断是麻疹。诊断依据是：①患儿5月龄，春季发病。②未接种麻疹疫苗；③发热咳嗽4天，皮疹1天，伴呼吸道卡他症状。④口腔颊黏膜粗糙，两侧颊黏膜可见“柯氏斑”，耳后、发际及头面胸背部可见红色充血性斑丘疹，疹间肤色正常。⑤辅助检查见外周血白细胞总数正常，淋巴细胞比例偏高。可能的病原体为麻疹病毒。

2. 本病需与风疹、幼儿急疹、猩红热鉴别。风疹发热1～2天出疹，皮疹1天出齐，疹退后无脱皮和色素沉着；幼儿急疹往往发热3～4天后热退疹出，皮疹1天出齐，次日开始退疹；猩红热往往发热当天出疹，疹间弥漫性充血潮红，疹退后有脱皮，无色素沉着，血常规示白细胞总数增高，中性粒细胞比例高，β–内酰胺类抗生素治疗有效。

3. 进一步检查包括胸片、麻疹病毒抗体检测、鼻咽分泌物麻疹病毒分离。

4. 治疗方案是隔离治疗；对症处理即高热可酌用小剂量退热剂；止咳化痰药口服；加强护理和营养，卧床休息，注意补充维生素A；目前细菌感染依据不足，暂不用抗生素。

二、脊髓灰质炎

速览导引图

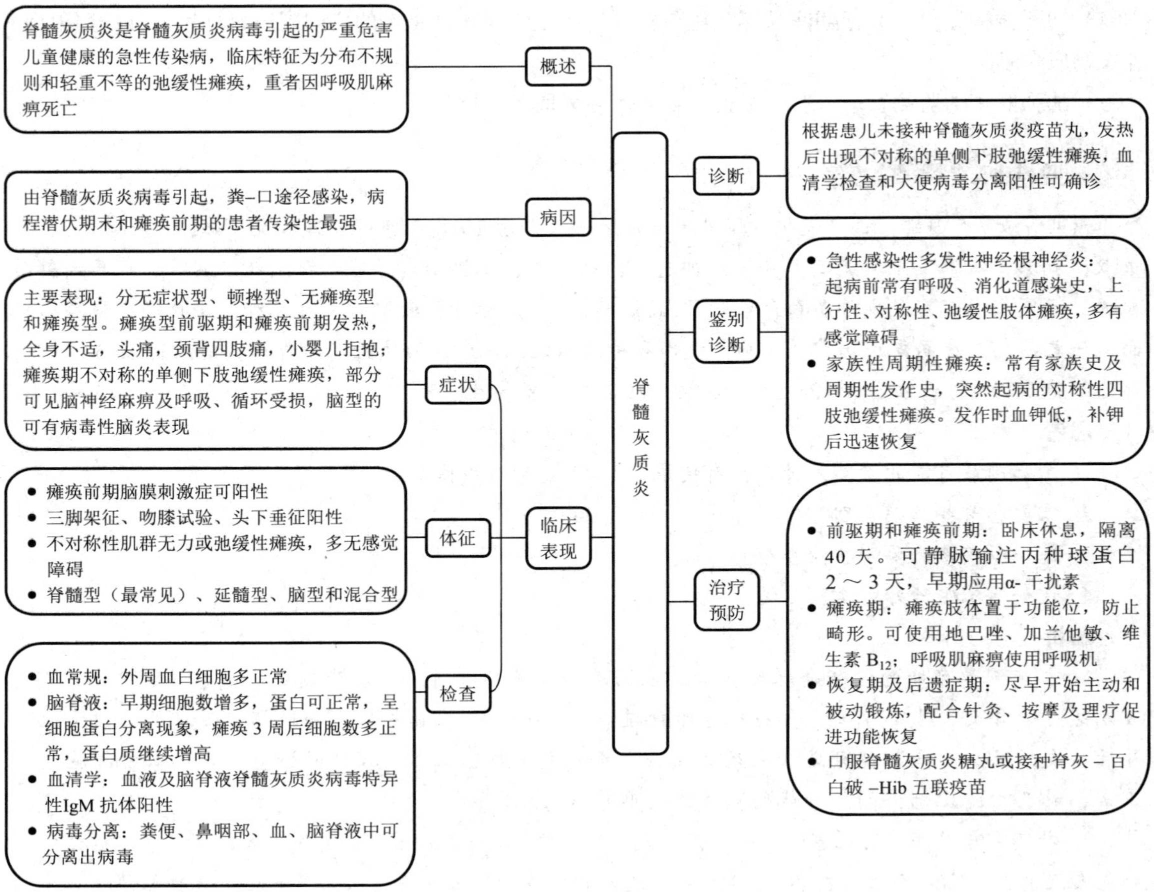
脊髓灰质炎
概述
脊髓灰质炎是脊髓灰质炎病毒引起的严重危害儿童健康的急性传染病，临床特征为分布不规则和轻重不等的弛缓性瘫痪，重者因呼吸肌麻痹死亡
病因
由脊髓灰质炎病毒引起，粪–口途径感染，病程潜伏期末和瘫痪前期的患者传染性最强
临床表现
症状
主要表现：分无症状型、顿挫型、无瘫痪型和瘫痪型。瘫痪型前驱期和瘫痪前期发热，全身不适，头痛，颈背四肢痛，小婴儿拒抱；瘫痪期不对称的单侧下肢弛缓性瘫痪，部分可见脑神经麻痹及呼吸、循环受损，脑型的可有病毒性脑炎表现
体征
● 瘫痪前期脑膜刺激症可阳性
● 三脚架征、吻膝试验、头下垂征阳性
● 不对称性肌群无力或弛缓性瘫痪，多无感觉障碍
● 脊髓型（最常见）、延髓型、脑型和混合型
检查
● 血常规：外周血白细胞多正常
● 脑脊液：早期细胞数增多，蛋白可正常，呈细胞蛋白分离现象，瘫痪 3 周后细胞数多正常，蛋白质继续增高
● 血清学：血液及脑脊液脊髓灰质炎病毒特异性IgM 抗体阳性
● 病毒分离：粪便、鼻咽部、血、脑脊液中可分离出病毒
诊断
根据患儿未接种脊髓灰质炎疫苗丸，发热后出现不对称的单侧下肢弛缓性瘫痪，血清学检查和大便病毒分离阳性可确诊
鉴别诊断
● 急性感染性多发性神经根神经炎：起病前常有呼吸、消化道感染史，上行性、对称性、弛缓性肢体瘫痪，多有感觉障碍
● 家族性周期性瘫痪：常有家族史及周期性发作史，突然起病的对称性四肢弛缓性瘫痪。发作时血钾低，补钾后迅速恢复
治疗预防
● 前驱期和瘫痪前期：卧床休息，隔离 40 天。可静脉输注丙种球蛋白 2～3 天，早期应用α- 干扰素
● 瘫痪期：瘫痪肢体置于功能位，防止畸形。可使用地巴唑、加兰他敏、维生素 B12；呼吸肌麻痹使用呼吸机
● 恢复期及后遗症期：尽早开始主动和被动锻炼，配合针灸、按摩及理疗促进功能恢复
● 口服脊髓灰质炎糖丸或接种脊灰 – 百白破 –Hib 五联疫苗

1. 定义

（1）由脊髓灰质炎病毒引起的严重危害儿童健康的急性传染病。

（2）临床特征为分布不规则和轻重不等的弛缓性瘫痪，重者因呼吸肌麻痹死亡。

2. 病原与流行病学特点和发病机制

（1）病原　脊髓灰质炎病毒，为微小 RNA 病毒科的肠道病毒属，体外生存力强，有 3 个血清型，型间较少交叉免疫。

（2）流行病学特点　①传染源：急性期患者和健康带病毒者，病程潜伏期末和瘫痪前期传染性最强。②传播途径：以粪 – 口感染为主，也可通过飞沫传播。③人群普遍易感，感染后获得对同型病毒株的持久免疫力。④本病的隔离期为 40 天。

（3）发病机制　①病毒在咽部和回肠淋巴组织中增殖并排毒。②机体抵抗力强，形成隐性感染。③机体抵抗力弱，引起病毒血症，免疫清除病毒者形成顿挫型感染。④未能清除者出现二次病毒血症。⑤病毒进入中枢神经系统，引起灰质细胞广泛坏死，发生瘫痪。

3. 病理改变

（1）脊髓灰质炎病毒侵犯中枢神经系统，以脊髓前角运动神经元损害为主。

（2）对神经元的损害引起强烈的炎症反应。

（3）病灶多发，散在且不对称。

（4）神经细胞胞质内染色体溶解，周围组织充血、水肿和血管周围炎症细胞浸润。

4. 临床表现

潜伏期 8～12 天。分无症状型（又称隐性感染，占 90%以上）、顿挫型（占 4%～8%）、无瘫痪型和瘫痪型。

瘫痪型典型表现可分为以下各期。

（1）前驱期　主要表现为发热、全身不适、呼吸道和消化道症状，持续 1～4 天。

（2）瘫痪前期　①出现高热、头痛，颈背四肢疼痛、烦躁不安、多汗。②小婴儿拒抱，较大患儿可见三脚架征、吻膝试验、头下垂征阳性。③脑膜刺激症可阳性。④脑脊液呈细胞蛋白分离现象。

（3）瘫痪期　①起病后 2～7 天或第 2 次发热 1～2 天后出现。②不对称性肌群无力或弛缓性瘫痪，随发热而加重。③多无感觉障碍。④根据病变部位分为脊髓型（最常见）、延髓型、脑型和混合型。

（4）恢复期　瘫痪后 1～2 周，肢体远端的瘫痪肌群开始恢复，并上升至腰部。

（5）后遗症期　持久性瘫痪 1～2 年内仍不恢复则为后遗症。

5. 实验室检查

（1）血常规　外周血白细胞多正常，急性期血沉可增快。

（2）脑脊液　细胞蛋白分离现象。①瘫痪前期及早期可见细胞数增多（淋巴细胞为主），蛋白增加不明显。②至瘫痪第 3 周，细胞数多已正常，而蛋白质继续增高。

（3）血清学检查　①血液及脑脊液中抗脊髓灰质炎病毒特异性 IgM 抗体阳性。②恢复期血清中特异性 IgG 抗体滴度较急性期有 4 倍以上增高。

（4）病毒分离　是最重要的确诊依据。

6. 诊断和鉴别诊断

（1）诊断　出现典型瘫痪症状，血清学检查和大便病毒分离阳性可确诊。

（2）鉴别诊断　①急性感染性多发性神经根神经炎（吉兰－巴雷综合征）患者一般不发热，由远端开始的上行性、对称性、弛缓性肢体瘫痪，多有感觉障碍。脑脊液呈蛋白细胞分离现象。血清学检查和大便病毒分离可鉴别。②家族性周期性瘫痪患者常有家族史及周期性发作史，对称性四肢弛缓性瘫痪，发作时血钾降低。③周围神经炎。④假性瘫痪。

7. 治疗

主要是对症处理和支持治疗。

（1）前驱期和瘫痪前期　卧床休息，隔离 40 天。有条件的可静脉输注丙种球蛋白。

（2）瘫痪期　瘫痪肢体置于功能位置，防止畸形。地巴唑和加兰他敏的应用。呼吸肌麻痹者及早使用呼吸机。

（3）恢复期及后遗症期　尽早开始主动和被动锻炼，配合采针灸、按摩及理疗。

8. 预防

（1）主动免疫　所有小儿均应口服脊髓灰质炎减毒活疫苗糖丸，或接种脊髓灰质炎－白百破－Hib 五联疫苗。

（2）被动免疫　未接种疫苗而与患者有密切接触的＜5 岁小儿和先天性免疫缺陷儿童应及早注射丙种球蛋白。

（3）建立有效的疾病报告和监测系统。

临床病例分析

患儿，男，4 岁。发热、头痛、呕吐、腹泻 2 天。体温最高 38.9 ℃。诉头痛、背脊痛及肢体疼痛。查体：T38 ℃，P115 次/分，R 26 次/分，BP 120/80 mmHg。左下肢肌张力明显减弱，肌力Ⅱ级，病理征和脑膜刺激征阴性。脑脊液无色透明，细胞数、糖及氯化物均正常。既往未接种脊髓灰质炎疫苗。

思考

1. 本病案最可能的诊断是什么？有何依据？最可能的病原是什么？

2. 需要和哪些疾病鉴别？进一步确诊需要哪些检查？

3. 该如何拟定治疗方案？

解析

1. 本病案最可能的诊断脊髓灰质炎。诊断依据是：患儿 4 岁，既往未接种脊髓灰质炎疫苗，发热、头痛、呕吐、腹泻 2 天，查体时诉头痛、背脊痛及肢体疼痛明显。左下肢肌张力明显减弱，肌力Ⅱ级，下肢肢体呈不对称弛缓性瘫痪。最可能的病原是脊髓灰质炎病毒，大便等标本病毒分离有助确诊。

2. 需要和其它肠道病毒感染引起的瘫痪鉴别，如 EV71 病毒感染，急性感染性多发性神经根神经炎（吉兰–巴雷综合征）。

3. 治疗方案主要是对症处理和支持治疗。可静脉输注丙种球蛋白，瘫痪肢体置于功能位置，防止畸形。恢复期及后遗症期尽早开始主动和被动锻炼。

三、水痘

速览导引图

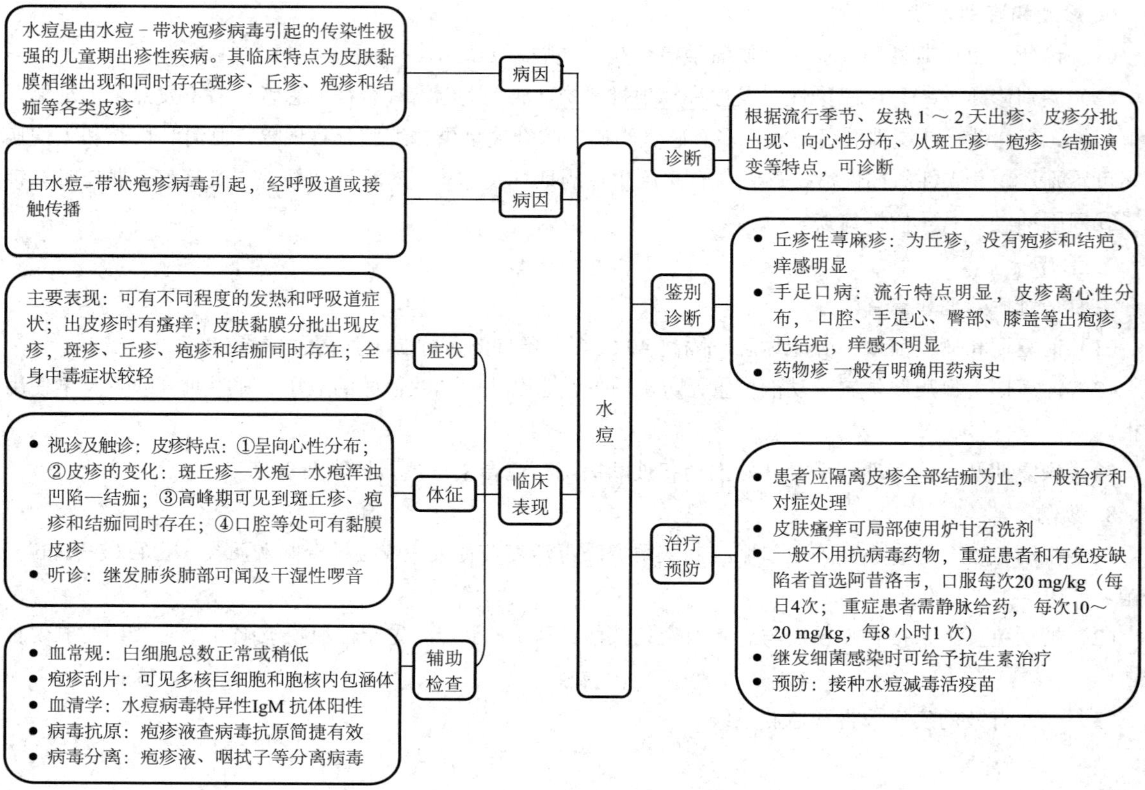
水痘是由水痘－带状疱疹病毒引起的传染性极强的儿童期出疹性疾病。其临床特点为皮肤黏膜相继出现和同时存在斑疹、丘疹、疱疹和结痂等各类皮疹
病因
由水痘–带状疱疹病毒引起，经呼吸道或接触传播
病因
主要表现：可有不同程度的发热和呼吸道症状；出皮疹时有瘙痒；皮肤黏膜分批出现皮疹，斑疹、丘疹、疱疹和结痂同时存在；全身中毒症状较轻
症状
• 视诊及触诊：皮疹特点：①呈向心性分布；②皮疹的变化：斑丘疹—水疱—水疱浑浊凹陷—结痂；③高峰期可见到斑丘疹、疱疹和结痂同时存在；④口腔等处可有黏膜皮疹
• 听诊：继发肺炎肺部可闻及干湿性啰音
体征
临床表现
• 血常规：白细胞总数正常或稍低
• 疱疹刮片：可见多核巨细胞和胞核内包涵体
• 血清学：水痘病毒特异性IgM 抗体阳性
• 病毒抗原：疱疹液查病毒抗原简捷有效
• 病毒分离：疱疹液、咽拭子等分离病毒
辅助检查
水痘
诊断
根据流行季节、发热 1 ～ 2 天出疹、皮疹分批出现、向心性分布、从斑丘疹—疱疹—结痂演变等特点，可诊断
鉴别诊断
• 丘疹性荨麻疹：为丘疹，没有疱疹和结疤，痒感明显
• 手足口病：流行特点明显，皮疹离心性分布，口腔、手足心、臀部、膝盖等出疱疹，无结疤，痒感不明显
• 药物疹 一般有明确用药病史
治疗预防
• 患者应隔离皮疹全部结痂为止，一般治疗和对症处理
• 皮肤瘙痒可局部使用炉甘石洗剂
• 一般不用抗病毒药物，重症患者和有免疫缺陷者首选阿昔洛韦，口服每次20 mg/kg（每日4次；重症患者需静脉给药，每次10～20 mg/kg，每8 小时1 次）
• 继发细菌感染时可给予抗生素治疗
• 预防：接种水痘减毒活疫苗

1. 定义

（1）是由水痘－带状疱疹病毒（Varicella-zoster virus，VZV）引起的传染性极强的儿童期出疹性疾病。其临床特点为皮肤黏膜相继出现和同时存在斑疹、丘疹、疱疹和结痂等各类皮疹。

（2）冬春季节多发。

（3）经飞沫或接触传播。

（4）感染后可获得持久免疫。

2. 病因、流行病学和发病机制

（1）病因　水痘带状疱疹病毒，双链 DNA 病毒，仅一种血清型。

（2）流行病学　①传染源为水痘患者。②传播途径：主要通过空气飞沫经呼吸道传染，传染期从出疹前 1～2 天至病损结痂，7～8 天。③人群普遍易感，以 2～6 岁为高峰。

（3）发病机制　①病毒在鼻咽部局部黏膜及淋巴组织内繁殖。②病毒血症。③病毒可到达单核–巨噬细胞系统内再次增殖。④间歇性病毒血症，引起各器官病变和分批出现的皮疹。⑤皮疹出现 1～4 天后，产生特异性细胞免疫和抗体，病毒血症消失。

3. 病理

（1）多核巨细胞和核内包涵体形成为特征性病理改变。

（2）皮肤真皮层毛细血管内皮细胞肿胀，表皮棘状细胞层上皮细胞气球样变，细胞裂解、液化后形成水疱，内含大量病毒。

（3）水疱内液体吸收、结痂。

（4）免疫功能低下者可发生全身播散性水痘。

4. 临床表现

（1）典型水痘　出疹前可出现发热、不适和厌食等前驱症状，24～48 小时出现皮疹，全身症状较轻。

水痘皮疹特点：①呈向心性分布。②皮疹形态有变化过程。最初为红色斑丘疹，继之变为水疱，24 小时后水疱浑浊并呈中央凹陷，2～3 天迅速结痂。③皮疹分批出现，伴明显痒感，在疾病高峰期可见到斑疹、丘疹、疱疹和结痂同时存在。④口腔、眼结膜、生殖器等处可有黏膜皮疹。⑤皮疹结痂后多不留瘢痕。

（2）重症水痘　①多发生在恶性疾病或免疫功能低下患儿。②持续高热和全身中毒症状明显。③皮疹多并且易融合成大疱型或呈出血性。④可发生暴发性紫癜。

（3）先天性水痘　母亲妊娠早期感染水痘可致胎儿畸形；若母亲产前水痘可致新生儿水痘，病死率达 25%～30%。

5. 并发症

①最常见为皮肤继发感染。②水痘肺炎，主要发生于免疫缺陷儿和新生儿。③神经系统并发症可见水痘后脑炎、Reye 综合征等。④少数病例可发生心肌炎、肝炎、肾炎、关节炎等。

6. 实验室检查

（1）血常规　白细胞总数正常或稍低。

（2）疱疹刮片　可见多核巨细胞和胞核内包涵体，疱疹液可检测到病毒抗原。

（3）病毒分离　水痘疱疹液、咽部分泌物或血液可分离到病毒。

（4）血清学检查　血清水痘病毒特异性 IgM 抗体检测可助早期诊断；双份血清特异性 IgG 抗体滴度 4 倍以上增高也有助诊断。

7. 诊断

典型水痘临床诊断并不困难。对非典型病例可选用实验室检查帮助确诊。

8. 鉴别诊断

（1）丘疹性荨麻疹。

（2）肠道病毒感染。

（3）金黄色葡萄球菌感染。

（4）药物和接触性皮炎。

9. 治疗

（1）一般治疗和对症处理为主。

（2）隔离护理，防抓伤和减少继发感染。

（3）皮肤瘙痒可局部使用炉甘石洗剂。

（4）抗病毒　多数可不用抗病毒药物。重症患者首选阿昔洛韦，应尽早使用，口服或静脉给药。

（5）继发细菌感染时可给予抗生素。

（6）糖皮质激素有导致病毒播散的可能，不宜使用。

10. 预防

（1）患儿应隔离至皮疹全部结痂为止。

（2）对有接触史的易患儿检疫3周。

（3）水痘减毒活疫苗保护率可达85%～95%，并可持续10年以上。

（4）对正在使用大剂量激素、免疫功能受损、恶性病患者以及接触过患者的孕妇、患水痘母亲的新生儿，在接触水痘72小时内肌内注射水痘–带状疱疹免疫球蛋白可起预防作用。

临床病例分析

患儿，男，2岁。发热、皮疹3天。体温38 ℃左右，发热当天出皮疹，面部和躯干先出现，刚出现时为斑丘疹，之后转为水疱疹，伴痒感。查体：T 37.9 ℃，P 116次/分，R 29次/分，BP 100/60 mmHg。神志清，精神可，全身可见丘疹、疱疹，疱疹周围有红晕，疱疹浅表易破，部分疱液浑浊，可见个别结痂皮疹。皮疹以躯干部位为主，口腔及咽部未见黏膜疹。心肺、腹部和神经系统无殊。血常规及CRP正常。

思考

1. 本病例最可能的诊断是什么？有何依据？最可能的病原是什么？

2. 需要和哪些疾病鉴别？进一步可做那些检查？

3. 该如何拟定治疗方案？

解析

1. 本病例最可能的诊断是水痘。诊断依据是患儿2岁，发热、皮疹3天，皮疹向心性分布，先表现为斑丘疹，之后转为水疱，多种形态的皮疹同时存在，血常规、CRP正常。最可能的病原是水痘–带状疱疹病毒。

2. 需与手足口病、丘疹性荨麻疹鉴别。手足口病皮疹主要分布在口腔黏膜、咽部、手足、臀部和膝盖等部位，伴疱疹，离心性分布。丘疹性荨麻疹多与过敏因素有关，常无发热，抗过敏治疗有效。进一步可分别行呼吸道分泌物肠道病毒核酸检测、过敏原检测等明确诊断。

3. 治疗方案　本病一般情况好，不用抗病毒药物。可加强皮肤护理，预防继发细菌感染。

四、传染性单核细胞增多症（IM）

速览导引图

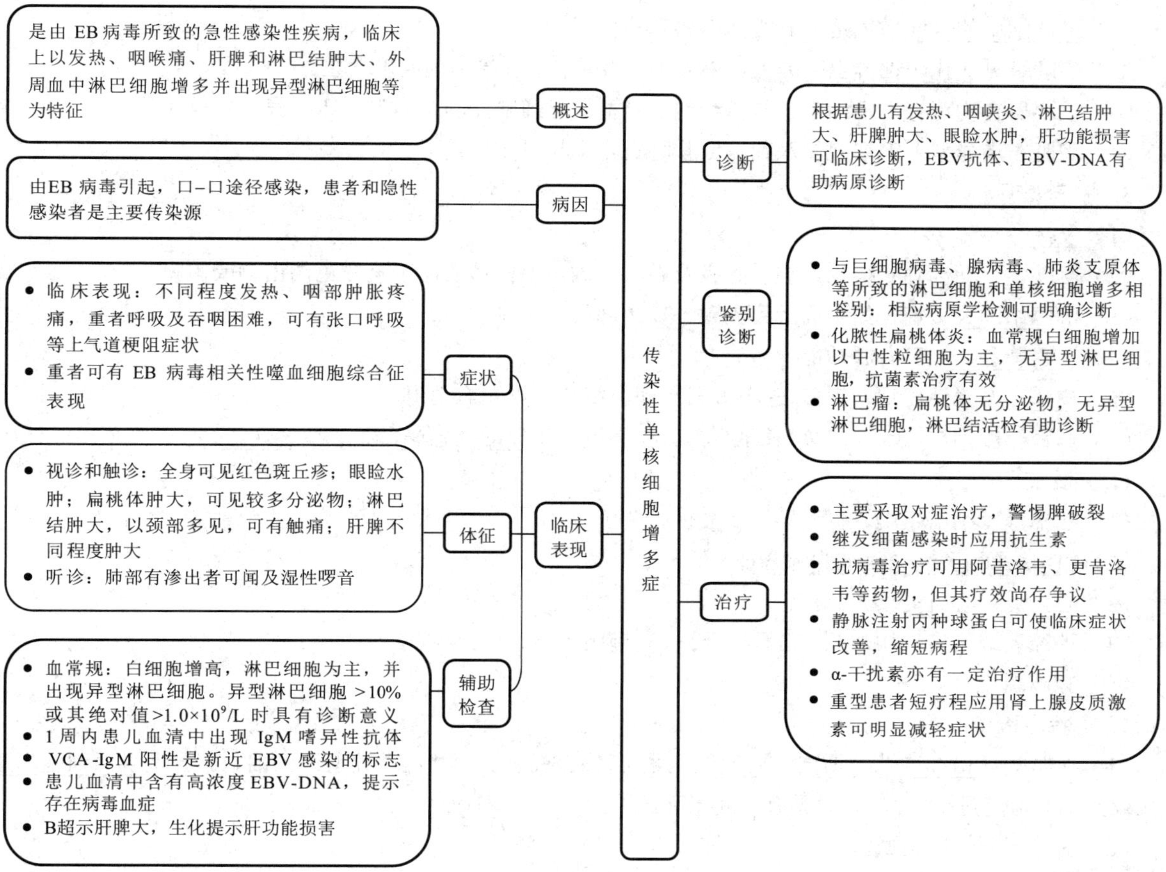
传染性单核细胞增多症
概述
是由EB病毒所致的急性感染性疾病，临床上以发热、咽喉痛、肝脾和淋巴结肿大、外周血中淋巴细胞增多并出现异型淋巴细胞等为特征
病因
由EB病毒引起，口–口途径感染，患者和隐性感染者是主要传染源
临床表现
症状
● 临床表现：不同程度发热、咽部肿胀疼痛，重者呼吸及吞咽困难，可有张口呼吸等上气道梗阻症状
● 重者可有EB病毒相关性噬血细胞综合征表现
体征
● 视诊和触诊：全身可见红色斑丘疹；眼睑水肿；扁桃体肿大，可见较多分泌物；淋巴结肿大，以颈部多见，可有触痛；肝脾不同程度肿大
● 听诊：肺部有渗出者可闻及湿性啰音
辅助检查
● 血常规：白细胞增高，淋巴细胞为主，并出现异型淋巴细胞。异型淋巴细胞>10%或其绝对值>1.0×10⁹/L时具有诊断意义
● 1周内患儿血清中出现IgM嗜异性抗体
● VCA-IgM阳性是新近EBV感染的标志
● 患儿血清中含有高浓度EBV-DNA，提示存在病毒血症
● B超示肝脾大，生化提示肝功能损害
诊断
根据患儿有发热、咽峡炎、淋巴结肿大、肝脾肿大、眼睑水肿，肝功能损害可临床诊断，EBV抗体、EBV-DNA有助病原诊断
鉴别诊断
● 与巨细胞病毒、腺病毒、肺炎支原体等所致的淋巴细胞和单核细胞增多相鉴别：相应病原学检测可明确诊断
● 化脓性扁桃体炎：血常规白细胞增加以中性粒细胞为主，无异型淋巴细胞，抗菌素治疗有效
● 淋巴瘤：扁桃体无分泌物，无异型淋巴细胞，淋巴结活检有助诊断
治疗
● 主要采取对症治疗，警惕脾破裂
● 继发细菌感染时应用抗生素
● 抗病毒治疗可用阿昔洛韦、更昔洛韦等药物，但其疗效尚存争议
● 静脉注射丙种球蛋白可使临床症状改善，缩短病程
● α-干扰素亦有一定治疗作用
● 重型患者短疗程应用肾上腺皮质激素可明显减轻症状

1. 定义

（1）是由EB病毒所致的急性感染性疾病，临床上以发热、咽喉痛、肝脾和淋巴结肿大、外周血中淋巴细胞增多并出现异型淋巴细胞等为特征。

（2）主要侵犯儿童和青少年。

（3）不典型病例逐渐增多。

2. 病原学和流行病学

（1）病原体EBV，疱疹病毒属，属嗜淋巴细胞的DNA病毒，有5种抗原成分：①衣壳抗原（VCA）；②早期抗原（EA）；③核心抗原（EBNA）；④淋巴细胞决定的膜抗原；⑤膜抗原（MA）。

（2）流行病学特点如下。①传染源：患者和隐性感染者。②口–口传播是重要的传播途径。③好发人群：儿童和青少年。④多呈散发性，但可出现一定规模的流行。

3. 发病机制

（1）EBV进入口腔后在咽部细胞中增殖，导致细胞破坏，引起咽、扁桃体炎症和淋巴结肿大。

（2）通过病毒血症或受感染的B淋巴细胞进行播散，继而累及周身淋巴系统。

（3）受感染的B淋巴细胞表面抗原发生改变，引起T淋巴细胞的强烈免疫应答而转化为细胞毒性T细胞（异常淋巴细胞）。

（4）免疫复合物的沉积以及病毒对细胞的直接损害。

（5）婴幼儿不能对 EBV 产生充分的免疫应答，故典型病例很少。

4. 病理

（1）淋巴细胞的良性增生是本病的基本病理特征。

（2）病理可见非化脓性淋巴结肿大，淋巴细胞及单核－吞噬细胞高度增生。

（3）重要器官均可有淋巴细胞、单核细胞及异型淋巴细胞浸润及局限性坏死病灶。

（4）脾脏充满异型淋巴细胞，水肿，致脾脏质脆、易出血，甚至破裂。

5. 临床表现

（1）发热　热程多 1～2 周。

（2）咽峡炎　咽部肿胀疼痛，重者呼吸及吞咽困难，扁桃体表面可见白色渗出物或假膜。

（3）淋巴结肿大　病程第 1 周就可出现，以颈部最为常见。

（4）肝、脾肿大　可有肝功能异常。

（5）皮疹　多形性皮疹，大多在 4～6 日出现，持续 1 周左右消退。

（6）病程一般为 2～3 周，也可长至数月。偶有复发。婴幼儿感染常无典型表现。

6. 并发症

（1）咽部继发细菌感染。

（2）EB 病毒相关性噬血细胞综合征。

（3）心包炎、心肌炎。

（4）神经系统疾病，如吉兰－巴雷综合征、脑膜脑炎或周围神经炎等。

（5）脾破裂。

7. 实验室检查

（1）血常规　白细胞总数增高，淋巴细胞数可达 60%以上，并出现异型淋巴细胞。异型淋巴细胞超过 10%或其绝对值超过 1.0×10^9/L 时具有诊断意义。

（2）血清嗜异性凝集试验阳性。

（3）EBV 特异性抗体检测　①VCA－IgM，是新近受 EBV 感染的标志。②EA－IgG 一过性升高是近期感染或 EBV 复制活跃的标志；③EBNA－IgG 是既往感染的标志。

（4）EBV－DNA 检测　血清含高浓度 EBV－DNA，提示存在病毒血症。

（5）其他　部分患儿可出现心肌酶升高、肝功能异常、T 淋巴细胞亚群 $CD4^+/CD8^+$比例降低或倒置。

8. 诊断

根据流行情况、典型临床表现（发热、咽痛、肝脾及淋巴结肿大）、外周血异型淋巴细胞＞10%、嗜异性凝集试验阳性、EB 病毒特异性抗体（VCA－IgM、EA－IgG）和血清 EBV－DNA 检测阳性可作出临床诊断。

9. 鉴别诊断

（1）巨细胞病毒感染引起的类传染性单核细胞增多症。

（2）腺病毒、肺炎支原体、甲肝病毒、风疹病毒等感染。

10. 治疗

（1）主要采取对症治疗。

（2）警惕脾破裂。

（3）继发细菌感染时应用抗生素。

（4）抗病毒治疗可用阿昔洛韦、更昔洛韦等药物，但其疗效尚存争议。

（5）静脉注射丙种球蛋白可使临床症状改善，缩短病程。

（6）α-干扰素亦有一定治疗作用。

（7）重型患者短疗程应用肾上腺皮质激素可明显减轻症状。

临床病例分析

患儿，女，10 岁。发热、咽痛伴颈部肿块 3 天，体温最高 40 ℃。查体：T 38.9 ℃，P118 次/分，R 25 次/分，BP 128/70 mmHg。神志清，精神可，双眼睑水肿，颈部可及肿块，约 5 cm × 4 cm，稍有触痛，咽充血，双侧扁桃体Ⅲ度肿大，可见白色分泌物覆盖，心肺无殊，肝脏肋下 3 cm，脾肋下 2 cm，神经系统阴性。血常规示：白细胞计数 19.8×10^9/L，淋巴细胞 68%，血红蛋白 131 g/L，血小板计数 181×10^9/L，异淋 10%，CRP 15 mg/L。颈部淋巴结彩超示：双侧颈部淋巴结肿大，左侧较大一枚 2.4 cm×1.3 cm，右侧较大一枚 3.2 cm×1.2 cm。

思考

1. 本病例最可能的诊断是什么？有何依据？最可能的病原是什么？

2. 需要和哪些疾病鉴别？

3. 进一步确诊需要哪些检查？

4. 该如何拟定治疗方案？

解析

1. 本病例最可能的诊断传染性单核细胞增多症。诊断依据是发热、咽痛伴颈部肿块 3 天。查体：双眼睑水肿，颈部可及肿块，双侧扁桃体Ⅲ度肿大，可见白色分泌物覆盖。肝脏、脾脏肿大，WBC 19.8×10^9/L，L 68%，异淋 10%，CRP 15 mg/L。颈部 B 超示双侧淋巴结肿大。最可能的病原为 EBV。

2. 需要鉴别的疾病：①患儿发热、咽痛伴颈部肿块 3 天，颈部淋巴结肿大，需警惕川崎病，但该患儿无皮疹、杨梅舌，无结膜充血，无四肢肿胀，白细胞增加以淋巴细胞为主，川崎病依据不足，但仍应警惕 EBV 引起川崎病可能，心脏 B 超检查有助诊断。②患儿有发热，颈部淋巴结肿大，需警惕淋巴瘤，必要时淋巴结活检。③化脓性链球菌引起的细菌性扁桃体炎：患儿 10 岁，有发热咽病，扁桃体有肿大渗出、白细胞总数高 CRP 高，应警惕本病可能，咽拭子培养有助诊断。

3. 进一步查生化、血清 EBV-DNA，EB 相关抗体、细胞因子，血清铁蛋白等，必要时行骨髓检查及淋巴结活检。

4. 治疗方案是以对症支持治疗为主，可选择更昔洛韦抗病毒，若肝功能损害可给予护肝治疗。

五、流行性腮腺炎

速览导引图

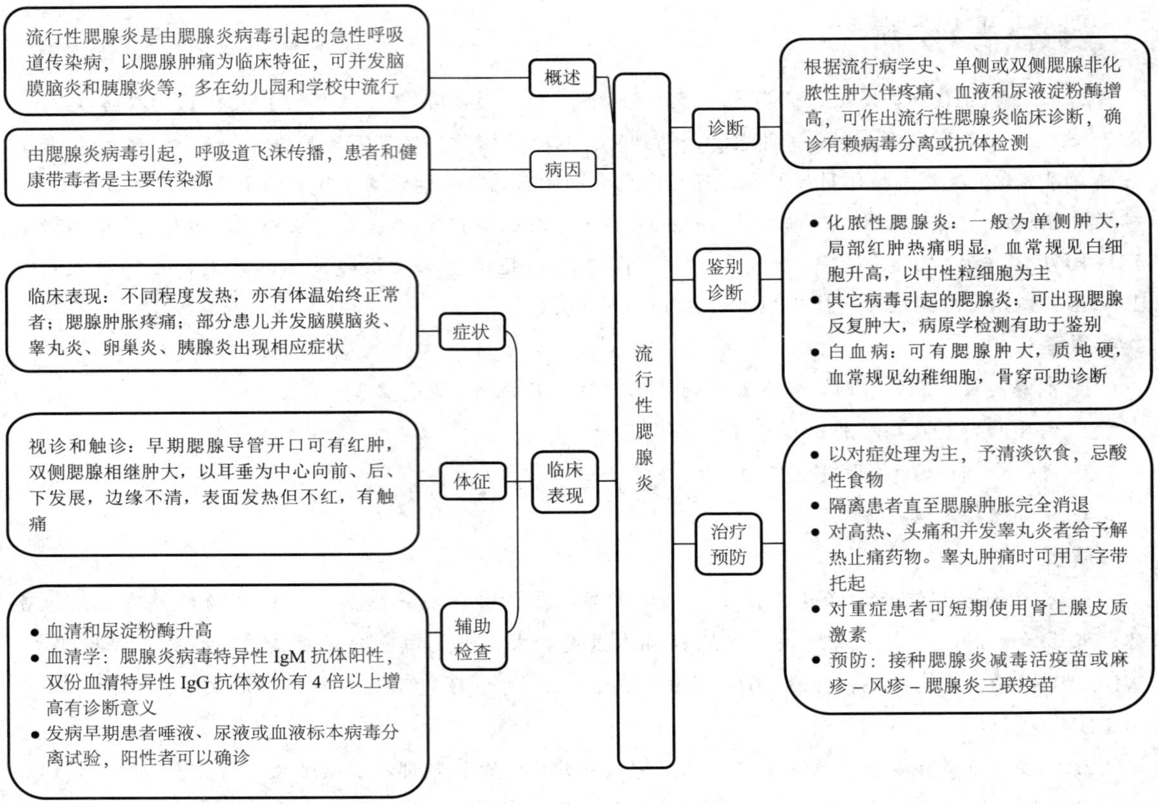
流行性腮腺炎是由腮腺炎病毒引起的急性呼吸道传染病，以腮腺肿痛为临床特征，可并发脑膜脑炎和胰腺炎等，多在幼儿园和学校中流行
概述
由腮腺炎病毒引起，呼吸道飞沫传播，患者和健康带毒者是主要传染源
病因
临床表现：不同程度发热，亦有体温始终正常者；腮腺肿胀疼痛；部分患儿并发脑膜脑炎、睾丸炎、卵巢炎、胰腺炎出现相应症状
症状
视诊和触诊：早期腮腺导管开口可有红肿，双侧腮腺相继肿大，以耳垂为中心向前、后、下发展，边缘不清，表面发热但不红，有触痛
体征
临床表现
● 血清和尿淀粉酶升高
● 血清学：腮腺炎病毒特异性 IgM 抗体阳性，双份血清特异性 IgG 抗体效价有 4 倍以上增高有诊断意义
● 发病早期患者唾液、尿液或血液标本病毒分离试验，阳性者可以确诊
辅助检查
流行性腮腺炎
诊断
根据流行病学史、单侧或双侧腮腺非化脓性肿大伴疼痛、血液和尿液淀粉酶增高，可作出流行性腮腺炎临床诊断，确诊有赖病毒分离或抗体检测
鉴别诊断
● 化脓性腮腺炎：一般为单侧肿大，局部红肿热痛明显，血常规见白细胞升高，以中性粒细胞为主
● 其它病毒引起的腮腺炎：可出现腮腺反复肿大，病原学检测有助于鉴别
● 白血病：可有腮腺肿大，质地硬，血常规见幼稚细胞，骨穿可助诊断
治疗预防
● 以对症处理为主，予清淡饮食，忌酸性食物
● 隔离患者直至腮腺肿胀完全消退
● 对高热、头痛和并发睾丸炎者给予解热止痛药物。睾丸肿痛时可用丁字带托起
● 对重症患者可短期使用肾上腺皮质激素
● 预防：接种腮腺炎减毒活疫苗或麻疹－风疹－腮腺炎三联疫苗

1. 定义

（1）是由腮腺炎病毒引起的急性呼吸道传染病，以腮腺肿痛为临床特征。

（2）可并发脑膜脑炎和胰腺炎。

（3）多在幼儿园和学校中流行。

（4）一次感染后可获得终身免疫。

2. 病原与流行病学特点

（1）病原　腮腺炎病毒为单链 RNA 病毒，仅 1 个血清型。

（2）流行病学特点

传染源：腮腺炎患者和健康带病毒者。患者在腮腺肿大前 6 天到发病后 9 天内，从唾液中均可以分离出腮腺炎病毒。

传播途径：通过呼吸道飞沫传播，偶可通过直接接触而感染。

易感人群：普遍易感，5～15 岁患者多见。

好发季节：冬春季发病较多。

3. 发病机制

病毒在上呼吸道黏膜上皮组织和淋巴组织中增殖，导致局部炎症和免疫反应。并进入血液引起病毒血症，进而扩散到腮腺和全身各器官。病毒对腺体组织和神经组织具有高度亲和性，可使多种腺体发生炎症改变，易致脑膜脑炎。

4. 病理

（1）受侵犯的腺体出现非化脓性炎症。

（2）腺体导管细胞肿胀，腺体分泌排出受阻，唾液中的淀粉酶经淋巴系统进入血液。

5. 临床表现

（1）常以腮腺肿大和疼痛为首发表现。

（2）可伴颌下腺、舌下腺肿胀。

（3）患者可有不同程度的发热。

（4）常腮腺导管开口在早期可有红肿。

4. 并发症

（1）脑膜脑炎　最常见，常在腮腺炎高峰时出现，预后良好。

（2）睾丸炎　男孩常见的并发症，多为单侧。一般10天左右消退。

（3）卵巢炎　发生率5%～7%，症状多较轻。

（4）胰腺炎　多为轻症，常发生在腮腺肿大数日后。

（5）心肌炎。

8. 实验室检查

（1）血、尿淀粉酶测定　90%的患者发病早期有轻中度增高，血脂肪酶增高有助于胰腺炎的诊断。

（2）血清学检查　血清中腮腺炎病毒特异性IgM抗体可以早期快速诊断。双份血清特异性IgG抗体效价有4倍以上增高有诊断意义。

（3）核酸检测　用PCR技术检测腮腺炎病毒RNA，有很高的敏感性。

（4）病毒分离　在发病早期取患者唾液、脑脊液或血液等标本可分离到病毒。

9. 诊断

根据流行病学史、临床症状和体格检查即可作出腮腺炎的诊断。对可疑病例可进行血清学检查及病毒分离以确诊。

10. 鉴别诊断

（1）化脓性腮腺炎。

（2）其他病毒性腮腺炎。

（3）其他原因引起的腮腺肿大，如白血病、淋巴瘤等。

11. 治疗

目前尚无特异性抗病毒治疗，以对症处理为主，忌酸性食物。

12. 预防

（1）及早隔离患者直至腮腺肿胀完全消退为止。

（2）集体机构中有接触史的儿童应检疫3周。

（3）接种腮腺炎减毒活疫苗或麻疹–风疹–腮腺炎三联疫苗。

临床病例分析

患儿，男，5岁。双侧腮腺肿痛5天，发热2天。查体：T 38 ℃，R 28次/分，HR 120次/分。神志清，精神可，双侧腮腺以耳垂为中心弥漫性肿大，质韧，轻触痛，局部红热不明显，双侧腮腺管口红肿，挤压无脓性分泌物，心肺、腹部和神经系统无殊。血常规、CRP正常，尿淀粉酶升高。既往无腮腺炎病史。

思考

1. 本病例最可能的诊断是什么？有何依据？最可能的病原是什么？

2. 需要和哪些疾病鉴别？进一步确诊需要哪些检查？

3. 该如何拟定治疗方案？

解析

1. 本病例最可能的诊断是流行性腮腺炎。诊断依据是：患儿双侧腮腺肿痛5天，发热2天。既往无腮腺炎病史。查体见双侧腮腺以耳垂为中心弥漫性肿大，质韧，轻触痛，局部红热不明显。双侧腮腺非化脓性肿大，双侧腮腺管口红肿，挤压无脓性分泌物。血常规、CRP未见异常，尿淀粉酶升高。最可能的病毒是流行性腮腺炎病毒。

2. 鉴别诊断包括化脓性腮腺炎、其他病毒性腮腺炎以及其他原因引起的腮腺肿大，如白血病、淋巴瘤、口眼干燥关节综合征或罕见的腮腺肿瘤等。进一步需做腮腺B超、生化、血淀粉酶、腮腺炎病毒核酸检测等。

3. 治疗方案　目前尚无特异性抗病毒治疗，以对症处理为主。

六、手足口病（hand，foot and mouth disease，HFMD）

速览导引图

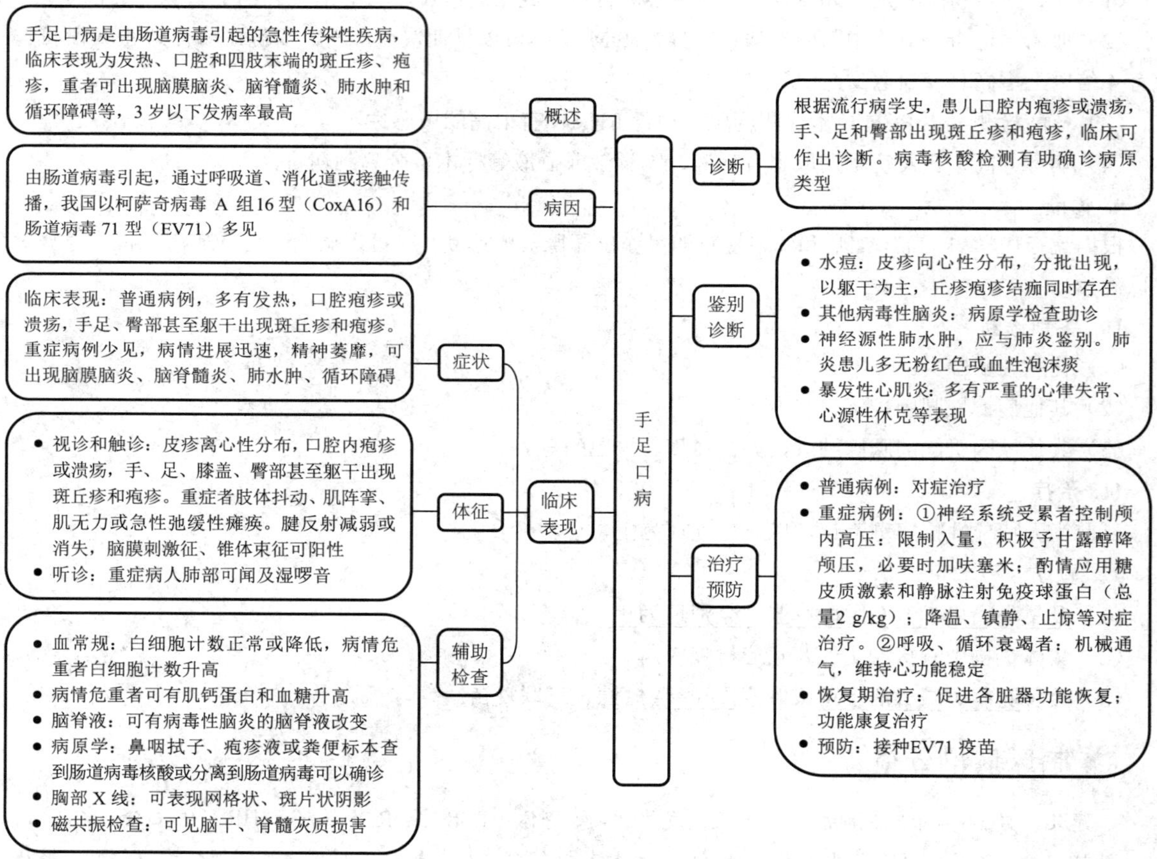
手足口病
概述
手足口病是由肠道病毒引起的急性传染性疾病，临床表现为发热、口腔和四肢末端的斑丘疹、疱疹，重者可出现脑膜脑炎、脑脊髓炎、肺水肿和循环障碍等，3岁以下发病率最高
病因
由肠道病毒引起，通过呼吸道、消化道或接触传播，我国以柯萨奇病毒A组16型（CoxA16）和肠道病毒71型（EV71）多见
临床表现
症状
临床表现：普通病例，多有发热，口腔疱疹或溃疡，手足、臀部甚至躯干出现斑丘疹和疱疹。重症病例少见，病情进展迅速，精神萎靡，可出现脑膜脑炎、脑脊髓炎、肺水肿、循环障碍
体征
• 视诊和触诊：皮疹离心性分布，口腔内疱疹或溃疡，手、足、膝盖、臀部甚至躯干出现斑丘疹和疱疹。重症者肢体抖动、肌阵挛、肌无力或急性弛缓性瘫痪。腱反射减弱或消失，脑膜刺激征、锥体束征可阳性
• 听诊：重症病人肺部可闻及湿啰音
辅助检查
• 血常规：白细胞计数正常或降低，病情危重者白细胞计数升高
• 病情危重者可有肌钙蛋白和血糖升高
• 脑脊液：可有病毒性脑炎的脑脊液改变
• 病原学：鼻咽拭子、疱疹液或粪便标本查到肠道病毒核酸或分离到肠道病毒可以确诊
• 胸部X线：可表现网格状、斑片状阴影
• 磁共振检查：可见脑干、脊髓灰质损害
诊断
根据流行病学史，患儿口腔内疱疹或溃疡，手、足和臀部出现斑丘疹和疱疹，临床可作出诊断。病毒核酸检测有助确诊病原类型
鉴别诊断
• 水痘：皮疹向心性分布，分批出现，以躯干为主，丘疹疱疹结痂同时存在
• 其他病毒性脑炎：病原学检查助诊
• 神经源性肺水肿，应与肺炎鉴别。肺炎患儿多无粉红色或血性泡沫痰
• 暴发性心肌炎：多有严重的心律失常、心源性休克等表现
治疗预防
• 普通病例：对症治疗
• 重症病例：①神经系统受累者控制颅内高压：限制入量，积极予甘露醇降颅压，必要时加呋塞米；酌情应用糖皮质激素和静脉注射免疫球蛋白（总量2 g/kg）；降温、镇静、止惊等对症治疗。②呼吸、循环衰竭者：机械通气，维持心功能稳定
• 恢复期治疗：促进各脏器功能恢复；功能康复治疗
• 预防：接种EV71疫苗

1. 定义

（1）是由肠道病毒引起的传染性疾病，<u>临床主要表现为发热、口腔和四肢末端的斑丘疹、疱疹</u>，重者可出现脑膜炎、脑炎、脑脊髓炎、肺水肿和循环障碍等。

（2）好发于儿童，尤以 3 岁以下发病率最高。

（3）传染性很强，主要通过消化道、呼吸道和密切接触传播。

（4）致死原因主要为脑干脑炎及神经源性肺水肿。

2. 病因、流行病学特点和发病机制

（1）病因　主要为肠道病毒，属 RNA 病毒，我国以柯萨奇病毒 A 组 16 型（Coxsackie virus，CoxA16）和肠道病毒 71 型（entero virus，EV71）多见。

（2）流行病学特点　①人类是人肠道病毒的唯一宿主。②传染源为手足口病患者和隐性感染者。③主要通过粪－口途径传播。④人群对肠道病毒普遍易感，容易在托幼机构流行。⑤感染后可获得免疫力，但持续时间尚不明确。⑥粪便排病毒时间可达 3～5 周。

（3）发病机制　肠道病毒由消化道或呼吸道侵入机体后，在局部黏膜或淋巴组织中增殖，进入血液循环导致病毒血症。播散至靶组织继续复制，引发炎症性病变。多数患者通过防御机制控制感染，成为无症状感染或轻症患者。仅极少数患者，病毒在靶器官广泛复制，成为重症感染。

4. 临床表现

（1）普通病例　①急性起病，多有发热。②可伴咳嗽、口痛流涎、食欲不振等症状。③口腔内可见散发性的疱疹或溃疡，多位于咽部、颊黏膜和硬腭等处。④手、足和臀部出现斑丘疹和疱疹。⑤皮疹消退后不留瘢痕或色素沉着。

（2）重症病例　出现脑膜炎、脑炎、脑脊髓炎、肺水肿、循环障碍等，病情危重者可致死。①神经系统表现：病程 1～5 天内，患儿可持续高热，出现中枢神经系统损害表现；肢体抖动、肌阵挛、眼球震颤、共济失调、眼球运动障碍、惊厥等。大于 1～2 岁儿童可有脑膜刺激征、锥体束征阳性。②呼吸系统表现：呼吸浅促、呼吸困难或呼吸节律改变，口唇发绀，咳嗽加重，咳白色、粉红色或血性泡沫样痰液，肺部可闻及湿啰音或痰鸣音。③循环系统：循环障碍表现。

5. 实验室检查

（1）血常规　白细胞计数多正常或降低，病情重者白细胞计数可明显升高。

（2）血生化检查　部分病例可有轻度血清酶学改变，病情危重者可有肌钙蛋白和血糖升高。

（3）脑脊液检查　神经系统受累时压力增高，细胞计数增多以单核细胞为主，蛋白正常或轻度增高，糖和氯化物正常。

（4）病原学检查　气道分泌物、大便等标本中肠道病毒核酸阳性或分离到肠道病毒。

（5）血清学检查　急性期与恢复期血清肠道病毒中和抗体有 4 倍以上的升高亦可确诊。

（6）胸部 X 线检查　可表现为双肺纹理增多，网格状、斑片状阴影。

（7）磁共振检查　神经系统受累者可见以脑干、脊髓灰质损害为主的异常改变。

6. 诊断

根据流行病学资料、有或无发热伴手、足、口、臀部皮疹可以作出诊断。皮疹不典型者需结合病原学或血清学检查作出诊断。

具有以下表现者（尤其 3 岁以下的患儿），可能在短期内发展为危重病例。①持续高热不退。②精神差、呕吐、易惊、肢体抖动、无力。③呼吸、心率增快。④出冷汗、末梢循环不良。⑤高血压。⑥外周血白细胞计数、血小板计数明显增高。⑦高血糖。

7. 鉴别诊断

（1）其他有发热的出疹性疾病。

（2）其他病毒所致脑炎或脑膜炎　结合病原学或血清学检查作出诊断。

（3）肺炎　重症手足口病可发生神经源性肺水肿，应与肺炎鉴别。

（4）暴发性心肌炎　以循环障碍为主要表现者需与暴发性心肌炎鉴别。后者多有严重心律失常、心源性休克等表现，一般无皮疹。病原学和血清学检测有助鉴别。

8. 治疗

（1）普通病例　对症治疗，注意隔离，作好口腔和皮肤护理。

（2）重症病例　①神经系统受累：控制颅内高压；酌情应用糖皮质激素；酌情静脉注射免疫球蛋白；降温、镇静、止惊等。②呼吸、循环衰竭：保持呼吸道通畅，吸氧；监测生命体征；呼吸功能障碍的治疗；保护重要脏器功能，维持内环境稳定。③恢复期治疗：促进各脏器功能恢复；功能康复治疗。

9. 预防

（1）隔离患儿。

（2）保持环境卫生和个人卫生。

（3）EV71 疫苗的接种。

临床病例分析

患儿，女，2 岁。因发热、呕吐 1 天，抽搐 1 次于 2018 年 7 月 2 日入院，体温最高 38.0 ℃。既往无惊厥史。入院查体：T 37.9 ℃，BP 102/51 mmHg，HR 126 次/分，R 30 次/分，神志清，反应可，颈软，咽峡部可见较多疱疹，手心、足底可见红色丘疹疱疹，心肺无殊，肝脾肋下未及，左侧巴氏征阳性。血常规：白细胞计数 13.3×10^9/L，淋巴细胞 22.9%，中性粒细胞 70.2%，CRP 19 mg/L。

思考

1. 本病例最可能的诊断是什么？诊断依据有哪些？最可能的病原是什么？
2. 需要和哪些疾病鉴别？
3. 进一步确诊需要哪些检查？
4. 该如何拟定治疗方案？

解析

1. 本病例最可能的诊断是：①手足口病（重症）；②病毒性脑炎。诊断依据是：患儿 2 岁，夏季发病，发热、呕吐 1 天，惊厥 1 次，体温最高 38.0 ℃。查体发现咽峡部可见较多疱疹，手心、足底可见红色丘疹、疱疹。神经系统检查单侧巴氏征阳性。最可能的病原是肠道病毒如 EV71，埃可病毒、柯萨奇病毒。

2. 鉴别诊断：需要和水痘、单纯疱疹病毒脑炎等鉴别。①水痘皮疹以躯干为主向心性分布，肢体远端少见，单纯疱疹皮疹发病部位以口唇、鼻唇沟等部位为主，该患儿皮疹特点不符。②热性惊厥：患儿 2 岁，有惊厥以热性惊厥多见，但本例惊厥时体温 38.0 ℃，既往无惊厥史，有手足口病表现，且单侧巴氏征阳性，故不考虑本病。

3. 进一步查脑脊液常规和生化检查、肠道病毒抗原或核酸检测、头颅 MRI 等。

4. 治疗方案是对症支持治疗，利巴韦林抗病毒，静脉滴注丙种球蛋白支持，甘露醇降颅压，苯巴比妥预防惊厥再次发作等。

第二节 细菌感染

重点	中毒型菌痢的病因、临床表现和分型，诊断、鉴别诊断和治疗
难点	中毒型菌痢临床表现和分型、鉴别诊断
考点	中毒型菌痢的病因、临床表现和治疗

一、败血症

速览导引图

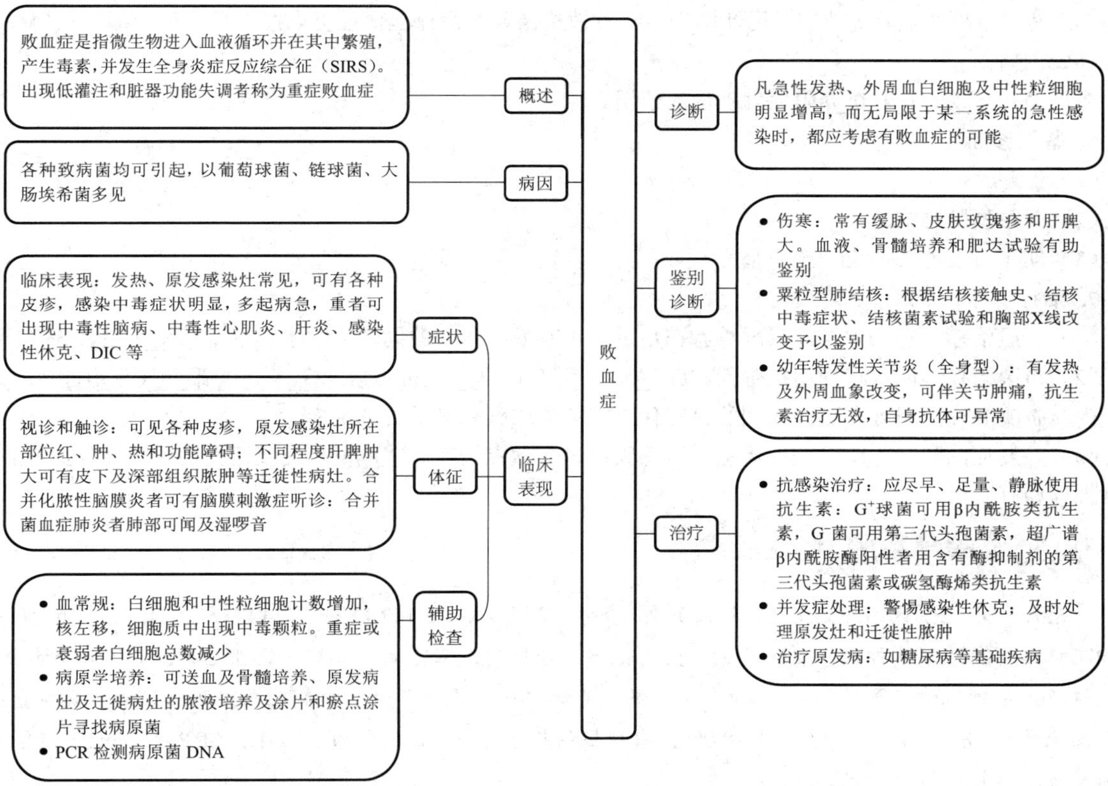
败血症
概述
败血症是指微生物进入血液循环并在其中繁殖，产生毒素，并发生全身炎症反应综合征（SIRS）。出现低灌注和脏器功能失调者称为重症败血症
病因
各种致病菌均可引起，以葡萄球菌、链球菌、大肠埃希菌多见
临床表现
症状
临床表现：发热、原发感染灶常见，可有各种皮疹，感染中毒症状明显，多起病急，重者可出现中毒性脑病、中毒性心肌炎、肝炎、感染性休克、DIC 等
体征
视诊和触诊：可见各种皮疹，原发感染灶所在部位红、肿、热和功能障碍；不同程度肝脾肿大可有皮下及深部组织脓肿等迁徙性病灶。合并化脓性脑膜炎者可有脑膜刺激症听诊：合并菌血症肺炎者肺部可闻及湿啰音
辅助检查
• 血常规：白细胞和中性粒细胞计数增加，核左移，细胞质中出现中毒颗粒。重症或衰弱者白细胞总数减少
• 病原学培养：可送血及骨髓培养、原发病灶及迁徙病灶的脓液培养及涂片和瘀点涂片寻找病原菌
• PCR 检测病原菌 DNA
诊断
凡急性发热、外周血白细胞及中性粒细胞明显增高，而无局限于某一系统的急性感染时，都应考虑有败血症的可能
鉴别诊断
• 伤寒：常有缓脉、皮肤玫瑰疹和肝脾大。血液、骨髓培养和肥达试验有助鉴别
• 粟粒型肺结核：根据结核接触史、结核中毒症状、结核菌素试验和胸部X线改变予以鉴别
• 幼年特发性关节炎（全身型）：有发热及外周血象改变，可伴关节肿痛，抗生素治疗无效，自身抗体可异常
治疗
• 抗感染治疗：应尽早、足量、静脉使用抗生素：G⁺球菌可用β内酰胺类抗生素，G⁻菌可用第三代头孢菌素，超广谱β内酰胺酶阳性者用含有酶抑制剂的第三代头孢菌素或碳氢酶烯类抗生素
• 并发症处理：警惕感染性休克；及时处理原发灶和迁徙性脓肿
• 治疗原发病：如糖尿病等基础疾病

1. 定义

（1）指微生物进入血液循环并在其中繁殖，产生毒素，并发生 SIRS。败血症患者出现低灌注和脏器功能失调者称为重症败血症。

（2）人体对各种损害，包括细菌感染所引起的全身性炎症反应称为全身炎症反应综合征（SIRS）。

（3）宿主对微生物感染的全身反应称为脓毒血症。

2. 病因

（1）各种致病菌都可引起，以葡萄球菌、链球菌、大肠埃希菌多见。

（2）机体防御功能受损。

3. 临床表现

（1）原发感染灶　多数患者都有轻重不等原发病灶。

（2）感染中毒症状　多起病较急，重者可出现中毒性脑病、中毒性心肌炎、肝炎、感染性休克、DIC 等。

（3）皮疹　可有出血点、斑疹、丘疹或荨麻疹等。

（4）肝脾肿大　一般仅轻度增大。

（5）迁徙性病灶。

4. 实验室检查

（1）外周血象　白细胞总数以及中性粒细胞增加，核左移，胞质中出现中毒颗粒。重症或衰弱者白细胞总数减少，血小板减少。

（2）病原学检查　血、骨髓培养、原发病灶及迁徙病灶脓液培养及涂片可找到病原菌。

（3）病原菌　核酸－PCR、病原菌抗原检测有助诊断。

5. 诊断

急性发热、外周血白细胞及中性粒细胞明显增高，而无局限病灶的急性感染时，都应考虑本病可能。

新近有局部感染病灶、外伤或局灶感染虽经有效抗菌药物治疗但体温仍未控制且感染中毒症状明显，应高度怀疑本病。

血培养和（或）骨髓培养阳性为确诊的依据。

6. 鉴别诊断

（1）伤寒。

（2）粟粒型肺结核。

（3）幼年特发性关节炎（全身型）。

7. 治疗

（1）一般治疗　感染中毒症状严重者在足量应用有效抗生素的同时可给予小剂量糖皮质激素 5～7 天。

（2）抗菌治疗　应尽早使用抗生素。G^+球菌可用 β 内酰胺类抗生素，G^-菌可用第三代头孢菌素，超广谱 β 内酰胺酶阳性者用含有酶抑制剂的第三代头孢菌素或碳氢酶烯类抗生素。

（3）并发症的防治　①感染性休克：抗感染同时抗休克治疗。②原发炎症及迁徙性化脓性炎症或脓肿：及时处理和有效引流。

临床病例分析

患儿，女，2 月龄。发热 1 天，抽搐 1 次。查体：T 38.4 ℃，P 148 次/分，R 42 次/分，BP 75/45 mmHg，神志清，有激惹，精神软，皮肤苍黄，前囟饱满，颈抵抗，咽充血，心肺、腹部无殊，双下肢无水肿，肢端温，毛细血管充盈时间 1 s，前囟张力高，克氏征、布氏征阴性，左侧巴氏征阳性。血常规检查：白细胞计数 28.1×10^9/L，淋巴细胞 8.9%，中性粒细胞 85.3%，血红蛋白 84 g/L，CRP>170 mg/L。尿液肺炎链球菌抗原检测阳性。

思考

1. 本病例最可能的诊断是什么？有何依据？
2. 最可能的病原菌是什么？
3. 进一步确诊需要哪些检查？
4. 如何拟定治疗方案？

解析

1. 本病例最可能的诊断是败血症，化脓性脑膜炎。

诊断依据是患儿，2 月龄。发热 1 天，抽搐 1 次。查体见前囟张力高，颈稍抵抗，咽充血，心肺无殊。血常规检查示白细胞 28.1×10^9/L，中性粒细胞 85.3%，CRP＞170 mg/L，白细胞明显升高，CRP 明显升高。尿液肺炎链球菌抗原检测阳性。

2. 最可能的病原菌考虑为肺炎链球菌。

3. 进一步行腰穿脑脊液常规、生化和培养检查，头颅MRI、脑电图等检查。

4. 患儿化脓性脑膜炎病原菌考虑为肺炎链球菌感染，选择头孢曲松抗感染，对症支持治疗，酌情考虑使用丙种球蛋白。

二、感染性休克

速览导引图

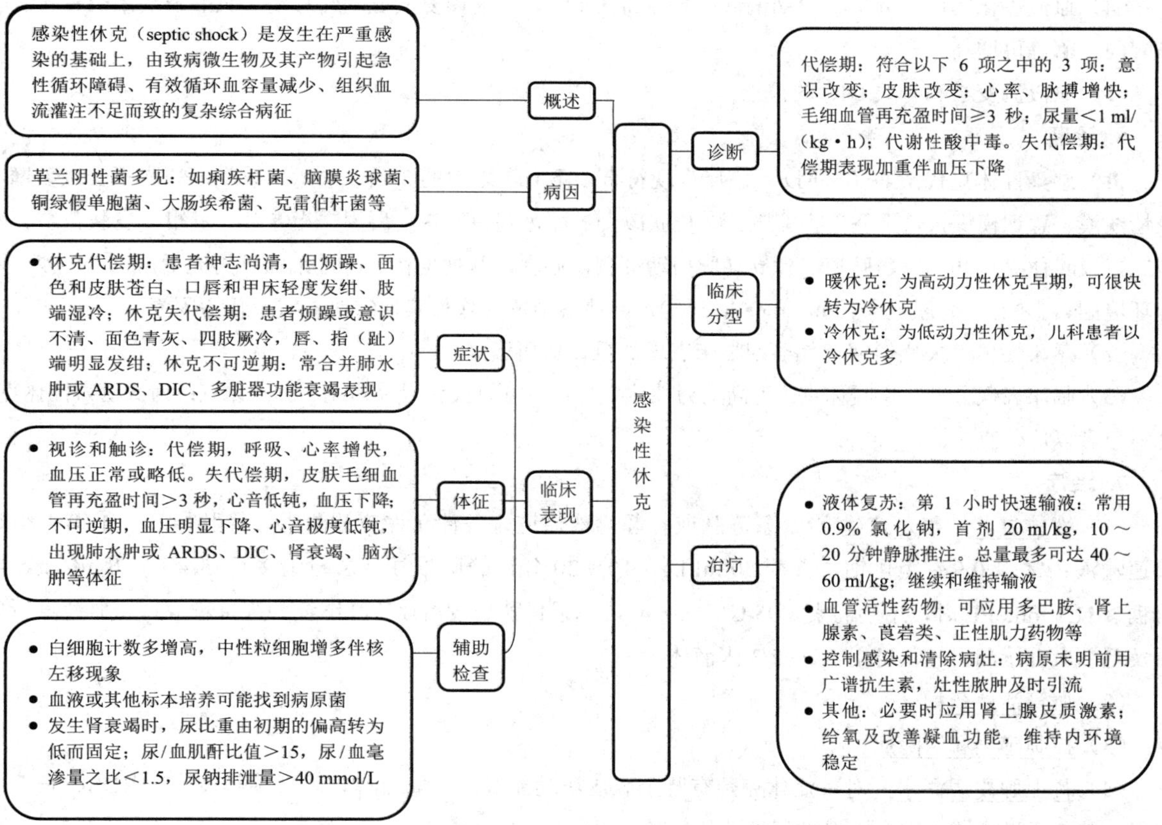
感染性休克
概述
感染性休克（septic shock）是发生在严重感染的基础上，由致病微生物及其产物引起急性循环障碍、有效循环血容量减少、组织血流灌注不足而致的复杂综合病征
病因
革兰阴性菌多见：如痢疾杆菌、脑膜炎球菌、铜绿假单胞菌、大肠埃希菌、克雷伯杆菌等
临床表现
症状
• 休克代偿期：患者神志尚清，但烦躁、面色和皮肤苍白、口唇和甲床轻度发绀、肢端湿冷；休克失代偿期：患者烦躁或意识不清、面色青灰、四肢厥冷，唇、指（趾）端明显发绀；休克不可逆期：常合并肺水肿或ARDS、DIC、多脏器功能衰竭表现
体征
• 视诊和触诊：代偿期，呼吸、心率增快，血压正常或略低。失代偿期，皮肤毛细血管再充盈时间>3秒，心音低钝，血压下降；不可逆期，血压明显下降、心音极度低钝，出现肺水肿或ARDS、DIC、肾衰竭、脑水肿等体征
辅助检查
• 白细胞计数多增高，中性粒细胞增多伴核左移现象
• 血液或其他标本培养可能找到病原菌
• 发生肾衰竭时，尿比重由初期的偏高转为低而固定；尿/血肌酐比值>15，尿/血毫渗量之比<1.5，尿钠排泄量>40 mmol/L
诊断
代偿期：符合以下6项之中的3项：意识改变；皮肤改变；心率、脉搏增快；毛细血管再充盈时间≥3秒；尿量<1 ml/(kg·h)；代谢性酸中毒。失代偿期：代偿期表现加重伴血压下降
临床分型
• 暖休克：为高动力性休克早期，可很快转为冷休克
• 冷休克：为低动力性休克，儿科患者以冷休克多
治疗
• 液体复苏：第1小时快速输液：常用0.9%氯化钠，首剂20 ml/kg，10～20分钟静脉推注。总量最多可达40～60 ml/kg；继续和维持输液
• 血管活性药物：可应用多巴胺、肾上腺素、莨菪类、正性肌力药物等
• 控制感染和清除病灶：病原未明前用广谱抗生素，灶性脓肿及时引流
• 其他：必要时应用肾上腺皮质激素；给氧及改善凝血功能，维持内环境稳定

1. 定义

在严重感染基础上，由致病微生物及其产物引起急性循环障碍、有效循环血容量减少、组织血流灌注不足而致的复杂综合病征。

2. 病因

病原微生物感染，以革兰阴性菌最多见。

3. 发病机制

（1）微循环障碍　微血管经历痉挛、扩张和麻痹三个阶段。

（2）免疫炎症反应失控，产生SIRS或代偿性抗炎反应综合征。

（3）神经体液、内分泌机制和其他体液介质。

4. 临床表现

（1）休克代偿期　以脏器低灌注为主要表现。

（2）休克失代偿期　脏器低灌注进一步加重，伴意识障碍。

（3）休克不可逆期　患儿表现为血压明显下降、心音极度低钝，常合并多脏器功能衰竭。

5. 实验室检查

（1）外周血象　白细胞计数大多增高，中性粒细胞增多伴核左移现象，可有血液浓缩表现。

（2）病原学检查　分离到致病菌。

（3）尿常规和肾功能检查　肾衰竭时尿比重由初期的偏高转为低而固定；尿/血肌酐比值＞15，尿/血毫渗量之比＜1.5，尿钠排泄量＞40 mmol/L。

（4）血液生化及血气分析　血钠偏低，血钾高低不一，血清丙氨酸氨基转移酶、肌酸磷酸激酶、乳酸脱氢酶同工酶等可增高。

（5）血液流变学和有关 DIC 的检查。

6. 诊断

（1）感染性休克代偿期（早期）　临床表现符合以下 6 项之中的 3 项。①意识改变：烦躁不安或萎靡、表情淡漠、意识模糊，甚至昏迷、惊厥。②皮肤改变：面色苍白发灰，唇周、指（趾）发绀，皮肤花纹、四肢凉，或暖休克。③心率、脉搏：外周动脉搏动细弱，心率、脉搏增快。④毛细血管再充盈时间≥3 秒（除外环境因素影响）。⑤尿量＜1 ml/（kg・h）。⑥代谢性酸中毒（除外其他缺血缺氧及代谢因素）。

（2）感染性休克失代偿期　代偿期临床表现加重伴血压下降。

（3）临床表现分型　①暖休克：为高动力性休克早期，可很快转为冷休克。②冷休克：为低动力性休克，儿科患者以冷休克多。

7. 治疗

（1）液体复苏　需迅速建立 2 条静脉或骨髓输液通道，条件允许应放置中心静脉导管。①第 1 小时快速输液：常用 0.9% 氯化钠，首剂 20 ml/kg，10～20 分钟静脉推注。总量最多可达 40～60 ml/kg。当血糖＞11.1 mmol/L 时，用胰岛素 0.05 U/（kg・h），称强化胰岛素治疗。②继续和维持输液：由血液重新分配及毛细血管渗漏引起，可用 1/2～2/3 张液体。

（2）血管活性药物

（3）控制感染和清除病灶

（4）肾上腺皮质激素　对重症休克疑有肾上腺皮质功能低下（如流行性脑脊髓膜炎）、ARDS、长期使用肾上腺皮质激素或出现儿茶酚胺抵抗性休克时可以使用。

（5）纠正凝血障碍　早期可给予小剂量肝素。

（6）其他治疗　①保证氧供及通气。②注意各脏器功能支持，维持内环境稳定。③保证能量营养供给，注意监测血糖、血电解质。

8. 效果评价

治疗目标是维持正常心肺功能，恢复正常灌注及血压。①毛细血管再充盈时间＜2 秒。②外周及中央动脉搏动均正常。③四肢温暖。④意识状态良好。⑤血压正常。⑥尿量＞1 ml/（kg・h）。

三、中毒型细菌性痢疾

速览导引图

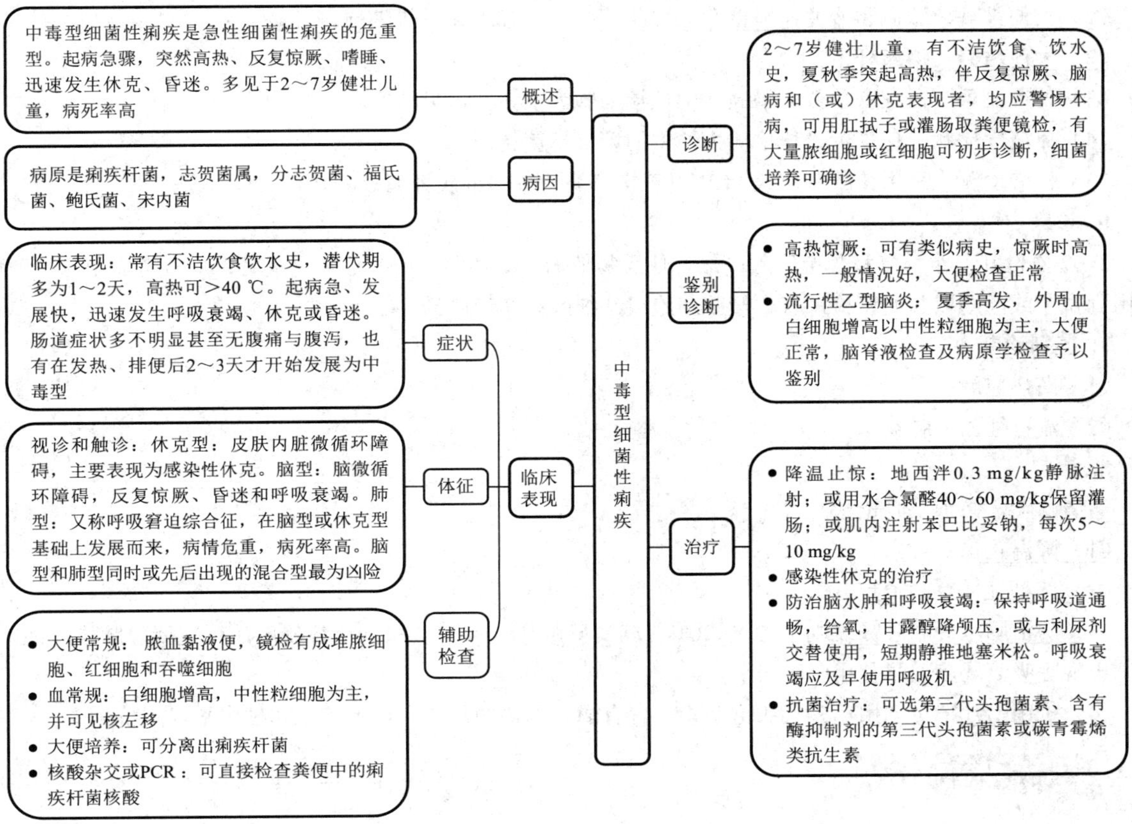
中毒型细菌性痢疾
概述
中毒型细菌性痢疾是急性细菌性痢疾的危重型。起病急骤，突然高热、反复惊厥、嗜睡、迅速发生休克、昏迷。多见于2～7岁健壮儿童，病死率高
病因
病原是痢疾杆菌，志贺菌属，分志贺菌、福氏菌、鲍氏菌、宋内菌
临床表现
症状
临床表现：常有不洁饮食饮水史，潜伏期多为1～2天，高热可＞40 ℃。起病急、发展快，迅速发生呼吸衰竭、休克或昏迷。肠道症状多不明显甚至无腹痛与腹泻，也有在发热、排便后2～3天才开始发展为中毒型
体征
视诊和触诊：休克型：皮肤内脏微循环障碍，主要表现为感染性休克。脑型：脑微循环障碍，反复惊厥、昏迷和呼吸衰竭。肺型：又称呼吸窘迫综合征，在脑型或休克型基础上发展而来，病情危重，病死率高。脑型和肺型同时或先后出现的混合型最为凶险
辅助检查
● 大便常规：脓血黏液便，镜检有成堆脓细胞、红细胞和吞噬细胞
● 血常规：白细胞增高，中性粒细胞为主，并可见核左移
● 大便培养：可分离出痢疾杆菌
● 核酸杂交或PCR：可直接检查粪便中的痢疾杆菌核酸
诊断
2～7岁健壮儿童，有不洁饮食、饮水史，夏秋季突起高热，伴反复惊厥、脑病和（或）休克表现者，均应警惕本病，可用肛拭子或灌肠取粪便镜检，有大量脓细胞或红细胞可初步诊断，细菌培养可确诊
鉴别诊断
● 高热惊厥：可有类似病史，惊厥时高热，一般情况好，大便检查正常
● 流行性乙型脑炎：夏季高发，外周血白细胞增高以中性粒细胞为主，大便正常，脑脊液检查及病原学检查予以鉴别
治疗
● 降温止惊：地西泮0.3 mg/kg静脉注射；或用水合氯醛40～60 mg/kg保留灌肠；或肌内注射苯巴比妥钠，每次5～10 mg/kg
● 感染性休克的治疗
● 防治脑水肿和呼吸衰竭：保持呼吸道通畅，给氧，甘露醇降颅压，或与利尿剂交替使用，短期静推地塞米松。呼吸衰竭应及早使用呼吸机
● 抗菌治疗：可选第三代头孢菌素、含有酶抑制剂的第三代头孢菌素或碳青霉烯类抗生素

1. 定义

（1）简称中毒型菌痢，是急性细菌性痢疾的危重型。起病急骤，突然高热、反复惊厥、嗜睡、迅速发生休克、昏迷。

（2）本型多见于 2～7 岁健壮儿童，病死率高。

2. 病因和发病机制

（1）病因　是痢疾杆菌，分志贺菌、福氏菌、鲍氏菌、宋内菌四群，我国以福氏志贺菌多见。

（2）发病机制　①志贺菌内毒素血症，引起发热、毒血症及急性微循环障碍。②可发生脑水肿甚至脑疝，出现昏迷、抽搐及呼吸衰竭而致死。

3. 病理

肠道病变轻微，多见充血、水肿。但全身病变重，多脏器的微血管痉挛及通透性增加。大脑及脑干水肿神经细胞变性及点状出血。肾小管上皮细胞变性坏死，部分病例肾上腺充血、皮质出血和萎缩。

4. 临床表现

（1）潜伏期多为 1～2 天，短者数小时。

（2）高热可＞40 ℃。

（3）起病急、发展快，迅速发生呼吸衰竭、休克或昏迷。

（4）肠道症状多不明显甚至无腹痛与腹泻，也有在发热、排便后 2～3 天才开始发展为中毒型。

（5）根据其主要表现又可分为以下 4 型。①休克型（皮肤内脏微循环障碍型）。②脑型（脑微循环障碍型）。③肺型（肺微循环障碍型）。④混合型，即上述 2 型或 3 型同时或先后出现，最为凶险，病死率高。

5. 实验室检查

（1）大便常规　脓血黏液便，镜检有成堆脓细胞、红细胞和吞噬细胞。

（2）大便培养　痢疾杆菌。

（3）外周血象　白细胞总数多增高，中性粒细胞为主，并可见核左移。

（4）免疫学检测　免疫荧光法检测大便中的痢疾杆菌抗原。

（5）核酸检测　采用核酸杂交或 PCR 可直接查粪便中的痢疾杆菌核酸。

6. 诊断

2～7 岁健壮儿童，夏秋季节突起高热，伴反复惊厥、脑病和（或）休克表现者，均应考虑中毒型菌痢，可用肛拭子或灌肠取粪便镜检，有大量脓细胞或红细胞可初步确诊。

7. 鉴别诊断

（1）高热惊厥

（2）流行性乙型脑炎

8. 治疗

病情凶险，必须及时抢救。

（1）降温止惊。

（2）感染性休克的治疗。

（3）防治脑水肿和呼吸衰竭　首选 20%甘露醇降颅压，或与利尿剂交替使用，可短期静脉推注地塞米松。出现呼吸衰竭应及早使用呼吸机。

（4）抗菌治疗　可选用第三代头孢菌素、含有酶抑制剂的第三代头孢菌素和碳青霉烯类抗生素。

临床病例分析

患儿，男，3 岁。因“发热、腹泻 2 天，抽搐 2 次”于 2015 年 8 月 1 日入院。既往无惊厥史。查体：T 40 ℃，R 45 次/分，H 170 次/分，BP 50/25 mmHg，昏睡状，精神软，面色苍白，四肢肌张力高，肢端冷，皮肤花纹状，心律齐，心音弱，双肺无殊，腹部无殊，脑膜刺激征阴性，锥体束征阴性。外周血白细胞 17.0×10^9/L，中性粒细胞 86%。便常规示大量红、白细胞。脑脊液常规及生化正常。发病之前有喝生水史。

思考

1. 本病例最可能的诊断是什么？有何依据？最可能的病原菌是什么？
2. 需要和哪些疾病鉴别？进一步确诊需要哪些检查？
3. 该如何拟定治疗方案？

解析

1. 本病例最可能的诊断是中毒型细菌性痢疾。诊断依据是患儿 3 岁，夏季发病，发热腹泻 2 天，抽搐 2 次，发病前有喝生水史。体格检查：休克状态，血压 50/25 mmHg，便常规示大量红、白细胞，脑脊液常规、生化正常。最可能的病原是痢疾杆菌。

2. 应与高热惊厥、流行性乙型脑炎、胃肠炎相关性惊厥等鉴别。高热惊厥患儿一般有惊厥病史，惊厥后一般情况好，无休克表现。流行性乙型脑炎也以夏季高发，有惊厥表现，惊厥后可陷入昏迷，但无腹泻，大便常规正常，血清乙脑病毒抗体检测有助诊断。胃肠炎相关惊厥多发生于病毒性肠炎后，可多次发作，患儿一般情况好，无感染中毒症状。进一步查大便培养、头颅 MRI 等。

3. 治疗方案：①布洛芬等药物降温，肌内注射苯巴比妥钠 5 mg/kg/次防止惊厥再次发作。②扩容，纠正酸中毒，维持水与电解质平衡。③在充分扩容基础上应用莨菪碱、多巴胺等血管活性药物改善微循环。④应用糖皮质激素抗休克，疗程 3～5 天。⑤20%甘露醇降颅压。⑥抗菌治疗可选用头孢曲松静滴。

第三节　结核病

重点	结核菌素试验阳性和阴性的临床意义，原发性肺结核和结核性脑膜炎的病理、临床表现、诊断、鉴别诊断和治疗
难点	原发性肺结核和结核性脑膜炎的临床表现、诊断、鉴别诊断
考点	结核菌素试验阳性和阴性的临床意义，原发性肺结核和结核性脑膜炎的临床表现、诊断、鉴别诊断和治疗

一、结核病总论

速览导引图

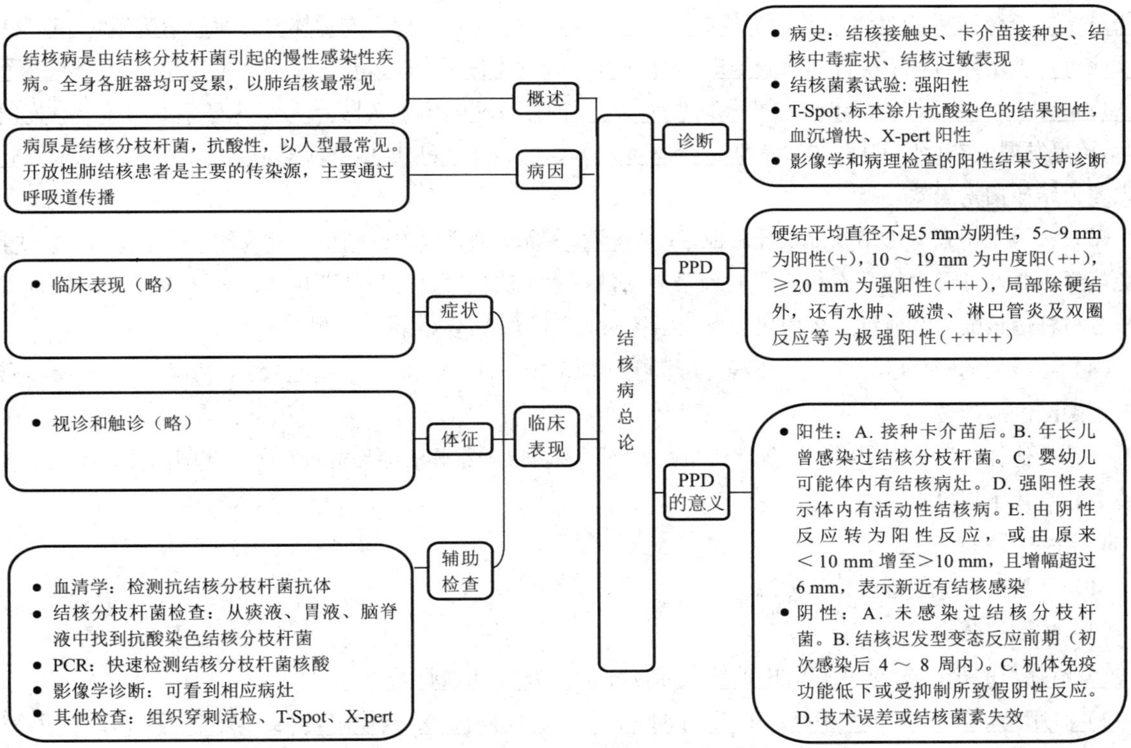
结核病总论
概述
结核病是由结核分枝杆菌引起的慢性感染性疾病。全身各脏器均可受累，以肺结核最常见
病因
病原是结核分枝杆菌，抗酸性，以人型最常见。开放性肺结核患者是主要的传染源，主要通过呼吸道传播
临床表现
症状
• 临床表现（略）
体征
• 视诊和触诊（略）
辅助检查
• 血清学：检测抗结核分枝杆菌抗体
• 结核分枝杆菌检查：从痰液、胃液、脑脊液中找到抗酸染色结核分枝杆菌
• PCR：快速检测结核分枝杆菌核酸
• 影像学诊断：可看到相应病灶
• 其他检查：组织穿刺活检、T-Spot、X-pert
诊断
• 病史：结核接触史、卡介苗接种史、结核中毒症状、结核过敏表现
• 结核菌素试验：强阳性
• T-Spot、标本涂片抗酸染色的结果阳性，血沉增快、X-pert 阳性
• 影像学和病理检查的阳性结果支持诊断
PPD
硬结平均直径不足5 mm为阴性，5～9 mm为阳性(+)，10～19 mm为中度阳(++)，≥20 mm为强阳性(+++)，局部除硬结外，还有水肿、破溃、淋巴管炎及双圈反应等为极强阳性(++++)
PPD的意义
• 阳性：A. 接种卡介苗后。B. 年长儿曾感染过结核分枝杆菌。C. 婴幼儿可能体内有结核病灶。D. 强阳性表示体内有活动性结核病。E. 由阴性反应转为阳性反应，或由原来＜10 mm增至＞10 mm，且增幅超过6 mm，表示新近有结核感染
• 阴性：A. 未感染过结核分枝杆菌。B. 结核迟发型变态反应前期（初次感染后 4～8 周内）。C. 机体免疫功能低下或受抑制所致假阴性反应。D. 技术误差或结核菌素失效

1. 定义

（1）结核病是由结核分枝杆菌引起的慢性感染性疾病。全身各个脏器均可受累，但以肺结核最常见。

（2）近年来，结核病的发病率有上升趋势。

2. 病因、流行病学特点和发病机制

（1）病原菌　结核分枝杆菌，具抗酸性，人型是人类结核病的主要病原体，其次是牛型。

（2）流行病学特点　①传染源：开放性肺结核患者是主要的传染源。②传播途径：主要经呼吸道传染，少数经消化道传染，经皮肤或胎盘传染者少见。③易感人群：生活贫困、营养不良、社会经济落后等是人群结核病高发的原因。新生儿非常易感。儿童感染结核分枝杆菌后发病与否主要取决于：结核分枝杆菌的毒力及数量；机体抵抗力的强弱；遗传因素。

（3）发病机制　①细胞介导的免疫反应。②迟发型变态反应。③初次感染结核分枝杆菌后当即发病，为原发性肺结核（儿童）。日后机体免疫力降低时才发病，为继发性肺结核（成人）。

3. 诊断

（1）病史　①结核中毒症状。②结核病接触史。③卡介苗接种史。④有无急性传染病史。⑤有无结核过敏表现，如结节性红斑、疱疹性结膜炎等。

（2）结核菌素试验　5 个结核菌素单位的 PPD 试验。①结果判读：属于迟发型变态反应。小儿受结核分枝杆菌感染或接种卡介苗后 4～8 周后即呈阳性反应。硬结平均直径不足 5 mm 为阴性，5～9 mm 为阳性（+），10～19 mm 为中度阳性（++），≥20 mm 为强阳性（+++），局部除硬结外，还有水肿、破溃、淋巴管炎及双圈反应等为极强阳性（++++）。若患儿结核变态反应强烈，宜用 1 个结核菌素单位的 PPD 试验，以防局部的过度反应及可能的病灶反应。

②阳性反应临床意义见于：A. 接种卡介苗后。B. 年长儿无明显临床症状，仅呈一般阳性反应，表示曾感染过结核分枝杆菌。C. 婴幼儿，尤其是未接种卡介苗者，阳性反应多表示体内有新的结核病灶。D. 强阳性反应者，表示体内有活动性结核病。E. 由阴性反应转为阳性反应，或反应强度由原来小于 10 mm 增至大于 10 mm，且增幅超过 6 mm 时，表示新近有感染。阴性反应临床意义见于：A. 未感染过结核分枝杆菌。B. 结核迟发型变态反应前期(初次感染后 4～8 周内)。C. 机体免疫功能低下或受抑制所致假阴性反应。D. 技术误差或结核菌素失效。

（3）实验室检查　①结核分枝杆菌检查：从痰液、胃液、脑脊液中找到结核分枝杆菌是重要的确诊手段。②免疫学诊断及分子生物学诊断：A. 检测患者血清标本中的抗结核分枝杆菌抗体。B. PCR 快速检测标本中结核分枝杆菌核酸。③血沉：多增快，反映结核病的活动性。④X－pert 检测。

（4）结核病的影像学诊断　①X 线片可检出病灶范围、性质、类型、活动或进展情况。②CT 检测有利于发现隐蔽区病灶。

（5）其他辅助检查　①纤维支气管镜检查。②周围淋巴结穿刺液涂片检查。③肺穿刺活体组织检查或胸腔镜取肺活体组织检查。

4. 治疗

（1）一般治疗　注意营养和休息。

（2）抗结核药物

1）治疗目的是：A. 杀灭病灶中的结核分枝杆菌。B. 防止血行播散。

2）治疗原则为：A. 早期治疗。B. 适宜剂量。C. 联合用药。D. 规律用药。E. 坚持全程。F. 分段治疗。

3）传统抗结核药物可分为两类。A. 杀菌药物：全杀菌药如异烟肼（isoniazid，INH）和利福平（rifampin，RFP）；半杀菌药如吡嗪酰胺（pyrazinamide，PZA）。B. 抑菌药物：常用者有乙胺丁醇（ethambutol，ELB，5 岁以下慎用）及乙硫异烟胺（ethionamide，ETH）。

4）针对耐药菌株的几种新型抗结核药物。A. 老药的复合剂型：如利福平和异烟肼合剂（rifamate）；利福平+吡嗪酰胺+异烟肼合剂（rifater，卫非特）（内含 RFP、PZA、INH）等。B. 老药的衍生物：如利福喷丁。C. 新的化学制剂：如帕司烟肼。

5）抗结核治疗方案：A. 标准疗法一般用于无明显自觉症状的原发性肺结核。每日服用 INH、RFP 和（或）EMB，疗程 9～12 个月。B. 两阶段疗法用于活动性原发性肺结核、急性粟粒型结核病及结核性脑膜炎。强化治疗阶段：联用 3～4 种杀菌药物。此阶段一般需 2～4 个月。巩固治疗阶段：联用 2 种抗结核药物，在长程化疗时，此阶段可长达 12～18 个月；短程化疗时，此阶段一般为 4 个月。C. 短程疗法可选用以下几种 6～9 个月短程化疗方案：①2HRZ/4HR（数字为月数，以下同）。②2SHRZ/4HR。③2EHRZ/4HR。若无 PZA，则将疗程延长至 9 个月。

5. 预防

（1）控制传染源。

（2）普及卡介苗接种　下列情况禁止接种卡介苗：①先天性胸腺发育不全症或严重联合免疫缺陷病患者。②急性传染病恢复期。③注射局部有湿疹或患全身性皮肤病。④结核菌素试验阳性。

（3）预防性抗结核治疗　①目的：A. 预防儿童活动性肺结核。B. 预防肺外结核病发生。C. 预防青春期结核病复燃。②适应证：A. 密切接触家庭内开放性肺结核者。B. 3 岁以下婴幼儿未接种卡介苗而结核菌素试验阳性者。C. 结核菌素试验新近由阴性转为阳性者。D. 结核菌素试验阳性伴结核中毒症状者。E. 结核菌素试验阳性，新患麻疹或百日咳小儿。F. 结核菌素试验阳性小儿需较长期使用糖皮质激素或其他免疫抑制剂者。③方法：INH 6～9 个月；或 INH 联合 RFP 3 个月。

二、原发性肺结核

速览导引图

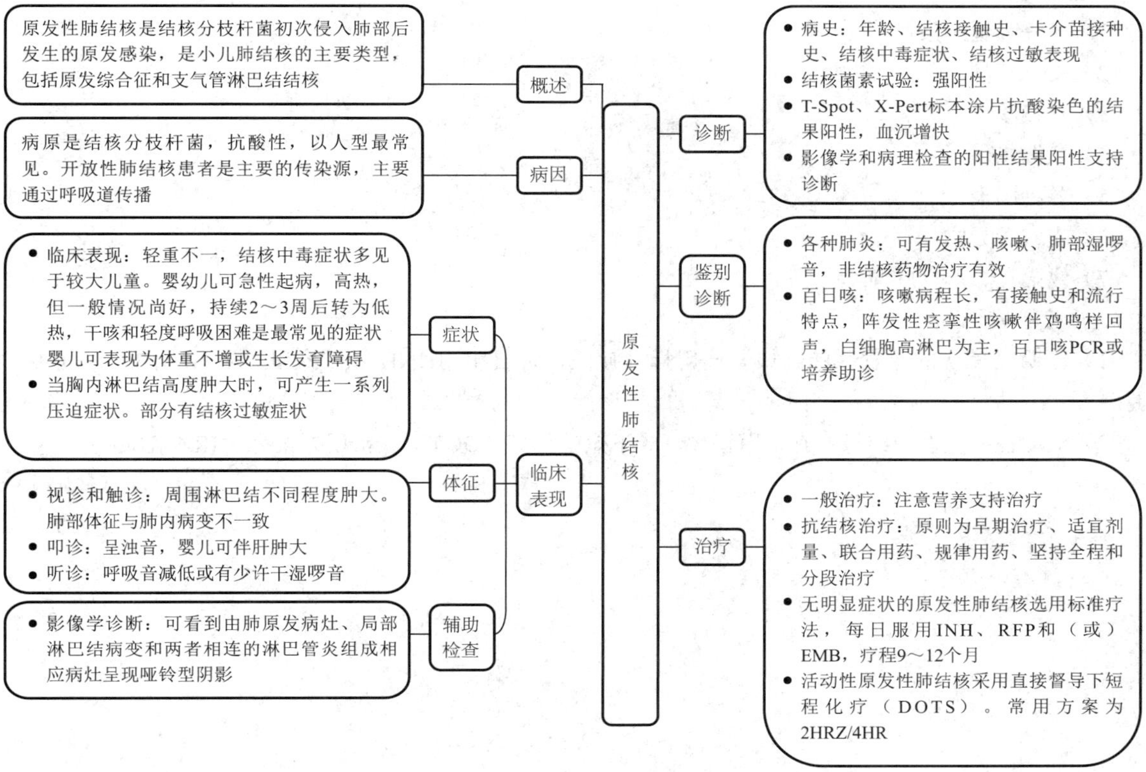
原发性肺结核
概述
原发性肺结核是结核分枝杆菌初次侵入肺部后发生的原发感染，是小儿肺结核的主要类型，包括原发综合征和支气管淋巴结结核
病因
病原是结核分枝杆菌，抗酸性，以人型最常见。开放性肺结核患者是主要的传染源，主要通过呼吸道传播
临床表现
症状
• 临床表现：轻重不一，结核中毒症状多见于较大儿童。婴幼儿可急性起病，高热，但一般情况尚好，持续2～3周后转为低热，干咳和轻度呼吸困难是最常见的症状婴儿可表现为体重不增或生长发育障碍
• 当胸内淋巴结高度肿大时，可产生一系列压迫症状。部分有结核过敏症状
体征
• 视诊和触诊：周围淋巴结不同程度肿大。肺部体征与肺内病变不一致
• 叩诊：呈浊音，婴儿可伴肝肿大
• 听诊：呼吸音减低或有少许干湿啰音
辅助检查
• 影像学诊断：可看到由肺原发病灶、局部淋巴结病变和两者相连的淋巴管炎组成相应病灶呈现哑铃型阴影
诊断
• 病史：年龄、结核接触史、卡介苗接种史、结核中毒症状、结核过敏表现
• 结核菌素试验：强阳性
• T-Spot、X-Pert标本涂片抗酸染色的结果阳性，血沉增快
• 影像学和病理检查的阳性结果阳性支持诊断
鉴别诊断
• 各种肺炎：可有发热、咳嗽、肺部湿啰音，非结核药物治疗有效
• 百日咳：咳嗽病程长，有接触史和流行特点，阵发性痉挛性咳嗽伴鸡鸣样回声，白细胞高淋巴为主，百日咳PCR或培养助诊
治疗
• 一般治疗：注意营养支持治疗
• 抗结核治疗：原则为早期治疗、适宜剂量、联合用药、规律用药、坚持全程和分段治疗
• 无明显症状的原发性肺结核选用标准疗法，每日服用INH、RFP和（或）EMB，疗程9～12个月
• 活动性原发性肺结核采用直接督导下短程化疗（DOTS）。常用方案为2HRZ/4HR

1. 定义

为结核分枝杆菌初次侵入肺部后发生的原发感染，是小儿肺结核的主要类型，包括原发综合征（primary complex）和支气管淋巴结结核。前者由肺原发病灶、局部淋巴结病变和两者相连的淋巴管炎组成；后者以胸腔内肿大淋巴结为主。

2. 病理

（1）基本病变为渗出、增殖、坏死。

（2）结核性炎症的主要特征是上皮样细胞结节及朗格汉斯细胞。

（3）典型的原发综合征由原发病灶、局部淋巴结病变和两者相连的淋巴管炎组成。

（4）由于小儿机体处于高度过敏状态，使病灶周围炎症广泛。

3. 临床表现

（1）较大儿童一般起病缓慢，可有结核中毒症状。

（2）婴幼儿及症状较重者可急性起病，高热持续2～3周后转为低热，并伴结核中毒症状。

（3）婴儿可表现为体重不增或生长发育障碍。

（4）部分高度过敏状态小儿可出现眼疱疹性结膜炎、皮肤结节性红斑和（或）多发性一过性关节炎。

（5）胸内肿大淋巴结压迫气管出现百日咳样痉挛性咳嗽或喘鸣；压迫喉返神经可致声嘶；压迫静脉可致胸部一侧或双侧静脉怒张。

（6）体格检查可见周围淋巴结不同程度肿大。肺部体征可不明显，婴儿可伴肝肿大。

4. 诊断

应结合病史、临床表现、实验室检查、结核菌素试验、肺部影像学、纤维支气管镜检查进行综合分析。

5. 鉴别诊断

（1）上呼吸道感染。

（2）支气管炎。

（3）百日咳。

（4）风湿热。

（5）各种肺炎。

（6）支气管异物。

（7）纵隔良、恶性肿瘤。

6. 治疗

（1）无明显症状的原发性肺结核　选用标准疗法，每日服用INH、RFP和（或）EMB，疗程9～12个月。

（2）活动性原发性肺结核　宜采用直接督导下短程化疗（DOTS）。常用方案为2HRZ/4HR。

三、急性粟粒性肺结核

速览导引图

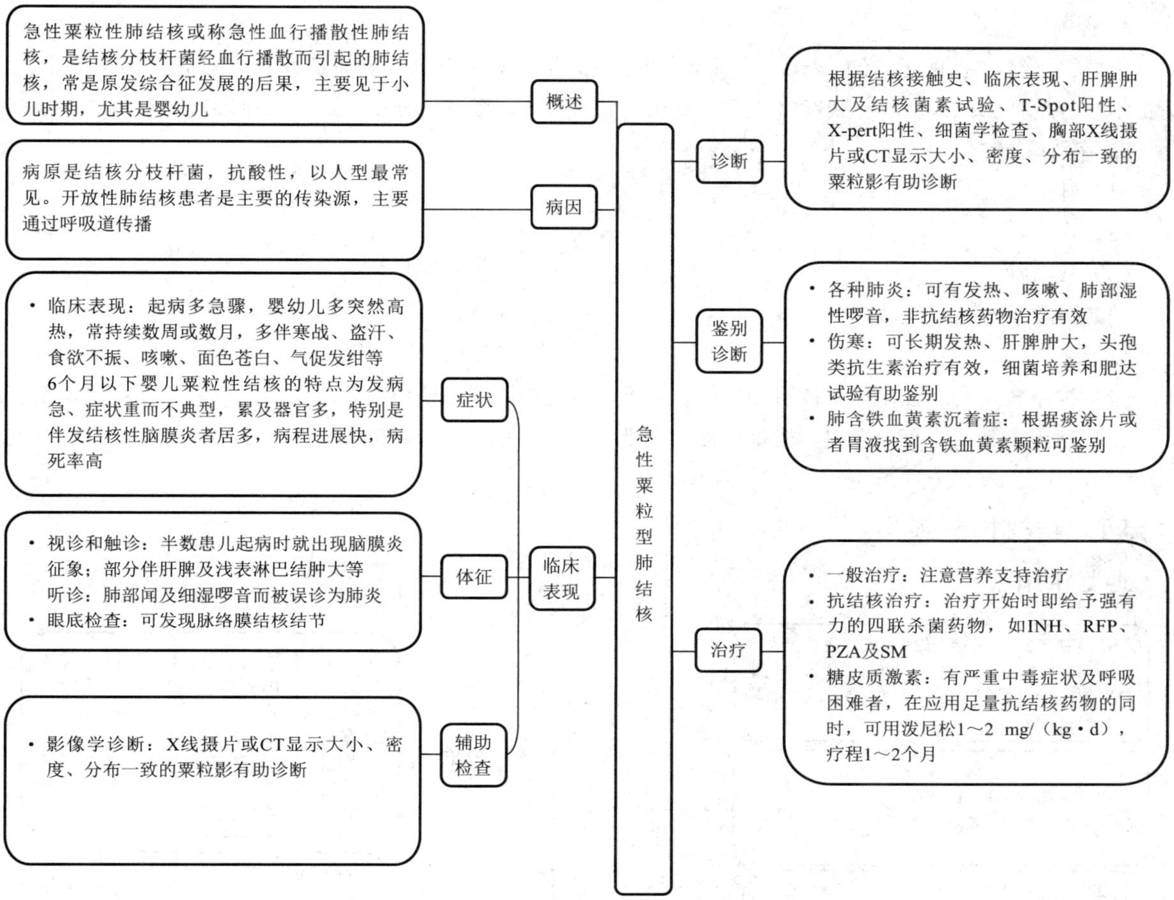
急性粟粒型肺结核
概述
急性粟粒性肺结核或称急性血行播散性肺结核，是结核分枝杆菌经血行播散而引起的肺结核，常是原发综合征发展的后果，主要见于小儿时期，尤其是婴幼儿
病因
病原是结核分枝杆菌，抗酸性，以人型最常见。开放性肺结核患者是主要的传染源，主要通过呼吸道传播
临床表现
症状
• 临床表现：起病多急骤，婴幼儿多突然高热，常持续数周或数月，多伴寒战、盗汗、食欲不振、咳嗽、面色苍白、气促发绀等
6个月以下婴儿粟粒性结核的特点为发病急、症状重而不典型，累及器官多，特别是伴发结核性脑膜炎者居多，病程进展快，病死率高
体征
• 视诊和触诊：半数患儿起病时就出现脑膜炎征象；部分伴肝脾及浅表淋巴结肿大等
听诊：肺部闻及细湿啰音而被误诊为肺炎
• 眼底检查：可发现脉络膜结核结节
辅助检查
• 影像学诊断：X线摄片或CT显示大小、密度、分布一致的粟粒影有助诊断
诊断
根据结核接触史、临床表现、肝脾肿大及结核菌素试验、T-Spot阳性、X-pert阳性、细菌学检查、胸部X线摄片或CT显示大小、密度、分布一致的粟粒影有助诊断
鉴别诊断
• 各种肺炎：可有发热、咳嗽、肺部湿性啰音，非抗结核药物治疗有效
• 伤寒：可长期发热、肝脾肿大，头孢类抗生素治疗有效，细菌培养和肥达试验有助鉴别
• 肺含铁血黄素沉着症：根据痰涂片或者胃液找到含铁血黄素颗粒可鉴别
治疗
• 一般治疗：注意营养支持治疗
• 抗结核治疗：治疗开始时即给予强有力的四联杀菌药物，如INH、RFP、PZA及SM
• 糖皮质激素：有严重中毒症状及呼吸困难者，在应用足量抗结核药物的同时，可用泼尼松1～2 mg/（kg·d），疗程1～2个月

1. 定义

（1）是结核分枝杆菌经血行播散而引起的肺结核，常是原发综合征发展的后果。

（2）婴幼儿多见。

（3）机体免疫力低下时易诱发本病。

（4）婴幼儿和儿童常并发结核性脑膜炎。

2. 病理

（1）当原发病灶或淋巴结干酪样坏死溃破时，大量细菌侵入血液发生菌血症。

（2）细菌向全身播散，在各脏器间质组织中形成细小结节。

（3）结核结节由类上皮细胞、淋巴细胞和朗格汉斯细胞加上中心干酪坏死性病灶组成。

3. 临床表现

（1）起病多急骤，婴幼儿多突然高热。

（2）多伴有寒战、盗汗、食欲不振、咳嗽、面色苍白、气促和发绀等表现，约 50%以上的患儿起病时就出现脑膜炎征象。

（3）肺部可闻及细湿啰音，部分患儿伴肝脾及浅表淋巴结肿大。

（4）眼底检查可发现脉络膜结核结节。

（5）6个月以下婴儿发病急、症状重而不典型，累及器官多，特别是伴发结核性脑膜炎者居多，病程进展快，病死率高。

4. 诊断

主要根据结核接触史、临床表现、肝脾肿大及结核菌素试验和T－Spot、X－pert阳性，细菌学检查、血清抗结核分枝杆菌抗体检测与胸部X线摄片或CT显示大小、密度、分布一致的粟粒影有助诊断。

5. 鉴别诊断

（1）肺炎

（2）伤寒

（3）败血症

（4）肺含铁血黄素沉着症

6. 治疗

（1）抗结核药物　强化抗结核治疗阶段即给予强有力的四联杀菌药物，如INH、RFP、PZA及SM。

（2）糖皮质激素　有严重中毒症状及呼吸困难者，在应用足量抗结核药物的同时，可用泼尼松1～2 mg/（kg·d），疗程1～2个月。

四、结核性脑膜炎

速览导引图

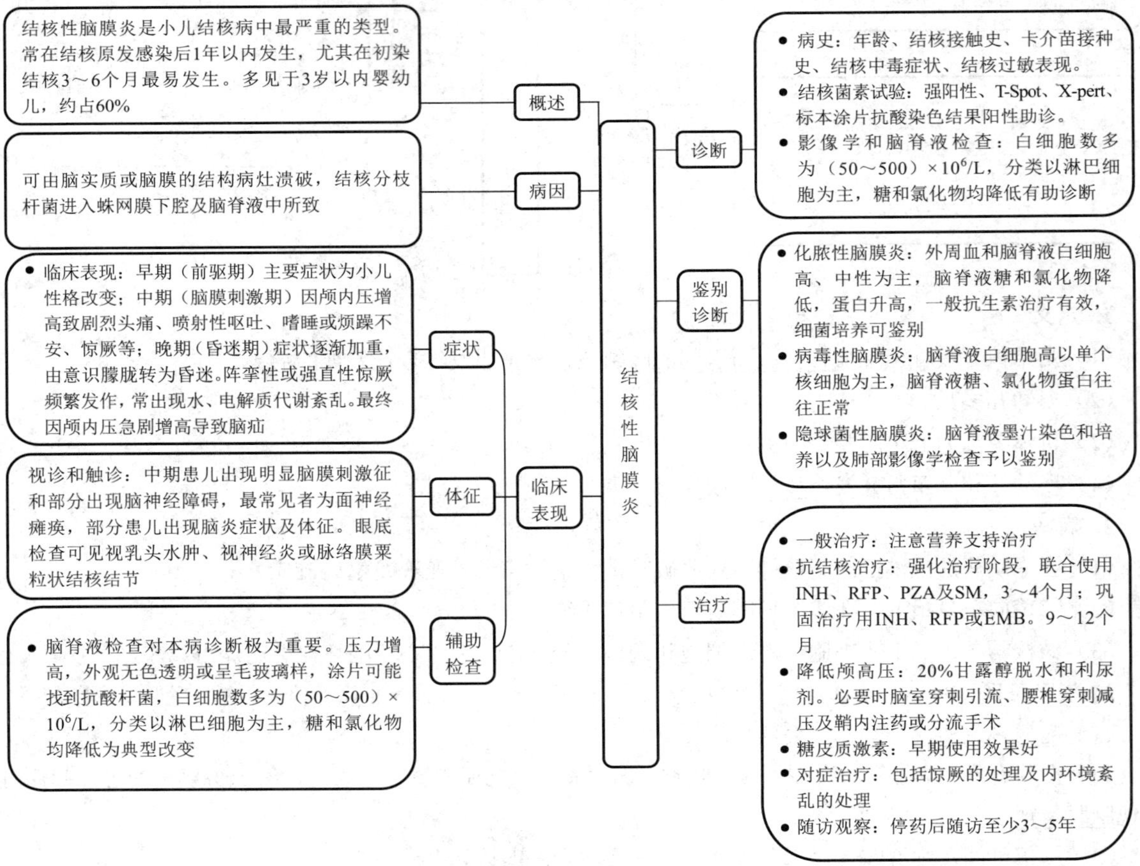
结核性脑膜炎
概述
结核性脑膜炎是小儿结核病中最严重的类型。常在结核原发感染后1年以内发生，尤其在初染结核3～6个月最易发生。多见于3岁以内婴幼儿，约占60%
病因
可由脑实质或脑膜的结构病灶溃破，结核分枝杆菌进入蛛网膜下腔及脑脊液中所致
临床表现
症状
• 临床表现：早期（前驱期）主要症状为小儿性格改变；中期（脑膜刺激期）因颅内压增高致剧烈头痛、喷射性呕吐、嗜睡或烦躁不安、惊厥等；晚期（昏迷期）症状逐渐加重，由意识朦胧转为昏迷。阵挛性或强直性惊厥频繁发作，常出现水、电解质代谢紊乱。最终因颅内压急剧增高导致脑疝
体征
视诊和触诊：中期患儿出现明显脑膜刺激征和部分出现脑神经障碍，最常见者为面神经瘫痪，部分患儿出现脑炎症状及体征。眼底检查可见视乳头水肿、视神经炎或脉络膜粟粒状结核结节
辅助检查
• 脑脊液检查对本病诊断极为重要。压力增高，外观无色透明或呈毛玻璃样，涂片可能找到抗酸杆菌，白细胞数多为（50～500）×10^6/L，分类以淋巴细胞为主，糖和氯化物均降低为典型改变
诊断
• 病史：年龄、结核接触史、卡介苗接种史、结核中毒症状、结核过敏表现。
• 结核菌素试验：强阳性、T-Spot、X-pert、标本涂片抗酸染色结果阳性助诊。
• 影像学和脑脊液检查：白细胞数多为（50～500）×10^6/L，分类以淋巴细胞为主，糖和氯化物均降低有助诊断
鉴别诊断
• 化脓性脑膜炎：外周血和脑脊液白细胞高、中性为主，脑脊液糖和氯化物降低，蛋白升高，一般抗生素治疗有效，细菌培养可鉴别
• 病毒性脑膜炎：脑脊液白细胞高以单个核细胞为主，脑脊液糖、氯化物蛋白往往正常
• 隐球菌性脑膜炎：脑脊液墨汁染色和培养以及肺部影像学检查予以鉴别
治疗
• 一般治疗：注意营养支持治疗
• 抗结核治疗：强化治疗阶段，联合使用INH、RFP、PZA及SM，3～4个月；巩固治疗用INH、RFP或EMB。9～12个月
• 降低颅高压：20%甘露醇脱水和利尿剂。必要时脑室穿刺引流、腰椎穿刺减压及鞘内注药或分流手术
• 糖皮质激素：早期使用效果好
• 对症治疗：包括惊厥的处理及内环境紊乱的处理
• 随访观察：停药后随访至少3～5年

1. 定义

（1）结核分枝杆菌侵入颅内引起脑膜炎症，小儿结核病中最严重的类型。

（2）多见于3岁以内婴幼儿。

（3）常在结核原发感染后1年内发生，尤其在初染结核3～6个月最易发生。

（4）病死率及后遗症的发生率高。

2. 发病机制

（1）通过血行播散而来，为全身性粟粒性结核病的一部分。

（2）婴幼儿中枢神经系统发育不成熟、血脑屏障功能不完善、免疫功能低下。

（3）亦可由脑实质或脑膜的结核病灶溃破，结核分枝杆菌进入蛛网膜下腔及脑脊液中所致。

3. 病理

（1）脑膜病变 软脑膜形成结核结节，炎症渗出物易在脑底诸池聚集。

（2）脑神经损害 浆液纤维蛋白渗出物包围挤压脑神经引起脑神经损害。

（3）脑部血管病变 早期主要为急性动脉炎，病程较长者，可见栓塞性动脉内膜炎，严重者可致脑梗死。

（4）脑实质病变 炎症可蔓延至脑实质。

（5）脑积水及室管膜炎。

（6）脊髓病变。

4. 临床表现

典型结核性脑膜炎起病多较缓慢。根据临床表现，病程大致可分为3期。

（1）早期（前驱期） 1～2周，主要症状为小儿性格改变，可有发热、食欲不振、盗汗、消瘦、呕吐、便秘等。年长儿可自诉头痛。

（2）中期（脑膜刺激期） 1～2周，出现颅内压增高表现、惊厥，可出现脑神经障碍，脑炎症状及体征，眼底检查可见视神经炎或脉络膜粟粒状结核结节。

（3）晚期（昏迷期） 1～3周，症状逐渐加重，转入半昏迷、昏迷。阵挛性或强直性惊厥频繁发作。可死于脑疝。

5. 诊断

（1）病史 ①多数患儿有结核接触史。②绝大多数患儿未接种卡介苗。③既往可有结核病史。④近期急性传染病史常为诱因。

（2）临床表现 有上述病史的患儿出现性格改变、头痛、不明原因呕吐、嗜睡或烦躁不安相交替及顽固性便秘时，应考虑本病可能。眼底检查发现有脉络膜粟粒结节对诊断有助。

（3）脑脊液检查 脑脊液压力增高，无色透明或毛玻璃样，静置12～24小时后，脑脊液中可有蜘蛛网状薄膜形成。白细胞数多为（50～500）×10^6/L，分类多以淋巴细胞为主。糖和氯化物均降低为结核性脑膜炎的典型改变。蛋白量增高，沉淀物涂片抗酸染色镜检阳性率可达30%。

（4）其他检查 ①结核分枝杆菌抗原检测。②抗结核抗体测定：脑脊液PPD－IgM抗体阳性为早期诊断依据之一。③脑脊液腺苷脱氨酶（adenosine deaminase，ADA）活性测定：为可靠的早期诊断方法，在结核性脑膜炎发病1个月内明显增高。④结核菌素试验：阳性对诊断有帮助。⑤脑脊液结核分枝杆菌培养：是诊断结核性脑膜炎可靠的依据。⑥脑脊液结核分枝杆菌菌体PCR检测：敏感性高。⑦T－spot检测。⑧X－pert检测。

（5）X 线、CT 或磁共振（MRI） 有助发现肺部、脑部的结核病灶。

6. 鉴别诊断

（1）化脓性脑膜炎。

（2）病毒性脑膜炎。

（3）隐球菌性脑膜炎。

7. 并发症及后遗症

（1）脑积水，最常见。

（2）脑实质损害。

（3）脑出血。

（4）脑神经障碍。

（5）晚期结核性脑膜炎发生后遗症者约占 2/3，严重后遗症为脑积水、肢体瘫痪、智能低下、失明、失语、癫痫等。

8. 治疗

应抓住抗结核治疗和降低颅高压两个重点环节。

（1）一般疗法　支持治疗，加强营养。

（2）抗结核治疗　①强化治疗阶段：联合使用 INH、RFP、PZA 及 SM。疗程 3～4 个月。②巩固治疗阶段：继续应用 INH、RFP 或 EMB。抗结核药物总疗程不少于 12 个月，或待脑脊液恢复正常后继续治疗 6 个月。（注：儿童抗结核治疗，链霉素已不再是一线用药；乙胺丁醇 5 岁以下儿童慎用）

（3）降低颅高压　①脱水剂：常用 20%甘露醇。②利尿剂：乙酰唑胺，一般于停用甘露醇前 1～2 天加用该药。③侧脑室穿刺引流：适用于急性脑积水而其他降颅压措施无效或疑有脑疝形成时。④必要时腰椎穿刺减压及鞘内注药。⑤分流手术：侧脑室小脑延髓池分流术。

（4）糖皮质激素　早期使用效果好。一般使用泼尼松，每日 1～2 mg/kg，1 个月后逐渐减量，疗程 8～12 周。

（5）对症治疗　惊厥和水、电解质紊乱的处理。

（6）随访观察　停药后随访观察至少 3～5 年。

9. 预后

①治疗越晚，病死率越高。②年龄越小，脑膜炎症发展越快，病死率越高。③早期、浆液型预后好，晚期、脑膜脑炎型预后差。④原发耐药菌株感染预后差。⑤未正规治疗病情易反复。

五、潜伏结核感染

速览导引图

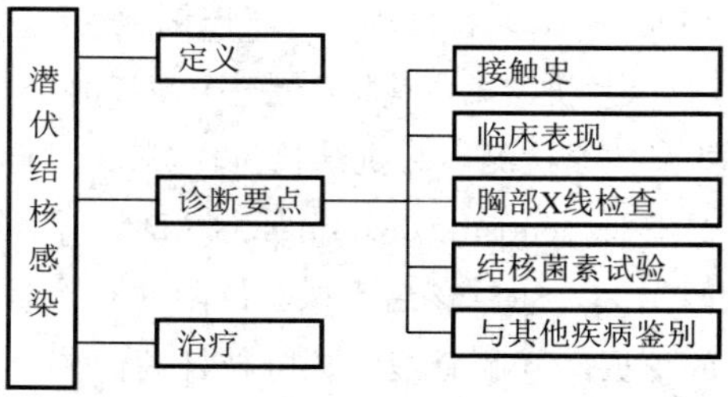
潜伏结核感染
定义
诊断要点
治疗
接触史
临床表现
胸部X线检查
结核菌素试验
与其他疾病鉴别

1. 定义

由结核分枝杆菌感染引起的结核菌素试验阳性，除外卡介苗接种后反应，X线胸片或临床无活动性结核病证据者，称潜伏结核感染。

2. 诊断要点

（1）多有结核病接触史。

（2）临床表现　有或无结核中毒症状，体格检查可无阳性发现。

（3）胸部X线检查　正常。

（4）结核菌素试验　阳性。

（5）应注意与慢性扁桃体炎、反复上呼吸道感染、风湿热等鉴别。

3. 治疗

下列情况按预防性抗结核感染治疗：①接种过卡介苗，但结核菌素试验最近2年内硬结直径增大≥10 mm者可认定为自然感染。②结核菌素试验新近由阴性转为阳性的自然感染者。③结核菌素试验呈强阳性反应的婴幼儿和少年。④结核菌素试验阳性并有早期结核中毒症状者。⑤结核菌素试验阳性同时因其他疾病需用糖皮质激素或其他免疫抑制剂者。⑥结核菌素试验阳性，新患麻疹或百日咳的小儿。⑦结核菌素试验阳性的人类免疫缺陷病毒感染者及艾滋病患儿。

临床病例分析

患儿，女，2岁。发热10天、呕吐5天，偶有咳嗽。门诊拟“上感、胃肠炎”予头孢曲松静滴6天无效。查体：神志清，精神萎靡，呼吸规则，咽充血，扁桃体Ⅱ度肿大，无脓性分泌物，心肺及腹部无殊，颈软稍有抵抗，布氏征、克氏征均阴性，右侧巴氏征阳性。患儿爷爷长期咳嗽，接触密切。血常规示白细胞 16.4×10^9/L，中性粒细胞65.0%，CRP 15 mg/L，脑脊液无色，微浑浊，潘氏球蛋白定性试验（++），白细胞数 260.0×10^6/L，单个核细胞62.0%，多核细胞38.0%，染色未见细菌、抗酸杆菌和隐球菌。脑脊液生化示腺苷脱氨酶2.6 U/L，乳酸脱氢酶50 U/L，肌酸激酶3 U/L，葡萄糖0.89 mmol/L，氯110.9 mmol/L，微量总蛋白 787.0 mg/L。胸部CT检查提示血行播散型肺结核考虑Ⅱ型，伴纵隔及肺门淋巴结钙化。

思考

1. 本病例最可能的诊断是什么？有何依据？
2. 需要和哪些疾病鉴别？
3. 进一步确诊需要哪些检查？
4. 该如何拟定治疗方案？

解析

1. 本病例最可能的诊断是：①结核性脑膜脑炎；②血行播散型肺结核。诊断依据是：患儿2岁，发热10天、呕吐5天，偶有咳嗽。患儿爷爷长期咳嗽，接触密切。查体：精神萎靡，右侧巴氏征阳性。辅助检查：脑脊液微浑浊，潘氏球蛋白定性试验（++），白细胞数 260.0×10^6/L，单个核细胞62.0%；脑脊液生化葡萄糖、氯化物下降，微量总蛋白升高。胸部CT检查提示血行播散型肺结核考虑Ⅱ型。

2. 鉴别诊断：①化脓性脑膜炎：患儿有发热，呕吐，精神软，右侧巴氏征阳性，脑脊液白细胞数 260.0×10^6/L，糖和氯化物下降，蛋白升高，需警惕化脓性脑膜炎可能，但本例脑脊液白细胞以单核为主，门诊头孢曲松治疗6天无效，胸部CT提示血行播散性肺结核，脑脊液培养有助鉴别。②隐球菌性脑膜炎：患儿有发热，呕吐，精神软，右侧巴氏征阳性，脑脊液白细胞总数高，糖和氯化物下降，蛋白升高，需警惕本病，本例脑脊液墨汁染色未见隐球菌，胸部 CT 提示血行播散型肺结核，不支持诊断。抗结核治疗有效有助排除本病。

3. 需进一步查脑脊液，行 PPD 试验、T-spot 检测、X-pert、头颅 MRI、脑脊液结核杆菌核酸检测等。

4. 治疗方案是：联合使用异烟肼、利福平、吡嗪酰胺口服抗结核，地塞米松、甘露醇降颅压及退热，维持水、电解质和酸碱平衡等对症处理。

第四节　深部真菌病

重点	深部真菌病的临床表现、诊断、鉴别诊断和治疗
难点	深部真菌病的特点
考点	深部真菌病的临床表现特点、诊断和治疗

一、概述

1. 定义

（1）是指致病真菌不仅侵犯皮肤、黏膜而且侵犯深部组织和内脏所致的疾病。

（2）致病真菌分为两大类　①原发病原菌：如组织胞浆菌、新型隐球菌等。②条件致病菌：如念珠菌、曲霉、毛霉等。

（3）常为机体菌群失调或免疫反应抑制后继发感染。

2. 病因和发病机制

（1）真菌从生长形态上主要可分为酵母菌（念珠菌属和隐球菌）和丝状真菌（曲霉菌和根霉属）。双相真菌有组织胞浆菌、芽生菌、孢子丝菌、球孢子菌等。

（2）真菌一般不产生毒素，其致病作用主要与真菌在人体内引起的理化损伤及所产生的酶类、酸性代谢产物有关；还可引起轻重不一的变态反应。

（3）病理　①轻度非特异性炎症；②化脓性炎症，如念珠菌病、曲霉病、毛霉病等；③坏死性炎症，可见于毛霉病、曲霉病等；④结核样肉芽肿；⑤真菌败血症。

3. 治疗原则

（1）积极治疗原发病，去除病因。

（2）严格掌握抗生素、糖皮质激素和免疫抑制剂的用药指征。

（3）加强护理和支持疗法。

（4）局限性病灶辅以手术治疗。

（5）抗真菌治疗。

二、念珠菌病

速览导引图

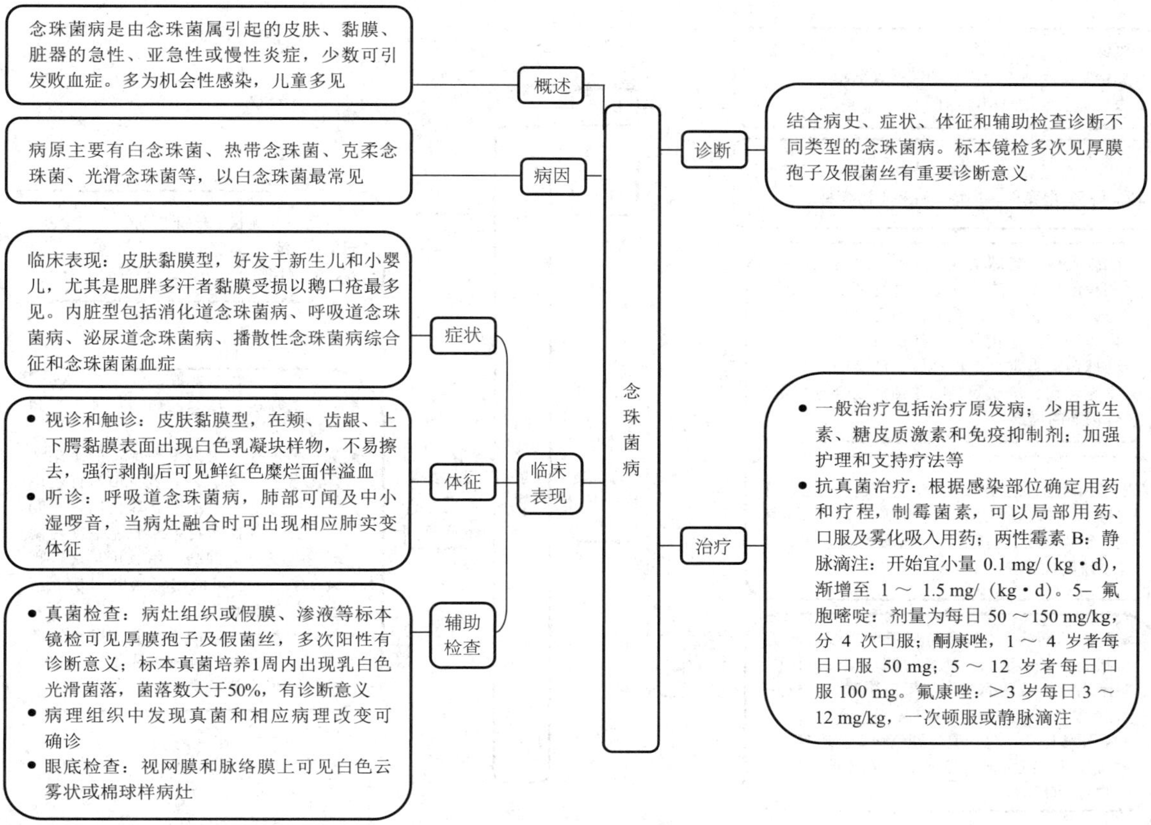
念珠菌病
概述
念珠菌病是由念珠菌属引起的皮肤、黏膜、脏器的急性、亚急性或慢性炎症，少数可引发败血症。多为机会性感染，儿童多见
病因
病原主要有白念珠菌、热带念珠菌、克柔念珠菌、光滑念珠菌等，以白念珠菌最常见
临床表现
症状
临床表现：皮肤黏膜型，好发于新生儿和小婴儿，尤其是肥胖多汗者黏膜受损以鹅口疮最多见。内脏型包括消化道念珠菌病、呼吸道念珠菌病、泌尿道念珠菌病、播散性念珠菌病综合征和念珠菌菌血症
体征
• 视诊和触诊：皮肤黏膜型，在颊、齿龈、上下腭黏膜表面出现白色乳凝块样物，不易擦去，强行剥削后可见鲜红色糜烂面伴溢血
• 听诊：呼吸道念珠菌病，肺部可闻及中小湿啰音，当病灶融合时可出现相应肺实变体征
辅助检查
• 真菌检查：病灶组织或假膜、渗液等标本镜检可见厚膜孢子及假菌丝，多次阳性有诊断意义；标本真菌培养1周内出现乳白色光滑菌落，菌落数大于50%，有诊断意义
• 病理组织中发现真菌和相应病理改变可确诊
• 眼底检查：视网膜和脉络膜上可见白色云雾状或棉球样病灶
诊断
结合病史、症状、体征和辅助检查诊断不同类型的念珠菌病。标本镜检多次见厚膜孢子及假菌丝有重要诊断意义
治疗
• 一般治疗包括治疗原发病；少用抗生素、糖皮质激素和免疫抑制剂；加强护理和支持疗法等
• 抗真菌治疗：根据感染部位确定用药和疗程，制霉菌素，可以局部用药、口服及雾化吸入用药；两性霉素 B：静脉滴注：开始宜小量 0.1 mg/（kg·d），渐增至 1～1.5 mg/（kg·d）。5–氟胞嘧啶：剂量为每日 50～150 mg/kg，分 4 次口服；酮康唑，1～4 岁者每日口服 50 mg；5～12 岁者每日口服 100 mg。氟康唑：>3 岁每日 3～12 mg/kg，一次顿服或静脉滴注

1. 定义

（1）是由念珠菌属引起的皮肤、黏膜、脏器的急性、亚急性或慢性炎症，少数可引发败血症。

（2）多数为机会性感染，儿童多见。

（3）主要菌种有白念珠菌、热带念珠菌、克柔念珠菌、光滑念珠菌。

（4）按照临床表现可分为黏膜念珠菌病、皮肤念珠菌病、念珠菌变态反应和系统性念珠菌病等。

2. 临床表现

（1）皮肤黏膜型　黏膜受损以鹅口疮（thrush）最多见。

（2）内脏型　①消化道念珠菌病：最常见为念珠菌肠炎。②呼吸道念珠菌病：以念珠菌性肺炎多见。③泌尿道念珠菌病：常见肾皮质和髓质内小脓肿。④播散性念珠菌病综合征和念珠菌菌血症：主要表现为在原发病（白血病、恶性肿瘤等）的基础上长期发热，全身状况恶化，往往侵犯多个器官。

3. 诊断

（1）真菌检查　从标本中多次查到出芽的酵母菌与假菌丝，结合临床表现才能确定诊断。

（2）病理诊断　病理组织中发现真菌和相应病理改变即可确诊。

（3）眼底检查　视网膜和脉络膜上可见白色云雾状或棉球样病灶。

三、隐球菌病

速览导引图

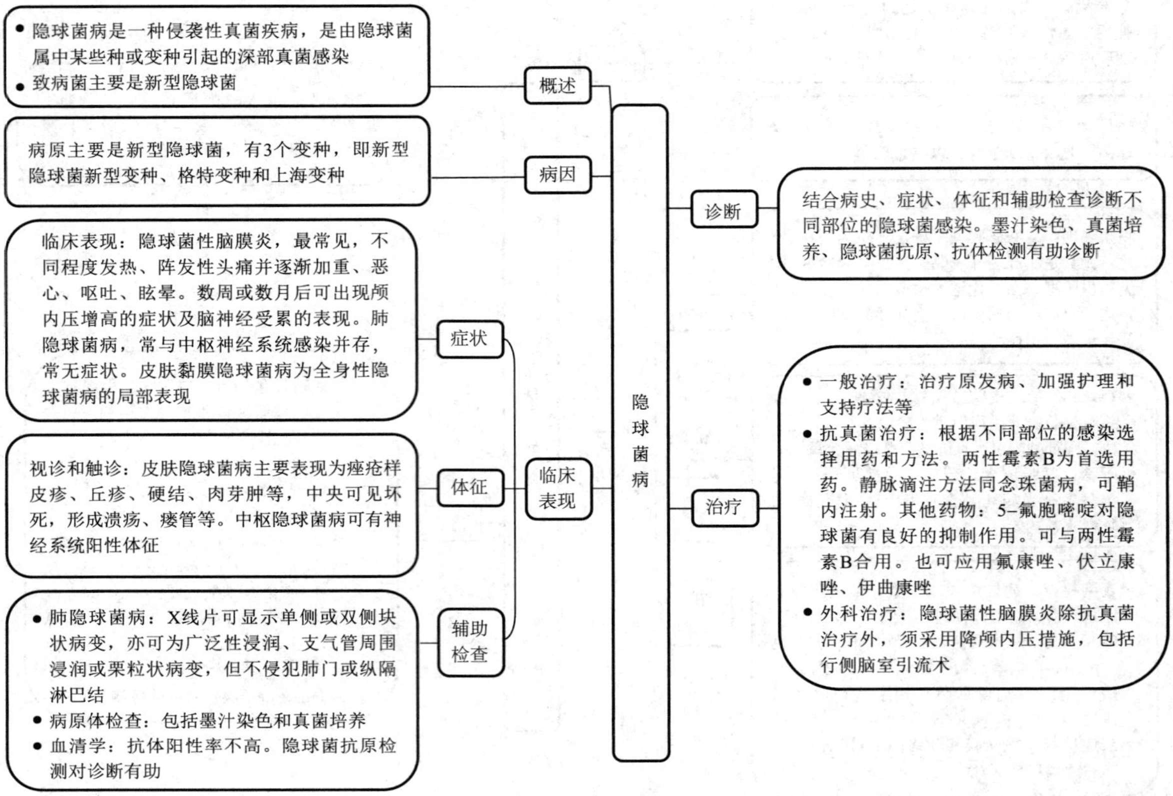
隐球菌病
概述
隐球菌病是一种侵袭性真菌疾病，是由隐球菌属中某些种或变种引起的深部真菌感染
致病菌主要是新型隐球菌
病因
病原主要是新型隐球菌，有3个变种，即新型隐球菌新型变种、格特变种和上海变种
临床表现
症状
临床表现：隐球菌性脑膜炎，最常见，不同程度发热、阵发性头痛并逐渐加重、恶心、呕吐、眩晕。数周或数月后可出现颅内压增高的症状及脑神经受累的表现。肺隐球菌病，常与中枢神经系统感染并存，常无症状。皮肤黏膜隐球菌病为全身性隐球菌病的局部表现
体征
视诊和触诊：皮肤隐球菌病主要表现为痤疮样皮疹、丘疹、硬结、肉芽肿等，中央可见坏死，形成溃疡、瘘管等。中枢隐球菌病可有神经系统阳性体征
辅助检查
肺隐球菌病：X线片可显示单侧或双侧块状病变，亦可为广泛性浸润、支气管周围浸润或粟粒状病变，但不侵犯肺门或纵隔淋巴结
病原体检查：包括墨汁染色和真菌培养
血清学：抗体阳性率不高。隐球菌抗原检测对诊断有助
诊断
结合病史、症状、体征和辅助检查诊断不同部位的隐球菌感染。墨汁染色、真菌培养、隐球菌抗原、抗体检测有助诊断
治疗
一般治疗：治疗原发病、加强护理和支持疗法等
抗真菌治疗：根据不同部位的感染选择用药和方法。两性霉素B为首选用药。静脉滴注方法同念珠菌病，可鞘内注射。其他药物：5–氟胞嘧啶对隐球菌有良好的抑制作用。可与两性霉素B合用。也可应用氟康唑、伏立康唑、伊曲康唑
外科治疗：隐球菌性脑膜炎除抗真菌治疗外，须采用降颅内压措施，包括行侧脑室引流术

1. 定义

（1）是一种侵袭性真菌疾病，是隐球菌属中某些种或变种引起的深部真菌感染。

（2）新型隐球菌最常见。

（3）该菌可经呼吸道或皮肤黏膜破损处侵入人体，血行播散至脑、骨骼和皮肤。

（4）有 80%的病例中枢神经系统受损。

2. 临床表现

（1）隐球菌性脑膜炎是真菌性脑膜炎中最常见的类型。起病缓慢，不同程度发热、阵发性头痛并逐渐加重，常伴有眼底渗出和视网膜渗出性改变，有间歇性自然缓解。

（2）肺隐球菌病　常与中枢神经系统感染并存。起病缓慢，常无明显症状而被忽略，多趋自愈。X 线片可见单侧或双侧块状病变。

（3）皮肤黏膜隐球菌病　主要表现为痤疮样皮疹、丘疹、硬结、肉芽肿等。

3. 诊断

（1）病原体检查　①墨汁染色法，在显微镜暗视野可见圆形菌体，外周有透明的肥厚荚膜，内有反光孢子。②真菌培养：沙氏培养基中培养 3～4 天可见菌落。

（2）血清学检查　乳胶凝集试验灵敏而特异，可检测新型隐球菌抗原。

四、曲霉病

速览导引图

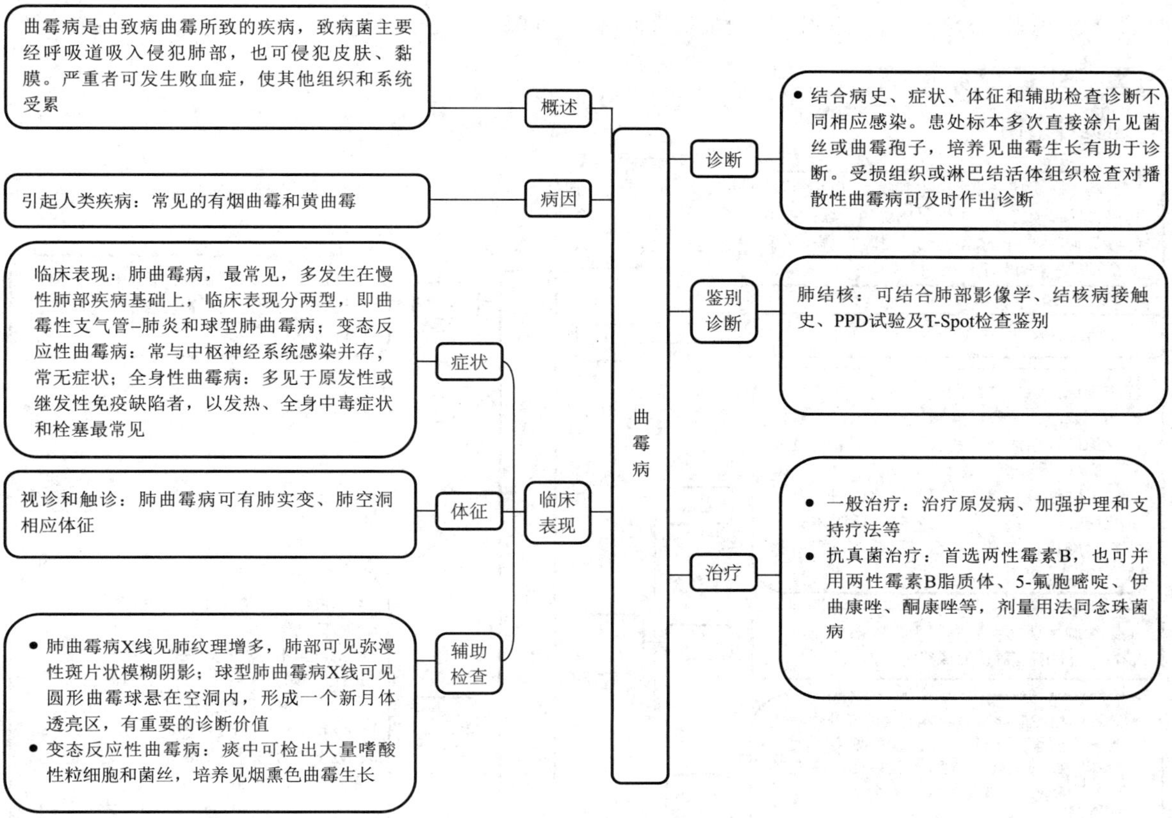
曲霉病
概述
曲霉病是由致病曲霉所致的疾病，致病菌主要经呼吸道吸入侵犯肺部，也可侵犯皮肤、黏膜。严重者可发生败血症，使其他组织和系统受累
病因
引起人类疾病：常见的有烟曲霉和黄曲霉
临床表现
症状
临床表现：肺曲霉病，最常见，多发生在慢性肺部疾病基础上，临床表现分两型，即曲霉性支气管–肺炎和球型肺曲霉病；变态反应性曲霉病：常与中枢神经系统感染并存，常无症状；全身性曲霉病：多见于原发性或继发性免疫缺陷者，以发热、全身中毒症状和栓塞最常见
体征
视诊和触诊：肺曲霉病可有肺实变、肺空洞相应体征
辅助检查
肺曲霉病X线见肺纹理增多，肺部可见弥漫性斑片状模糊阴影；球型肺曲霉病X线可见圆形曲霉球悬在空洞内，形成一个新月体透亮区，有重要的诊断价值
变态反应性曲霉病：痰中可检出大量嗜酸性粒细胞和菌丝，培养见烟熏色曲霉生长
诊断
结合病史、症状、体征和辅助检查诊断不同相应感染。患处标本多次直接涂片见菌丝或曲霉孢子，培养见曲霉生长有助于诊断。受损组织或淋巴结活体组织检查对播散性曲霉病可及时作出诊断
鉴别诊断
肺结核：可结合肺部影像学、结核病接触史、PPD试验及T-Spot检查鉴别
治疗
一般治疗：治疗原发病、加强护理和支持疗法等
抗真菌治疗：首选两性霉素B，也可并用两性霉素B脂质体、5-氟胞嘧啶、伊曲康唑、酮康唑等，剂量用法同念珠菌病

1. 定义

（1）是由致病曲霉（丝状真菌）所致的疾病。

（2）引起人类疾病常见的有烟曲霉和黄曲霉。

2. 病因和发病机制

（1）曲霉属条件致病菌。

（2）曲霉孢子可触发 IgE 介导的变态反应。

（3）主要经呼吸道吸入侵犯肺部。

3. 临床表现

（1）肺曲霉病　最常见，临床分两型。①曲霉性支气管–肺炎：急性起病者高热或不规则发热、咳嗽、咳绿色脓痰；慢性者见反复咳嗽、咯血。X 线检查肺部可见弥漫性斑片状模糊阴影。②球型肺曲霉病：常在慢性肺疾患基础上发生，多数患者无症状或表现原发病症状，或出现发热、咳嗽、咳含绿色颗粒的黏液脓痰，可反复咯血。肺部 X 线检查可见圆形曲霉球悬在空洞内，形成一个新月体透亮区，有重要诊断价值。

（2）变态反应性曲霉病　曲霉孢子引起过敏性鼻炎、支气管哮喘或变应性肺曲霉病。痰中可检出大量嗜酸性粒细胞和菌丝，培养见烟熏色曲霉生长。血嗜酸性粒细胞增多，血清 IgE＞1000 ng/ml。

（3）全身性曲霉病　曲霉多由肺部病灶进入血液循环，播散至全身多个脏器。临床上以发热、全身中毒症状和栓塞最常见。

4. 诊断

（1）病原体检查　标本直接涂片可见菌丝或曲霉孢子，培养见曲霉生长，多次阳性且为同一菌种有诊断价值。

（2）病理组织检查　活体组织检查对播散性曲霉病，可及时作出诊断。

五、组织胞浆菌病

速览导引图

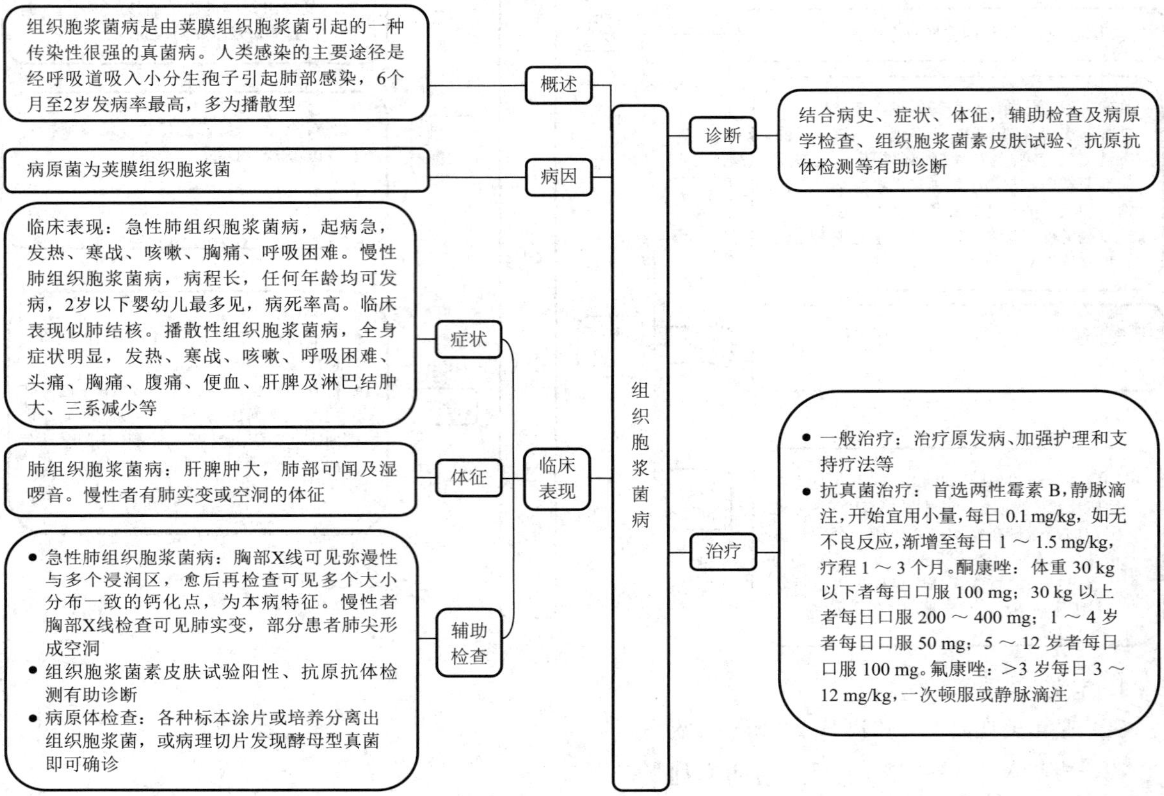

组织胞浆菌病
概述
组织胞浆菌病是由荚膜组织胞浆菌引起的一种传染性很强的真菌病。人类感染的主要途径是经呼吸道吸入小分生孢子引起肺部感染，6个月至2岁发病率最高，多为播散型
病因
病原菌为荚膜组织胞浆菌
临床表现
症状
临床表现：急性肺组织胞浆菌病，起病急，发热、寒战、咳嗽、胸痛、呼吸困难。慢性肺组织胞浆菌病，病程长，任何年龄均可发病，2岁以下婴幼儿最多见，病死率高。临床表现似肺结核。播散性组织胞浆菌病，全身症状明显，发热、寒战、咳嗽、呼吸困难、头痛、胸痛、腹痛、便血、肝脾及淋巴结肿大、三系减少等
体征
肺组织胞浆菌病：肝脾肿大，肺部可闻及湿啰音。慢性者有肺实变或空洞的体征
辅助检查
急性肺组织胞浆菌病：胸部X线可见弥漫性与多个浸润区，愈后再检查可见多个大小分布一致的钙化点，为本病特征。慢性者胸部X线检查可见肺实变，部分患者肺尖形成空洞
组织胞浆菌素皮肤试验阳性、抗原抗体检测有助诊断
病原体检查：各种标本涂片或培养分离出组织胞浆菌，或病理切片发现酵母型真菌即可确诊
诊断
结合病史、症状、体征，辅助检查及病原学检查、组织胞浆菌素皮肤试验、抗原抗体检测等有助诊断
治疗
一般治疗：治疗原发病、加强护理和支持疗法等
抗真菌治疗：首选两性霉素B，静脉滴注，开始宜用小量，每日0.1 mg/kg，如无不良反应，渐增至每日1～1.5 mg/kg，疗程1～3个月。酮康唑：体重30 kg以下者每日口服100 mg；30 kg以上者每日口服200～400 mg；1～4岁者每日口服50 mg；5～12岁者每日口服100 mg。氟康唑：>3岁每日3～12 mg/kg，一次顿服或静脉滴注

1. 定义

（1）是由荚膜组织胞浆菌引起的一种传染性很强的真菌病。

（2）人类感染的主要途径是经呼吸道吸入小分生孢子引起肺部感染。

（3）免疫功能低下者经血源播散到单核－巨噬细胞系统，累及全身各脏器。

（4）Ⅱ型和Ⅳ型变态反应参与。

（5）本病半数患者为儿童，以6个月至2岁发病率最高，且多为播散型。

2. 临床表现

一般分为3型。

（1）急性肺组织胞浆菌病　起病急，发热、咳嗽、胸痛、呼吸困难，肺部可闻及湿啰音，肝脾肿大，胸部X线检查可见弥漫性与多个浸润区，愈后可见多个大小分布一致的钙化点，为本病特征。

（2）慢性肺组织胞浆菌病　2岁以下婴幼儿最多见，病死率高。胸部X线检查可见肺实变，部分患者肺尖形成空洞。病情加重最终致肺纤维化和肺功能减退。

（3）播散性组织胞浆菌病　多数患者免疫功能低下，1/3发生于婴幼儿。起病急缓不一，全身症状明显，

发热、咳嗽、呼吸困难、头痛、胸痛、腹痛、便血、肝脾及淋巴结肿大、血三系减少。

3. 诊断

（1）病原体检查　标本涂片或培养分离出组织胞浆菌，或病理切片发现酵母型真菌即可确诊。

（2）组织胞浆菌素皮肤试验　阳性提示过去或现在有感染。

（3）组织胞浆菌抗体检测　①补体结合试验：抗体滴度≥1∶8 或近期升高 4 倍以上为阳性。②酶联免疫吸附试验：简便易行，滴度≥1∶16 为阳性。

（4）组织胞浆菌抗原检测　从血清、尿液、脑脊液中检出抗原示活动性感染。

4. 鉴别诊断

与儿童血液病或肺结核鉴别。

六、抗真菌治疗

（一）念珠菌病

1. 制霉菌素

（1）局部用药　治疗皮肤黏膜感染。

（2）口服　治疗肠道念珠菌病。

（3）雾化吸入　治疗呼吸系统念珠菌病。

2. 两性霉素 B

治疗全身念珠菌病的首选药物。

3. 5－氟胞嘧啶

口服系统性抗真菌化学药物，对白念珠菌有良好的抑制作用。

4. 酮康唑

抗菌谱广，口服体内吸收良好，对念珠菌病疗效显著。

5. 氟康唑

体内抗真菌活性比酮康唑强，对念珠菌有效。

（二）隐球菌病

1. 两性霉素 B

是目前治疗隐球菌病的首选药物。

2. 其他药物

5－氟胞嘧啶对隐球菌有良好的抑制作用。可与两性霉素 B 合用，治疗全身性隐球菌病。

（三）其他真菌病

1. 曲霉病的抗真菌治疗可首选两性霉素 B，也可并用 5－氟胞嘧啶、伊曲康唑等。
2. 组织胞浆菌病的治疗首选两性霉素 B。

临床病例分析

患儿，男，6 岁。因发现腹部肿物半月余入院，无明显发热。入院查体：神志清，精神可，反应好，浅表淋巴结未及肿大，心肺及腹部无殊，四肢脊柱未见异常，生理反射存在，病理反射未引出。CT 检查提示：后腹膜多发结节。血常规示白细胞计数 18.53×10^9/L，淋巴细胞 9.4%，中性粒细胞 85.5%，血红蛋白 130 g/L，血小板计数 689×10^9/L，超敏 C 反应蛋白 93 mg/L。腹部 B 超示：脾脏散在多个细小低回声区；胰腺周围及后腹膜多个低回声包块，最大 6.2 cm×6.0 cm×3.7 cm，淋巴瘤可能。血清隐球菌乳胶凝集试验阳性。

思考

1. 本病例最可能的诊断是什么？有何依据？最可能的病原菌是什么？
2. 需要和哪些疾病鉴别？进一步确诊需要哪些检查？
3. 该如何拟定治疗方案？

解析

1. 本病案最可能的诊断是腹部真菌感染。诊断依据是：发现腹部肿物半月余，CT检查提示后腹膜多发结节。腹部B超示脾脏散在多个细小低回声区；胰腺周围及后腹膜多个低回声包块，淋巴瘤可能。血清隐球菌乳胶凝集试验阳性。最可能的病原是新型隐球菌。
2. 需要和淋巴瘤、腹腔结核鉴别。有腹部肿块，结合腹部CT及腹部B超，不能排除。
3. 需进一步查PPD，T－Spot及腹腔淋巴结活检。
4. 治疗方案是氟康唑联合5－氟胞嘧啶。

第五节　寄生虫病

重点	儿科常见寄生虫病的临床表现、诊断、鉴别诊断和治疗
难点	儿科常见寄生虫病的特点
考点	儿科常见寄生虫病的临床表现、特点、诊断和治疗

一、蛔虫病

速览导引图

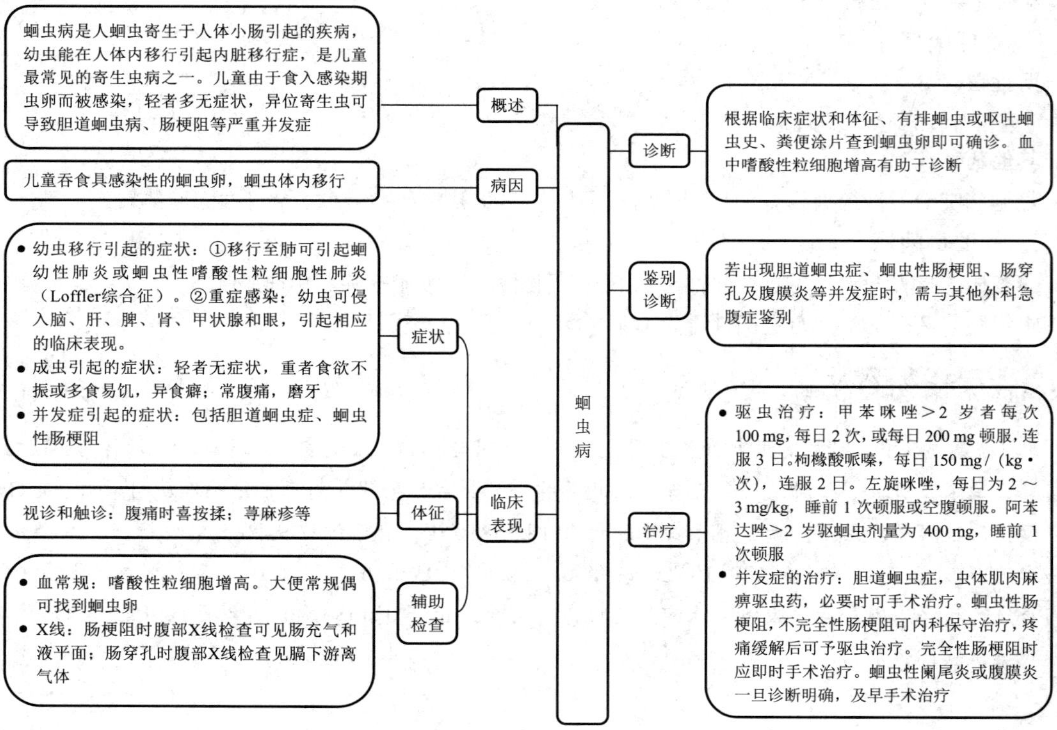
蛔虫病是人蛔虫寄生于人体小肠引起的疾病，幼虫能在人体内移行引起内脏移行症，是儿童最常见的寄生虫病之一。儿童由于食入感染期虫卵而被感染，轻者多无症状，异位寄生虫可导致胆道蛔虫病、肠梗阻等严重并发症
概述
儿童吞食具感染性的蛔虫卵，蛔虫体内移行
病因
• 幼虫移行引起的症状：①移行至肺可引起蛔幼性肺炎或蛔虫性嗜酸性粒细胞性肺炎（Loffler综合征）。②重症感染：幼虫可侵入脑、肝、脾、肾、甲状腺和眼，引起相应的临床表现。
• 成虫引起的症状：轻者无症状，重者食欲不振或多食易饥，异食癖；常腹痛，磨牙
• 并发症引起的症状：包括胆道蛔虫症、蛔虫性肠梗阻
症状
视诊和触诊：腹痛时喜按揉；荨麻疹等
体征
• 血常规：嗜酸性粒细胞增高。大便常规偶可找到蛔虫卵
• X线：肠梗阻时腹部X线检查可见肠充气和液平面；肠穿孔时腹部X线检查见膈下游离气体
辅助检查
临床表现
蛔虫病
诊断
根据临床症状和体征、有排蛔虫或呕吐蛔虫史、粪便涂片查到蛔虫卵即可确诊。血中嗜酸性粒细胞增高有助于诊断
鉴别诊断
若出现胆道蛔虫症、蛔虫性肠梗阻、肠穿孔及腹膜炎等并发症时，需与其他外科急腹症鉴别
治疗
• 驱虫治疗：甲苯咪唑>2岁者每次100 mg，每日2次，或每日200 mg顿服，连服3日。枸橼酸哌嗪，每日150 mg/(kg·次)，连服2日。左旋咪唑，每日为2～3 mg/kg，睡前1次顿服或空腹顿服。阿苯达唑>2岁驱蛔虫剂量为400 mg，睡前1次顿服
• 并发症的治疗：胆道蛔虫症，虫体肌肉麻痹驱虫药，必要时可手术治疗。蛔虫性肠梗阻，不完全性肠梗阻可内科保守治疗，疼痛缓解后可予驱虫治疗。完全性肠梗阻时应即时手术治疗。蛔虫性阑尾炎或腹膜炎一旦诊断明确，及早手术治疗

1. 定义

（1）人蛔虫成虫寄生于人体小肠引起的疾病，是儿童最常见的寄生虫病之一。

（2）蛔虫幼虫引起内脏移行症。

（3）食入感染期虫卵。

（4）异位寄生虫可导致胆道蛔虫病、肠梗阻等严重并发症。

2. 病因和流行病学

（1）病因　吞食具感染性蛔虫卵，蛔虫体内移行。

（2）流行病学　①蛔虫病患者是主要传染源。②生吃附有感染性虫卵的食物是主要传染途径。③感染率学龄前儿童高，农村高于城市。

3. 临床表现

（1）幼虫移行引起的症状　①蛔幼性肺炎或蛔虫性嗜酸性粒细胞性肺炎。②重症感染：幼虫可侵入脑、肝、脾、肾和眼，引起相应临床表现。

（2）成虫引起的症状　食欲异常，异食癖，腹痛，磨牙，荨麻疹、哮喘等过敏症状。

（3）并发症　①胆道蛔虫症最常见。②蛔虫性肠梗阻。③肠穿孔及腹膜炎。

4. 诊断

根据临床症状和体征、有排蛔虫或呕吐蛔虫史、粪便涂片查到蛔虫卵即可确诊。血中嗜酸性粒细胞增高有助于诊断。

5. 治疗

（1）驱虫治疗　①甲苯咪唑是治疗蛔虫病的首选药物之一，＞2 岁每次 100 mg，每日 2 次，连服 3 日。②枸橼酸哌嗪。③左旋咪唑。④阿苯达唑。

（2）并发症的治疗　如胆道蛔虫症、蛔虫性肠梗阻、蛔虫性阑尾炎或腹膜炎等。

二、蛲虫病

速览导引图

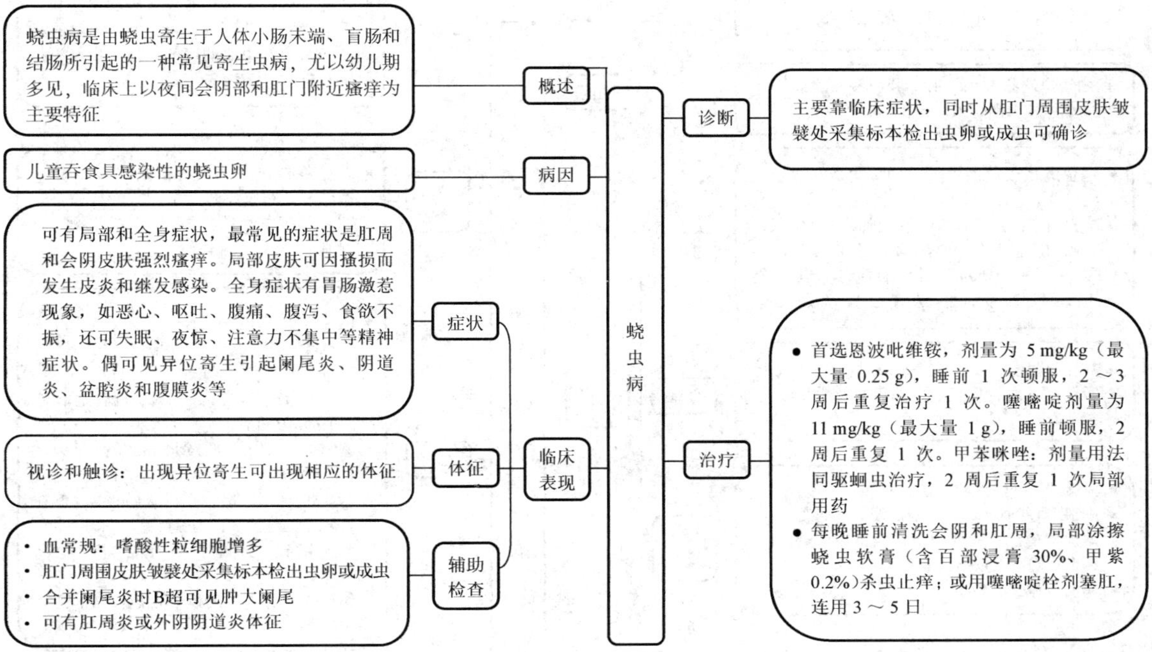
蛲虫病
概述
蛲虫病是由蛲虫寄生于人体小肠末端、盲肠和结肠所引起的一种常见寄生虫病，尤以幼儿期多见，临床上以夜间会阴部和肛门附近瘙痒为主要特征
病因
儿童吞食具感染性的蛲虫卵
临床表现
症状
可有局部和全身症状，最常见的症状是肛周和会阴皮肤强烈瘙痒。局部皮肤可因搔损而发生皮炎和继发感染。全身症状有胃肠激惹现象，如恶心、呕吐、腹痛、腹泻、食欲不振，还可失眠、夜惊、注意力不集中等精神症状。偶可见异位寄生引起阑尾炎、阴道炎、盆腔炎和腹膜炎等
体征
视诊和触诊：出现异位寄生可出现相应的体征
辅助检查
• 血常规：嗜酸性粒细胞增多
• 肛门周围皮肤皱襞处采集标本检出虫卵或成虫
• 合并阑尾炎时B超可见肿大阑尾
• 可有肛周炎或外阴阴道炎体征
诊断
主要靠临床症状，同时从肛门周围皮肤皱襞处采集标本检出虫卵或成虫可确诊
治疗
• 首选恩波吡维铵，剂量为 5 mg/kg（最大量 0.25 g），睡前 1 次顿服，2～3 周后重复治疗 1 次。噻嘧啶剂量为 11 mg/kg（最大量 1 g），睡前顿服，2 周后重复 1 次。甲苯咪唑：剂量用法同驱蛔虫治疗，2 周后重复 1 次局部用药
• 每晚睡前清洗会阴和肛周，局部涂擦蛲虫软膏（含百部浸膏 30%、甲紫 0.2%）杀虫止痒；或用噻嘧啶栓剂塞肛，连用 3～5 日

1. 定义

（1）是由蛲虫寄生于人体小肠末端、盲肠和结肠所引起的一种常见寄生虫病。

（2）幼儿期多见。

（3）临床上以夜间会阴部和肛门附近瘙痒为主要特征。

2. 病因和流行病学

（1）病因　吞食感染性蛲虫卵。

（2）传染源　蛲虫患者。

（3）传播途径　经粪–口传播。

（4）人群普遍易感　经常在集体儿童机构和家庭中传播。

（5）感染率　一般城市高于农村。

3. 临床表现

（1）局部症状　最常见的症状是肛周和会阴皮肤强烈瘙痒最常见。

（2）全身症状　胃肠激惹现象，睡眠不安、注意力不集中等精神症状。

（3）外周血　见嗜酸性粒细胞增多。

4. 诊断

主要靠临床症状，同时从肛门周围皮肤皱襞处采集标本检出虫卵或成虫可确诊。

5. 治疗

（1）驱虫治疗　①恩波吡维铵是治疗蛲虫感染的首选药物。剂量为 5 mg/kg（最大量 0.25 g），睡前 1 次顿服，2～3 周后重复治疗 1 次。②噻嘧啶。③甲苯咪唑。

（2）局部用药　局部涂擦蛲虫软膏杀虫止痒；或用噻嘧啶栓剂塞肛。

三、钩虫病（ancylostomiasis）

速览导引图

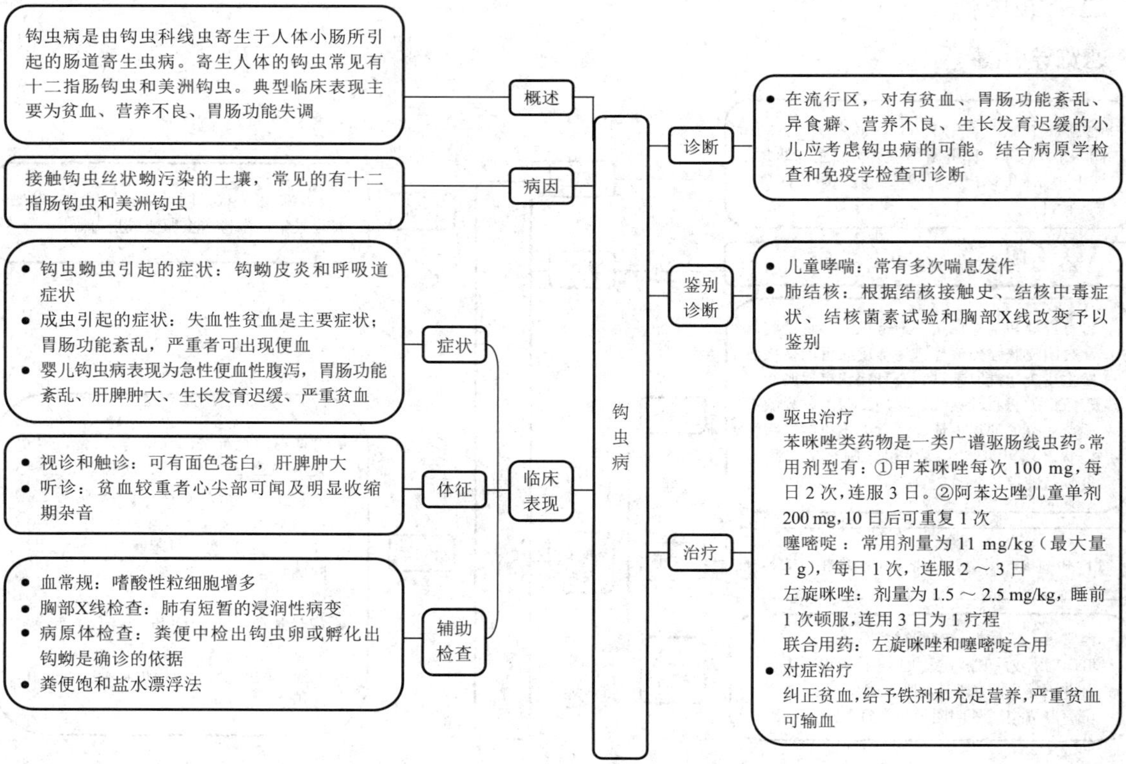

钩虫病
概述
钩虫病是由钩虫科线虫寄生于人体小肠所引起的肠道寄生虫病。寄生人体的钩虫常见有十二指肠钩虫和美洲钩虫。典型临床表现主要为贫血、营养不良、胃肠功能失调
病因
接触钩虫丝状蚴污染的土壤，常见的有十二指肠钩虫和美洲钩虫
临床表现
症状
● 钩虫蚴虫引起的症状：钩蚴皮炎和呼吸道症状
● 成虫引起的症状：失血性贫血是主要症状；胃肠功能紊乱，严重者可出现便血
● 婴儿钩虫病表现为急性便血性腹泻，胃肠功能紊乱、肝脾肿大、生长发育迟缓、严重贫血
体征
● 视诊和触诊：可有面色苍白，肝脾肿大
● 听诊：贫血较重者心尖部可闻及明显收缩期杂音
辅助检查
● 血常规：嗜酸性粒细胞增多
● 胸部X线检查：肺有短暂的浸润性病变
● 病原体检查：粪便中检出钩虫卵或孵化出钩蚴是确诊的依据
● 粪便饱和盐水漂浮法
诊断
● 在流行区，对有贫血、胃肠功能紊乱、异食癖、营养不良、生长发育迟缓的小儿应考虑钩虫病的可能。结合病原学检查和免疫学检查可诊断
鉴别诊断
● 儿童哮喘：常有多次喘息发作
● 肺结核：根据结核接触史、结核中毒症状、结核菌素试验和胸部X线改变予以鉴别
治疗
● 驱虫治疗
苯咪唑类药物是一类广谱驱肠线虫药。常用剂型有：①甲苯咪唑每次 100 mg，每日 2 次，连服 3 日。②阿苯达唑儿童单剂 200 mg，10 日后可重复 1 次
噻嘧啶：常用剂量为 11 mg/kg（最大量 1 g），每日 1 次，连服 2～3 日
左旋咪唑：剂量为 1.5～2.5 mg/kg，睡前 1 次顿服，连用 3 日为 1 疗程
联合用药：左旋咪唑和噻嘧啶合用
● 对症治疗
纠正贫血，给予铁剂和充足营养，严重贫血可输血

1. 定义

（1）是由钩虫科线虫寄生于人体小肠所引起的肠道寄生虫病。

（2）以十二指肠钩虫和美洲钩虫常见。

（3）典型临床表现主要为贫血、营养不良、胃肠功能失调。

2. 病因和流行病学

（1）病因为接触钩虫丝状蚴。幼虫移行后最终在小肠发育为成虫。

（2）钩虫病患者为主要传染源。

（3）皮肤接触污染的土壤是主要感染途径。

（4）感染率农村高于城市。

3. 临床表现

（1）钩蚴引起的症状　①钩蚴皮炎。②呼吸道症状。

（2）成虫引起的症状　①贫血：失血性贫血是主要症状。②消化道症状：胃肠功能紊乱，严重者可出现便血。

（3）婴儿钩虫病　临床表现为急性便血性腹泻，胃肠功能紊乱、肝脾肿大、生长发育迟缓、严重贫血，大多数患儿周围血白细胞总数和嗜酸性粒细胞显著增高。

4. 诊断

（1）临床表现　在流行区，对有贫血、胃肠功能紊乱、异食癖、营养不良、生长发育迟缓的小儿应考虑钩虫病可能。

（2）病原体检查　标本中检出钩虫卵或孵化出钩蚴是确诊依据。

（3）免疫学诊断　钩虫虫体抗原进行皮内试验阳性者结合流行病学及临床特点可作出早期诊断。

5. 治疗

（1）驱虫治疗　①甲苯咪唑。②噻嘧啶。③左旋咪唑。④联合用药：左旋咪唑和噻嘧啶合用可提高疗效。

（2）对症治疗　纠正贫血，给予铁剂和充足营养。

（华春珍）

第十一章　消化系统疾病

第一节　儿童消化系统解剖生理特点

重点	儿童消化系统解剖生理特点
难点	儿童消化系统解剖生理特点
考点	儿童消化系统解剖生理特点

速览导引图

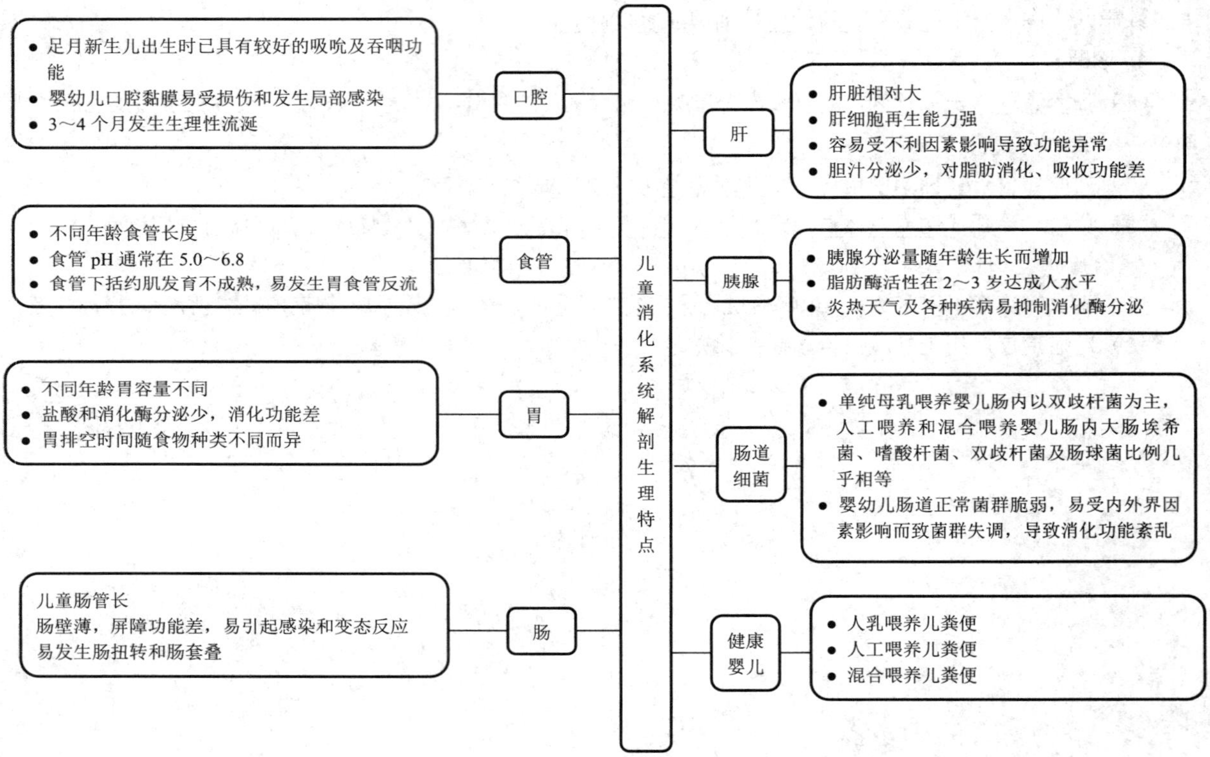

儿童消化系统解剖生理特点
口腔
● 足月新生儿出生时已具有较好的吸吮及吞咽功能
● 婴幼儿口腔黏膜易受损伤和发生局部感染
● 3～4 个月发生生理性流涎
食管
● 不同年龄食管长度
● 食管 pH 通常在 5.0～6.8
● 食管下括约肌发育不成熟，易发生胃食管反流
胃
● 不同年龄胃容量不同
● 盐酸和消化酶分泌少，消化功能差
● 胃排空时间随食物种类不同而异
肠
儿童肠管长
肠壁薄，屏障功能差，易引起感染和变态反应
易发生肠扭转和肠套叠
肝
● 肝脏相对大
● 肝细胞再生能力强
● 容易受不利因素影响导致功能异常
● 胆汁分泌少，对脂肪消化、吸收功能差
胰腺
● 胰腺分泌量随年龄生长而增加
● 脂肪酶活性在 2～3 岁达成人水平
● 炎热天气及各种疾病易抑制消化酶分泌
肠道细菌
● 单纯母乳喂养婴儿肠内以双歧杆菌为主，人工喂养和混合喂养婴儿肠内大肠埃希菌、嗜酸杆菌、双歧杆菌及肠球菌比例几乎相等
● 婴幼儿肠道正常菌群脆弱，易受内外界因素影响而致菌群失调，导致消化功能紊乱
健康婴儿
● 人乳喂养儿粪便
● 人工喂养儿粪便
● 混合喂养儿粪便

一、口腔生理特点

1. 足月新生儿出生时已具有较好的吸吮及吞咽功能。
2. 婴幼儿口腔黏膜易受损伤和发生局部感染。
3. 3～4 个月发生生理性流涎。

二、食管生理特点

1. 不同年龄食管长度。

2. 食管 pH 通常在 5.0～6.8。

3. 食管下括约肌发育不成熟，易发生胃食管反流。

三、胃

1. 不同年龄胃容量不同。

2. 盐酸和消化酶分泌少，消化功能差。

3. 胃排空时间随食物种类不同而异。

四、肠

1. 儿童肠管长。

2. 肠壁薄，屏障功能差，易引起感染和变态反应。

3. 易发生肠扭转和肠套叠。

五、肝

1. 肝脏相对大。

2. 肝细胞再生能力强。

3. 容易受不利因素影响导致功能异常。

4. 胆汁分泌少，对脂肪消化、吸收功能差。

六、胰腺

1. 胰腺分泌量随年龄生长而增加。

2. 脂肪酶活性在 2～3 岁达成人水平。

3. 炎热天气及各种疾病易抑制消化酶分泌。

七、肠道细菌

1. 单纯母乳喂养婴儿肠内以双歧杆菌为主，人工喂养和混合喂养婴儿肠内大肠埃希菌、嗜酸杆菌、双歧杆菌及肠球菌比例几乎相等。

2. 婴幼儿肠道正常菌群脆弱，易受内外界因素影响而致菌群失调，导致消化功能紊乱。

八、健康婴儿大便

1. 人乳喂养儿粪便。

2. 人工喂养儿粪便。

3. 混合喂养儿粪便。

第二节　口　炎

重点	不同口炎的发病机制、临床表现、诊断、鉴别诊断与治疗原则
难点	不同口炎的诊断
考点	不同口炎的诊断与治疗

速览导引图

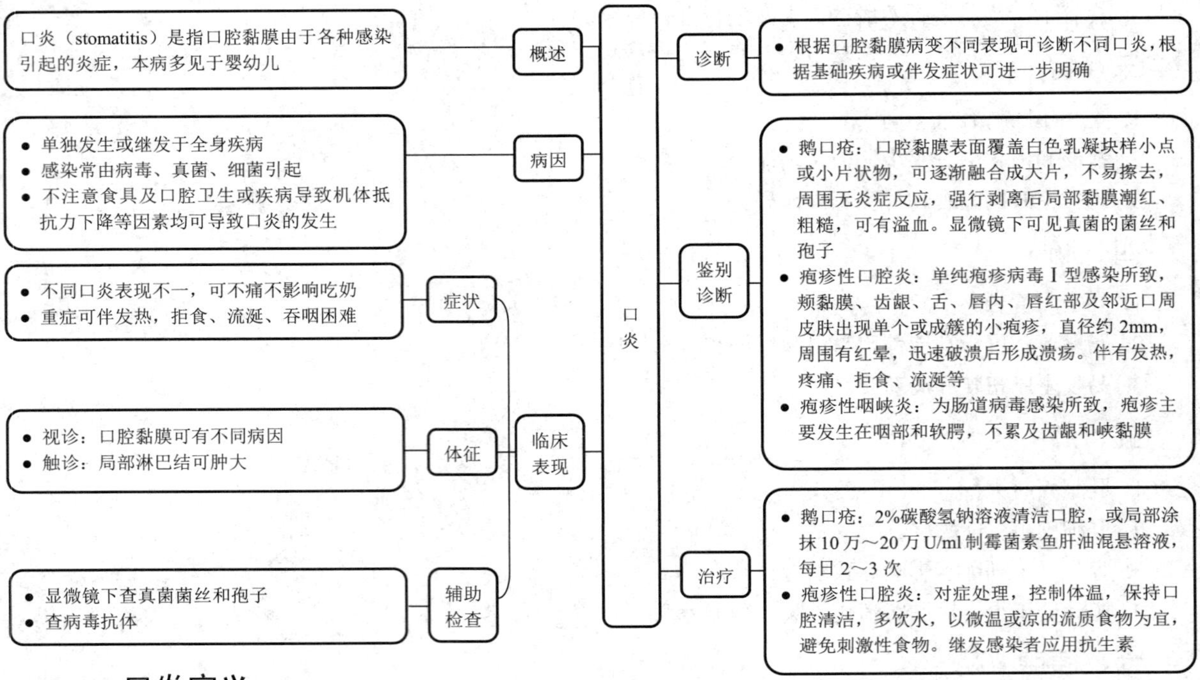
口炎（stomatitis）是指口腔黏膜由于各种感染引起的炎症，本病多见于婴幼儿
概述
口炎
诊断
● 根据口腔黏膜病变不同表现可诊断不同口炎，根据基础疾病或伴发症状可进一步明确
● 单独发生或继发于全身疾病
● 感染常由病毒、真菌、细菌引起
● 不注意食具及口腔卫生或疾病导致机体抵抗力下降等因素均可导致口炎的发生
病因
鉴别诊断
● 鹅口疮：口腔黏膜表面覆盖白色乳凝块样小点或小片状物，可逐渐融合成大片，不易擦去，周围无炎症反应，强行剥离后局部黏膜潮红、粗糙，可有溢血。显微镜下可见真菌的菌丝和孢子
● 疱疹性口腔炎：单纯疱疹病毒Ⅰ型感染所致，颊黏膜、齿龈、舌、唇内、唇红部及邻近口周皮肤出现单个或成簇的小疱疹，直径约2mm，周围有红晕，迅速破溃后形成溃疡。伴有发热，疼痛、拒食、流涎等
● 疱疹性咽峡炎：为肠道病毒感染所致，疱疹主要发生在咽部和软腭，不累及齿龈和峡黏膜
● 不同口炎表现不一，可不痛不影响吃奶
● 重症可伴发热，拒食、流涎、吞咽困难
症状
● 视诊：口腔黏膜可有不同病因
● 触诊：局部淋巴结可肿大
体征
临床表现
● 显微镜下查真菌菌丝和孢子
● 查病毒抗体
辅助检查
治疗
● 鹅口疮：2%碳酸氢钠溶液清洁口腔，或局部涂抹10万～20万U/ml制霉菌素鱼肝油混悬溶液，每日2～3次
● 疱疹性口腔炎：对症处理，控制体温，保持口腔清洁，多饮水，以微温或凉的流质食物为宜，避免刺激性食物。继发感染者应用抗生素

一、口炎定义

（1）口炎是指口腔黏膜由于各种感染引起的炎症。

（2）若病变限于局部，如舌、齿龈、口角，亦可称为舌炎、齿龈炎或口角炎。

（3）多见于婴幼儿。

二、鹅口疮

1. 定义

为白念珠菌感染在口腔黏膜表面形成白色斑膜的疾病。多见于新生儿和婴幼儿。新生儿多由产道感染或因哺乳时污染的奶头和乳具获得感染。

2. 病因和发病机制

（1）腹泻、营养不良。

（2）长期使用广谱抗生素或类固醇激素等。

3. 临床表现

症状

（1）轻症　不痛、不流涎，不影响吃奶。

（2）重症　低热、拒食、吞咽困难。

体征：口腔黏膜表面覆盖白色乳凝块样小点或小片状物，可逐渐融合成大片，不易擦去，强行剥离后局部黏膜潮红、粗糙。

4. 特殊检查

白膜在显微镜下可见真菌的菌丝和孢子。

5. 诊断

依据新生儿和婴儿口腔黏膜表面有覆盖白色乳凝块样小点或小片状物不难诊断。显微镜下观察白膜的真菌菌丝和孢子也可诊断。

6. 治疗

（1）口腔局部护理，2%碳酸氢钠溶液清洁口腔，或局部涂抹 10 万～20 万 U/ml 制霉菌素鱼肝油混悬溶液。

（2）口服肠道微生态制剂。

（3）一般不需口服抗真菌药物。

7. 预防

（1）注意哺乳卫生。

（2）加强营养。

（3）适当增加维生素 B_2 和维生素 C 摄入。

三、疱疹性口腔炎

1. 定义

为单纯疱疹病毒Ⅰ型感染所致。多见于 1～3 岁婴幼儿，发病无明显季节差异。

2. 病因

单纯疱疹病毒Ⅰ型感染。

3. 临床表现

症状

（1）发热　可高热，3～5 天恢复正常。

（2）疼痛，拒食、流涎，烦躁。

体征

（1）口腔黏膜有直径约 2 mm 小疱疹，周围有红晕，单个或成簇，破溃后形成溃疡或融合成不规则的大溃疡，有黄白色纤维素性分泌物覆盖，多数累及颊黏膜、齿龈、舌、唇内、唇红部及邻近口周皮肤，也可累及软腭、舌和咽部。

（2）淋巴结常肿大和压痛。

4. 诊断

1～3 岁婴幼儿颊黏膜、齿龈、舌、唇内、唇红部及邻近口周皮肤出现直径约 2 mm 小疱疹或伴溃疡，伴发热、拒食、流涎等可诊断。

5. 鉴别诊断

疱疹性咽峡炎为肠道病毒感染所致，可发热、口腔疱疹和溃疡，但疱疹主要发生在咽部和软腭，不累及齿龈和峡黏膜。

6. 治疗

（1）口腔局部护理，保持口腔清洁，局部可喷洒西瓜霜、锡类散等。

（2）饮食　多饮水，以微温或凉的流质食物为宜，避免刺激性食物。

（3）发热退热药对症处理。

临床病例分析

患儿，男，早产儿，现 2 月龄。腹泻 1 周后发现口腔白色物，吃奶正常。无发热，无咳嗽、气急。查体：体重 3.0 kg，口腔黏膜布满白色乳凝块样膜状物，心肺听诊无殊，腹软，肝脾肋下未及肿大，神经系统检查阴性。

思考

1. 本病例最可能的诊断是什么？有何依据？

2. 需要与哪些疾病作鉴别？进一步确诊需要做哪些检查？

3. 该如何拟定治疗方案？

解析

1. 最可能的诊断是鹅口疮。依据是2月龄早产儿，在腹泻后出现口腔白色膜状物，无发热及不影响吃奶。

2. 需与奶块鉴别。奶后口腔残留奶液会形成白色奶块，白色块状物容易擦去，而鹅口疮擦去困难，强行剥离后局部黏膜潮红、粗糙。进一步检查可取白色膜状物显微镜下观察真菌菌丝和孢子。

3. 治疗方案主要是口腔局部护理，哺乳前后用2%碳酸氢钠溶液清洁口腔，或局部涂抹10万～20万U/ml制霉菌素鱼肝油混悬溶液，每日2～3次。可口服肠道微生态制剂，抑制真菌生长。

第三节　胃食管反流病

重点	胃食管反流病的发病机制、临床表现、诊断、鉴别诊断与治疗
难点	胃食管反流病的诊断
考点	胃食管反流病的诊断与治疗

速览导引图

胃食管反流病

- 概述：胃食管反流是指胃内容物反流到食管甚至口咽部，婴幼儿以呕吐为主要表现，年长儿表现为反酸、胃灼热、吞咽疼痛等临床症状
- 病因：发病与抗反流屏障功能低下、食管廓清能力下降、食管黏膜屏障功能破坏以及胃、十二指肠功能失常有关
- 临床表现
  - 症状
    - 婴幼儿以呕吐为主要表现，多在进食后，呕吐物可有少量胆汁以及呕血。也可表现为溢乳，反刍。年长儿反酸、反胃、嗳气多见
    - 反流性食管炎表现：胃灼热，咽下疼痛，拒食，喂奶困难，吞咽困难，呕血和便血
    - 呼吸道感染，哮喘，窒息和呼吸暂停等呼吸道症状
    - 营养不良表现：体重不增，生长迟缓、贫血等
  - 体征
    - 视诊：消瘦，营养不良，贫血貌
    - 进食后呈现类似斜颈样的一种特殊“公鸡头样”怪异姿势，可伴有杵状指等
  - 特殊检查
    - 食管24小时pH值和阻抗监测是目前最可靠的检查方法
    - 食管钡餐造影可判断食管的形态、运动状况、钡剂反流和食管与胃连接部组织结构，观察是否存在食管裂孔疝等先天性疾患，及食管黏膜炎症、溃疡、狭窄及皱褶等改变
    - 食管内镜检查及黏膜活检判断是否存在反流性食管炎及Barrette食管
    - 食管动力功能检测了解食管运动情况及LES功能
- 诊断：凡不明原因反复呕吐、咽下困难、反复发作的慢性呼吸道感染、难治性哮喘、生长发育迟缓、营养不良、原因不明的哭吵、贫血、反复出现窒息、呼吸暂停等症状时，都应考虑到GERD的可能，针对不同情况，选择必要的辅助检查以明确诊断
- 鉴别诊断
  - 贲门失弛缓症：通过X线钡餐造影、内镜和食管测压检查可鉴别
  - 消化道器质性病变：如先天性幽门肥厚性狭窄、胃扭转、肠旋转不良、肠梗阻等，均可发生呕吐，应结合病史和体征及相应的检查作出鉴别
- 治疗：有合并症或影响生长发育者进行治疗，包括体位治疗、饮食治疗、药物治疗和手术治疗等
  - 体位治疗：抬高床头30°
  - 饮食治疗：稠厚饮食，少量多餐，年长儿以高蛋白低脂肪饮食为主。控制肥胖
  - 药物治疗：抑酸药如质子泵抑制剂或H_2受体拮抗剂是首选药物，疗程8～12周，胃排空障碍者可加用促胃肠动力药，如多潘立酮，4周疗程。可酌情应用黏膜保护剂
  - 外科治疗

1. 定义

（1）胃食管反流病（GERD）即病理性胃食管反流，是指胃内容物，包括从十二指肠流入胃的胆盐和胰酶等反流入食管甚至口咽部，引起食管炎、体重增长不良或呼吸系统并发症。

（2）病理性反流是由于 LES 的功能障碍和（或）与其功能有关的组织结构异常，以致 LES 压力低下而出现反流，可以于睡眠、仰卧位及空腹时发生。

2. 病因和发病机制

（1）抗反流屏障功能低下。

（2）食管廓清能力降低。

（3）食管黏膜的屏障功能破坏。

（4）胃、十二指肠功能失常。

3. 临床表现

（1）呕吐，年幼儿以呕吐、溢乳、反刍或吐泡沫等症状多见，多发生在进食后，年长儿以反胃、反酸、嗳气等症状多见。

（2）反流性食管炎　①胃灼热；②咽下疼痛；③呕血和便血。

（3）Barrette 食管。

（4）食管外症状。

1）呼吸系统疾病：①呼吸道感染；②哮喘；③窒息和呼吸暂停。

2）营养不良：体重不增和生长发育迟缓、贫血。

3）其他：如声音嘶哑、中耳炎、鼻窦炎、反复口腔溃疡、龋齿等。部分患儿可出现精神、神经症状，如①Sandifer 综合征；②婴儿哭吵综合征。

4. 特殊检查

（1）食管钡餐造影。

（2）食管 pH 动态监测和阻抗监测，是目前最可靠的方法。

（3）胃－食管放射性核素闪烁扫描了解食管运动功能。

（4）食管内镜检查及黏膜活检。

（5）食管胆汁反流动态监测。

（6）食管动力功能检查。

5. 诊断

凡不明原因反复呕吐、咽下困难、反复发作的慢性呼吸道感染、难治性哮喘、生长发育迟缓、营养不良、原因不明的哭吵、贫血、反复出现窒息、呼吸暂停等症状时，都应考虑到 GERD 的可能，针对不同情况，选择必要的辅助检查以明确诊断。

6. 鉴别诊断

（1）贲门失弛缓症　又称贲门痉挛，是指食管下括约肌松弛障碍导致的食管功能性梗阻。婴幼儿表现为喂养困难、呕吐，重症可伴有营养不良、生长发育迟缓。年长儿诉胸痛和烧心感、反胃。通过 X 线钡餐造影、内镜和食管测压等可确诊。

（2）以呕吐为主要表现的婴幼儿，需除外其他消化道器质性病变，如先天性幽门肥厚性狭窄、胃扭转、肠旋转不良、肠梗阻等。

（3）对反流性食管炎伴并发症的患儿，必须排除由于物理性、化学性、生物性等致病因素所引起组织损伤而出现的类似症状。

7. 治疗

有合并症或影响生长发育者必须及时进行治疗。包括体位治疗、饮食治疗、药物治疗和手术治疗。

（1）体位治疗　将床头抬高30°，小婴儿的最佳体位为前倾俯卧位，但为防止婴儿猝死综合征的发生，睡眠时应采取左侧卧位。儿童在清醒状态下最佳体位为直立位和坐位，睡眠时保持左侧卧位及上体抬高，减少反流频率及反流物误吸。

（2）饮食疗法　以稠厚饮食为主，少量多餐；年长儿亦应少量多餐，以高蛋白低脂肪饮食为主，睡前2小时不予进食，避免食用降低LES张力和增加胃酸分泌的食物，如酸性饮料、高脂饮食、巧克力和辛辣食品。控制肥胖，不吸烟及避免被动吸烟。

（3）药物治疗　①促胃肠动力药（prokinetic agents）：多潘立酮（domperidone），每次0.2～0.3 mg/kg，每日3次，饭前半小时及睡前口服，疗程4周。②抗酸和抑酸药：疗程8～12周。1）抑酸药：H_2受体拮抗剂或质子泵抑制剂（PPI）。2）中和胃酸药：如氢氧化铝凝胶，多用于年长儿。③黏膜保护剂：疗程4～8周。可选用硫醣铝、硅酸铝盐、磷酸铝等。

（4）外科治疗　考虑外科手术指征：①内科治疗6～8周无效，有严重并发症（消化道出血、营养不良、生长发育迟缓）。②严重食管炎伴溃疡、狭窄或发现有食管裂孔疝者。③有严重的呼吸道并发症，如呼吸道梗阻、反复发作吸入性肺炎或窒息、伴支气管肺发育不良者。④合并严重神经系统疾病。

临床病例分析

患儿，男，足月剖宫产，现1岁1月。反复呕吐1年，反复进食后，咳嗽后，运动后都明显，呕吐胃内容物，无呕血，反复口服“益生菌”无改善。查体：体重7.5 kg，双肺听诊呼吸音粗，未闻及啰音，心脏听诊正常，腹软，肝脾肋下未及肿大，神经系统检查阴性。

思考

1. 本病例最可能的诊断是什么？有何依据？

2. 需要与哪些疾病作鉴别？进一步确诊需要做哪些检查？

3. 该如何拟定治疗方案？

解析

1. 最可能的诊断是胃食管反流病。诊断依据是1岁1月幼儿，婴儿期起病以呕吐为主要表现，进食后、运动后明显，体重偏轻，没有明显阳性体征。

2. 需要与贲门失弛缓症、肠旋转不良伴肠扭转鉴别。贲门失弛缓症也有呕吐、吞咽困难、胸痛、伴有营养不良、生长发育迟滞等表现。可通过X线钡餐造影、内镜和食管测压等可确诊。肠旋转不良伴肠扭转可有反复呕吐、腹痛等表现，可进一步通过消化道造影来明确。

3. 主要为体位治疗、饮食治疗和药物治疗等。体位治疗中，儿童在清醒状态下最佳体位为直立位和坐位，睡眠时保持左侧卧位及上体抬高。饮食治疗包括应少量多餐，以高蛋白低脂肪饮食为主，睡前2小时不予进食，保持胃处于非充盈状态，避免食用降低LES张力和增加胃酸分泌的食物，如酸性饮料、高脂饮食、巧克力和辛辣食品。药物治疗以抑酸药物为主，主要为H_2受体拮抗剂或质子泵抑制剂，疗程8～12周，可也以用促胃肠动力药，如多潘立酮，疗程4周和黏膜保护剂，疗程4～8周。如内科治疗6～8周无效有严重并发症、严重食管炎伴溃疡、狭窄或发现有食管裂孔疝者、或有严重的呼吸道并发症，或合并严重神经系统疾病可考虑外科手术。

第四节　胃炎和消化性溃疡

重点	胃炎和消化性溃疡的病因、临床表现、诊断、鉴别诊断与治疗
难点	胃炎和消化性溃疡的诊断
考点	胃炎和消化性溃疡的诊断与治疗

一、胃炎

胃炎速览导引图

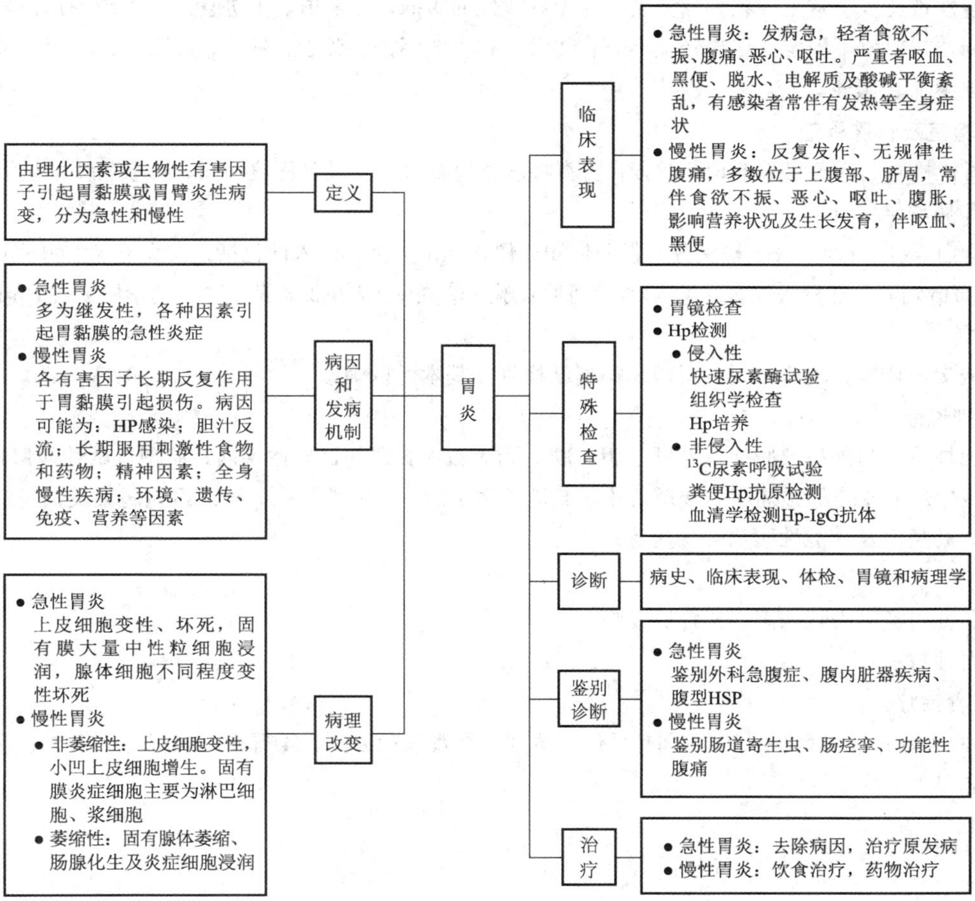
胃炎
定义
由理化因素或生物性有害因子引起胃黏膜或胃臂炎性病变，分为急性和慢性
病因和发病机制
● 急性胃炎
多为继发性，各种因素引起胃黏膜的急性炎症
● 慢性胃炎
各有害因子长期反复作用于胃黏膜引起损伤。病因可能为：HP感染；胆汁反流；长期服用刺激性食物和药物；精神因素；全身慢性疾病；环境、遗传、免疫、营养等因素
病理改变
● 急性胃炎
上皮细胞变性、坏死，固有膜大量中性粒细胞浸润，腺体细胞不同程度变性坏死
● 慢性胃炎
● 非萎缩性：上皮细胞变性，小凹上皮细胞增生。固有膜炎症细胞主要为淋巴细胞、浆细胞
● 萎缩性：固有腺体萎缩、肠腺化生及炎症细胞浸润
临床表现
● 急性胃炎：发病急，轻者食欲不振、腹痛、恶心、呕吐。严重者呕血、黑便、脱水、电解质及酸碱平衡紊乱，有感染者常伴有发热等全身症状
● 慢性胃炎：反复发作、无规律性腹痛，多数位于上腹部、脐周，常伴食欲不振、恶心、呕吐、腹胀，影响营养状况及生长发育，伴呕血、黑便
特殊检查
● 胃镜检查
● Hp检测
● 侵入性
快速尿素酶试验
组织学检查
Hp培养
● 非侵入性
13C尿素呼吸试验
粪便Hp抗原检测
血清学检测Hp-IgG抗体
诊断
病史、临床表现、体检、胃镜和病理学
鉴别诊断
● 急性胃炎
鉴别外科急腹症、腹内脏器疾病、腹型HSP
● 慢性胃炎
鉴别肠道寄生虫、肠痉挛、功能性腹痛
治疗
● 急性胃炎：去除病因，治疗原发病
● 慢性胃炎：饮食治疗，药物治疗

1. 定义

（1）胃炎是指由各种物理性、化学性或生物性有害因子引起的胃黏膜或胃壁炎性病变，可表现为食欲不振、恶心、呕吐、腹胀、腹痛等非特异性症状。

（2）根据病程分急性和慢性两种，后者发病率高。

2. 病因和发病机制

（1）急性胃炎　多为继发性，各种因素引起胃黏膜的急性炎症。

（2）慢性胃炎　是有害因子长期反复作用于胃黏膜引起损伤的结果，儿童以非萎缩性胃炎最常见，约占

90%～95%。病因可能为：①幽门螺杆菌（Hp）感染。②胆汁反流。③长期食（服）用刺激性食物和药物。④神经精神因素。⑤全身慢性疾病影响。⑥环境、遗传、免疫、营养等因素。

3. 病理改变

（1）急性胃炎　表现为上皮细胞变性、坏死，固有膜大量中性粒细胞浸润，无或极少有淋巴细胞、浆细胞，腺体细胞呈不同程度的变性坏死。

（2）慢性胃炎　①非萎缩性胃炎见上皮细胞变性，小凹上皮细胞增生，固有膜炎症细胞主要为淋巴细胞、浆细胞浸润。②萎缩性胃炎主要为固有腺体萎缩，肠腺化生及炎症细胞浸润。

4. 临床表现

（1）急性胃炎　发病急骤。①轻者仅有食欲不振、腹痛、恶心、呕吐。②严重者可出现呕血、黑便、脱水、电解质及酸碱平衡紊乱。③有感染者常伴有发热等全身中毒症状。

（2）慢性胃炎　①常见症状为反复发作、无规律性的腹痛，经常出现于进食过程中或餐后，多数位于上腹部、脐周，或部位不固定，疼痛轻重不一。②常伴有食欲不振、恶心、呕吐、腹胀，影响营养状况及生长发育。③伴呕血、黑便。

5. 实验室及特殊检查

（1）胃镜检查　为最可靠的诊断手段，可直接观察胃黏膜病变及其程度，同时可取病变部位组织进行幽门螺杆菌和病理学检查。

（2）幽门螺杆菌检测　Hp 检测分为侵入性和非侵入性两大类。侵入性包括：①快速尿素酶试验。②组织学检查；③Hp 培养。非侵入性有：①^{13}C 尿素呼吸试验。②粪便 Hp 抗原检测。③血清学检测抗 Hp-IgG 抗体。

6. 诊断

根据病史、体检、临床表现、胃镜和病理学检查，基本可以确诊。

7. 鉴别诊断

（1）急性胃炎与外科急腹症以及肝、胆、胰、肠等腹内脏器的器质性疾病、腹型过敏性紫癜相鉴别。

（2）慢性反复发作的腹痛应与肠道感染、肠道寄生虫病、急症性肠病、结缔组织病累及胃肠道、腹腔占位性病变、肠痉挛及功能性腹痛等疾病鉴别。

8. 治疗

（1）急性胃炎　去除病因，治疗原发病。

（2）慢性胃炎

1）饮食治疗。

2）药物治疗：①黏膜保护剂。②H_2 受体拮抗剂。③胃肠动力药。④有幽门螺杆菌感染者应进行规范的抗 Hp 治疗。

二、消化性溃疡

速览导引图

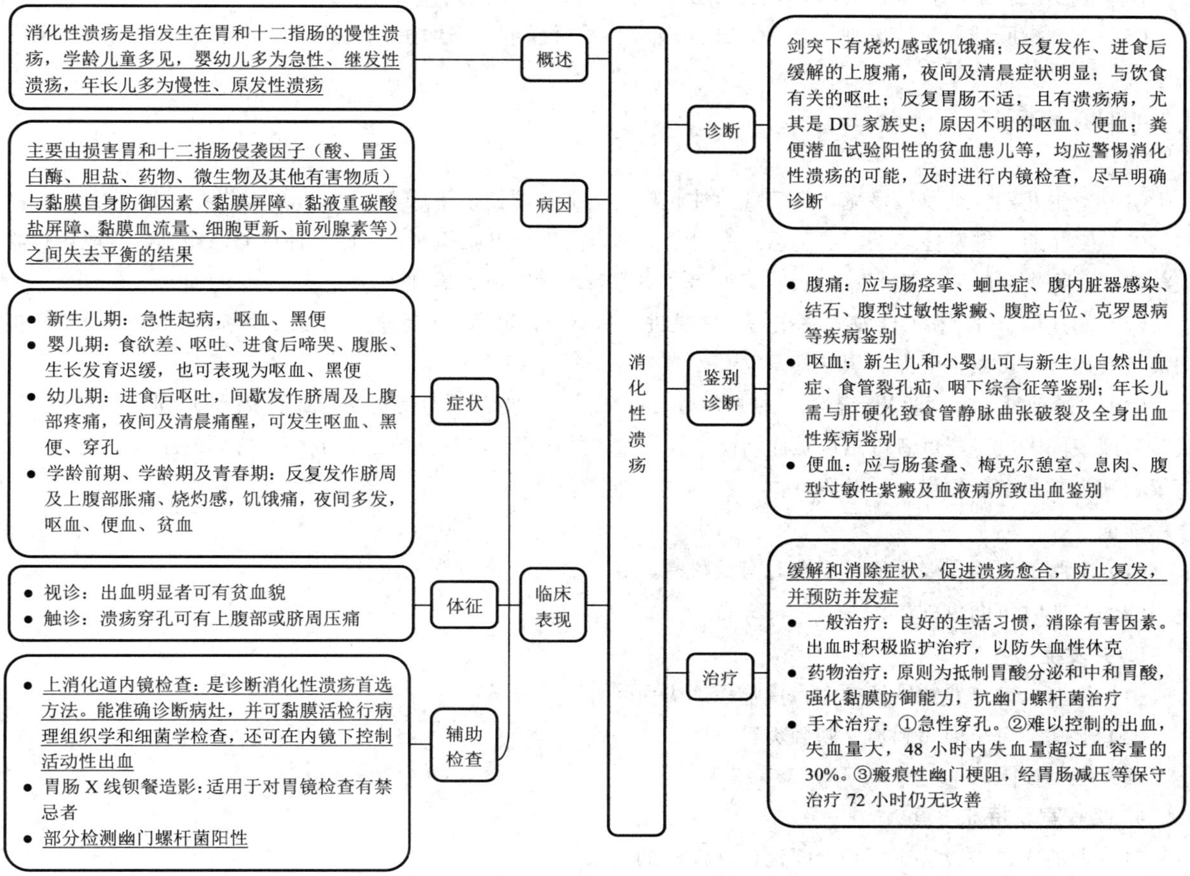
消化性溃疡
概述
消化性溃疡是指发生在胃和十二指肠的慢性溃疡，学龄儿童多见，婴幼儿多为急性、继发性溃疡，年长儿多为慢性、原发性溃疡
病因
主要由损害胃和十二指肠侵袭因子（酸、胃蛋白酶、胆盐、药物、微生物及其他有害物质）与黏膜自身防御因素（黏膜屏障、黏液重碳酸盐屏障、黏膜血流量、细胞更新、前列腺素等）之间失去平衡的结果
临床表现
症状
• 新生儿期：急性起病，呕血、黑便
• 婴儿期：食欲差、呕吐、进食后啼哭、腹胀、生长发育迟缓，也可表现为呕血、黑便
• 幼儿期：进食后呕吐，间歇发作脐周及上腹部疼痛，夜间及清晨痛醒，可发生呕血、黑便、穿孔
• 学龄前期、学龄期及青春期：反复发作脐周及上腹部胀痛、烧灼感，饥饿痛，夜间多发，呕血、便血、贫血
体征
• 视诊：出血明显者可有贫血貌
• 触诊：溃疡穿孔可有上腹部或脐周压痛
辅助检查
• 上消化道内镜检查：是诊断消化性溃疡首选方法。能准确诊断病灶，并可黏膜活检行病理组织学和细菌学检查，还可在内镜下控制活动性出血
• 胃肠X线钡餐造影：适用于对胃镜检查有禁忌者
• 部分检测幽门螺杆菌阳性
诊断
剑突下有烧灼感或饥饿痛；反复发作、进食后缓解的上腹痛，夜间及清晨症状明显；与饮食有关的呕吐；反复胃肠不适，且有溃疡病，尤其是DU家族史；原因不明的呕血、便血；粪便潜血试验阳性的贫血患儿等，均应警惕消化性溃疡的可能，及时进行内镜检查，尽早明确诊断
鉴别诊断
• 腹痛：应与肠痉挛、蛔虫症、腹内脏器感染、结石、腹型过敏性紫癜、腹腔占位、克罗恩病等疾病鉴别
• 呕血：新生儿和小婴儿可与新生儿自然出血症、食管裂孔疝、咽下综合征等鉴别；年长儿需与肝硬化致食管静脉曲张破裂及全身出血性疾病鉴别
• 便血：应与肠套叠、梅克尔憩室、息肉、腹型过敏性紫癜及血液病所致出血鉴别
治疗
缓解和消除症状，促进溃疡愈合，防止复发，并预防并发症
• 一般治疗：良好的生活习惯，消除有害因素。出血时积极监护治疗，以防失血性休克
• 药物治疗：原则为抵制胃酸分泌和中和胃酸，强化黏膜防御能力，抗幽门螺杆菌治疗
• 手术治疗：①急性穿孔。②难以控制的出血，失血量大，48小时内失血量超过血容量的30%。③瘢痕性幽门梗阻，经胃肠减压等保守治疗72小时仍无改善

1. 定义

（1）消化性溃疡主要是指发生在胃和十二指肠的慢性溃疡，即胃溃疡（GU）和十二指肠溃疡（DU）。

（2）各年龄儿童均可发病，以学龄儿童多见。

（3）婴幼儿多为急性、继发性溃疡，常有明确的原发疾病，两者发病率相近。

（4）年长儿多为慢性、原发性溃疡，以DU多见，男孩多于女孩，可有明显的家族史。

2. 病因和发病机制

（1）病因　原发性消化性溃疡的病因与诸多因素有关。

（2）发病机制

1）原发性：侵袭因子与防御因素之间失衡。①胃酸和胃蛋白酶的侵袭力损伤。②胃和十二指肠黏膜的防御功能下降。③幽门螺杆菌感染。④遗传因素。⑤其他，如精神创伤、中枢神经系统病变、外伤、手术后、饮食习惯不当，均可降低胃黏膜的防御能力，引起胃黏膜损伤。

2）继发性：是由于全身疾病引起的胃、十二指肠黏膜局部损害。见于各种危重疾病所致的应激反应。

3. 病理改变

（1）DU好发于球部，偶尔位于球后。单发或多发。GU多发生在胃窦、胃窦–胃体交界的小弯侧，少数可发生在胃体、幽门管内。胃和十二指肠同时有溃疡时称复合溃疡。

（2）溃疡边缘光整，底部由肉芽组织构成，覆以灰白色纤维渗出物。

（3）活动性溃疡周围黏膜常有炎症水肿。

（4）溃疡浅者累及黏膜肌层，深者达肌层甚至浆膜层，可引起出血和穿孔。

（5）十二指肠球部黏膜充血、水肿，或因多次复发后纤维组织增生和收缩而导致球部变形，或出现假憩室。

4. 临床表现

症状

（1）新生儿期　继发性多见，常表现急性起病，呕血、黑便。生后2～3天亦可发生原发性溃疡。

（2）婴儿期　继发性多见，发病急，首发症状可为消化道出血和穿孔。原发性以GU多见，表现为食欲差、呕吐、进食后啼哭、腹胀、生长发育迟缓，也可表现为呕血、黑便。

（3）幼儿期　GU和DU发病率相等，常见进食后呕吐，间歇发作脐周及上腹部疼痛，烧灼感少见，夜间及清晨痛醒，可发生呕血、黑便甚至穿孔。

（4）学龄前期、学龄期及青春期　以原发性DU多见，主要表现为反复发作脐周及上腹部胀痛、烧灼感，饥饿时或夜间多发。严重者可出现呕血、便血、贫血。并发穿孔时疼痛剧烈并放射至背部或左右上腹部。也有仅表现为贫血、粪便潜血试验阳性。

体征

（1）上腹部或脐周轻压痛，穿孔时有反跳痛，腹肌紧张。

（2）贫血时可面色苍白。

5. 并发症

（1）出血　可伴发缺铁性贫血，重症出现失血性休克。

（2）穿孔　可出现腹膜炎、胰腺炎等。

（3）幽门梗阻。

6. 实验室及特殊检查

（1）上消化道内镜检查　是诊断消化性溃疡的首选方法。

（2）胃肠X线钡餐造影　适用于对胃镜检查有禁忌者。

（3）幽门螺杆菌检测。

7. 诊断

对出现剑突下有烧灼感或饥饿痛；反复发作、进食后缓解的上腹痛，夜间及清晨症状明显；与饮食有关的呕吐；反复胃肠不适，且有溃疡病，尤其是DU家族史；原因不明的呕血、便血；粪便潜血试验阳性的贫血患儿等，均应警惕消化性溃疡的可能，及时进行内镜检查，尽早明确诊断。

8. 鉴别诊断

（1）腹痛　应与肠痉挛、蛔虫症、腹内脏器感染、结石、腹型过敏性紫癜、腹腔占位、克罗恩病等疾病鉴别。

（2）呕血　新生儿和小婴儿呕血可见于新生儿自然出血症、咽下综合征、食管裂孔疝等；年长儿需与肝硬化致食管静脉曲张破裂及全身出血性疾病鉴别，有时还应与咯血、鼻衄相鉴别。

（3）便血　与肠套叠、梅克尔憩室、息肉、腹型过敏性紫癜及血液病所致出血鉴别。

9. 治疗

目的是缓解和消除症状，促进溃疡愈合，防止复发，并预防并发症。

（1）一般治疗。

（2）药物治疗

1）抑制胃酸治疗：①H_2 受体拮抗剂（H_2RI）：可用西咪替丁或法莫替丁。②质子泵抑制剂（PPI）：常用奥美拉唑，剂量为每日 0.6～0.8 mg/kg，清晨顿服，疗程 2～4 周。③中和胃酸的抗酸剂：常用碳酸钙、氢氧化铝、氢氧化镁等。

2）胃黏膜保护剂：①硫糖铝；②枸橼酸铋钾。

3）抗幽门螺杆菌治疗：有 Hp 感染的消化性溃疡，需用抗菌药物治疗。目前多主张联合用药，可选择以 PPI 为中心的“三联”药物方案和以铋剂为中心的“三联”、“四联”药物治疗方案。

（3）手术治疗　适应证：①急性穿孔；②难以控制的出血，失血量大，48 小时内失血量超过血容量的 30%；③瘢痕性幽门梗阻，经胃肠减压等保守治疗 72 小时仍无改善；④慢性难治性疼痛。

临床病例分析

患儿，女，11 岁。间断上腹痛 2 个月余，常于夜间发作，近 5 天来有呕吐，呕吐物含有带咖啡样物，伴面色苍白、乏力，继而有少量黑便，大便潜血试验（+）。查体：面色苍白，结膜、口唇苍白，呼吸平稳，呼吸 22 次/分，心率 110/65 mmHg，心率 102 次/分，心音强，律齐，双肺听诊无殊，腹软，剑突下轻压痛，无反跳痛，腹部未及包块，肝脾肋下未及肿大，神经系统检查阴性。

思考

1. 本病例最可能的诊断是什么？有何依据？

2. 需要与哪些疾病作鉴别？进一步确诊需要做哪些检查？

3. 该如何拟定治疗方案？

解析

1. 最可能的诊断是消化性溃疡。依据是 11 岁学龄期女孩，呈现典型临床表现，如间断上腹痛，夜间发作，伴呕吐，消化道出血，剑突下压痛。

2. 需要与腹型过敏性紫癜、梅克尔憩室等鉴别。腹型过敏性紫癜可腹痛，伴有消化道出血，但通常同时有皮肤紫癜，关节疼痛肿胀及肾脏受累。梅克尔憩室出血通常为无痛性下消化道出血，大便暗红色，腹部无明显压痛。进一步检查包括血常规、胃镜、消化道造影、ECT、幽门螺杆菌等相关检查。

3. 治疗主要目的是缓解和消除症状，促进溃疡愈合，防止复发，预防和治疗并发症。有活动性出血时，应积极监护治疗，以防失血性休克。应监测生命体征，如血压、心率及末梢循环。患儿有呕血、伴黑便，应禁食，同时注意补充足够血容量。如失血严重时应及时输血。必要时可行消化道局部止血及全身止血。抑制胃酸分泌。开放饮食后予中和胃酸，强化黏膜防御能力。幽门螺杆菌检测阳性者抗幽门螺杆菌治疗。

第五节　先天性肥厚性幽门狭窄

重点	先天性肥厚性幽门狭窄的病因、临床表现、诊断、鉴别诊断与治疗
难点	先天性肥厚性幽门狭窄的诊断
考点	先天性肥厚性幽门狭窄的诊断与治疗

速览导引图

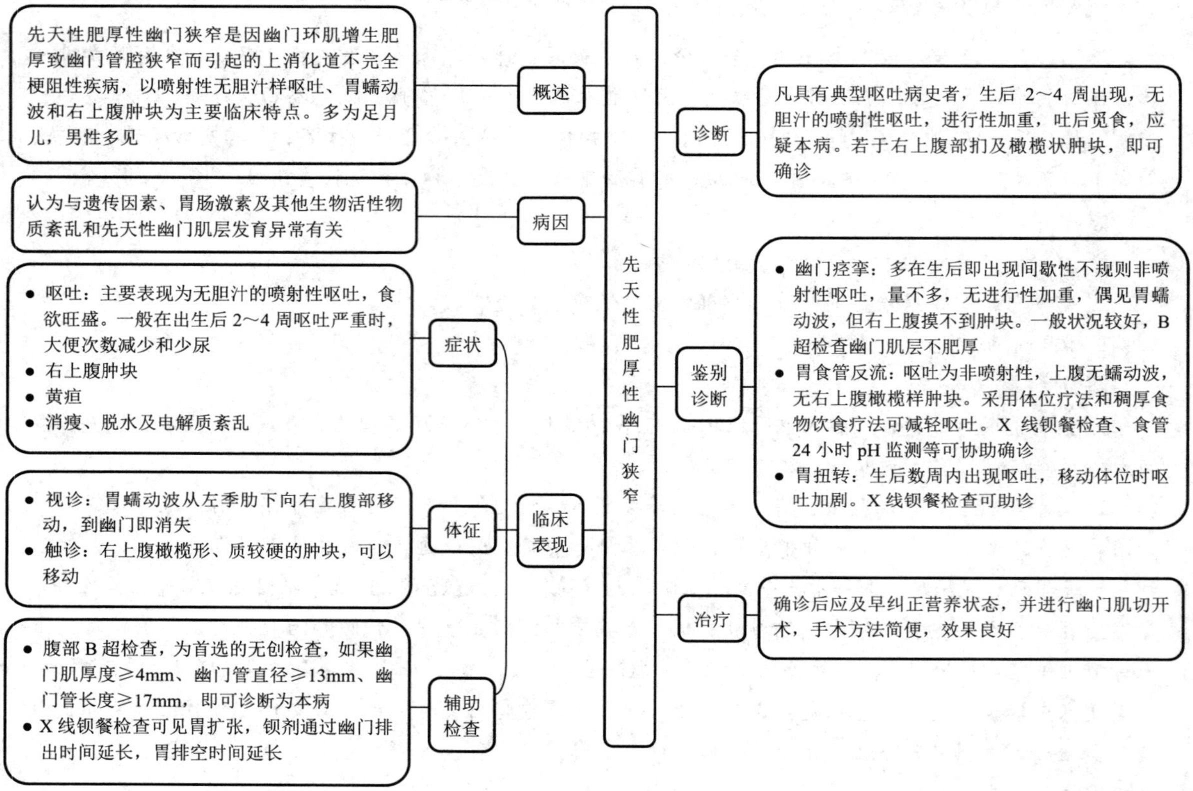
先天性肥厚性幽门狭窄
概述
先天性肥厚性幽门狭窄是因幽门环肌增生肥厚致幽门管腔狭窄而引起的上消化道不完全梗阻性疾病，以喷射性无胆汁样呕吐、胃蠕动波和右上腹肿块为主要临床特点。多为足月儿，男性多见
病因
认为与遗传因素、胃肠激素及其他生物活性物质紊乱和先天性幽门肌层发育异常有关
临床表现
症状
● 呕吐：主要表现为无胆汁的喷射性呕吐，食欲旺盛。一般在出生后2～4周呕吐严重时，大便次数减少和少尿
● 右上腹肿块
● 黄疸
● 消瘦、脱水及电解质紊乱
体征
● 视诊：胃蠕动波从左季肋下向右上腹部移动，到幽门即消失
● 触诊：右上腹橄榄形、质较硬的肿块，可以移动
辅助检查
● 腹部B超检查，为首选的无创检查，如果幽门肌厚度≥4mm、幽门管直径≥13mm、幽门管长度≥17mm，即可诊断为本病
● X线钡餐检查可见胃扩张，钡剂通过幽门排出时间延长，胃排空时间延长
诊断
凡具有典型呕吐病史者，生后2～4周出现，无胆汁的喷射性呕吐，进行性加重，吐后觅食，应疑本病。若于右上腹部扪及橄榄状肿块，即可确诊
鉴别诊断
● 幽门痉挛：多在生后即出现间歇性不规则非喷射性呕吐，量不多，无进行性加重，偶见胃蠕动波，但右上腹摸不到肿块。一般状况较好，B超检查幽门肌层不肥厚
● 胃食管反流：呕吐为非喷射性，上腹无蠕动波，无右上腹橄榄样肿块。采用体位疗法和稠厚食物饮食疗法可减轻呕吐。X线钡餐检查、食管24小时pH监测等可协助确诊
● 胃扭转：生后数周内出现呕吐，移动体位时呕吐加剧。X线钡餐检查可助诊
治疗
确诊后应及早纠正营养状态，并进行幽门肌切开术，手术方法简便，效果良好

1. 定义

（1）先天性肥厚性幽门狭窄是由于幽门环肌增生肥厚，使幽门管腔狭窄而引起的上消化道不完全梗阻性疾病。

（2）典型症状和体征为无胆汁的喷射性呕吐、胃蠕动波和右上腹肿块。

（3）第一胎多见，男性多见，男女发病率之比约为5∶1，足月儿多见。

2. 病因和发病机制

（1）遗传因素。

（2）胃肠激素及其他生物活性物质紊乱。

（3）先天性幽门肌层发育异常。

3. 病理改变

（1）以环肌为主的幽门肌全层增生肥厚。幽门增大呈橄榄形，颜色苍白，表面光滑，质地如硬橡皮。肿

块随日龄而逐渐增大，胃窦部界限不明显，十二指肠端界限分明，使十二指肠黏膜反折呈子宫颈样。

（2）胃扩大、胃壁增厚，黏膜充血、水肿，可有炎症和溃疡。

4. 临床表现

（1）呕吐，生后2～4周出现，无胆汁的喷射性呕吐，进行性加重。食欲旺盛，吐后觅食。

（2）胃蠕动波。

（3）右上腹肿块为特有体征。

（4）黄疸，1%～2%的患儿伴有黄疸。

（5）消瘦、缺水及营养不良等。

5. 实验室及特殊检查

（1）腹部B超　为首选，如幽门肌厚度≥4 mm、幽门管直径≥13 mm、幽门管长度≥17 mm，即可诊断。

（2）X线钡餐检查　可见胃扩张，钡剂通过幽门排出时间延长，胃排空时间延长。幽门管延长，向头侧弯曲，幽门胃窦呈鸟嘴状改变，管腔狭窄如线状，十二指肠球部压迹呈“蕈征”、“双肩征”等为诊断本病特有的X线征象。

6. 诊断

凡具有典型的呕吐病史者，生后2～4周出现，无胆汁的喷射性呕吐，进行性加重，吐后觅食，考虑本病可能。若于右上腹部扪及橄榄状肿块，即可确诊。

7. 鉴别诊断

（1）喂养不当　喂奶过多、过急，或人工喂养时将奶瓶内气体吸入胃内，或喂奶后体位放置不当等，但无胃蠕动波及右上腹肿块。

（2）食物过敏　可造成患儿反复呕吐，并可伴有腹泻和便血，回避过敏原后可缓解，右上腹无肿块。

（3）胃食管反流　呕吐为非喷射性，上腹无蠕动波，无右上腹橄榄样肿块。采用体位疗法和稠厚食物饮食疗法可减轻呕吐。X线钡餐检查、食管24小时pH值检测等可协助确诊。

（4）胃扭转　生后数周内出现呕吐，移动体位时呕吐加剧。X线钡餐检查可帮助诊断。胃镜检查亦可达到诊断和治疗（胃镜下整复）的目的。

8. 治疗

确诊后应及早纠正营养状态，并行幽门肌切开术。

临床病例分析

患儿，男，2月龄。出生体重3.4 kg，现3.5 kg，呕吐1个月余，常于喂奶后喷射性呕吐奶汁，无黄色胆汁及呕血，食欲好。查体：消瘦貌，精神尚可，呼吸平稳，心肺听诊无特殊，腹软，凹陷，腹壁脂肪消失，肝脾肋下未及肿大，右上腹部扪及橄榄样肿块，神经系统检查阴性。

思考

1. 本病例最可能的诊断是什么？有何依据？

2. 需要与哪些疾病作鉴别？进一步确诊需要做哪些检查？

3. 该如何拟定治疗方案？

解析

1. 最可能的诊断是先天性肥厚性幽门狭窄。依据是2月龄婴儿，呈现典型临床表现，如生后1个月内出现喷射性呕吐，不含胆汁，体重增长不良，右上腹部扪及橄榄样肿块。

2. 需要与胃食管反流病、胃扭转等鉴别。胃食管反流呕吐为非喷射性，无胃蠕动波，无右上腹橄榄样肿块。采用体位疗法、饮食治疗及以抑酸药为主的药物治疗可减轻呕吐。胃扭转生后数周内出现呕吐，移动体位时呕吐加剧。X 线钡餐检查可鉴别，胃镜检查可诊断和治疗。进一步检查包括首选腹部幽门 B 超，可 X 线钡餐检查等诊断本病，查血气电解质评估内环境情况。

3. 确诊后应及早纠正内环境紊乱和营养状态，并进行幽门肌切开术。

第六节　肠套叠

重点	肠套叠的病因、临床表现、诊断、鉴别诊断与治疗
难点	肠套叠的诊断
考点	肠套叠的诊断与治疗

速览导引图

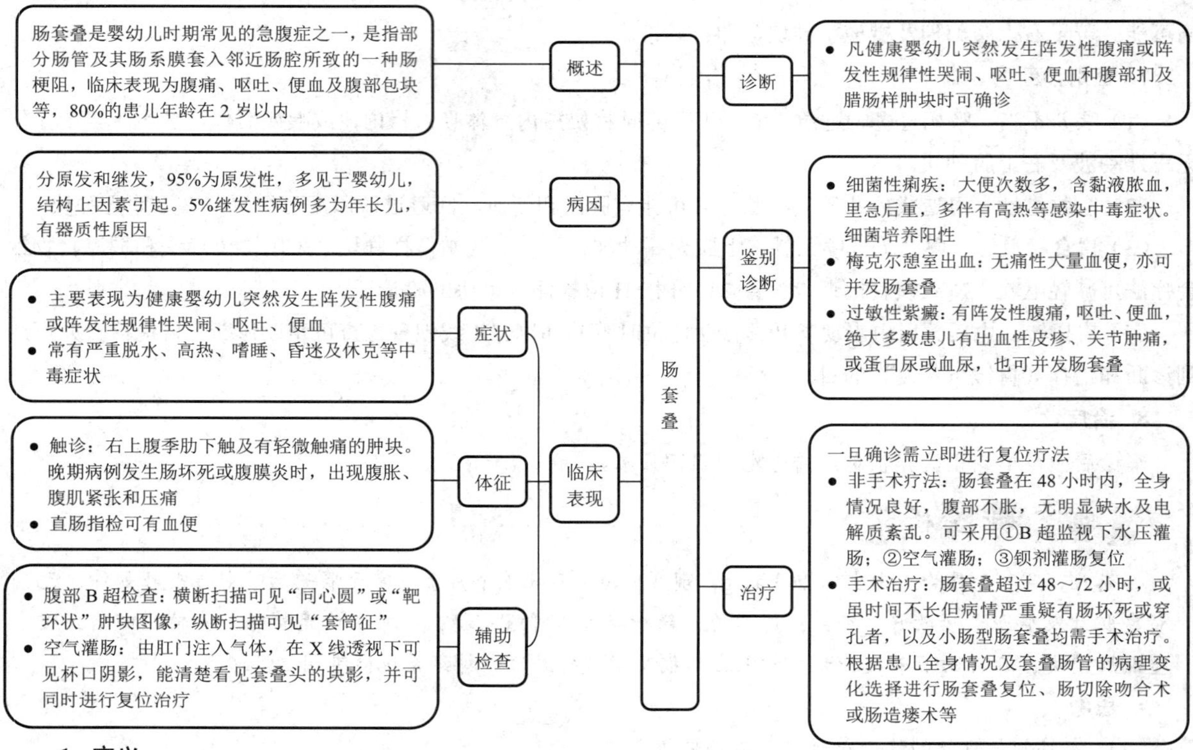
肠套叠是婴幼儿时期常见的急腹症之一，是指部分肠管及其肠系膜套入邻近肠腔所致的一种肠梗阻，临床表现为腹痛、呕吐、便血及腹部包块等，80%的患儿年龄在 2 岁以内
概述
分原发和继发，95%为原发性，多见于婴幼儿，结构上因素引起。5%继发性病例多为年长儿，有器质性原因
病因
● 主要表现为健康婴幼儿突然发生阵发性腹痛或阵发性规律性哭闹、呕吐、便血
● 常有严重脱水、高热、嗜睡、昏迷及休克等中毒症状
症状
● 触诊：右上腹季肋下触及有轻微触痛的肿块。晚期病例发生肠坏死或腹膜炎时，出现腹胀、腹肌紧张和压痛
● 直肠指检可有血便
体征
临床表现
● 腹部 B 超检查：横断扫描可见“同心圆”或“靶环状”肿块图像，纵断扫描可见“套筒征”
● 空气灌肠：由肛门注入气体，在 X 线透视下可见杯口阴影，能清楚看见套叠头的块影，并可同时进行复位治疗
辅助检查
肠套叠
诊断
● 凡健康婴幼儿突然发生阵发性腹痛或阵发性规律性哭闹、呕吐、便血和腹部扪及腊肠样肿块时可确诊
鉴别诊断
● 细菌性痢疾：大便次数多，含黏液脓血，里急后重，多伴有高热等感染中毒症状。细菌培养阳性
● 梅克尔憩室出血：无痛性大量血便，亦可并发肠套叠
● 过敏性紫癜：有阵发性腹痛，呕吐、便血，绝大多数患儿有出血性皮疹、关节肿痛，或蛋白尿或血尿，也可并发肠套叠
治疗
一旦确诊需立即进行复位疗法
● 非手术疗法：肠套叠在 48 小时内，全身情况良好，腹部不胀，无明显缺水及电解质紊乱。可采用①B 超监视下水压灌肠；②空气灌肠；③钡剂灌肠复位
● 手术治疗：肠套叠超过 48～72 小时，或虽时间不长但病情严重疑有肠坏死或穿孔者，以及小肠型肠套叠均需手术治疗。根据患儿全身情况及套叠肠管的病理变化选择进行肠套叠复位、肠切除吻合术或肠造瘘术等

1. 定义

（1）肠套叠是婴幼儿时期常见的急腹症之一，是指部分肠管及其肠系膜套入邻近肠腔所致的一种肠梗阻，临床表现为腹痛、呕吐、便血及腹部包块等。

（2）是 3 个月至 6 岁期间引起肠梗阻的最常见原因，60%的患儿年龄在 1 岁以内，但新生儿罕见。80%的患儿年龄在 2 岁以内。

（3）男孩发病率多于女孩，约为 4∶1，健康肥胖儿多见。

（4）发病以春季多见，常伴发于胃肠炎和上呼吸道感染。

2. 病因和发病机制

（1）病因　①原发性：约占95%，多见于婴幼儿。②继发性：约占5%，多为年长儿，继发器质性原因，如梅克尔憩室、肠息肉、肠肿瘤、肠重复畸形、腹型紫癜致肠壁肿胀增厚等牵引肠壁发生肠套叠。

（2）发病机制　有些促发因素引起肠蠕动节律紊乱以及肠壁增厚，从而诱发肠套叠，如饮食改变、病毒感染及腹泻等。

3. 病理改变

（1）鞘层肠管持续痉挛，套入部肠管发生循环障碍，初期静脉回流受阻，组织充血、水肿、静脉曲张。黏膜细胞分泌大量黏液，进入肠腔内，与血液及粪质混合成果酱样胶冻状排出。

（2）动脉受累，供血不足，肠壁坏死并出现全身中毒症状，甚至肠穿孔和腹膜炎。

4. 肠套叠分型

依据其套入部位不同分为：①回盲型：最常见，占50%～60%；②回结型：约占30%；③回回结型：约占10%；④小肠型：少见；⑤结肠型：少见；⑥多发型：回结肠套叠和小肠套叠合并存在。

5. 临床表现

（1）急性肠套叠　①腹痛：为阵发性规律性发作的剧烈绞痛。②呕吐。③血便：为重要症状。④腹部包块：多数病例在右上腹季肋下可触及有轻微触痛的腊肠样肿块，光滑不太软，稍可移动。晚期出现腹胀、腹腔积液、腹肌紧张和压痛，不易扪及肿块，有时腹部扪诊和直肠指检双合检查可触及肿块。⑤全身情况：早期一般情况尚好，无全身中毒症状。随着病程延长，病情加重，并发肠坏死或腹膜炎时，全身情况恶化，常有严重缺水、高热、嗜睡、昏迷及休克等中毒症状。

（2）慢性肠套叠　为阵发性腹痛，腹痛时上腹或脐周可触及肿块，呕吐少见，便血发生晚。

6. 实验室及特殊检查

（1）腹部B超检查　横断扫描可见“同心圆”或“靶环状”肿块图像，纵断扫描可见“套筒征”。

（2）B超监视下水压灌肠。

（3）空气灌肠　可同时进行复位治疗。

（4）钡剂灌肠　只用于慢性肠套叠疑难病例。

7. 诊断

凡健康婴幼儿突然发生阵发性腹痛或阵发性规律性哭闹、呕吐、便血和腹部扪及腊肠样肿块时可确诊。肠套叠早期在未排出血便前应做直肠指检。

8. 鉴别诊断

（1）细菌性痢疾　夏季发病多。大便次数多，含黏液、脓血，里急后重，多伴有高热等感染中毒症状。粪便检查可见成堆脓细胞，细菌培养阳性。但菌痢亦可引起肠套叠，两种疾病可同时存在或肠套叠继发于菌痢后。

（2）梅克尔憩室出血　常为无痛性大量血便，亦可并发肠套叠。

（3）过敏性紫癜　有阵发性腹痛，呕吐、便血，有时左右下腹可触及肿块，但绝大多数患儿有出血性皮疹、关节肿痛、蛋白尿或血尿，也可并发肠套叠。

9. 治疗

一旦确诊需立即进行紧急复位。

（1）非手术疗法　灌肠疗法。

1）适应证：48小时内，全身情况良好，腹部不胀，无明显缺水及电解质紊乱。

2）禁忌证：①病程已超过48小时，全身情况差；②高度腹胀、腹膜刺激征，X线腹部平片可见多数液平面者；③套叠头部已达脾曲，肿物硬且张力大者；④多次复发疑有器质性病变者；⑤小肠型肠套叠。

3）方法：包括：①B超监视下水压灌肠；②空气灌肠；③钡剂灌肠复位。

4）灌肠复位成功的表现：①拔出肛管后排出大量血便和黄色粪水；②患儿不再哭闹及呕吐；③腹部平软；④0.5～1 g活性炭口服6～8小时后有炭末排出。

（2）手术治疗

1）适应证：肠套叠超过48～72小时，或虽时间不长但病情严重疑有肠坏死或穿孔者，以及小肠型肠套叠均需手术治疗。

2）方法：肠套叠复位、肠切除吻合术或肠造瘘术等。5%～8%的患儿可有肠套叠复发。灌肠复位比手术复位的复发率高。

临床病例分析

患儿，男，2岁。突然阵发性哭闹半天，伴脸色苍白，不发作时正常，果酱样大便2次，无发热。查体：一般情况好，心肺听诊无殊，右上腹可扪及腊肠样肿物。神经系统体征阴性。

思考

1. 本病例最可能的诊断是什么？有何依据？
2. 需要与哪些疾病作鉴别？进一步确诊需要做哪些检查？
3. 该如何拟定治疗方案？

解析

1. 最可能的诊断是肠套叠。依据是2岁婴幼儿，呈现典型临床表现，如哭闹（提示腹痛）伴便血，腹部有肿物。

2. 需要与细菌性痢疾、腹股沟斜疝嵌顿等鉴别。细菌性痢疾多夏季发病，大便次数多，含黏液、脓血，里急后重，多伴有高热等感染中毒症状。腹股沟斜疝嵌顿腹股沟处可见不能自行回纳包块。进一步检查包括腹部B超检查。

3. 一旦确诊需立即进行紧急复位，肠套叠在48小时内，全身情况良好，腹部不胀，无明显脱水及电解质紊乱，多采用非手术疗法，如空气灌肠复位。

第七节　先天性巨结肠

重点	先天性巨结肠的病因、临床表现、诊断、鉴别诊断与治疗
难点	先天性巨结肠的诊断
考点	先天性巨结肠的诊断与治疗

速览导引图

先天性巨结肠

- 概述
  - 先天性巨结肠是是婴儿常见的先天性肠道畸形，以胎便排出延缓、顽固性便秘和腹胀为主要临床特点。男女之比为（3～4）∶1，有遗传倾向
- 病因
  - 目前认为该病发生是多基因遗传和环境因素共同作用的结果
- 临床表现
  - 症状
    - 主要表现为胎便排出延缓、顽固性便秘。患儿生后 24～48 小时内多无胎便或仅有少量胎便排出，可于生后 2～3 天出现低位肠梗阻症状
    - 呕吐：量不多，含少量胆汁，严重者可见粪样液
    - 营养不良和发育迟缓：消瘦、贫血或有低蛋白血症伴水肿
  - 体征
    - 视诊及触诊：腹胀，腹壁紧张发亮，有静脉扩张，可见肠型及蠕动波，膈肌上升可以引起呼吸困难
    - 听诊：肠鸣音增强
    - 直肠指检：直肠壶腹部空虚，拔指后由于近端肠管内积存大量粪便，可排出恶臭气体及大便
  - 辅助检查
    - X 线检查：腹部立位平片和钡剂灌肠检查一般可确定诊断
    - 直肠、肛门测压检查：直肠肛门抑制反射阴性
    - 直肠黏膜活检
    - 直肠肌层活检
    - 肌电图检查
- 诊断
  - 凡新生儿生后胎粪排出延迟或不排胎粪，伴有腹胀、呕吐应考虑本病
- 鉴别诊断
  - 胎粪塞综合征：经灌肠排出胎粪后即可正常排便且不再复发
  - 先天性肠闭锁：腹部直立位平片可见整个下腹部无气，钡剂灌肠 X 线造影可明确诊断
  - 先天性坏死性小肠结肠炎：多为早产儿，围生期多有窒息、缺氧、感染、休克史，且有便血。X 线平片示肠壁有气囊肿和（或）门静脉积气
  - 继发性巨结肠：肛门、直肠末端有器质性病变
  - 功能性便秘：诊断需排除器质性疾病
- 治疗
  - 应进行根治手术切除无神经节细胞肠段和部分扩张结肠
  - 保守治疗：口服缓泻剂、润滑剂或使用开塞露、扩肛、灌肠等帮助排便
  - 手术治疗：①结肠造瘘术适用于合并小肠结肠炎不能控制者，合并营养不良、高热、贫血、腹胀、不能耐受根治术者，或保守治疗无效、腹胀明显影响呼吸者。②根治手术，现多主张早期进行，一般认为体重在 3kg 以上，周身情况良好即可行根治术

1. 定义

（1）先天性巨结肠是婴儿常见的先天性肠道畸形，又称先天性无神经节细胞症或赫什朋病（HD），是由于直肠或结肠远端的肠管持续痉挛，粪便淤滞在近端结肠，使近端肠管肥厚、扩张，临床表现为腹胀、顽固性便秘、呕吐、营养不良等。

（2）本病发病率为 1/5000～1/2000，居先天性消化道畸形的第 2 位。

（3）男女之比为（3～4）∶1，有遗传倾向。

2. 病因

目前认为该病发生是多基因遗传和环境因素共同作用的结果。

3. 病理改变

（1）在形态学上可分为痉挛段、移行段和扩张段三部分。

（2）痉挛段肠管肠壁肌间和黏膜下神经丛内缺乏神经节细胞，副交感神经纤维数量增加，形态增粗、增大，紧密交织成束；扩张段肠管肌层肥厚，黏膜炎症，可伴有小溃疡，肠壁肌间和黏膜下神经节细胞正常。

（3）病理生理变化　排便反射消失。分型：①常见型（约占 85%）；②短段型（10%左右）；③长段型（4%左右）；④全结肠型（1%左右）；⑤全胃肠型（罕见）。

4. 临床表现

（1）胎便排出延缓、顽固性便秘和腹胀。

（2）呕吐、营养不良和发育迟缓，可伴贫血或有低蛋白血症伴水肿。

（3）直肠指检　直肠壶腹部空虚，拔指后可排出恶臭气体及大便。

5. 并发症

（1）小肠结肠炎。

（2）肠穿孔。

（3）继发感染，如败血症、肺炎等。

6. 实验室及特殊检查

（1）X 线检查　一般可确诊。①腹部立位平片：低位不完全性肠梗阻，近端结肠扩张，盆腔无气体或少量气体。②钡剂灌肠检查：其诊断率在 90%左右，可显示典型的痉挛段、移行段和扩张段，呈“漏斗状”改变，可伴有小肠结肠炎。

（2）直肠、肛门测压检查，直肠肛门抑制反射阴性。

（3）直肠黏膜吸引活检。

（4）直肠全层活检。

7. 诊断

凡新生儿生后胎粪排出延迟或不排胎粪，伴有腹胀、呕吐应考虑本病。

8. 鉴别诊断

（1）新生儿期　①胎粪塞综合征（胎粪便秘）：由于胎粪浓缩稠厚，可出现一过性低位肠梗阻症状，经灌肠排出胎粪后，即可正常排便且不再复发。②先天性肠闭锁：新生儿可表现为低位肠梗阻症状，直肠指检仅见少量灰白色胶冻样便，用盐水灌肠亦不能排便。腹部立位平片可见整个下腹部无气，钡剂灌肠 X 线造影可明确诊断。③新生儿坏死性小肠结肠炎：与先天性巨结肠伴发小肠结肠炎很难鉴别。本病多为早产儿，围生期多有窒息、缺氧、感染、休克的病史，且有便血。X 线平片示肠壁有气囊肿和（或）门静脉积气。

（2）婴儿和儿童期　①继发性巨结肠：肛门、直肠末端有器质性病变，如先天性肛门狭窄、术后瘢痕狭窄或直肠外肿瘤压迫等，排便不畅，粪便滞留，结肠继发扩张。经肛诊、盆腔增强 CT 等检查助诊。②特发性巨结肠：无新生儿期便秘史，2～3 岁出现症状，慢性便秘常伴肛门污便，便前常有腹痛。肛诊感觉除直肠扩张积便外，一般触不到痉挛段，直肠肛门测压有正常阳性反射。③功能性便秘：表现为排便次数少、排便费力、粪质较硬或呈球状、排便不尽感，有时需借助人工方式（手抠）来协助排便。诊断需排除器质性疾病。

9. 治疗

应进行根治手术切除无神经节细胞肠段和部分扩张结肠。

（1）保守治疗　口服缓泻剂、润滑剂或使用开塞露、扩肛、灌肠等帮助排便。

（2）手术治疗　①结肠造瘘术：合并小肠结肠炎不能控制者，合并营养不良、高热、贫血、腹胀、不能耐受根治术者，或保守治疗无效、腹胀明显影响呼吸者。②根治手术，现多主张早期进行，一般认为体重在 3 kg 以上，周身情况良好即可行根治术。

临床病例分析

患儿，男，足月剖宫产，现 3 月龄。体重 5.8 kg，便秘、腹胀 3 个月，生后 48 小时未排胎便，开塞露辅助排出胎便，后每 3～5 天开塞露应用后解大便，伴腹胀，排便后腹胀缓解，有呕吐，1～2 次/天，为奶汁，无发热。查体：精神偏软，气平，心肺听诊无殊，腹隆，软，全腹未及包块，肝脾无肿大。神经系统检查阴性。直肠指检直肠壶腹部空虚，拔指后可排出恶臭气体及大便。

思考

1. 本病例最可能的诊断是什么？有何依据？

2. 需要与哪些疾病作鉴别？进一步确诊需要做哪些检查？

3. 该如何拟定治疗方案？

解析

1. 最可能的诊断是先天性巨结肠。依据是3月龄婴儿，生后胎便排出延迟，顽固性便秘腹胀，直肠指检直肠壶腹部空虚，拔指后可排出恶臭气体及大便。

2. 需要与先天性肛门狭窄、术后瘢痕狭窄或直肠外肿瘤压迫等继发性巨结肠鉴别，继发性巨结肠多为肛门、直肠末端有器质性病变，经肛诊可以确诊。进一步检查包括X线检查如腹部立位平片和钡剂灌肠检查，直肠、肛门测压检查（直肠肛门抑制反射阴性）、直肠黏膜活检、盆腔增强CT等。

3. 应早期进行根治手术切除无神经节细胞肠段和部分扩张结肠。手术前可口服缓泻剂、润滑剂，或使用开塞露、扩肛或灌肠帮助排便。

第八节　腹泻病

重点	腹泻病的病因、临床表现、诊断、鉴别诊断与治疗
难点	腹泻病的诊断
考点	腹泻病的诊断与治疗

速览导引图

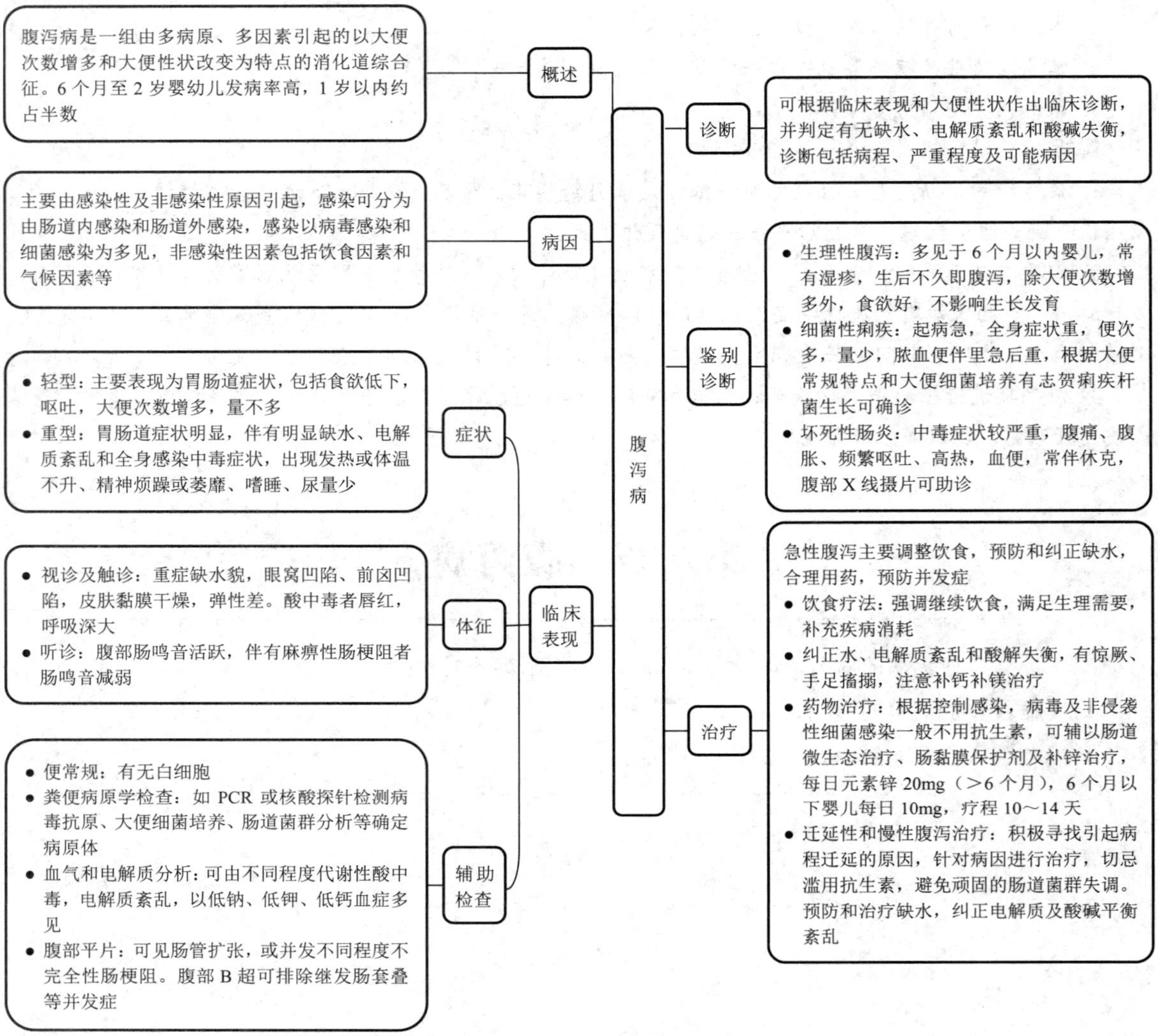
腹泻病
概述
腹泻病是一组由多病原、多因素引起的以大便次数增多和大便性状改变为特点的消化道综合征。6个月至2岁婴幼儿发病率高，1岁以内约占半数
病因
主要由感染性及非感染性原因引起，感染可分为由肠道内感染和肠道外感染，感染以病毒感染和细菌感染为多见，非感染性因素包括饮食因素和气候因素等
临床表现
症状
• 轻型：主要表现为胃肠道症状，包括食欲低下，呕吐，大便次数增多，量不多
• 重型：胃肠道症状明显，伴有明显缺水、电解质紊乱和全身感染中毒症状，出现发热或体温不升、精神烦躁或萎靡、嗜睡、尿量少
体征
• 视诊及触诊：重症缺水貌，眼窝凹陷、前囟凹陷，皮肤黏膜干燥，弹性差。酸中毒者唇红，呼吸深大
• 听诊：腹部肠鸣音活跃，伴有麻痹性肠梗阻者肠鸣音减弱
辅助检查
• 便常规：有无白细胞
• 粪便病原学检查：如PCR或核酸探针检测病毒抗原、大便细菌培养、肠道菌群分析等确定病原体
• 血气和电解质分析：可由不同程度代谢性酸中毒，电解质紊乱，以低钠、低钾、低钙血症多见
• 腹部平片：可见肠管扩张，或并发不同程度不完全性肠梗阻。腹部B超可排除继发肠套叠等并发症
诊断
可根据临床表现和大便性状作出临床诊断，并判定有无缺水、电解质紊乱和酸碱失衡，诊断包括病程、严重程度及可能病因
鉴别诊断
• 生理性腹泻：多见于6个月以内婴儿，常有湿疹，生后不久即腹泻，除大便次数增多外，食欲好，不影响生长发育
• 细菌性痢疾：起病急，全身症状重，便次多，量少，脓血便伴里急后重，根据大便常规特点和大便细菌培养有志贺痢疾杆菌生长可确诊
• 坏死性肠炎：中毒症状较严重，腹痛、腹胀、频繁呕吐、高热，血便，常伴休克，腹部X线摄片可助诊
治疗
急性腹泻主要调整饮食，预防和纠正缺水，合理用药，预防并发症
• 饮食疗法：强调继续饮食，满足生理需要，补充疾病消耗
• 纠正水、电解质紊乱和酸解失衡，有惊厥、手足搐搦，注意补钙补镁治疗
• 药物治疗：根据控制感染，病毒及非侵袭性细菌感染一般不用抗生素，可辅以肠道微生态治疗、肠黏膜保护剂及补锌治疗，每日元素锌20mg（>6个月），6个月以下婴儿每日10mg，疗程10～14天
• 迁延性和慢性腹泻治疗：积极寻找引起病程迁延的原因，针对病因进行治疗，切忌滥用抗生素，避免顽固的肠道菌群失调。预防和治疗缺水，纠正电解质及酸碱平衡紊乱

1. 定义

（1）腹泻病是一组由多病原、多因素引起的以大便次数增多和大便性状改变为特点的消化道综合征。

（2）6个月至2岁婴幼儿发病率高，1岁以内约占半数。

（3）是造成儿童营养不良、生长发育障碍甚至死亡的主要原因之一。

2. 病因

（1）感染因素 ①肠道内感染：可由病毒、细菌、真菌、寄生虫感染引起，以病毒和细菌感染多见，80%由病毒感染引起。病毒性肠炎主要病原体为轮状病毒、诺如病毒、星状病毒、肠道病毒等。细菌性肠炎主要病原体有大肠埃希菌、空肠弯曲菌、耶尔森菌、沙门菌等。②肠道外感染：可产生腹泻症状。③抗生素相关性腹泻。

（2）非感染因素 ①饮食因素：喂养不当，过敏性腹泻，原发性或继发性双糖酶缺乏或活性下降等。②气候因素。

3. 发病机制

往往多种机制共同作用。

（1）渗透性腹泻。

（2）分泌性腹泻。

（3）渗出性腹泻。

（4）肠道功能异常性腹泻。

4. 临床表现

（1）急性腹泻　连续病程在2周以内的腹泻。

1）共同临床表现：①轻型以胃肠道症状为主，无缺水及全身中毒症状，多在数日内痊愈。②重型多由肠道内感染引起，除有较重的胃肠道症状外，还有较明显的缺水、电解质紊乱、代谢性酸中毒和全身感染中毒症状。

2）几种常见类型肠炎的临床特点：①轮状病毒肠炎

a）秋冬季高发。

b）多发生在6～24月婴幼儿。

c）潜伏期1～3天。

d）水样腹泻，病初1～2天呕吐，或伴有发热和上呼吸道感染症状。

e）常并发缺水、酸中毒和电解质紊乱。

f）自限性疾病，病程3～8天。

②诺如病毒肠炎

a）全年散发，易于冬季或冬春季暴发。

b）是集体机构急性爆发性胃肠炎首要致病原。

c）潜伏期1～2天。

d）首发症状多为阵发性腹痛、恶心、呕吐和腹泻。

e）自限性疾病。

③产毒性细菌引起的肠炎

a）夏季多见。

b）潜伏期1～2天，自然病程3～7天。

c）腹泻轻重不等，镜检无白细胞。

d）伴呕吐，常并发缺水、电解质和酸解失衡。

④侵袭性细菌引起的肠炎

a）多见于夏天。

b）痢疾样腹泻，大便黏液，脓血，腥臭味。

c）常伴发热、腹痛、恶心、呕吐和里急后重。

d）大便镜检大量白细胞和红细胞。

⑤出血性大肠埃希菌肠炎

a）腹泻伴腹痛。

b）黄色水样便转为血水便。

c）镜检大量红细胞，无白细胞。

d）伴发溶血尿毒综合征和血小板减少性紫癜。

⑥抗生素相关性腹泻　常见有金黄色葡萄球菌肠炎、难辨梭状芽孢杆菌引起的伪膜性肠炎和真菌性肠炎。

（2）迁延性和慢性腹泻　病程2周至2个月为迁延性腹泻，慢性腹泻的病程为2个月以上。①病因复杂，感染、食物过敏、酶缺陷、免疫缺陷、药物因素、先天性畸形等均可引起。②以急性腹泻未彻底治疗或治疗不当、迁延不愈最为常见。③营养不良的婴幼儿患病率高。④对于迁延性、慢性腹泻的病因诊断，必须详细询问病史，进行全面的体格检查，正确选用有效的辅助检查。

5. 实验室及特殊检查

（1）粪便常规　有无白细胞。

（2）粪便病原学检查　如PCR或核酸探针检测病毒抗原，大便细菌培养、肠道菌群分析等确定病原体。

（3）血气和电解质分析　可有不同程度代谢性酸中毒，不同程度低钠、低钾、低钙、低镁血症等。

（4）腹部平片　可见肠管扩张，或并发不同程度不完全性肠梗阻。腹部B超可排除继发肠套叠等并发症。

6. 诊断

可根据临床表现和大便性状作出临床诊断，并判定有无脱水（程度和性质）、电解质紊乱和酸碱失衡，诊断包括病程、严重程度及可能病因。

7. 鉴别诊断

（1）大便无或偶见少量白细胞　为侵袭性细菌以外的病因引起的腹泻，多为水泻，有时伴脱水症状，除感染因素外应考虑：①“生理性腹泻”多见于6个月以内婴儿，外观虚胖，常有湿疹，生后不久即出现腹泻，除大便次数增多外，无其他症状，食欲好，不影响生长发育，可能为乳糖不耐受的一种特殊类型，添加辅食后大便即逐渐转为正常。②导致小肠消化吸收功能障碍的各种疾病，如双糖酶缺乏、失氯性腹泻、原发性胆酸吸收不良、食物过敏性腹泻等，可根据各病特点进行粪便酸度检测、还原糖检测、查找食物过敏原、食物回避–激发试验等加以鉴别。

（2）大便有较多的白细胞　①细菌性痢疾：常有流行病学史，起病急，全身症状重。便次多，量少，排脓血便伴里急后重，大便镜检有较多脓细胞、红细胞和吞噬细胞，大便细菌培养有志贺痢疾杆菌生长可确诊。②坏死性肠炎：中毒症状较严重，腹痛、腹胀、频繁呕吐、高热，大便呈暗红色糊状，渐出现典型的赤豆汤样血便，常伴休克。腹部X线摄片呈小肠局限性充气扩张、肠间隙增宽、肠壁积气等。

8. 治疗

治疗原则是调整饮食，预防和纠正脱水，合理用药，加强护理，预防并发症。急性腹泻多注意维持水、电解质平衡；迁延性及慢性腹泻则应注意肠道菌群失调及饮食疗法。

（1）急性腹泻的治疗

1）饮食疗法：应强调继续饮食，满足生理需要，补充疾病消耗，以缩短腹泻后的康复时间，应根据疾病的特殊病理生理状况、个体消化吸收功能和平时的饮食习惯进行合理调整。

2）纠正水、电解质紊乱及酸碱失衡。

3）补钙、补镁治疗

4）药物治疗：①控制感染。②肠道微生态疗法。③肠黏膜保护剂，如蒙脱石散。④抗分泌治疗。⑤避免用止泻剂，如洛哌丁醇。⑥补锌治疗：对于急性腹泻患儿，应每日给予元素锌20 mg（>6个月），6个月以下婴儿每日10 mg，疗程10～14天。

（2）迁延性和慢性腹泻治疗　积极寻找原因，针对病因进行治疗，切忌滥用抗生素，避免顽固的肠道菌群失调。预防和治疗缺水，纠正电解质及酸碱平衡紊乱。合理喂养和营养治疗对促进肠黏膜损伤的修复、胰腺功能的恢复、微绒毛上皮细胞双糖酶的产生等进而恢复健康是必要的治疗措施。①调整饮食：应继续母乳喂养。人工喂养儿应调整饮食，保证足够热量。②双糖不耐受患儿减少饮食中的双糖负荷。③过敏性腹泻的治疗：应回避过敏食物，也可以采用游离氨基酸或水解蛋白配方饮食。④要素饮食：是肠黏膜受损伤患儿最理想的食物，应用时的浓度和量视患儿临床状态而定。⑤静脉营养：少数不能耐受口服营养物质的患儿可采用静脉高营养，好转后逐渐过渡到肠内营养最终达到适合患儿年龄的正常饮食。⑥药物治疗：抗生素仅用于分离出特异病原的感染患儿，并根据药物敏感试验选用。补充微量元素和维生素，应用微生态调节剂和肠黏膜保护剂。⑦中医辨证论治：有良好的疗效，并可配合中药、推拿、捏脊等。

9. 预防

（1）合理喂养，提倡母乳喂养。

（2）对于生理性腹泻的婴儿应避免不适当的药物治疗，或者由于婴儿便次多而不按时添加辅食。

（3）养成良好的卫生习惯。

（4）感染性腹泻患儿，做好消毒隔离工作，防止交叉感染。

（5）避免长期滥用广谱抗生素。

（6）轮状病毒肠炎流行甚广，接种疫苗为理想的预防方法，口服疫苗国内外已有应用，但持久性尚待研究。

临床病例分析

患儿，男，1 岁。腹泻 3 天，10 月份就诊。大便呈稀水样，量多，10 多次/天，有呕吐，病初有低热，1 天后热退，12 小时无尿。查体：精神萎靡，表情淡漠，面色苍白，眼窝凹陷，哭无泪，呼吸深大，口唇樱红，皮肤干燥，弹性极差，四肢冷，腹软，肝脾无肿大。大便常规：白细胞 0～2 个/HP，红细胞阴性。

思考

1. 本病例最可能的诊断是什么？有何依据？最可能的病原体是什么？
2. 需要与哪些疾病作鉴别？进一步确诊需要做哪些检查？
3. 该如何拟定治疗方案？

解析

1. 最可能的诊断是急性重症肠炎，重度脱水。依据是 1 岁婴幼儿，秋季起病，呈现典型腹泻表现，大便 10 多次/天，稀水样，量多，伴低热，呕吐，精神萎靡，表情淡漠，眼窝凹陷，哭无泪，呼吸深大，口唇樱红，皮肤干燥，弹性极差，四肢冷，大便常规白细胞不高。最可能的病原菌是轮状病毒。

2. 需要与产毒性细菌性肠炎、其他病毒性肠炎等鉴别。产毒性细菌性肠炎多发生于夏季，表现与病毒性肠炎相似。其他病毒性肠炎如诺如病毒感染、腺病毒感染等也可有水样便、呕吐等相似表现，可进一步查病原体。进一步检查包括血气分析、电解质、血常规、粪便免疫酶技术及分子生物学技术检测肠道病原菌、腹部 X 线等检查。

3. 主要为静脉补液纠正水、电解质和酸碱失衡。重度脱水伴有休克，以 20 ml/kg 2∶1 等张含钠液扩容改善微循环，根据血气分析和电解质情况选择合适含钠液体继续补充累计损失量以及补充继续损失和生理需要量，补充电解质钾、钙、镁等，脱水改善可口服补液盐水治疗和预防脱水。继续合理饮食保证热卡摄入，口服补锌，每日给予元素锌 20 mg，疗程 10～14 天，可口服益生菌及肠黏膜保护剂。

第九节　婴儿肝炎综合征

重点	婴儿肝炎综合征的病因、临床表现、诊断、鉴别诊断与治疗
难点	婴儿肝炎综合征的诊断
考点	婴儿肝炎综合征的诊断与治疗

速览导引图

婴儿肝炎综合征

- 概述：婴儿肝炎综合征系指一组于婴儿期起病，具有黄疸、肝脏病理体征和肝功能损伤的临床综合征，由环境、遗传等因素单独或共同引发病变
- 病因：病因主要有宫内和围生期感染、先天性遗传代谢病、肝内胆管发育异常等，由环境、遗传等因素单独或共同引发病变
- 临床表现
  - 症状
    - 黄疸
    - 尿呈黄色或深黄色，大便由黄转为淡黄或发白
    - 其他症状，如发热、呕吐、腹胀等
  - 体征
    - 视诊：皮肤巩膜黄染
    - 触诊：肝脾肿大
  - 辅助检查
    - 肝功能：结合胆红素和非结合胆红素增高；谷丙转氨酶、血清γ－谷氨酰转肽酶、碱性磷酸酶、5'－核苷酸酶增高变化；甲胎蛋白持续增高则提示肝细胞有破坏，再生增加；反映肝细胞合成功能的指标，如凝血因子和纤维蛋白原、血清白蛋白等可能降低
    - 病原学检查：肝炎病毒、TORCH、EBV、HIV、弓形虫、梅毒螺旋体等血清学检查；血培养、中段尿细菌培养等可提示相应的感染原
    - 血糖测定、尿糖层析，T_3、T_4、TSH、尿有机酸测定，血液、尿液串联质谱氨基酸测定，血气分析，特异性酶学、染色体、基因检查等
    - 肝、胆、脾B超、肝脏CT或肝胆磁共振胆管成像（MRCP）检查，可显示相应的畸形或占位病变
- 诊断：发生在婴儿期，具有黄疸、肝肿大和质地异常以及肝酶升高，可诊断
- 鉴别诊断：鉴别诊断主要病因
  - 感染：包括肝脏的原发性感染和全身感染累及肝脏。可伴有发热等感染症状，并行相应病原学检查
  - 先天性代谢异常：一般为酶缺陷，代谢性贮积症都伴有显著的肝肿大，而有肝损伤者往往为中等度肝肿大
  - 胆道闭锁、胆管扩张和肝内胆管发育不良：可行相应的影像学检查
- 治疗
  - 病因明确按原发病治疗，病因未明确之前对症治疗为主，主要包括利胆退黄，护肝、改善肝细胞功能和必要的支持疗法
  - 胆汁分流术及肝移植　如疑为胆道闭锁，则应尽早行胆道造影，必要时行Kasai手术；肝硬化失代偿，待条件允许时行肝移植术

1. 定义

（1）婴儿肝炎综合征系指一组于婴儿期（包括新生儿期）起病，具有黄疸、肝脏病理体征和肝功能损伤的临床综合征。

（2）病因复杂，主要有宫内和围生期感染、先天性遗传代谢病、肝内胆管发育异常等，由环境、遗传等

因素单独或共同引发病变。

（3）一旦病因明确，即按原发病诊断。

2. 病因

（1）感染　包括肝脏的原发性感染和全身感染累及肝脏。

（2）先天性代谢异常　包括碳水化合物、氨基酸及蛋白质、脂质代谢、胆汁酸及胆红素代谢异常。

（3）胆道闭锁、胆管扩张和肝内胆管发育不良。

（4）毒性作用　药物、胃肠外营养相关性胆汁淤积。

（5）其他　肝内占位病变、累及肝脏的全身恶性疾病以及唐氏综合征等染色体异常疾病。

3. 病理改变

（1）非特异性的多核巨细胞形成。

（2）胆汁淤积、肝间质和门脉区有炎症细胞浸润，程度与病情轻重有关。

（3）库普弗细胞和小胆管增生，病情进展，门脉周围可有纤维化。

4. 临床表现

症状

（1）黄疸　生理性黄疸持续不退或退而复现。

（2）尿色　呈黄色或深黄色，染尿布，大便由黄转为淡黄，也可能发白。

（3）其他症状　可有呼吸道、消化道、泌尿道感染症状以及皮肤病变等。

体征

（1）可有皮肤巩膜黄染，肝脾肿大。

（2）可伴有白内障、视网膜病变。

（3）可有心脏杂音。

（4）可伴有皮肤血管瘤、皮肤紫癜等。

5. 实验室及特殊检查

（1）血常规。

（2）肝功能。

（3）病原学检查可行病毒感染标志物和相应的病毒学、血清学检查。

（4）疑似遗传代谢、内分泌疾病时，可行血氨测定，血糖测定、尿糖层析，甲状腺功能，α_1－抗胰蛋白酶、尿有机酸测定，血液、尿液串联质谱氨基酸测定，血气分析，特异性酶学、染色体、基因检查等。

（5）影像学检查。

（6）肝胆核素扫描。

（7）胆汁引流。

（8）肝活组织病理检查。

（9）腹腔镜下胆道造影，是目前诊断胆道闭锁的“金标准”。

6. 诊断和鉴别诊断

本病是起病于婴儿期的临床综合征，根据黄疸、肝肿大和质地异常等病理体征和血清谷丙转氨酶升高诊断不难，需鉴别诊断病因。

7. 治疗

在病因明确后，按原发疾病的治疗原则进行治疗。病因没有明确前，以对症治疗为主，主要包括利胆退黄，护肝、改善肝细胞功能和必要的支持疗法。

（1）利胆退黄。

（2）护肝、改善肝细胞功能。

（3）其他处理　补充多种维生素和强化中链脂肪酸的配方奶喂养。低蛋白血症补充白蛋白制剂；凝血因子缺乏时补充凝血酶原复合物；有免疫球蛋白低下及反复感染时可用静脉注射用人血丙种球蛋白；有感染时可适当选用抗生素、抗病毒制剂。疑诊 Citrin 缺乏致新生儿肝内胆汁淤积症时，可以给予去乳糖配方奶。

（4）胆汁分流术及肝移植　如疑为胆道闭锁，应尽早行胆道造影，必要时行 Kasai 手术；肝硬化失代偿，则待条件允许时行肝移植术。

临床病例分析

患儿，女，足月顺产，2 月龄。皮肤巩膜黄染 1 个月余，母乳喂养，大便偏白，尿色黄，曾自行口服“茵栀黄”7 天无效。外院查肝功能提示总胆红素 204.5μmol/L，直接胆红素 108.6μmol/L，丙氨酸氨基转移酶 189 U/L，天冬氨酸氨基转移酶 425 U/L。腹部 B 超提示胆囊偏小，形态僵硬，肝脾肿大。查体：皮肤巩膜重度黄染，心肺听诊无殊，腹软略隆，肝肋下 3 cm，质中等，脾肋下 2 cm，质软。神经系统检查阴性。

思考

1. 本病例最可能的诊断是什么？有何依据？最可能的病因是什么？
2. 需要与哪些疾病作鉴别？进一步确诊需要做哪些检查？
3. 该如何拟定治疗方案？

解析

1. 最可能的诊断是婴儿肝炎综合征。依据是 2 月龄小婴儿，呈现有典型临床表现，如皮肤巩膜黄染、查体肝脾肿大，肝功能检查提示总胆红素及直接胆红素增高明显，且丙氨酸氨基转移酶和天冬氨酸氨基转移酶增高。最可能的病因是胆道闭锁。

2. 需要与感染、先天性代谢异常及结构异常引起的婴儿肝炎综合征进行鉴别。进一步检查包括病毒感染标志物和相应的病毒学、血清学检查，如肝炎病毒、CMV、EBV、HSV、风疹病毒、HIV 等检查；弓形虫、梅毒螺旋体检查；血培养、中段尿细菌培养等可提示相应的感染源。甲状腺功能、尿有机酸测定，血液、尿液串联质谱氨基酸测定，血气分析、MRCP 及腹腔镜下胆道造影等。

3. 高度怀疑可能胆道闭锁，应尽早行腹腔镜胆道造影，必要时行 Kasai 手术。在明确诊断前，利胆退黄支持治疗。

（余金丹）

第十二章 呼吸系统疾病

第一节 小儿呼吸系统解剖、生理、免疫特点和检查方法

重点	小儿呼吸系统解剖、生理、免疫特点和检查方法
难点	呼吸系统的解剖与生理特点
考点	呼吸系统发育特点与疾病特点

速览导引图

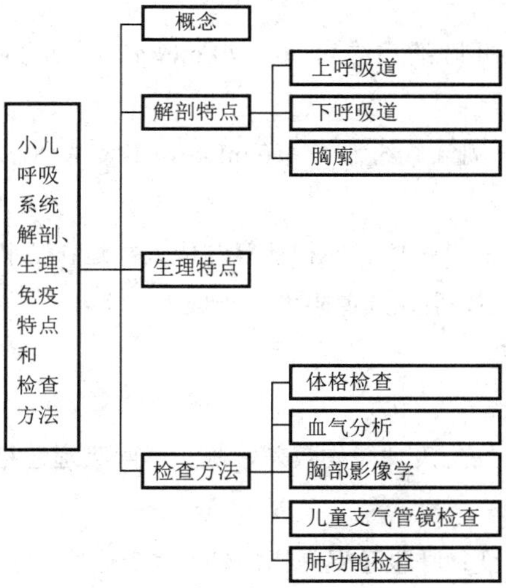

小儿呼吸系统解剖、生理、免疫特点和检查方法
概念
解剖特点
上呼吸道
下呼吸道
胸廓
生理特点
检查方法
体格检查
血气分析
胸部影像学
儿童支气管镜检查
肺功能检查

小儿呼吸系统的解剖、生理、免疫特点与小儿时期易患呼吸道疾病密切相关。呼吸系统以环状软骨下缘为界，分为上、下呼吸道。上呼吸道包括鼻、鼻窦、咽、咽鼓管、会厌及喉；下呼吸道包括气管、支气管、毛细支气管、呼吸性细支气管、肺泡管及肺泡。

1. 解剖特点

（1）上呼吸道 ①鼻：鼻腔相对短小，鼻道狭窄，感染时黏膜肿胀，易造成堵塞，导致呼吸困难或张口呼吸。②鼻窦：儿童各鼻窦发育先后不同，新生儿上颌窦和筛窦极小，2 岁以后迅速增大，至 12 岁才充分发育。额窦和蝶窦分别在 2 岁及 4 岁时才出现。学龄前期儿童鼻窦炎并不少见。③鼻泪管和咽鼓管：婴幼儿鼻泪管短，开口接近于内眦部，且瓣膜发育不全，故鼻腔感染常易侵入结膜引起炎症。婴儿咽鼓管较宽，且直而短，呈水平位，故鼻咽炎时易致中耳炎。④咽部：咽部较狭窄且垂直。扁桃体包括腭扁桃体及咽扁桃体，腭扁桃体 1 岁末才逐渐增大，4～10 岁发育达高峰，14～15 岁时渐退化，故扁桃体炎常见于年长儿。咽扁桃体又称腺样体，6 个月已发育，位于鼻咽顶部与后壁交界处，严重的腺样体肥大是小儿阻塞性睡眠呼吸暂停综合征的重要原因。⑤喉：喉部呈漏斗形，喉腔较窄，声门狭小，软骨柔软，黏膜柔嫩而富有血管及淋巴组织，故轻微炎症即可引起声音嘶哑和吸气性呼吸困难。

（2）下呼吸道　①气管、支气管：婴幼儿的气管、支气管较成人短且较狭窄，黏膜柔嫩，血管丰富，软骨柔软，因缺乏弹力组织而支撑作用差，因黏液腺分泌不足易致气道干燥，因纤毛运动较差而清除能力差。故婴幼儿容易发生呼吸道感染，一旦感染则易于发生充血、水肿，导致呼吸道不畅。②肺：肺泡数量少且面积小，弹力组织发育较差，血管丰富，间质发育旺盛，致肺含血量多而含气量少，易于感染。感染时易致黏液阻塞，引起间质炎症、肺气肿和肺不张等。

（3）胸廓　婴幼儿胸廓较短，前后径相对较长，呈桶状；肋骨呈水平位，膈肌位置较高，胸腔小而肺脏相对较大；呼吸肌发育差。因此在呼吸时，肺的扩张受到限制，故当肺部病变时，容易出现呼吸困难。

2. 生理特点

（1）呼吸频率与节律　小儿呼吸频率快，年龄越小，频率越快。新生儿 40～44 次/分，～1 岁 30 次/分，～3 岁 24 次/分，3～7 岁 22 次/分，～14 岁 20 次/分，～18 岁 16～18 次/分。新生儿及生后数月的婴儿呼吸极不稳定，可出现呼吸暂停等现象。

（2）呼吸型　婴幼儿为腹式呼吸（abdominal respiration）。随年龄增长，逐渐转化为胸腹式呼吸（thoracic and abdominal respiration）。7 岁以后逐渐接近成人。

（3）呼吸功能特点

①肺活量（vital capacity）：小儿肺活量约为 50～70 ml/kg。婴幼儿呼吸储备量较小，因此易发生呼吸衰竭。

②潮气量（tidal volume）：小儿潮气量约为 6～10 ml/kg，年龄越小，潮气量越小；无效腔/潮气量比值大于成人。

③每分通气量和气体弥散量：前者按体表面积计算与成人相近；后者按单位肺容积计算与成人相近。

④气道阻力：由于气道管径细小，小儿气道阻力大于成人，因此小儿发生喘息的机会较多。随年龄增大，气道管径逐渐增大，从而阻力递减。

3. 免疫特点

小儿呼吸道的非特异性和特异性免疫功能均较差，故易患呼吸道感染。

4. 检查方法

（1）体格检查　①呼吸频率改变：呼吸急促是指婴幼儿＜2 月龄，呼吸≥60 次/分；2～12 月龄，呼吸≥50 次/分；1～5 岁，呼吸≥40 次/分。呼吸频率减慢或节律不规则也是危险征象。②发绀（cyanosis）：是血氧下降的重要表现，末梢性发绀指血流缓慢、动静脉氧差较大部位（如肢端）的发绀；中心性发绀指血流较快、动静脉氧差较小部位（如舌、黏膜）的发绀。③吸气时胸廓凹陷：上呼吸道梗阻或严重肺病变时，胸骨上、下，锁骨上窝及肋间隙软组织凹陷，称为“吸气性凹陷”。④吸气喘鸣（inspiratory stridor）和呼气喘息（expiratory wheeze）：正常儿童吸呼时间比（I∶E）为 1∶1.5～1∶2.0，如果吸气时出现喘鸣音，同时伴吸气延长，是上呼吸道梗阻的表现。呼气时出现哮鸣音，同时伴呼气延长，是下呼吸道梗阻的表现。⑤肺部听诊：哮鸣音提示细小支气管梗阻。不固定的中、粗湿啰音常来自支气管的分泌物。⑥其他：小婴儿呼吸困难时常有呻吟、鼻翼扇动和口吐泡沫等表现。支气管扩张、慢性肺炎等患儿可见杵状指（趾）。

（2）血气分析　反映气体交换和血液的酸碱平衡状态，为诊断和治疗提供依据。小儿血气分析正常值（见表 12－1）。

表 12-1 小儿血气分析正常值

项目	新生儿	～2 岁	>2 岁
pH	7.35～7.45	7.35～7.45	7.35～7.45
PaO_2（kPa）	8～12	10.6～13.3	10.6～13.3
$PaCO_2$（kPa）	4.00～4.67	4.00～4.67	4.67～6.00
HCO_3^-（mmol/L）	20～22	20～22	22～24
BE（mmol/L）	−6～+2	−6～+2	6
SaO_2（%）	90～97	95～97	96～98

当动脉血氧分压（PaO_2）＜50 mmHg（6.67 kPa），动脉二氧化碳分压（$PaCO_2$）＞50 mmHg（6.67 kPa），动脉血氧饱和度（SaO_2）＜85%时为呼吸衰竭。

（3）胸部影像学检查　胸部平片仍为呼吸系统疾病影像学诊断的基础，必要时可行胸部 CT 检查。

（4）儿童支气管镜检查　利用纤维支气管镜和电子支气管镜不仅能直视气管和支气管内的各种病变，还能利用黏膜刷检技术、活体组织检查技术和肺泡灌洗技术提高对儿童呼吸系统疾病的诊断率。

（5）肺功能检查　5 岁以上儿童可进行较全面的肺功能检查。脉冲震荡（IOS）需要患儿配合较少，可对 3 岁以上的患儿进行检查。应用人体体积描记法（body plethysmography）和潮气－流速容量曲线（TFV）技术使婴幼儿肺功能检查成为可能。

第二节　急性上呼吸道感染

重点	急性上呼吸道感染的病因、临床表现、诊断、鉴别诊断与治疗
难点	急性上呼吸道感染的诊断和鉴别诊断
考点	急性上呼吸道感染的并发症、诊断与治疗

速览导引图

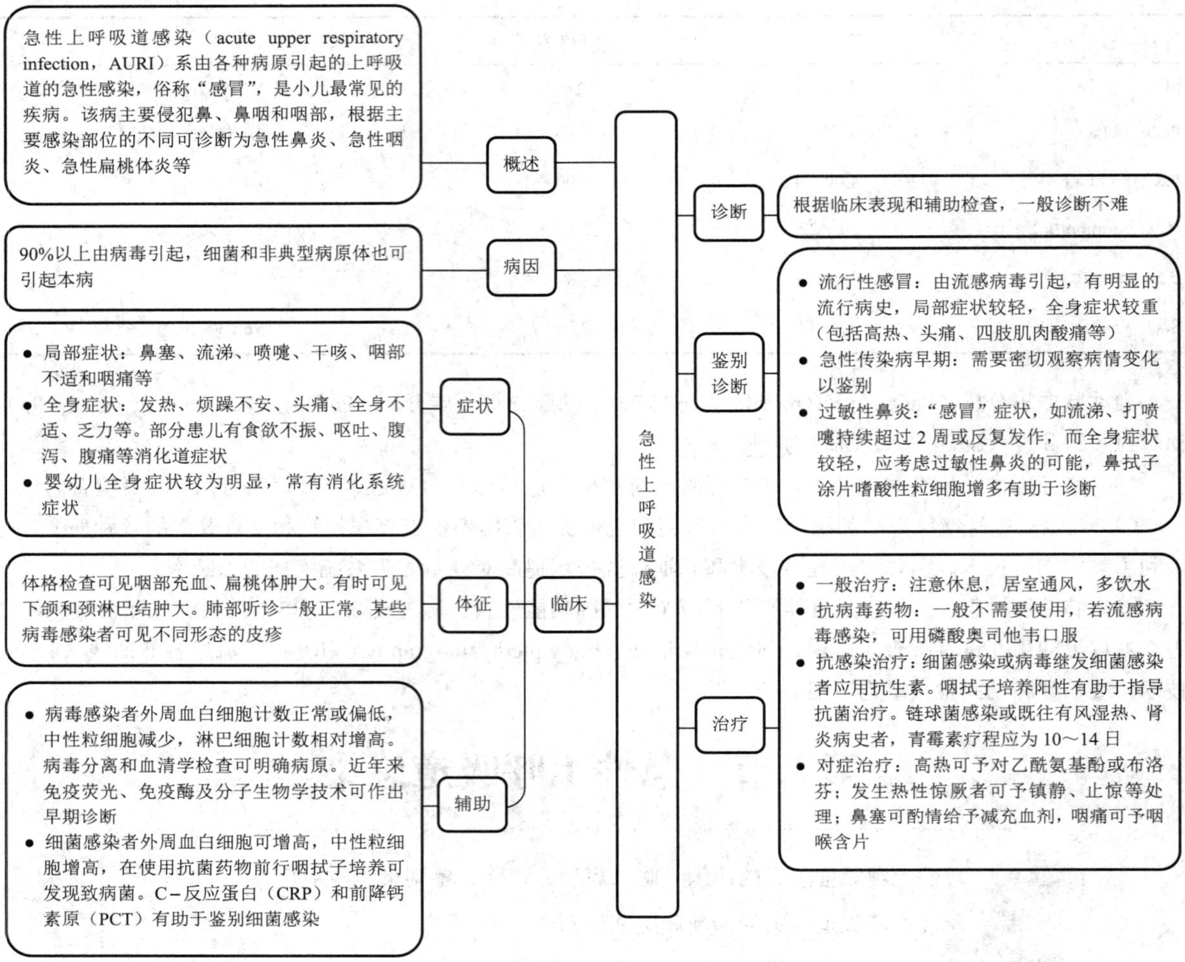
急性上呼吸道感染
概述
急性上呼吸道感染（acute upper respiratory infection，AURI）系由各种病原引起的上呼吸道的急性感染，俗称“感冒”，是小儿最常见的疾病。该病主要侵犯鼻、鼻咽和咽部，根据主要感染部位的不同可诊断为急性鼻炎、急性咽炎、急性扁桃体炎等
病因
90%以上由病毒引起，细菌和非典型病原体也可引起本病
临床
症状
• 局部症状：鼻塞、流涕、喷嚏、干咳、咽部不适和咽痛等
• 全身症状：发热、烦躁不安、头痛、全身不适、乏力等。部分患儿有食欲不振、呕吐、腹泻、腹痛等消化道症状
• 婴幼儿全身症状较为明显，常有消化系统症状
体征
体格检查可见咽部充血、扁桃体肿大。有时可见下颌和颈淋巴结肿大。肺部听诊一般正常。某些病毒感染者可见不同形态的皮疹
辅助
• 病毒感染者外周血白细胞计数正常或偏低，中性粒细胞减少，淋巴细胞计数相对增高。病毒分离和血清学检查可明确病原。近年来免疫荧光、免疫酶及分子生物学技术可作出早期诊断
• 细菌感染者外周血白细胞可增高，中性粒细胞增高，在使用抗菌药物前行咽拭子培养可发现致病菌。C－反应蛋白（CRP）和前降钙素原（PCT）有助于鉴别细菌感染
诊断
根据临床表现和辅助检查，一般诊断不难
鉴别诊断
• 流行性感冒：由流感病毒引起，有明显的流行病史，局部症状较轻，全身症状较重（包括高热、头痛、四肢肌肉酸痛等）
• 急性传染病早期：需要密切观察病情变化以鉴别
• 过敏性鼻炎：“感冒”症状，如流涕、打喷嚏持续超过2周或反复发作，而全身症状较轻，应考虑过敏性鼻炎的可能，鼻拭子涂片嗜酸性粒细胞增多有助于诊断
治疗
• 一般治疗：注意休息，居室通风，多饮水
• 抗病毒药物：一般不需要使用，若流感病毒感染，可用磷酸奥司他韦口服
• 抗感染治疗：细菌感染或病毒继发细菌感染者应用抗生素。咽拭子培养阳性有助于指导抗菌治疗。链球菌感染或既往有风湿热、肾炎病史者，青霉素疗程应为10～14日
• 对症治疗：高热可予对乙酰氨基酚或布洛芬；发生热性惊厥者可予镇静、止惊等处理；鼻塞可酌情给予减充血剂，咽痛可予咽喉含片

1. 定义

急性上呼吸道感染（acute upper respiratory infection，AURI）系由各种病原引起的上呼吸道的急性感染，俗称“感冒”，是小儿最常见的疾病。

2. 病因

（1）各种病毒和细菌均可引起急性上呼吸道感染，但90%以上为病毒，病毒感染后可继发细菌感染，最常见为溶血性链球菌，其次为肺炎链球菌、流感嗜血杆菌等。

（2）婴幼儿时期由于上呼吸道的解剖和免疫特点易患本病。

3. 临床表现

（1）一般类型急性上呼吸道感染　①症状：局部症状包括鼻塞、流涕、喷嚏、干咳、咽部不适和咽痛等；全身症状包括发热、烦躁不安、头痛、全身不适、乏力等，部分患儿有消化道症状，婴幼儿全身症状明显。②体征：可见咽部充血、扁桃体肿大。

（2）两种特殊类型的急性上呼吸道感染　①疱疹性咽峡炎：病原体为柯萨奇病毒A组，好发于夏秋季，起病急骤，临床表现为高热、咽痛、流涎、厌食、呕吐等；体格检查可发现咽部充血，黏膜上可见疱疹。②咽结合膜热：病原体为腺病毒3、7型，以发热、咽炎、结膜炎为特征，好发于春夏季，临床表现为高热、咽痛、眼部刺痛；体检发现咽部充血，一侧或双侧滤泡性眼结合膜炎，颈及耳后淋巴结增大。

4. 并发症

以婴幼儿多见，可引起中耳炎、鼻窦炎、咽后壁脓肿、扁桃体周围脓肿、颈淋巴结炎、喉炎、支气管炎及肺炎等。年长儿若患A组乙型溶血性链球菌咽峡炎，可引起急性肾小球肾炎和风湿热。

5. 实验室检查

病毒感染者外周血白细胞计数正常或偏低，中性粒细胞减少，淋巴细胞计数相对增高；细菌感染者外周血白细胞可增高，中性粒细胞增高；C-反应蛋白（CRP）和前降钙素原（PCT）有助于鉴别细菌感染。

6. 诊断和鉴别诊断

根据临床表现和辅助检查，一般不难诊断，但需鉴别。

（1）流行性感冒　流感病毒引起，流行季节发病，局部症状较轻，全身症状较重，常有高热、头痛、四肢肌肉酸痛等，病程较长。

（2）急性传染病早期　急性上呼吸道感染常为各种传染病的前驱症状，应结合流行病史、临床表现及实验室资料等综合分析，并观察病情演变加以鉴别。

（3）急性阑尾炎　腹痛常先于发热，腹痛部位以右下腹为主，呈持续性，有固定压痛点、反跳痛及腹肌紧张、腰大肌试验阳性等体征，白细胞及中性粒细胞增高。

（4）过敏性鼻炎　流涕、打喷嚏持续超过2周或反复发作，而全身症状较轻，则应考虑过敏性鼻炎的可能，鼻拭子涂片嗜酸性粒细胞增多或抗过敏治疗有效有助于诊断。

在排除上述疾病后，尚应对上呼吸道感染的病原进行鉴别。

7. 治疗

（1）一般治疗　注意休息，居室通风，多饮水。

（2）抗感染治疗　①抗病毒药物：无特效药物。②抗菌药物：细菌性上呼吸道感染或病毒性上呼吸道感染继发细菌感染者可选用抗生素治疗。咽拭子培养阳性有助于指导抗菌治疗。链球菌感染或既往有风湿热、肾炎病史者，青霉素疗程应为10～14日。③对症治疗：高热可予退热药物；发生热性惊厥者可予镇静、止惊等处理；鼻塞者可酌情给予减充血剂。

8. 预防

主要靠加强体格锻炼以增强抵抗力；提倡母乳喂养；避免被动吸烟；防治佝偻病及营养不良；避免去人多拥挤、通风不畅的公共场所。

第三节　急性感染性喉炎

重点	急性感染性喉炎的病因、临床表现、诊断、鉴别诊断与治疗原则
难点	急性感染性喉炎的诊断和分度
考点	急性感染性喉炎的临床表现、诊断与治疗

速览导引图

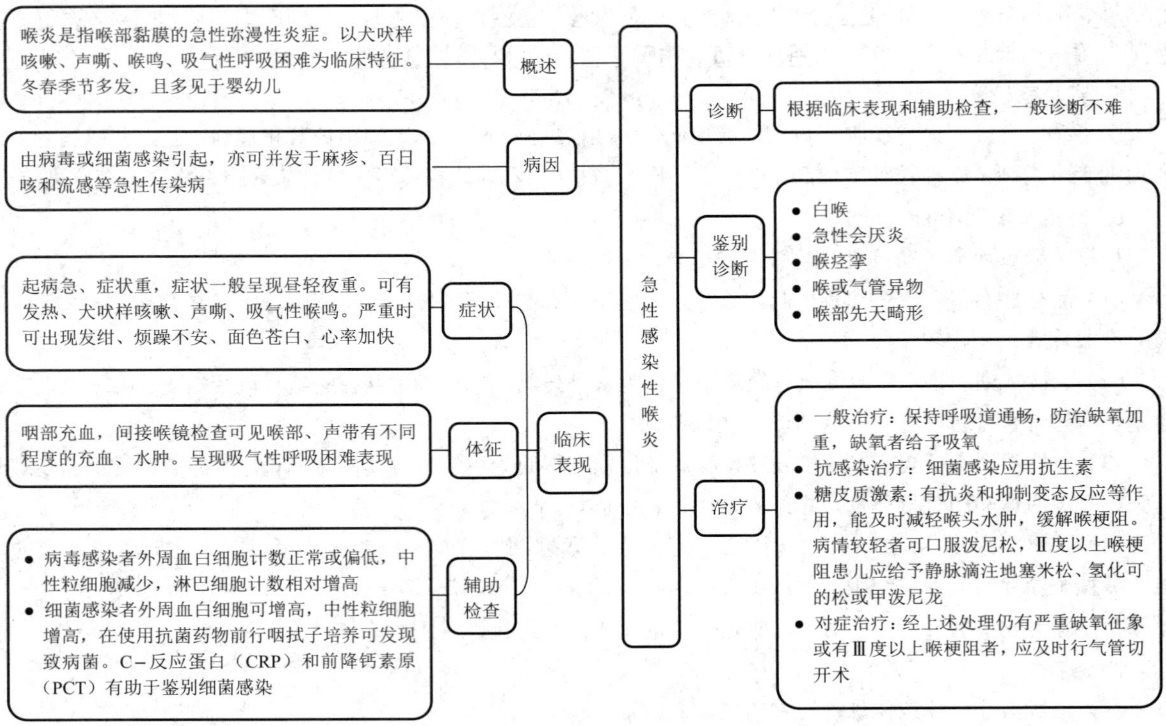
喉炎是指喉部黏膜的急性弥漫性炎症。以犬吠样咳嗽、声嘶、喉鸣、吸气性呼吸困难为临床特征。冬春季节多发，且多见于婴幼儿
概述
由病毒或细菌感染引起，亦可并发于麻疹、百日咳和流感等急性传染病
病因
起病急、症状重，症状一般呈现昼轻夜重。可有发热、犬吠样咳嗽、声嘶、吸气性喉鸣。严重时可出现发绀、烦躁不安、面色苍白、心率加快
症状
咽部充血，间接喉镜检查可见喉部、声带有不同程度的充血、水肿。呈现吸气性呼吸困难表现
体征
临床表现
病毒感染者外周血白细胞计数正常或偏低，中性粒细胞减少，淋巴细胞计数相对增高
细菌感染者外周血白细胞可增高，中性粒细胞增高，在使用抗菌药物前行咽拭子培养可发现致病菌。C－反应蛋白（CRP）和前降钙素原（PCT）有助于鉴别细菌感染
辅助检查
急性感染性喉炎
诊断
根据临床表现和辅助检查，一般诊断不难
鉴别诊断
白喉
急性会厌炎
喉痉挛
喉或气管异物
喉部先天畸形
治疗
一般治疗：保持呼吸道通畅，防治缺氧加重，缺氧者给予吸氧
抗感染治疗：细菌感染应用抗生素
糖皮质激素：有抗炎和抑制变态反应等作用，能及时减轻喉头水肿，缓解喉梗阻。病情较轻者可口服泼尼松，Ⅱ度以上喉梗阻患儿应给予静脉滴注地塞米松、氢化可的松或甲泼尼龙
对症治疗：经上述处理仍有严重缺氧征象或有Ⅲ度以上喉梗阻者，应及时行气管切开术

1. 定义

急性感染性喉炎是指喉部黏膜的急性弥漫性炎症。冬春季节多发，且多见于婴幼儿。

2. 病因

由病毒或细菌感染引起，由于小儿喉部解剖特点，炎症时易充血、水肿而出现喉梗阻。

3. 临床表现

发热、犬吠样咳嗽、声嘶、吸气性喉鸣和三凹征，体检多见吸气性呼吸困难，严重时可危及生命；间接喉镜检查可见喉部、声带有不同程度的充血、水肿，症状多于夜间加重。喉梗阻分为4度（见表12－2）。

表12－2 喉梗阻分度

Ⅰ度	患者仅于活动后出现吸气性喉鸣和呼吸困难，肺部听诊呼吸音及心率无改变
Ⅱ度	安静时亦出现喉鸣和吸气性呼吸困难，肺部听诊可闻及喉传导音或管状呼吸音，心率加快
Ⅲ度	除上述喉梗阻症状外，患儿因缺氧而出现烦躁不安、口唇及指（趾）发绀、双眼圆睁、惊恐万状、头面部出汗，肺部呼吸音明显降低，心率快，心音低钝
Ⅳ度	患儿渐显衰竭、昏睡状态，三凹征可不明显，面色苍白发灰，肺部听诊呼吸音几乎消失，仅有气管传导音，心律不齐，心音钝、弱

4. 诊断和鉴别诊断

根据急起犬吠样咳嗽、声嘶、喉鸣、吸气性呼吸困难等临床表现不难诊断，但应与白喉、急性会厌炎、喉痉挛、喉或气管异物、喉先天性畸形等所致的喉梗阻鉴别。

5. 治疗

（1）一般治疗　保持呼吸道通畅，防治缺氧。

（2）控制感染　如考虑为细菌感染，及时给予抗菌药物。

（3）糖皮质激素　病情较轻者可口服，Ⅱ度以上喉梗阻患儿应给予静脉给药。吸入型糖皮质激素雾化吸入可促进黏膜水肿的消退。

（4）对症治疗　烦躁不安者要及时镇静；痰多者可选用祛痰剂；不宜使用氯丙嗪和吗啡。

（5）气管切开　经上述处理仍有严重缺氧征象或有Ⅲ度以上喉梗阻者，应及时行气管切开术。

第四节　急性支气管炎

重点	急性支气管炎的病因、临床表现、治疗
难点	急性支气管炎的诊断
考点	急性支气管炎的临床表现、诊断与治疗

速览导引图

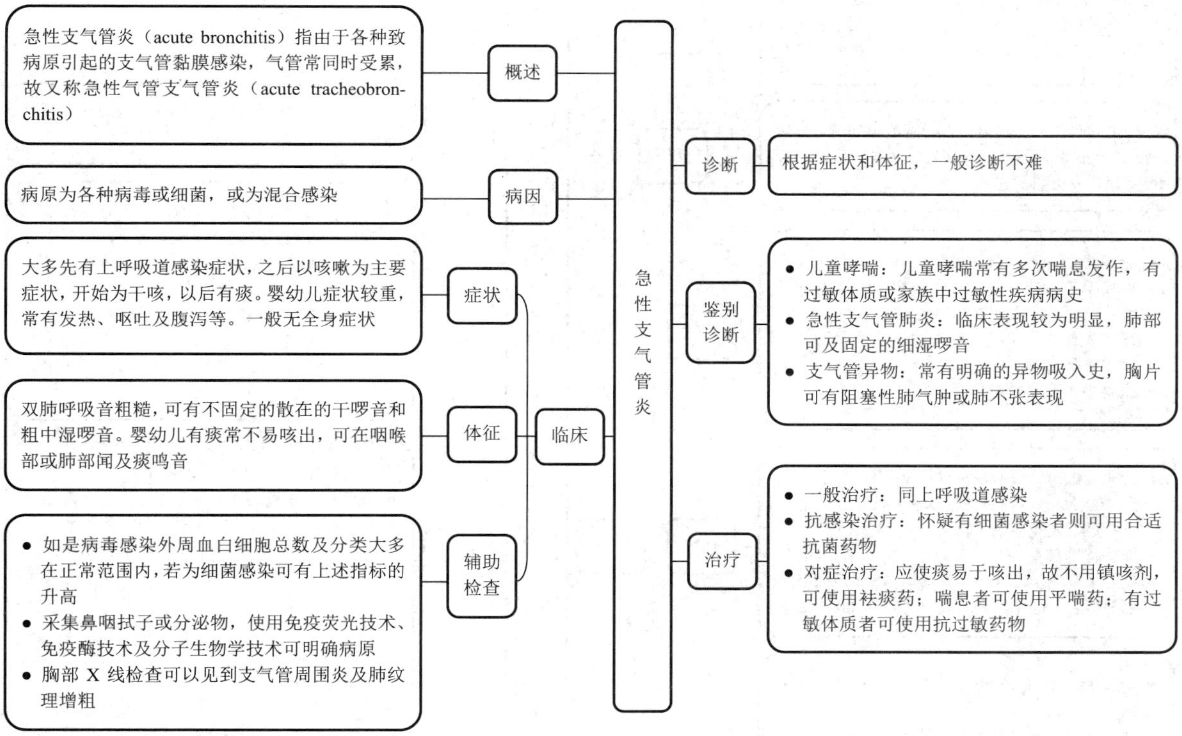
急性支气管炎
概述
急性支气管炎（acute bronchitis）指由于各种致病原引起的支气管黏膜感染，气管常同时受累，故又称急性气管支气管炎（acute tracheobronchitis）
病因
病原为各种病毒或细菌，或为混合感染
临床
症状
大多先有上呼吸道感染症状，之后以咳嗽为主要症状，开始为干咳，以后有痰。婴幼儿症状较重，常有发热、呕吐及腹泻等。一般无全身症状
体征
双肺呼吸音粗糙，可有不固定的散在的干啰音和粗中湿啰音。婴幼儿有痰常不易咳出，可在咽喉部或肺部闻及痰鸣音
辅助检查
如是病毒感染外周血白细胞总数及分类大多在正常范围内，若为细菌感染可有上述指标的升高
采集鼻咽拭子或分泌物，使用免疫荧光技术、免疫酶技术及分子生物学技术可明确病原
胸部X线检查可以见到支气管周围炎及肺纹理增粗
诊断
根据症状和体征，一般诊断不难
鉴别诊断
儿童哮喘：儿童哮喘常有多次喘息发作，有过敏体质或家族中过敏性疾病病史
急性支气管肺炎：临床表现较为明显，肺部可及固定的细湿啰音
支气管异物：常有明确的异物吸入史，胸片可有阻塞性肺气肿或肺不张表现
治疗
一般治疗：同上呼吸道感染
抗感染治疗：怀疑有细菌感染者则可用合适抗菌药物
对症治疗：应使痰易于咳出，故不用镇咳剂，可使用祛痰药；喘息者可使用平喘药；有过敏体质者可使用抗过敏药物

1. 定义

是指由于各种致病原引起的支气管黏膜感染，由于气管常同时受累，故称为急性气管支气管炎。

2. 病因

病原为各种病毒或细菌，或为混合感染。

3. 临床表现

咳嗽、咳痰为常见表现，一般无全身症状。双肺呼吸音粗糙，可有不固定的散在的干啰音和粗中湿啰音。婴幼儿有痰常不易咳出，可在咽喉部或肺部闻及痰鸣音。

4. 治疗

（1）一般治疗　同上呼吸道感染。

（2）控制感染　有细菌感染者则可用抗菌药物。

（3）对症治疗　痰多者，使用祛痰药；喘息者，使用速效 β_2 受体激动剂，喘息严重者可短期使用糖皮质激素。

第五节　毛细支气管炎

重点	毛细支气管炎的病因、临床表现、诊断、鉴别诊断与治疗
难点	毛细支气管炎的诊断
考点	毛细支气管炎的诊断与治疗

速览导引图

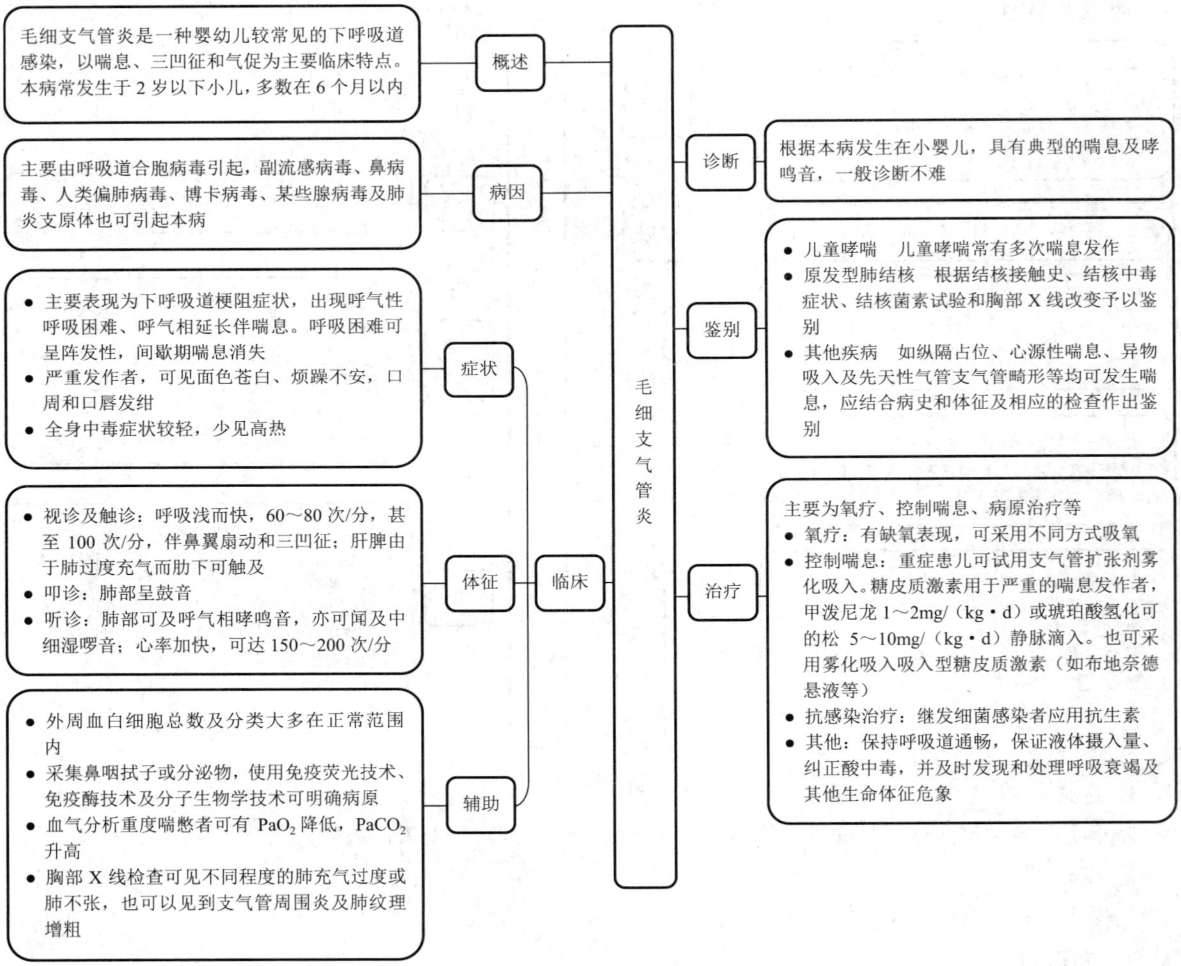

毛细支气管炎
概述
毛细支气管炎是一种婴幼儿较常见的下呼吸道感染，以喘息、三凹征和气促为主要临床特点。本病常发生于2岁以下小儿，多数在6个月以内
病因
主要由呼吸道合胞病毒引起，副流感病毒、鼻病毒、人类偏肺病毒、博卡病毒、某些腺病毒及肺炎支原体也可引起本病
临床
症状
• 主要表现为下呼吸道梗阻症状，出现呼气性呼吸困难、呼气相延长伴喘息。呼吸困难可呈阵发性，间歇期喘息消失
• 严重发作者，可见面色苍白、烦躁不安，口周和口唇发绀
• 全身中毒症状较轻，少见高热
体征
• 视诊及触诊：呼吸浅而快，60～80次/分，甚至100次/分，伴鼻翼扇动和三凹征；肝脾由于肺过度充气而肋下可触及
• 叩诊：肺部呈鼓音
• 听诊：肺部可及呼气相哮鸣音，亦可闻及中细湿啰音；心率加快，可达150～200次/分
辅助
• 外周血白细胞总数及分类大多在正常范围内
• 采集鼻咽拭子或分泌物，使用免疫荧光技术、免疫酶技术及分子生物学技术可明确病原
• 血气分析重度喘憋者可有 PaO2 降低，PaCO2 升高
• 胸部X线检查可见不同程度的肺充气过度或肺不张，也可以见到支气管周围炎及肺纹理增粗
诊断
根据本病发生在小婴儿，具有典型的喘息及哮鸣音，一般诊断不难
鉴别
• 儿童哮喘　儿童哮喘常有多次喘息发作
• 原发型肺结核　根据结核接触史、结核中毒症状、结核菌素试验和胸部X线改变予以鉴别
• 其他疾病　如纵隔占位、心源性喘息、异物吸入及先天性气管支气管畸形等均可发生喘息，应结合病史和体征及相应的检查作出鉴别
治疗
主要为氧疗、控制喘息、病原治疗等
• 氧疗：有缺氧表现，可采用不同方式吸氧
• 控制喘息：重症患儿可试用支气管扩张剂雾化吸入。糖皮质激素用于严重的喘息发作者，甲泼尼龙1～2mg/（kg·d）或琥珀酸氢化可的松5～10mg/（kg·d）静脉滴入。也可采用雾化吸入吸入型糖皮质激素（如布地奈德悬液等）
• 抗感染治疗：继发细菌感染者应用抗生素
• 其他：保持呼吸道通畅，保证液体摄入量、纠正酸中毒，并及时发现和处理呼吸衰竭及其他生命体征危象

1. 定义

（1）毛细支气管炎是一种婴幼儿较常见的下呼吸道感染，以喘息（wheezing）、三凹征和气促为主要临床特点。

（2）本病常发生于2岁以下小儿，多数在6个月以内，常为首次发作。

（3）本病高峰期在呼吸困难发生后的48～72小时，病程一般为1～2周。

（4）临床上较难发现未累及肺泡与肺泡间壁的纯粹毛细支气管炎，故国内认为是一种特殊类型的肺炎，称为喘憋性肺炎。

2. 病因和发病机制

（1）病因　主要由呼吸道合胞病毒（RSV）引起，副流感病毒、鼻病毒、人类偏肺病毒（hMPV）、博卡病毒、某些腺病毒及肺炎支原体也可引起本病。

（2）发病机制　①病毒对气道的直接损伤。②免疫学机制。③宿主的基因多态性。④具有特应质。

3. 病理改变

（1）病变主要侵犯直径75～300μm的毛细支气管，表现为上皮细胞坏死和周围淋巴细胞浸润，黏膜下充血、水肿和腺体增生、黏液分泌增多。

（2）病变会造成毛细支气管管腔狭窄甚至堵塞，导致肺气肿和肺不张。

（3）炎症还可波及肺泡、肺泡壁及肺间质，出现通气和换气功能障碍。

4. 临床表现

（1）症状　①主要表现为下呼吸道梗阻症状，出现呼气性呼吸困难、呼气相延长伴喘息。呼吸困难可呈阵发性，间歇期喘息消失。②严重发作者，可见面色苍白、烦躁不安，口周和口唇发绀。③全身中毒症状较轻，少见高热。

（2）体征　①视诊及触诊：呼吸浅而快，60～80次/分，甚至100次/分，伴鼻翼扇动和三凹征；肝脾由于肺过度充气而肋下可触及。②叩诊：肺部呈鼓音。③听诊：肺部可及呼气相哮鸣音，亦可闻及中细湿啰音；心率加快，可达150～200次/分。

5. 实验室及特殊检查

（1）外周血白细胞总数及分类大多在正常范围内。

（2）采集鼻咽拭子或分泌物，使用免疫荧光技术、免疫酶技术及分子生物学技术可明确病原。

（3）血气分析重度喘憋者可有PaO_2降低，$PaCO_2$升高。

（4）胸部X线检查可见不同程度的肺充气过度或肺不张，也可以见到支气管周围炎及肺纹理增粗。

6. 诊断

根据本病发生在小婴儿，具有典型的喘息及哮鸣音，一般诊断不难。

7. 鉴别诊断

（1）儿童哮喘　儿童哮喘常有多次喘息发作。部分毛细支气管炎患儿可发展为哮喘，毛细支气管炎发展为哮喘的主要危险因素包括个人湿疹史、吸入变应原阳性、父母哮喘史和被动吸烟等。

（2）原发性肺结核　支气管淋巴结结核患儿肿大的淋巴结压迫气道，可出现喘息，需根据结核接触史、结核中毒症状、结核菌素试验和胸部X线改变予以鉴别。

（3）其他疾病　如纵隔占位、心源性喘息、异物吸入及先天性气管支气管畸形等均可发生喘息，应结合病史和体征及相应的检查作出鉴别。

8. 治疗

主要为氧疗、控制喘息、病原治疗等。

（1）氧疗　有缺氧表现，可采用不同方式吸氧。

（2）控制喘息　重症患儿可试用支气管扩张剂雾化吸入。糖皮质激素用于严重的喘息发作者，甲泼尼龙1～2 mg/（kg·d）或琥珀酸氢化可的松5～10 mg/（kg·d）静脉滴入。也可采用雾化吸入吸入型糖皮质激素（如布地奈德悬液等）。

（3）抗感染治疗　如系病毒感染所致，可用利巴韦林静脉滴注或雾化吸入，亦可酌情试用中药制剂。继发细菌感染者应用适当的抗菌药物。

（4）其他　保持呼吸道通畅，保证液体摄入量、纠正酸中毒，并及时发现和处理呼吸衰竭及其他生命体征危象。

9. 预防

（1）提倡母乳喂养，避免被动吸烟。

（2）洗手是预防 RSV 院内传播的最重要的措施。

（3）抗 RSV 单克隆抗体对高危婴儿（早产儿、支气管肺发育不良、先天性心脏病、免疫缺陷病）和毛细支气管炎后反复喘息发作者的预防效果确切。

临床病例分析

患儿，男，足月剖宫产，现 4 月龄。咳嗽伴喘息 3 天，有低热，外院静滴“头孢曲松”无效而收入院。查体：烦燥，气促，三凹征阳性，双肺听诊呼吸音粗，可及哮鸣音和少许细湿啰音，呼气相延长，心率 170 次/分，肝肋下 3 cm，质软，脾肋下刚及，神经系统检查阴性。

思考

1. 本病例最可能的诊断是什么？有何依据？最可能的病原菌是什么？

2. 需要与哪些疾病作鉴别？进一步确诊需要做哪些检查？

3. 该如何拟定治疗方案？

解析

1. 最可能的诊断是毛细支气管炎。依据是小于 6 月龄婴儿，呈现的典型临床表现，如咳嗽伴喘息，查体可见气促，三凹征阳性，双肺听诊呼吸音粗，可及哮鸣音和少许细湿啰音，呼气相延长。最可能的病原菌是呼吸道合胞病毒。

2. 需要与支气管哮喘、原发性肺结核等鉴别。儿童哮喘常有多次喘息发作，常有无过敏性疾病家族史。原发性肺结核常有结核接触史、结核中毒症状、结核菌素试验阳性和胸部 X 线改变。进一步检查包括血常规、鼻咽拭子或分泌物免疫荧光技术、免疫酶技术及分子生物学技术检测呼吸道病原菌、血气分析＋电解质、胸片等检查。

3. 主要为氧疗、控制喘息、病原治疗等。有缺氧表现，可采用不同方式吸氧。重症患儿可试用支气管扩张剂雾化吸入。也可采用雾化吸入吸入型糖皮质激素，糖皮质激素用于严重的喘息发作者，甲泼尼龙 1～2 mg/（kg·d）或琥珀酸氢化可的松 5～10 mg/（kg·d）静脉滴入。继发细菌感染者应用适当的抗菌药物。其他治疗包括保持呼吸道通畅，保证液体摄入量、纠正酸中毒，并及时发现和处理并发症。

第六节　支气管哮喘

重点	哮喘的病因、临床表现、诊断、鉴别诊断与治疗
难点	婴幼儿哮喘的诊断
考点	儿童哮喘的诊断与治疗

速览导引图

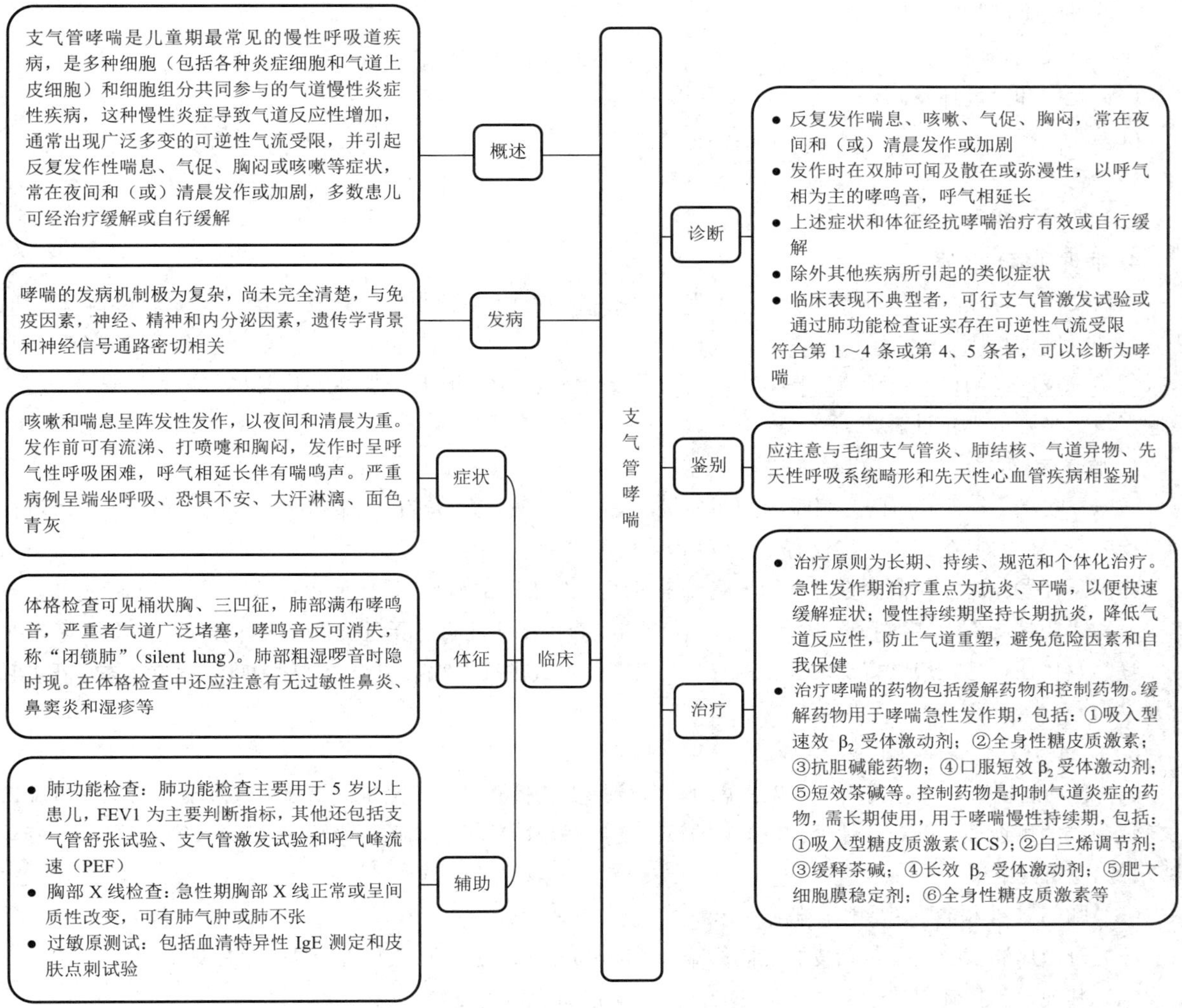
支气管哮喘
概述
支气管哮喘是儿童期最常见的慢性呼吸道疾病，是多种细胞（包括各种炎症细胞和气道上皮细胞）和细胞组分共同参与的气道慢性炎症性疾病，这种慢性炎症导致气道反应性增加，通常出现广泛多变的可逆性气流受限，并引起反复发作性喘息、气促、胸闷或咳嗽等症状，常在夜间和（或）清晨发作或加剧，多数患儿可经治疗缓解或自行缓解
发病
哮喘的发病机制极为复杂，尚未完全清楚，与免疫因素，神经、精神和内分泌因素，遗传学背景和神经信号通路密切相关
临床
症状
咳嗽和喘息呈阵发性发作，以夜间和清晨为重。发作前可有流涕、打喷嚏和胸闷，发作时呈呼气性呼吸困难，呼气相延长伴有喘鸣声。严重病例呈端坐呼吸、恐惧不安、大汗淋漓、面色青灰
体征
体格检查可见桶状胸、三凹征，肺部满布哮鸣音，严重者气道广泛堵塞，哮鸣音反可消失，称“闭锁肺”（silent lung）。肺部粗湿啰音时隐时现。在体格检查中还应注意有无过敏性鼻炎、鼻窦炎和湿疹等
辅助
• 肺功能检查：肺功能检查主要用于 5 岁以上患儿，FEV1 为主要判断指标，其他还包括支气管舒张试验、支气管激发试验和呼气峰流速（PEF）
• 胸部 X 线检查：急性期胸部 X 线正常或呈间质性改变，可有肺气肿或肺不张
• 过敏原测试：包括血清特异性 IgE 测定和皮肤点刺试验
诊断
• 反复发作喘息、咳嗽、气促、胸闷，常在夜间和（或）清晨发作或加剧
• 发作时在双肺可闻及散在或弥漫性，以呼气相为主的哮鸣音，呼气相延长
• 上述症状和体征经抗哮喘治疗有效或自行缓解
• 除外其他疾病所引起的类似症状
• 临床表现不典型者，可行支气管激发试验或通过肺功能检查证实存在可逆性气流受限
符合第 1～4 条或第 4、5 条者，可以诊断为哮喘
鉴别
应注意与毛细支气管炎、肺结核、气道异物、先天性呼吸系统畸形和先天性心血管疾病相鉴别
治疗
• 治疗原则为长期、持续、规范和个体化治疗。急性发作期治疗重点为抗炎、平喘，以便快速缓解症状；慢性持续期坚持长期抗炎，降低气道反应性，防止气道重塑，避免危险因素和自我保健
• 治疗哮喘的药物包括缓解药物和控制药物。缓解药物用于哮喘急性发作期，包括：①吸入型速效 β_2 受体激动剂；②全身性糖皮质激素；③抗胆碱能药物；④口服短效 β_2 受体激动剂；⑤短效茶碱等。控制药物是抑制气道炎症的药物，需长期使用，用于哮喘慢性持续期，包括：①吸入型糖皮质激素（ICS）；②白三烯调节剂；③缓释茶碱；④长效 β_2 受体激动剂；⑤肥大细胞膜稳定剂；⑥全身性糖皮质激素等

1. 定义

支气管哮喘，是多种细胞（如嗜酸性粒细胞、肥大细胞、T 淋巴细胞、中性粒细胞及气道上皮细胞等）和细胞组分共同参与的气道慢性炎症性疾病，这种慢性炎症导致气道反应性增加，通常出现广泛多变的可逆性气流受限，并引起反复发作性喘息、气促、胸闷或咳嗽等症状，常在夜间和（或）清晨发作或加剧，多数患儿可经治疗缓解或自行缓解。特应质或过敏体质与本病的形成关系密切，多数患者有婴儿湿疹、过敏性鼻炎和（或）食物（药物）过敏史。儿童哮喘如诊治不及时，随病程的延长可产生气道不可逆性狭窄和气道重塑。因此，早期防治至关重要。

2. 发病机制

（1）免疫因素。

（2）神经、精神和内分泌因素。

（3）遗传学背景。

（4）神经信号通路。

3. 危险因素

（1）吸入过敏原　包括室内外过敏原。

（2）食入过敏原。

（3）呼吸道感染。

（4）强烈的情绪变化。

（5）运动和过度通气。

（6）冷空气。

（7）药物。

（8）职业粉尘及气体。

4. 病理和病理生理

气流受阻是哮喘病理生理改变的核心，支气管痉挛、管壁炎症性肿胀、黏液栓形成和气道重塑均是造成患儿气道受阻的原因。

气道高反应（AHR）是哮喘的基本特征之一，指气道对多种刺激因素呈现高度敏感状态，在一定程度上反映了气道炎症的严重性。

5. 临床表现

咳嗽、喘息、气促和胸闷是哮喘的主要症状，呈阵发性发作，以夜间和清晨为重。以上临床表现可以在同一患者身上同时具备，也可以仅有1～2种临床表现。

哮喘急性发作时，体格检查可见桶状胸、三凹征，肺部满布哮鸣音，严重者气道广泛堵塞，哮鸣音反可消失，称“闭锁肺”，是哮喘最危险的体征。在体格检查中还应注意有无过敏性鼻炎、鼻窦炎和湿疹等。

哮喘发作在合理应用常规缓解药物治疗后，仍有严重或进行性呼吸困难者，称为哮喘危重状态，严重时危及生命。

6. 辅助检查

（1）肺功能检查　主要用于5岁以上患儿。可选择支气管激发试验测定气道反应性和支气管舒张试验评估气流受限的可逆性。呼气峰流速（PEF）的日间变异率是诊断哮喘和反映哮喘严重程度的重要指标，变异率≥13%为阳性结果。

（2）胸部X线检查 主要用于排除性诊断。

（3）过敏原测试　主要包括皮肤点刺实验（skin prick test，SPT）和血清特异性IgE测定。

（4）其他　包括呼出气一氧化氮（eNO）浓度测定和诱导痰技术。

7. 诊断

中华医学会儿科学分会呼吸学组于2016年修订了我国“儿童支气管哮喘诊断与防治指南”。

（1）儿童哮喘诊断标准

1）反复发作喘息、咳嗽、气促、胸闷，多与接触变应原、冷空气、物理或化学性刺激、呼吸道感染以及运动等有关，常在夜间和（或）清晨发作或加剧。

2）发作时在双肺可闻及散在或弥漫性，以呼气相为主的哮鸣音，呼气相延长。

3）上述症状和体征经抗哮喘治疗有效或自行缓解。

4）除外其他疾病所引起的喘息、咳嗽、气促和胸闷。

5）临床表现不典型者（如无明显喘息或哮鸣音），应至少具备以下1项。

a. 证实存在可逆性气流受限：①支气管舒张试验阳性：吸入速效 β_2 受体激动剂（如沙丁胺醇压力定量气雾剂200～400μg）后15分钟第一秒用力呼气量（FEV_1）增加≥12%；②抗炎治疗后肺通气功能改善：给予吸入糖皮质激素和（或）抗白三烯药物治疗4～8周，FEV_1 增加≥12%。

b. 支气管激发试验阳性。

c. 最大呼气峰流量（PEF）日间变异率（连续监测2周）≥13%。

符合第 1～4 条或第 4、5 条者，可以诊断为哮喘。

（2）咳嗽变异型哮喘诊断标准

1）咳嗽持续＞4 周，常在夜间和（或）清晨发作或加剧，以干咳为主。

2）临床上无感染征象，或经较长时间抗生素治疗无效。

3）抗哮喘药物诊断性治疗有效。

4）排除其他原因引起的慢性咳嗽。

5）支气管激发试验阳性和（或）PEF 每日变异率（连续监测 1～2 周）≥20%。

6）个人或一级、二级亲属有特应性疾病史，或过敏原测试阳性。

以上 1～4 项为诊断的基本条件。

8. 分期与病情评价

哮喘可分为急性发作期、慢性持续期和临床缓解期。急性发作期指患者出现以喘息为主的各种症状，其发作持续的时间和程度不尽相同，哮喘急性发作时严重程度评估见表 12－1。慢性持续期指许多患者即使没有急性发作，但在相当长的时间内总是不同频度和（或）不同程度地出现症状（喘息、咳嗽和胸闷），可根据病情严重程度分级或控制水平分级，目前临床推荐使用控制水平进行分级（表 12－2）。临床缓解期指经过治疗或未经治疗症状和体征消失，肺功能（FEV_1 或 PEF）≥80%预计值，并维持 3 个月以上。

表 12－1　儿童哮喘急性发作期病情严重程度的分级

临床特点	轻度	中度	重度	危重度
呼吸急促	走路时	稍事活动时	休息时	急性呼吸暂停
体位	可平卧	喜坐位	前弓位	—
讲话能力	能成句	成短句	说单字	难以说话
精神意识	可有焦虑、烦躁	时有焦虑、烦躁	焦虑、烦躁	嗜睡、意识模糊
呼吸频率	轻度增加	增加	明显增加	减缓或暂停
辅助呼吸肌活动及三凹征	一般没有	可有	通常有	胸腹矛盾运动
哮鸣音	散在，呼吸末期出现	响亮、弥漫	响亮、弥漫	减弱甚至消失
脉率（次/分）（＞8 岁）	＜100	100～120	＞120	减慢，不规则
PEF 占正常预计值或本人最佳值的百分比（%）	SABA 治疗后＞80	SABA 治疗前＞50～80；SABA 治疗后＞60～80	SABA 治疗前≤50；SABA 治疗后≤60	无法完成
PaO_2（吸空气，kPa）	0.90～0.94	0.90～0.94	0.90	＜0.9

注：①判断急性发作严重度时，只要存在某项严重程度的指标，即可归入该严重度等级；②幼龄儿童较年长儿和成人更易发生高碳酸血症（低通气）；PEF 为最大呼气峰流量；SABA 为短效 β_2 受体激动剂。

表 12－2　儿童哮喘控制水平分级

评估项目	良好控制	部分控制	未控制
日间症状	无（或每周≤2 天）	每周＞2 天或每周≤2 天但多次出现	—
夜间因哮喘憋醒	无	有	—
应急缓解药物使用	无（或每周≤2 天）	每周＞2 天	—
因哮喘而出现活动受限	无	有	—

注：评估过去 4 周症状。

9. 鉴别诊断

以喘息为主要症状的儿童哮喘应注意与毛细支气管炎、肺结核、气道异物、先天性呼吸系统畸形和先天性心血管疾病相鉴别，咳嗽变异型哮喘（CVA）应注意与支气管炎、鼻窦炎、胃食管反流和嗜酸性粒细胞支气管炎等疾病相鉴别。

10. 治疗

（1）哮喘治疗的目标　①达到并维持症状的控制；②维持正常活动水平，包括运动能力；③维持肺功能水平尽量接近正常；④预防哮喘急性发作；⑤避免因哮喘药物治疗导致的不良反应；⑥预防哮喘导致的死亡。

（2）治疗原则　哮喘控制治疗应尽早开始。要坚持长期、持续、规范、个体化治疗原则。治疗包括：①急性发作期：快速缓解症状，如平喘、抗炎治疗；②慢性持续期和临床缓解期：防止症状加重和预防复发，如避免触发因素、抗炎、降低气道高反应性、防止气道重塑，并做好自我管理。

（3）治疗药物　治疗哮喘的药物包括缓解药物和控制药物。

1）缓解用药

A. β_2受体激动剂：吸入型速效β_2受体激动剂疗效可维持4～6小时，是缓解哮喘急性症状的首选药物，严重哮喘发作时第1小时可每20分钟吸入1次，以后每2～4小时可重复吸入。药物剂量：每次沙丁胺醇2.5～5.0 mg或特布他林2.5～5.0 mg。

B. 糖皮质激素：病情较重的急性病例应给予口服泼尼松短程治疗（1～7天），每日1～2 mg/kg，分2～3次。严重哮喘发作时应静脉给予甲泼尼龙，每日2～6 mg/kg，分2～3次输注，或琥珀酸氢化可的松或氢化可的松，每次5～10 mg/kg。一般静脉糖皮质激素使用1～7天。吸入型糖皮质激素（ICS）对儿童哮喘急性发作的治疗有一定的帮助，选用雾化吸入布地奈德悬液，每次0.5～1 mg，每6～8小时1次。但病情严重时不能以吸入治疗替代全身糖皮质激素治疗，以免延误病情。

C. 抗胆碱能药物：重度发作时可联合SABA使用。

D. 茶碱：短效茶碱可作为缓解药物用于哮喘急性发作的治疗。需注意其不良反应，长时间使用者最好监测茶碱的血药浓度。

2）控制用药

A. ICS：ICS是哮喘长期控制的首选药物，也是目前最有效的抗炎药物，优点是通过吸入，药物直接作用于气道黏膜，局部抗炎作用强，全身不良反应少。通常需要长期、规范吸入1～3年甚至更长时间才能起到治疗作用。每3个月应评估病情，以决定升级治疗、维持目前治疗或降级治疗。

B. 白三烯调节剂：该药耐受性好，副作用少，服用方便。

C. 缓释茶碱：缓释茶碱用于长期控制时，主要协助ICS抗炎，每日分1～2次服用，以维持昼夜的稳定血药浓度。

D. 长效β_2受体激动剂

E. 肥大细胞膜稳定剂：常用于预防运动及其他刺激诱发的哮喘。

F. 全身性糖皮质激素：全身性糖皮质激素仅短期在慢性持续期分级为重度持续患儿，长期使用高剂量ICS加吸入型长效β_2受体激动剂及其他控制药物疗效欠佳的情况下使用。

G. 联合治疗：如ICS联合吸入型长效β_2受体激动剂、ICS联合白三烯调节剂和ICS联合缓释茶碱。

H. 特异性免疫治疗：特异性免疫治疗应与抗炎及平喘药物联用，坚持足够疗程。

（4）哮喘危重状态的处理　①氧疗：使血氧饱和度维持在0.94以上。②补液、纠正酸中毒：注意维持水、电解质平衡，纠正酸碱紊乱。③糖皮质激素：全身应用糖皮质激素作为儿童危重哮喘治疗的一线药物，应尽早使用。④支气管扩张剂的使用：主要使SABA的使用，可联合M受体阻滞剂的使用，必要时可每20分钟使用1次。⑤辅助机械通气指征：指征为A. 持续严重的呼吸困难；B. 呼吸音减低或几乎听不到哮鸣音及呼吸音；C. 因过度通气和呼吸肌疲劳而使胸廓运动受限；D. 意识障碍、烦躁或抑制，甚至昏迷；E. 吸氧状态下发绀进行性加重；F. $PaCO_2 \geq 65$ mmHg。

11. 管理与教育

（1）避免危险因素 应避免接触过敏原，积极治疗和清除感染灶，去除各种诱发因素（吸烟、呼吸道感染和气候变化等）。

（2）哮喘的教育与管理 对患儿及家长进行哮喘基本防治知识的教育；教会患儿及其家属正确使用儿童哮喘控制测试（C–ACT）等儿童哮喘控制问卷，以判断哮喘控制水平。

（3）多形式教育 通过门诊教育、集中教育（哮喘之家等活动）、媒体宣传等多种形式，向哮喘患儿及其家属宣传哮喘基本知识。

12. 预后

儿童哮喘的预后较成人好，30%～60%的患儿可完全治愈。

临床病例分析

患儿，男，足月剖宫产，现 3 岁 6 月龄。咳嗽 3 天，加重伴喘息 1 天，无发热，外院予以“阿莫西林克拉维酸”口服、“布地奈德、异丙阿托品和特布他林”雾化 QD×2 天，喘息加重而收入院。既往喘息多次，每次均有感冒诱发，父亲有哮喘病史，母亲有过敏性鼻炎病史。查体：无发热，气促明显，呼吸约 42 次/分，三凹征阳性，双肺听诊呼吸音粗，可及哮鸣音，呼气相延长，心率 150 次/分，肝肋下 2 cm，质软，脾肋下刚及，神经系统检查阴性。血常规：WBC 6.8×10^9/L，N 36.4%，L 60.2%，PLT 356×10^9/L，CRP 7 mg/L。胸片示：支气管炎征象。SPT：屋尘螨（++++），粉尘螨（+++）。

思考

1. 本病例最可能的诊断是什么？有何依据？ 诱因是什么？
2. 需要与哪些疾病作鉴别？进一步确诊需要做哪些检查？
3. 该如何拟定治疗方案？

解析

1. 最可能的诊断是支气管哮喘。依据是 3 岁多的学龄前儿童，呈现典型临床表现，如：咳嗽伴喘息，查体可见气促，三凹征阳性，双肺听诊呼吸音粗，可及哮鸣音，呼气相延长；同时喘息多次发作，父母均有过敏性疾病史，父亲有哮喘病史，最可能的诱因与过去多次发作一样，都是病毒感染。

2. 需要与哮喘性支气管炎、支气管异物等鉴别。儿童哮喘性支气管炎多由病毒感染引起，通常发作次数有限，家族及患者本人无明显过敏史，如果 3 岁以上仍有反复多次发作，自身及家族都有明确过敏史，首先需考虑哮喘可能。支气管异物可表现为喘息，但多有异物吸入史，既往体健，影像学多有明显征象，该患儿没有相关病史，且有多次喘息发作情况，同时胸片未见明显异常，故暂不考虑。

3. 主要包括急性期的缓解治疗和维持期的控制治疗等。急性期的治疗主要是以吸入性 β_2 受体激动剂为核心的治疗，严重时可使用全身性糖皮质激素，本患儿有呼吸心率加快表现，且前期处理后病情未见明显缓解，可以使用全身激素治疗。缓解期的治疗主要是在病情缓解后坚持使用哮喘控制药物。对 3 岁儿童而言，可以使用的有 ICS 和白三烯受体拮抗剂（LTRA），可以选择一种药物进行初始治疗，2～4 周后评估病情控制情况，进行适当的调整，并行长期的控制治疗，并定期随访观察。其他治疗包括保持呼吸道通畅，保证液体摄入量、纠正酸中毒，并及时发现和处理并发症等。

第七节 肺炎的分类

重点	肺炎的定义和分类
难点	肺炎的分类
考点	肺炎的分类

速览导引图

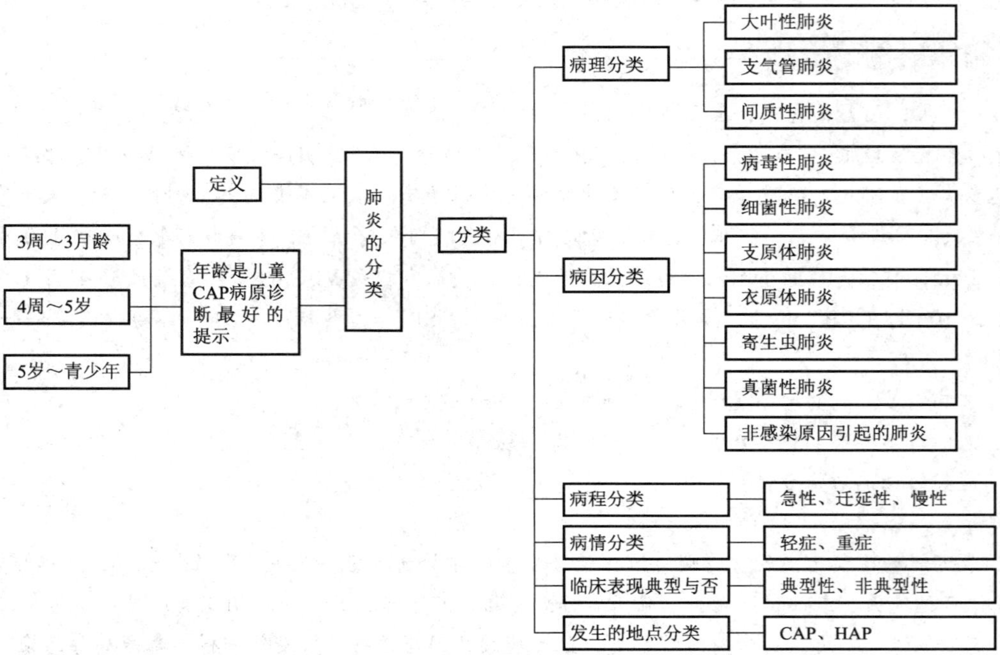

定义
3周～3月龄
4周～5岁
5岁～青少年
年龄是儿童CAP病原诊断最好的提示
肺炎的分类
分类
病理分类
大叶性肺炎
支气管肺炎
间质性肺炎
病因分类
病毒性肺炎
细菌性肺炎
支原体肺炎
衣原体肺炎
寄生虫肺炎
真菌性肺炎
非感染原因引起的肺炎
病程分类
急性、迁延性、慢性
病情分类
轻症、重症
临床表现典型与否
典型性、非典型性
发生的地点分类
CAP、HAP

1. 定义

肺炎是指不同病原体或其他因素（如吸入羊水、油类或过敏反应）等所引起的肺部炎症。肺炎为婴儿时期重要的常见病，是我国住院小儿死亡的第一位原因。

2. 分类

（1）病理分类　大叶性肺炎、支气管肺炎和间质性肺炎。

（2）病因分类　①病毒性肺炎：呼吸道合胞病毒（RSV）占首位，其次为腺病毒（ADV）3、7 型，流感病毒，副流感病毒 1、2、3 型，巨细胞病毒和肠道病毒等。②细菌性肺炎：肺炎链球菌、流感嗜血杆菌、卡他莫拉菌和金黄色葡萄球菌最为常见。③支原体肺炎：由肺炎支原体所致。④衣原体肺炎：由沙眼衣原体（CT）、肺炎衣原体（CP）引起。⑤寄生虫肺炎：包括肺包虫病、肺弓形虫病、肺血吸虫病、肺线虫病等。⑥真菌性肺炎：由白念珠菌、曲霉、组织胞浆菌、隐球菌、肺孢子菌等引起的肺炎。⑦非感染病因引起的肺炎：如吸入性肺炎、过敏性肺炎等。

（3）病程分类　①急性肺炎：病程<1 个月；②迁延性肺炎：病程 1～3 个月；③慢性肺炎：病程>3 个月。

（4）病情分类　①轻症：除呼吸系统外，其他系统仅轻微受累，无全身中毒症状。②重症：除呼吸系统出现呼吸衰竭外，其他系统亦严重受累，可有酸碱平衡失调，水、电解质紊乱，全身中毒症状明显，甚至危及生命。

（5）临床表现典型与否分类 ①典型肺炎：肺炎链球菌、金黄色葡萄球菌、肺炎杆菌、流感嗜血杆菌、大肠埃希菌等引起的肺炎。②非典型肺炎：肺炎支原体、衣原体、嗜肺军团菌、某些病毒（如汉坦病毒）等引起的肺炎。

（6）肺炎发生的地点分类 ①社区获得性肺炎（CAP）指原本健康的儿童在医院外获得的感染性肺炎。②医院获得性肺炎（HAP），又称医院内肺炎（NP），指患儿入院时不存在、也不处于潜伏期而在入院≥48小时发生的感染性肺炎，包括在医院感染而于出院48小时内发生的肺炎。

年龄是儿童CAP病原诊断最好的提示，不同年龄组CAP病原情况参见表12-3。

表12-3 不同年龄组CAP病原情况

年龄	常见病原
3周至3月龄	沙眼衣原体；呼吸道合胞病毒、副流感病毒3型；肺炎链球菌、百日咳杆菌、金黄色葡萄球菌
4月龄至5岁	呼吸道合胞病毒、副流感病毒、流感病毒、腺病毒和鼻病毒；肺炎链球菌、B型流感嗜血杆菌；肺炎支原体；结核分枝杆菌
5岁至青少年	肺炎支原体；肺炎衣原体；肺炎链球菌；结核分枝杆菌

注：病原按照发生频率依次递减的顺序粗略排列。

第八节 支气管肺炎

重点	肺炎的病因、病理、病理生理、诊断、鉴别诊断和治疗
难点	肺炎的病理生理
考点	肺炎的诊断和治疗

速览导引图

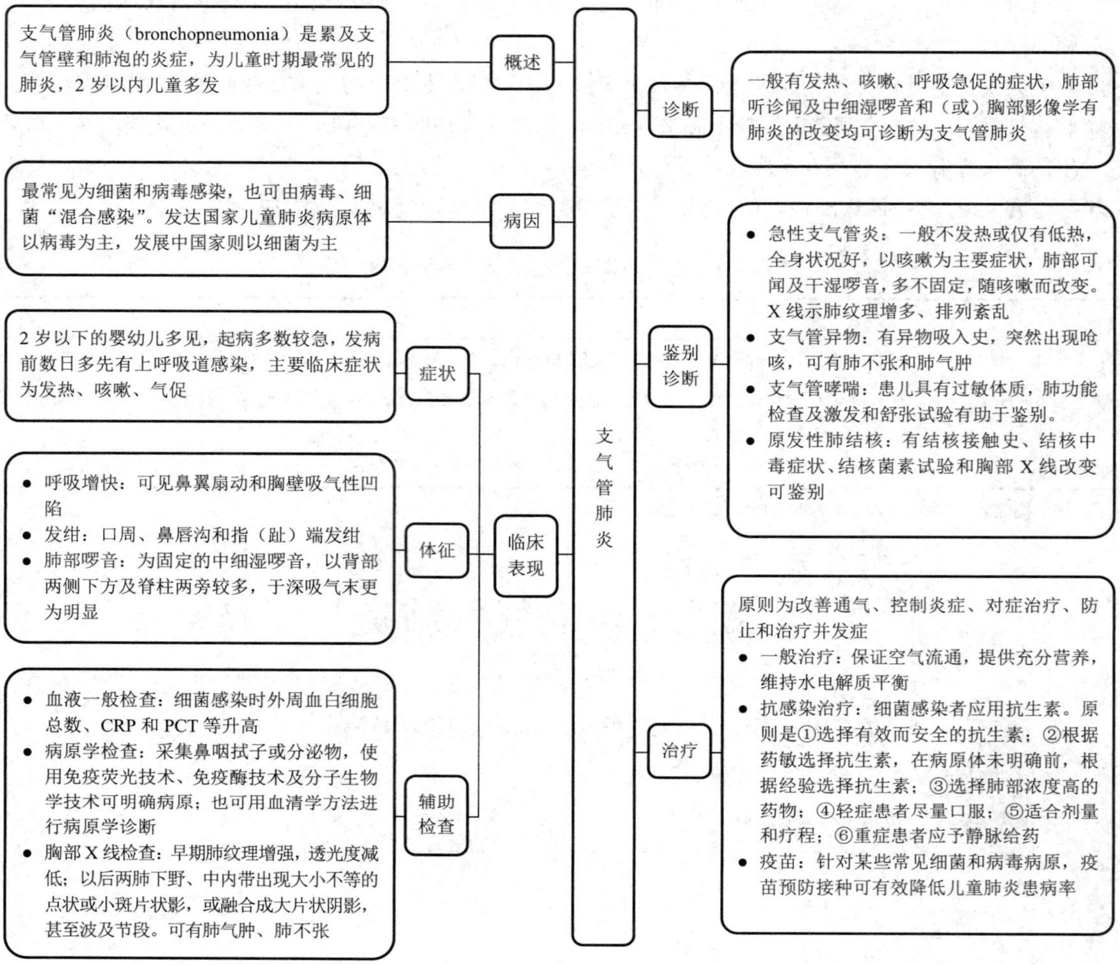
支气管肺炎
概述
支气管肺炎（bronchopneumonia）是累及支气管壁和肺泡的炎症，为儿童时期最常见的肺炎，2岁以内儿童多发
病因
最常见为细菌和病毒感染，也可由病毒、细菌“混合感染”。发达国家儿童肺炎病原体以病毒为主，发展中国家则以细菌为主
临床表现
症状
2岁以下的婴幼儿多见，起病多数较急，发病前数日多先有上呼吸道感染，主要临床症状为发热、咳嗽、气促
体征
● 呼吸增快：可见鼻翼扇动和胸壁吸气性凹陷
● 发绀：口周、鼻唇沟和指（趾）端发绀
● 肺部啰音：为固定的中细湿啰音，以背部两侧下方及脊柱两旁较多，于深吸气末更为明显
辅助检查
● 血液一般检查：细菌感染时外周血白细胞总数、CRP和PCT等升高
● 病原学检查：采集鼻咽拭子或分泌物，使用免疫荧光技术、免疫酶技术及分子生物学技术可明确病原；也可用血清学方法进行病原学诊断
● 胸部X线检查：早期肺纹理增强，透光度减低；以后两肺下野、中内带出现大小不等的点状或小斑片状影，或融合成大片状阴影，甚至波及节段。可有肺气肿、肺不张
诊断
一般有发热、咳嗽、呼吸急促的症状，肺部听诊闻及中细湿啰音和（或）胸部影像学有肺炎的改变均可诊断为支气管肺炎
鉴别诊断
● 急性支气管炎：一般不发热或仅有低热，全身状况好，以咳嗽为主要症状，肺部可闻及干湿啰音，多不固定，随咳嗽而改变。X线示肺纹理增多、排列紊乱
● 支气管异物：有异物吸入史，突然出现呛咳，可有肺不张和肺气肿
● 支气管哮喘：患儿具有过敏体质，肺功能检查及激发和舒张试验有助于鉴别。
● 原发性肺结核：有结核接触史、结核中毒症状、结核菌素试验和胸部X线改变可鉴别
治疗
原则为改善通气、控制炎症、对症治疗、防止和治疗并发症
● 一般治疗：保证空气流通，提供充分营养，维持水电解质平衡
● 抗感染治疗：细菌感染者应用抗生素。原则是①选择有效而安全的抗生素；②根据药敏选择抗生素，在病原体未明确前，根据经验选择抗生素；③选择肺部浓度高的药物；④轻症患者尽量口服；⑤适合剂量和疗程；⑥重症患者应予静脉给药
● 疫苗：针对某些常见细菌和病毒病原，疫苗预防接种可有效降低儿童肺炎患病率

1. 病因

最常见为细菌和病毒感染，也可由病毒、细菌“混合感染”。发达国家儿童肺炎病原体以病毒为主，发展中国家则以细菌为主。病原体常由呼吸道入侵，少数经血行入肺。

2. 病理

病理变化以肺组织充血、水肿、炎症细胞浸润为主。肺泡内充满渗出物，经肺泡壁通道（Kohn 孔）向周围组织蔓延，呈点片状炎症病灶。若病变融合成片，可累及多个肺小叶或更为广泛。当小支气管、毛细支气管发生炎症时，可导致管腔部分或完全阻塞而引起肺气肿或肺不张。

不同病原体造成肺炎的病理改变亦不同：细菌性肺炎以肺实质受累为主；而病毒性肺炎则以间质受累为主，亦可累及肺泡。

3. 病理生理

主要变化是由于支气管、肺泡炎症引起通气和换气障碍，导致缺氧和二氧化碳潴留，从而产生一系列病理生理改变（图 12－1）。

（1）呼吸功能不全　由于通气和换气障碍，氧进入肺泡以及氧自肺泡弥散至血液和二氧化碳排出均发生障碍，血液含氧量下降，动脉血氧分压（PaO_2）和动脉血氧饱和度（SaO_2）均降低，致低氧血症；血 CO_2

浓度升高。肺炎的早期仅有缺氧，无明显 CO_2 潴留。为代偿缺氧，呼吸和心率加快以增加每分通气量和改善通气血流比。随着病情的进展，通气和换气功能严重障碍，在缺氧的基础上出现 CO_2 潴留，此时 PaO_2 和 SaO_2 下降，$PaCO_2$ 升高，当 PaO_2＜50 mmHg（6.67 kPa）和（或）$PaCO_2$＞50 mmHg（6.67 kPa）时即为呼吸衰竭。为增加呼吸深度以吸进更多的氧，辅助呼吸肌也参与活动，因而出现鼻翼扇动和吸气性凹陷。

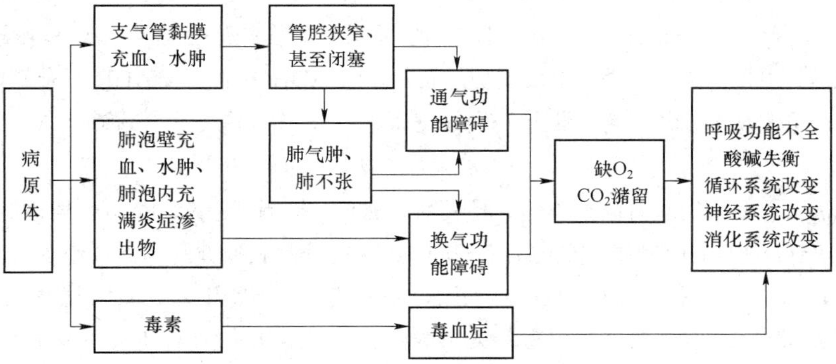
病原体
支气管黏膜充血、水肿
管腔狭窄、甚至闭塞
肺泡壁充血、水肿、肺泡内充满炎症渗出物
肺气肿、肺不张
通气功能障碍
换气功能障碍
缺O_2
CO_2潴留
呼吸功能不全
酸碱失衡
循环系统改变
神经系统改变
消化系统改变
毒素
毒血症

图 12－1 支气管肺炎的病理生理

（2）酸碱平衡失调及电解质紊乱 严重缺氧时，体内需氧代谢发生障碍，无氧酵解增强，酸性代谢产物增加，加上高热、进食少、脂肪分解等因素，常引起代谢性酸中毒；同时由于二氧化碳排出受阻，可产生呼吸性酸中毒；因此，严重者存在不同程度的混合性酸中毒。6 个月以上的儿童，因呼吸代偿功能稍强，通过加深加快呼吸，加快排出二氧化碳，可致呼吸性碱中毒，血 pH 变化不大，影响较小；而 6 个月以下的儿童，代偿能力较差，二氧化碳潴留往往明显，甚至发生呼吸衰竭。缺氧和二氧化碳潴留导致肾小动脉痉挛而引起水钠潴留，且重症肺炎缺氧时常有抗利尿激素（ADH）分泌增加，加上缺氧使细胞膜通透性改变、钠泵功能失调，使 Na^+进入细胞内，造成低钠血症。

（3）心血管系统 病原体和毒素侵袭心肌，引起心肌炎；缺氧使肺小动脉反射性收缩，肺循环压力增高，使右心负荷增加。肺动脉高压和中毒性心肌炎是诱发心力衰竭的主要原因。

（4）神经系统 严重缺氧和 CO_2 潴留使血与脑脊液 pH 降低，高碳酸血症使脑血管扩张、血流减慢、血管通透性增加，致使颅内压增加。严重缺氧使脑细胞无氧代谢增加，造成乳酸堆积、ATP 生成减少和 Na^+-K^+ 离子泵转运功能障碍，引起脑细胞内钠水潴留，形成脑水肿。

（5）胃肠道功能紊乱 低氧血症和病原体毒素可使胃肠黏膜糜烂、出血，上皮细胞坏死脱落，导致黏膜屏障功能破坏，使胃肠功能紊乱，出现腹泻、呕吐，甚至发生缺氧中毒性肠麻痹。毛细血管通透性增高，可致消化道出血。

4. 临床表现

（1）主要症状 ①发热；②咳嗽；③气促；④全身症状包括精神不振、食欲减退、烦躁不安，轻度腹泻或呕吐。

（2）体征 ①呼吸增快：可见鼻翼扇动和吸气性凹陷；②发绀；③肺部啰音。

（3）重症肺炎的表现 可发生心血管、神经和消化等系统严重功能障碍。①心血管系统 可发生心肌炎、心包炎等，有先天性心脏病者易发生心力衰竭。肺炎合并心力衰竭时可有以下表现：A. 安静状态下呼吸突然加快＞60 次/分。B. 安静状态下心率突然增快＞180 次/分。C. 突然极度烦躁不安，明显发绀，面色苍白或发灰，指（趾）甲微血管再充盈时间延长。以上 3 项不能用发热、肺炎本身和其他合并症解释。D. 心音低钝、奔马律，颈静脉怒张。E. 肝脏迅速增大。F. 少尿或无尿，眼睑或双下肢水肿。②神经系统：在确诊肺炎后出现下列症状与体征，可考虑为缺氧中毒性脑病。A. 烦躁、嗜睡，眼球上窜、凝视。B. 球结膜水肿，前囟隆起。C. 昏睡、昏迷、惊厥。D. 瞳孔改变：对光反射迟钝或消失。E. 呼吸节律不整，呼吸心跳解离（有心跳，无呼吸）。F. 有脑膜刺激征，脑脊液检查除压力增高外，其他均正常。在肺炎的基础上，除外热性惊厥、低血糖、低血钙及中枢神经系统感染（脑炎、脑膜炎），如有 A、B 项则提示脑水肿，伴其他一项以上者可确诊。③消化系统：严重者发生缺氧中毒性肠麻痹和便血。④抗利尿激素异常分泌综合征（syndrome of inappropriate secretion of antidiuretic hormone，SIADH）：A. 血钠≤130 mmol/L，血渗透压＜275 mmol/L。B. 肾脏排钠增加，尿钠≥20 mmol/L。C. 临床上无血容量不足，皮肤弹性正常。D. 尿渗透摩尔浓度高于血渗透摩尔浓度。E. 肾功能正常。F. 肾上腺皮质功能正常。G. ADH 升高。若 ADH 不升高，则可能为稀释性低钠血症。⑤DIC：可表现为血压下降、四肢凉、脉速而弱，皮肤、黏膜及胃肠道出血。

5. 并发症

脓胸（empyema）的临床表现有高热不退、呼吸困难加重；患侧呼吸运动受限；语颤减弱；叩诊呈浊音；听诊呼吸音减弱，其上方有时可听到管状呼吸音。肺脏边缘的脓肿破裂并与肺泡或小支气管相通，即造成脓气胸（pyopneumothorax）。表现为突然呼吸困难加剧、剧烈咳嗽、烦躁不安、面色发绀。胸部叩诊积液上方呈鼓音，听诊呼吸音减弱或消失。若支气管破裂处形成活瓣，气体只进不出，形成张力性气胸，可危及生命，必须积极抢救。立位 X 线检查可见液气面。由于细支气管形成活瓣性部分阻塞，气体进的多、出的少或只进不出，肺泡扩大、破裂而形成肺大疱（pneumatocele），可一个亦可多个。X 线可见薄壁空洞。

6. 辅助检查

（1）一般检查　细菌性肺炎白细胞计数升高，中性粒细胞增多，并有核左移现象，胞浆可有中毒颗粒，C–反应蛋白（CRP）升高，前降钙素（PCT）升高；病毒性肺炎的白细胞计数大多正常或偏低，CRP 上升不明显，PCT 无升高。

（2）病原学检查　①细菌学检查：包括细菌培养和涂片，血清学方法和核酸检测的方法。②病毒学检查：包括病毒分离，病毒抗原检测，血清学方法（抗体检测）和核酸检测的方法。③肺炎支原体（*Mycoplasma pneumoniae*，MP）：包括冷凝集试验，血清学方法和核酸检测的方法。④衣原体（*Chlamydia*）：包括细胞培养、血清学方法和核酸检测的方法。⑤嗜肺军团菌（*Legionella pneumophila*，LP）：血清特异性抗体测定是目前临床诊断 LP 感染最常用的实验室证据。

（3）胸部 X 线检查　早期肺纹理增强，透光度减低；以后两肺下野、中内带出现大小不等的点状或小斑片状影，或融合成大片状阴影，甚至波及节段。可有肺气肿、肺不张、脓胸、脓气胸和肺大疱等表现。胸部 X 线未能显示肺炎征象而临床又高度怀疑肺炎、难以明确炎症部位、需同时了解有无纵隔内病变等，可行胸部 CT 检查。

7. 诊断

支气管肺炎的诊断比较简单，一般有发热、咳嗽、呼吸急促的症状，肺部听诊闻及固定的中、细湿啰音和（或）胸部影像学有肺炎的改变均可诊断为支气管肺炎。

确诊支气管肺炎后应进一步了解引起肺炎的可能病原体和病情的轻重。若为反复发作者，还应尽可能明确导致反复感染的原发疾病或诱因，如原发性或继发性免疫缺陷病、呼吸道局部畸形或结构异常、支气管异物、先天性心脏病、营养不良和环境因素等。此外，还要注意是否有并发症。

8. 鉴别诊断

（1）急性支气管炎　一般不发热或仅有低热，全身状况好，以咳嗽为主要症状，肺部可闻及干湿啰音，多不固定，随咳嗽而改变。X 线示肺纹理增多、排列紊乱。

（2）支气管异物　有异物吸入史，突然出现呛咳，可有肺不张和肺气肿，可资鉴别。

（3）支气管哮喘　患儿具有过敏体质，咳嗽时多伴喘息，有反复发作的特点，肺功能检查及激发和舒张试验有助于鉴别。

（4）肺结核　一般有结核接触史，结核菌素试验阳性，X 线示肺部有结核病灶可资鉴别。粟粒性肺结核可有气促和发绀，从而与肺炎极其相似，但肺部啰音不明显。

9. 治疗

原则为改善通气、控制炎症、对症治疗、防止和治疗并发症。

（1）一般治疗及护理　室内空气要流通，保证营养，经常变换体位，以减少肺部淤血，促进炎症吸收；注意水和电解质的补充，纠正酸中毒和电解质紊乱。

（2）抗感染治疗　明确为细菌感染或病毒感染继发细菌感染者应使用抗菌药物。

原则：①有效和安全是选择抗菌药物的首要原则。②在使用抗菌药物前应采集合适的呼吸道分泌物或血标本进行细菌培养和药物敏感试验，以指导治疗；在未获培养结果前，可根据经验选择敏感药物。③选用的药物在肺组织中应有较高的浓度。④轻症患者口服抗菌药物有效且安全，对重症肺炎或因呕吐等致口服难以吸收者，可考虑胃肠道外抗菌药物治疗。⑤适宜剂量、合适疗程。⑥重症患儿宜静脉联合用药。

（3）疫苗预防接种可有效降低儿童肺炎患病率。

第九节　几种不同病原体所致肺炎的特点

重点	常见不同病原体肺炎的特点
难点	常见不同病原体肺炎的特点
考点	常见不同病原体肺炎的特点

速览导引图

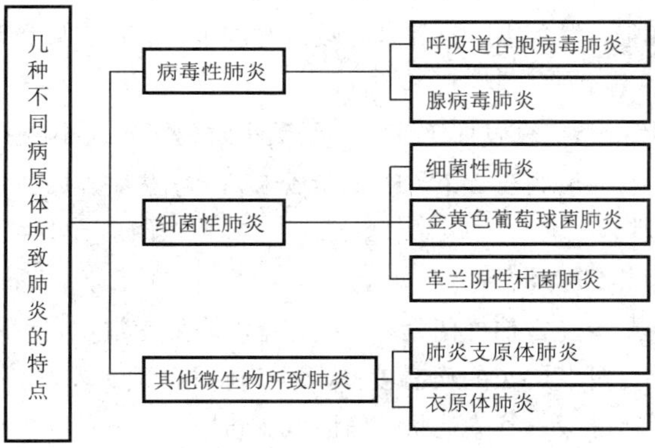
几种不同病原体所致肺炎的特点
病毒性肺炎
呼吸道合胞病毒肺炎
腺病毒肺炎
细菌性肺炎
细菌性肺炎
金黄色葡萄球菌肺炎
革兰阴性杆菌肺炎
其他微生物所致肺炎
肺炎支原体肺炎
衣原体肺炎

一、病毒性肺炎

（一）呼吸道合胞病毒肺炎

简称合胞病毒（RSV）肺炎，是最常见的病毒性肺炎。本病多见于婴幼儿，尤多见于 1 岁以内儿童。临床上轻症患者发热、呼吸困难等症状不重；中、重症者有较明显的呼吸困难、喘憋、口唇发绀、鼻翼扇动及三凹征，发热多为低热。肺部听诊多有中、细湿啰音和哮鸣音，伴有呼气延长。X 线表现为两肺可见小点片状、斑片状阴影，部分患儿有不同程度的肺气肿。外周血白细胞总数大多正常。

（二）腺病毒肺炎

腺病毒肺炎为腺病毒（ADV）感染所致，ADV 肺炎曾是我国儿童患病率和死亡率最高的病毒性肺炎，占20世纪70年代前病毒性肺炎的首位。本病多见于6个月至2岁儿童，冬春季节多发。临床特点为起病急骤、高热持续时间长、中毒症状重、啰音出现较晚、X线改变较肺部体征出现早，常伴融合病灶，易合并心肌炎、神经系统症状和多器官功能障碍。部分ADV可发展为闭塞性细支气管炎（bronchiolitis obliterans，BO），导致反复喘息。

二、细菌性肺炎

（一）肺炎链球菌肺炎

肺炎链球菌肺炎是5岁以下儿童最常见的细菌性肺炎。病变主要表现以纤维素渗出和肺泡炎为主，典型病变可分为充血水肿期、红色肝样变期、灰色肝样变期、溶解消散期。临床起病多急骤，可有寒战、高热可达40℃，呼吸急促、呼气呻吟、鼻翼扇动、发绀，可有胸痛，最初数日多咳嗽不重，无痰，后可有痰呈铁锈色。轻症者神志清醒，重症者可有烦躁、嗜睡、惊厥、谵妄，甚至昏迷等缺氧中毒性脑病表现。亦可伴发休克、急性呼吸窘迫综合征等。胸部体征早期只有轻度叩诊浊音或呼吸音减弱，肺实变后可有典型叩诊浊音、语颤增强及管状呼吸音等。消散期可闻及湿啰音。胸部X线检查早期可见肺纹理增强或局限于一个节段的浅薄阴影，以后有大片阴影均匀致密，占全肺叶或一个节段，经治疗后逐渐消散。少数患者出现肺大疱或胸腔积液。支气管肺炎则呈斑片状阴影。外周血白细胞总数及中性粒细胞均升高，ERS、CRP、PCT增加。

（二）金黄色葡萄球菌肺炎

病原为金黄色葡萄球菌。由呼吸道入侵或经血行播散入肺。儿童免疫功能低下，故易发生金黄色葡萄球菌肺炎，新生儿、婴幼儿发病率更高。金黄色葡萄球菌肺炎病理改变以肺组织广泛出血性坏死和多发性小脓肿形成为特点。由于病变发展迅速，组织破坏严重，故易形成肺脓肿、脓胸、脓气胸、肺大疱、皮下气肿、纵隔气肿。并可引起败血症及其他器官的迁徙性化脓灶，如化脓性心包炎、脑膜炎、肝脓肿、皮肤脓肿、骨髓炎和关节炎。临床特点为起病急、病情严重、进展快，全身中毒症状明显。发热多呈弛张热型，但早产儿和体弱儿有时可无发热或仅有低热。患者面色苍白、烦躁不安、咳嗽、呻吟、呼吸浅快和发绀，重症者可发生休克。消化系统症状有呕吐、腹泻和腹胀。肺部体征出现较早，两肺有散在中、细湿啰音，发生脓胸、脓气胸和皮下气肿时则有相应体征。发生纵隔气肿时呼吸困难加重。可有各种类型皮疹，如荨麻疹或猩红热样皮疹等。

胸部X线检查可有小片状影，病变发展迅速，甚至数小时内可出现小脓肿、肺大疱或胸腔积液。病变吸收较一般细菌性肺炎缓慢，重症病例在2个月时可能还未完全消失。外周血白细胞多数明显增高，中性粒细胞增高伴核左移并有中毒颗粒。

（三）革兰阴性杆菌肺炎（GNBP）

病原菌以流感嗜血杆菌和肺炎克雷伯杆菌为多，伴有免疫缺陷者常发生铜绿假单胞菌肺炎，新生儿时期易患大肠埃希菌肺炎。革兰阴性杆菌肺炎的病情较重，治疗困难，预后较差。病理改变以肺内浸润、实变、出血性坏死为主。大多先有数日呼吸道感染症状，病情呈亚急性，但全身中毒症状明显，表现为发热、精神萎靡、嗜睡、咳嗽、呼吸困难、面色苍白、口唇发绀，病重者甚至出现休克。肺部听诊可闻及湿啰音，病变融合则有实变体征。肺部X线改变多种多样。GNBP基本改变为支气管肺炎征象，或呈一叶或多叶节段性或大叶性炎症阴影，易见胸腔积液。

三、其他微生物所致肺炎

（一）肺炎支原体肺炎

是学龄儿童及青年常见的一种肺炎，婴幼儿亦不少见。病原体为肺炎支原体（MP），是一种介于细菌和病毒之间的微生物，无细胞壁结构。多有发热，病初有全身不适、乏力、头痛。2～3天后出现发热，体温常达39℃左右，持续1～3周，可伴有咽痛和肌肉酸痛。咳嗽为本病突出的症状，初为干咳，后转为顽固性剧咳，常有黏稠痰液，偶带血丝，少数病例可类似百日咳样阵咳，可持续 1～4 周。肺部体征多不明显，甚至全无。体征与剧咳及发热等临床症状不一致，为本病特点之一。部分患儿可有皮疹、血管栓塞、溶血性贫血、脑膜炎、心肌炎、肾炎、吉兰－巴雷综合征等肺外表现。X 线检查特点为：①支气管肺炎；②间质性肺炎；③均匀一致的片状阴影似大叶性肺炎改变；④肺门阴影增浓。可有胸腔积液。体征轻而 X 线改变明显是肺炎支原体肺炎的又一特点。

（二）衣原体肺炎

是由衣原体引起的肺炎，包括沙眼衣原体（CT）、肺炎衣原体（CP）、鹦鹉热衣原体和家畜衣原体。与人类关系密切的为 CT 和 CP。

（1）沙眼衣原体肺炎　CT 肺炎主要通过母婴垂直传播而感染。①主要见于婴儿，多为 1～3 个月婴儿。②多不发热，一般状态良好。③1/2 的患儿有结膜炎。④呼吸系统主要表现为呼吸增快和具有特征性的阵发性不连贯咳嗽。⑤肺部偶闻及干、湿啰音，甚至捻发音和哮鸣音。⑥X 线可显示双侧间质性改变。

（2）肺炎衣原体肺炎　①多见于学龄儿童。②发病常隐匿。③无特异性临床表现。④呼吸系统最多见的症状是咳嗽。⑤肺部体征不明显。⑥X 线可见到肺炎病灶。

临床病例分析

患儿，男，足月剖宫产，现 1 岁 3 月龄。咳嗽、发热 1 周，加重伴喘息 2 天，发热呈持续高热，外院予以“头孢曲松”静滴 4 天、“布他奈德、异丙阿托品和特布他林”雾化 QD×2 天，体温不退，同时喘息加重而收入院。既往体健，无喘息病史。查体：高热，精神萎靡，有呻吟，体温 39.5℃，气促明显，呼吸约 62 次/分，三凹征阳性，双肺听诊呼吸音粗，可及哮鸣音，呼气相延长，心率 170 次/分，肝肋下 3 cm，质软，脾肋下 1.0 cm，神经系统检查阴性。血常规：WBC 5.4×10^9/L，N 23.6%，L 63.3%，PLT 196×10^9/L，CRP 17 mg/L。胸片示：肺炎征象，部分病灶融合。

思考

1. 本病例最可能的诊断是什么？有何依据？ 病原体是什么？

2. 需要与哪些疾病作鉴别？进一步确诊需要做哪些检查？

3. 该如何拟定治疗方案？

解析

1. 最可能的诊断是急性重症肺炎。诊断依据是 1 岁多的幼儿，呈现典型的临床表现，如：发热咳嗽伴喘息、高热、精神萎靡。查体可见气促，三凹征阳性，双肺听诊呼吸音粗，可及哮鸣音，呼气相延长。最可能的病原为腺病毒感染。

2. 主要是关于病原学的鉴别。儿童细菌性肺炎多有发热、咳嗽、中毒症状，需考虑，但本患儿外周血常规和 CRP 不高，抗生素治疗效果不佳，故可能性不大，可进一步完善病原学检查以排除；儿童肺炎支原体肺炎（MPP），可有持续高热和咳嗽，β 内酰胺类抗生素治疗不佳，但 MPP 多发生在学龄前或学龄儿童，本患儿仅 15 月龄，非 MPP 高发年龄，故可能性并不大，可行病原学检查以明确。

3. 本病为病毒感染，无特效抗病毒药物治疗，故以对症支持治疗为主，包括保持呼吸道通畅，保证液体摄入量，纠正酸中毒，并及时发现和处理并发症等。

（王颖硕　陈志敏　张园园　周云连）

第十三章　心血管系统疾病

第一节　正常心血管解剖生理

重点	胎儿期心脏胚胎发育和胎儿、新生儿循环转换
难点	胎儿、新生儿循环转换
考点	胎儿、新生儿循环转换

速览导引图

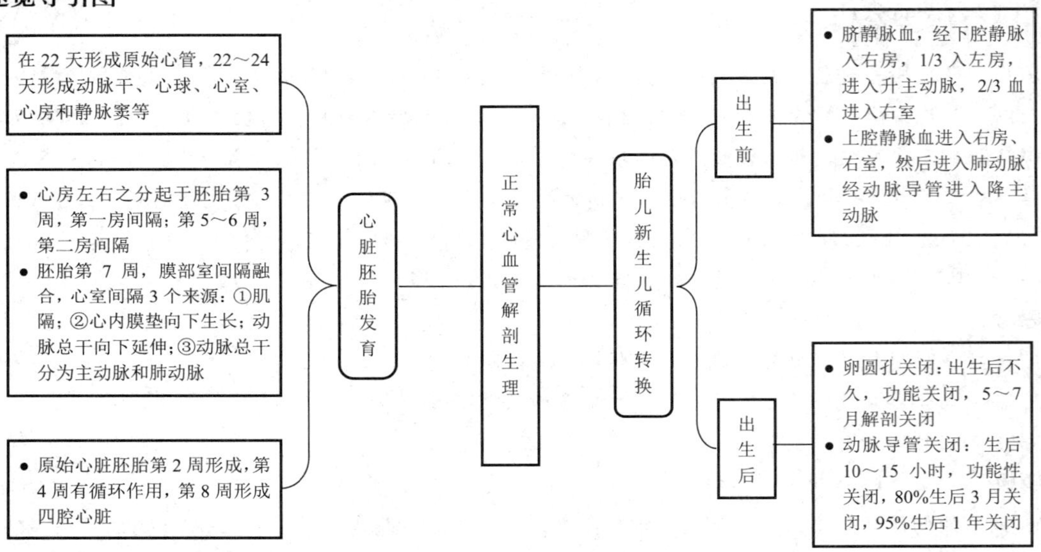

在 22 天形成原始心管，22～24 天形成动脉干、心球、心室、心房和静脉窦等
● 心房左右之分起于胚胎第 3 周，第一房间隔；第 5～6 周，第二房间隔
● 胚胎第 7 周，膜部室间隔融合，心室间隔 3 个来源：①肌隔；②心内膜垫向下生长；动脉总干向下延伸；③动脉总干分为主动脉和肺动脉
● 原始心脏胚胎第 2 周形成，第 4 周有循环作用，第 8 周形成四腔心脏
心脏胚胎发育
正常心血管解剖生理
胎儿新生儿循环转换
出生前
● 脐静脉血，经下腔静脉入右房，1/3 入左房，进入升主动脉，2/3 血进入右室
● 上腔静脉血进入右房、右室，然后进入肺动脉经动脉导管进入降主动脉
出生后
● 卵圆孔关闭：出生后不久，功能关闭，5～7 月解剖关闭
● 动脉导管关闭：生后 10～15 小时，功能性关闭，80%生后 3 月关闭，95%生后 1 年关闭

1. 心脏的胚胎发育

（1）人类胚胎早期，在 22 天左右原始心管形成。

（2）心房左右之分在胚胎第 3 周末，至胚胎第 5～6 周，第一、二房间隔粘合形成卵圆窝。

（3）至胚胎第 7 周时室间隔上缘的结缔组织、漏斗部及心内膜垫融合成膜部室间隔，使室间孔完全闭合。

（4）原始心脏于胚胎第 2 周开始形成，约第 4 周有循环作用，第 8 周房室间隔完全长成，先天性心脏畸形的形成主要发生在这一时期。

2. 胎儿、新生儿循环转换

（1）正常胎儿循环　胎儿时期的营养和气体代谢通过脐血管和胎盘与母体之间进行交换。由下腔静脉的混合血流入右心房，约 1/3 经卵圆孔流入左心房，主要供应心脏、脑及上肢；其余流入右心室。从上腔静脉回流的静脉血，经右心房、右心室，与来自下腔静脉的血一起进入肺动脉，约 80%的血液经动脉导管进入降主动脉，供应腹腔器官及下肢，后流回胎盘。

（2）出生后循环的变化　出生后左心房压力超过右心房，卵圆孔瓣膜先在功能上关闭，5～7 个月解剖上大多闭合。足月儿动脉导管约 80%在生后 10～15 小时形成功能性关闭，约 80%生后 3 个月、95%生后 1 年内形成解剖性关闭。脐血管则在血流停止后 6～8 周完全闭锁，形成韧带。

临床病例分析

患儿，男，2 天。因出生后体检发现心脏杂音就诊，患儿为第 1 胎第 1 产，足月顺产儿，出生无室息，体重 3200 g。母孕史正常。查体：神清，反应好，生后哭声好，口唇无青紫，吃奶好。第 2 天在胸骨左缘 2～3 肋间有粗糙的Ⅲ/6 级连续性杂音（$L_{2\sim3}$：G 3/6 CM），腹平软，肝脾未及。胸片示心影大，肺血多，肺动脉段突出。

思考

1. 患儿最可能的诊断是什么？诊断依据是什么？
2. 需要与哪些疾病鉴别？
3. 这种病听诊特点是什么？
4. 这种病理畸形临床分几型？当出现肺动脉压力大于主动脉压力时，其特异性体征是什么？

解析

1. 诊断是动脉导管未闭。依据是患儿无青紫，胸骨左缘 2～3 肋间可闻及连续性杂音。胸片示心影大，肺血多，肺动脉段突出。

2. 需要与下列疾病相鉴别：①肺动脉瓣狭窄：肺血少，肺动脉突出明显，听诊 $L_{2\sim3}$ 可闻及收缩期杂音。②房间隔缺损：右房右室大，肺动脉段突出，肺血多，听诊 $L_{2\sim3}$ 肋间可及Ⅱ～Ⅲ级柔和吹风样杂音；③主肺动脉窗：可在 $L_{2\sim3}$ 肋间闻及连续性杂音，性质粗糙，需行心脏超声鉴别。

3. 听诊：由于主动脉压力始终高于肺动脉压力，所以收缩期和舒张期血流均由主动脉向肺动脉，可闻及连续性杂音。当肺动脉压力升高时，可仅闻及收缩期杂音。当形成器质性肺高压时，可出现双向分流或右向左分流，听诊杂音可消失。

4. 动脉导管未闭分为三型，即漏斗型、管型、窗型。当出现肺动脉压力超过主动脉压力时，动脉导管水平出现双向或右向左分流时，表现为右上肢无青紫，下肢青紫，临床称为差异性青紫。

第二节　儿童心血管病检查方法

重点	心血管疾病病史、体格检查和辅助检查
难点	体格检查和辅助检查
考点	体格检查和辅助检查

速览导引图

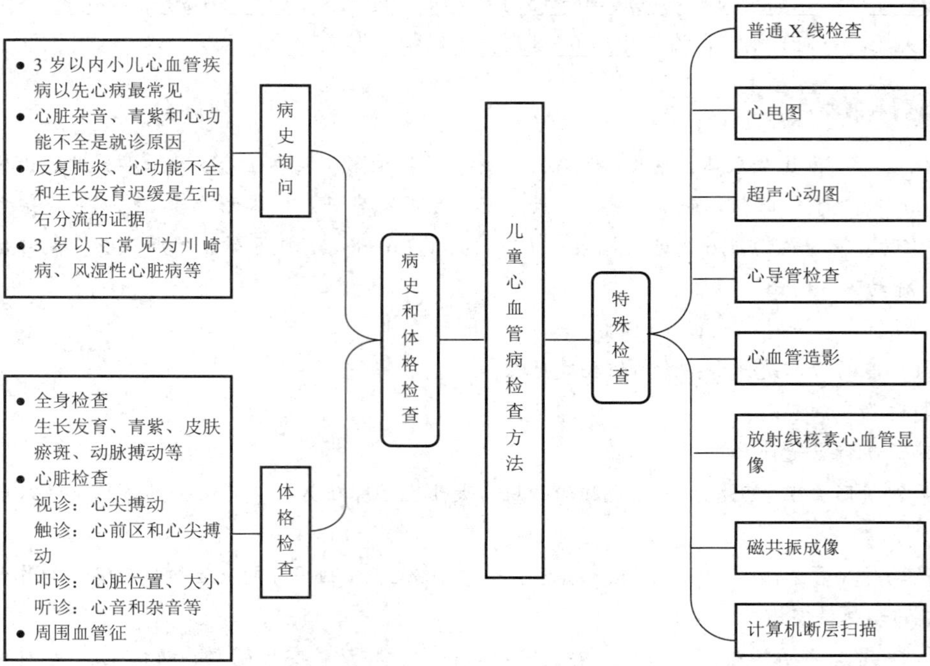
● 3岁以内小儿心血管疾病以先心病最常见
● 心脏杂音、青紫和心功能不全是就诊原因
● 反复肺炎、心功能不全和生长发育迟缓是左向右分流的证据
● 3岁以下常见为川崎病、风湿性心脏病等
病史询问
● 全身检查
生长发育、青紫、皮肤瘀斑、动脉搏动等
● 心脏检查
视诊：心尖搏动
触诊：心前区和心尖搏动
叩诊：心脏位置、大小
听诊：心音和杂音等
● 周围血管征
体格检查
病史和体格检查
儿童心血管病检查方法
特殊检查
普通X线检查
心电图
超声心动图
心导管检查
心血管造影
放射线核素心血管显像
磁共振成像
计算机断层扫描

1. 病史和体格检查

（1）病史询问　3岁以内婴幼儿的心血管疾病先天性心脏病最常见。心脏杂音、青紫及心功能不全是最常见的就诊原因。反复的肺炎、心功能不全、生长发育迟缓提示存在大量左向右分流；左心房或肺动脉扩张压迫喉返神经可引起声音嘶亚。还要注意询问母孕早期的疾病史、用药史及家族遗传史。

（2）体格检查　①全身检查评价生长发育，特殊面容、体位和呼吸频率；发绀部位，注意颈动脉搏动，肝颈静脉回流征。②心脏检查：视诊心前区有无隆起，心尖搏动的位置、强弱及范围。触诊心尖搏动的位置、强弱及范围，有无抬举感及震颤。叩诊心脏位置及大小。听诊注意心率、节律的变化，心音的强弱；杂音位置、性质、响度、时相及传导方向。③周围血管征。

2. 特殊检查

（1）普通X线检查　分析心脏病X线片时，应注意：①摄片质量。②测量心胸比值：年长儿应小于50%，婴幼儿小于55%。③肺血管阴影：充血还是缺血，有无侧支血管形成。④心脏的形态、位置及各房室有无增大，血管有无异位，肺动脉段是突出还是凹陷，主动脉结是增大还是缩小。⑤确定有无内脏异位症。

（2）心电图　对各种心律失常，心电图是确诊的手段。小儿心电图特点是：年龄越小，心跳越快；QRS波以右心室占优势，逐渐转为左心室占优；右胸导联T波在生后第一天直立，4～5天倒置或双相。

（3）超声心动图　可诊断出绝大多数的先心病。超声有M型超声心动图、二维超声、多普勒超声和三维超声心动图。

（4）心导管检查　分为右心导管和左心导管，也可进行心内膜活体组织检查、电生理测定。

（5）心血管造影　主要用于复杂性先天性心脏病及血管畸形的诊断。

（6）放射性核素心血管造影　主要用于心功能测定、左向右分流定量分析和了解心肌缺血。

（7）磁共振成像　具有无电离辐射损伤、多剖面成像能力等特点，包括自旋回波技术（SE）、电影MRI、磁共振血管造影（MRA）及磁共振三维成像技术等。

（8）计算机断层扫描　对心外大血管病变、心脏瓣膜、心包和血管壁钙化、心腔肿块、心包缩窄和心肌病诊断。

临床病例分析

患儿，女，3岁。因“幼儿园体检发现心脏杂音”就诊。平时活动好，纳可，无反复呼吸道感染病史。查体：呼吸平稳，胸廓无畸形，两肺呼吸清，HR 98次/分，律齐，在L_2可闻及Ⅱ～Ⅲ级喷射性收缩期杂音，P_2亢进，固定分裂。胸片示肺纹理增多，右房、右室大。

思考

1. 患儿如果有先心病，最可能的诊断是？
2. 进一步需要完善什么检查？
3. 如何解释其胸片的改变？

解析

1. 最可能的诊断是房间隔缺损。依据是L_2可闻及Ⅱ～Ⅲ级喷射性收缩期杂音，P_2亢进，固定分裂。胸片示肺纹理增多，右房、右室大。
2. 需要完善心脏超声和心电图检查。
3. 房间隔缺损是左向右分流型先心病，左向右分流使右房和右室的血量增多，导致右房、右室大，同时进入肺循环的血流量增多，导致胸片肺纹理增多。

第三节　先天性心脏病概述

重点	先天性心脏病的病因和分类
难点	先天性心脏病病因
考点	先天性心脏病分类

速览导引图

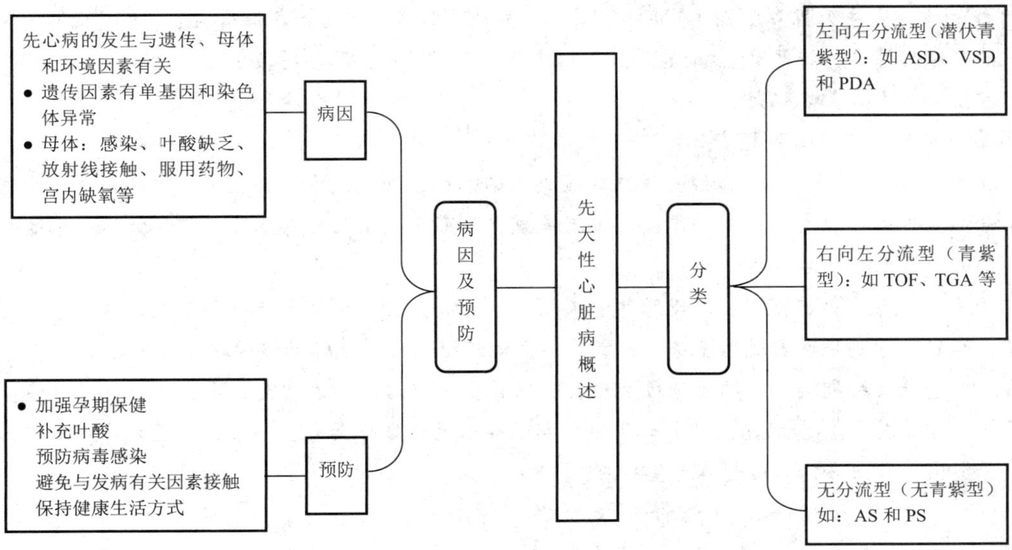
先心病的发生与遗传、母体和环境因素有关
● 遗传因素有单基因和染色体异常
● 母体：感染、叶酸缺乏、放射线接触、服用药物、宫内缺氧等
病因
病因及预防
● 加强孕期保健
补充叶酸
预防病毒感染
避免与发病有关因素接触
保持健康生活方式
预防
先天性心脏病概述
分类
左向右分流型（潜伏青紫型）：如ASD、VSD和PDA
右向左分流型（青紫型）：如TOF、TGA等
无分流型（无青紫型）如：AS和PS

先天性心脏病（CHD）是小儿最常见的心脏病，简称先心病。发病率约为6‰～10‰。以室间隔缺损最多见。法洛四联症是存活的最常见的发绀型先天性心脏病。

介入治疗、体外循环、深低温麻醉下直视手术以及带瓣管道应用等技术为先天性心脏病的治疗开辟了崭新的途径。

1. 病因和预防

病因与遗传、母体和环境因素有关。

遗传因素既有单基因的遗传缺陷，也有染色体异常和多基因的遗传缺陷。

母体因素主要为母孕早期患病毒感染，叶酸缺乏、放射线接触、服用药物和某些代谢性疾病以及宫内缺氧有关。

目前认为85%以上先天性心脏病的发生可能是胎儿周围环境因素与遗传因素相互作用的结果。

2. 先天性心脏病的分类

根据左、右两侧及大血管之间有无分流分为3大类。

（1）左向右分流型（潜伏青紫型） 如室间隔缺损、动脉导管未闭和房间隔缺损等。

（2）右向左分流型（青紫型） 如法洛四联症和大动脉转位等。

（3）无分流型（无青紫型） 如肺动脉狭窄和主动脉缩窄等。

临床病例分析

患儿，女，3岁。因“生后反复呼吸道感染”就诊。于2岁体检时发现心脏杂音，未做检查。查体：神清，呼吸平稳，两肺呼吸音清，胸骨$L_{3\sim4}$可闻及Ⅲ～Ⅳ级粗糙的收缩期杂音，肺动脉瓣区第2音亢进。胸片示肺门影增粗，肺动脉段突出，心影增大；心电图示左心室肥大、右心室略肥大。

思考

1. 该患儿的可能诊断及依据分别是什么？
2. 对诊断最有意义的检查是什么？
3. 该疾病的血流动力学特点怎样？
4. 需要鉴别的其他疾病有哪些？

解析

1. 可能的诊断是先天性心脏病（室间隔缺损），肺动脉高压。依据：①胸骨$L_{3\sim4}$可闻及Ⅲ～Ⅳ级粗糙收缩期杂音，肺动脉瓣区第2音亢进；②胸片示肺门影增粗，肺动脉段突出，心影增大；③心电图示左心室肥大、右心室略肥大。

2. 最有意义的检查是心脏超声。

3. 血流动力学特点是：左室血经室间隔缺损进入肺循环，回流到左房，左室，导致左房、左室增大。由于分流至肺循环血流量增多，体循环血流量减少，可导致生长发育落后，肺动脉压力增高或反复呼吸道感染，远期可致右心室肥大。

4. 需要与其相鉴别的疾病是：①动脉导管未闭：体检常在$L_{2\sim3}$肋间闻及Ⅱ～Ⅲ级连续性机器样的全收缩期，P_2亢进，胸片也表现为左房、左室大，主动脉影突出。②肺动脉瓣狭窄：可在$L_{2\sim3}$肋间闻及Ⅱ～Ⅲ级喷射性收缩期杂音，肺动脉段突出，但肺血少，以右房和右室大为主。③冠状动脉瘘：根据分流的部位可分别在$L_{2\sim4}$肋间闻及Ⅱ～Ⅲ级喷射性粗糙的连续性杂音，如果分流至右房，右室，可造成肺动脉突出，肺血多，心脏超声可鉴别。

第四节　常见先天性心脏病

重点	常见先心病的病理生理、临床表现、诊断和治疗
难点	常见先心病的病理生理、临床表现和治疗
考点	常见先心病的临床表现和治疗

速览导引图

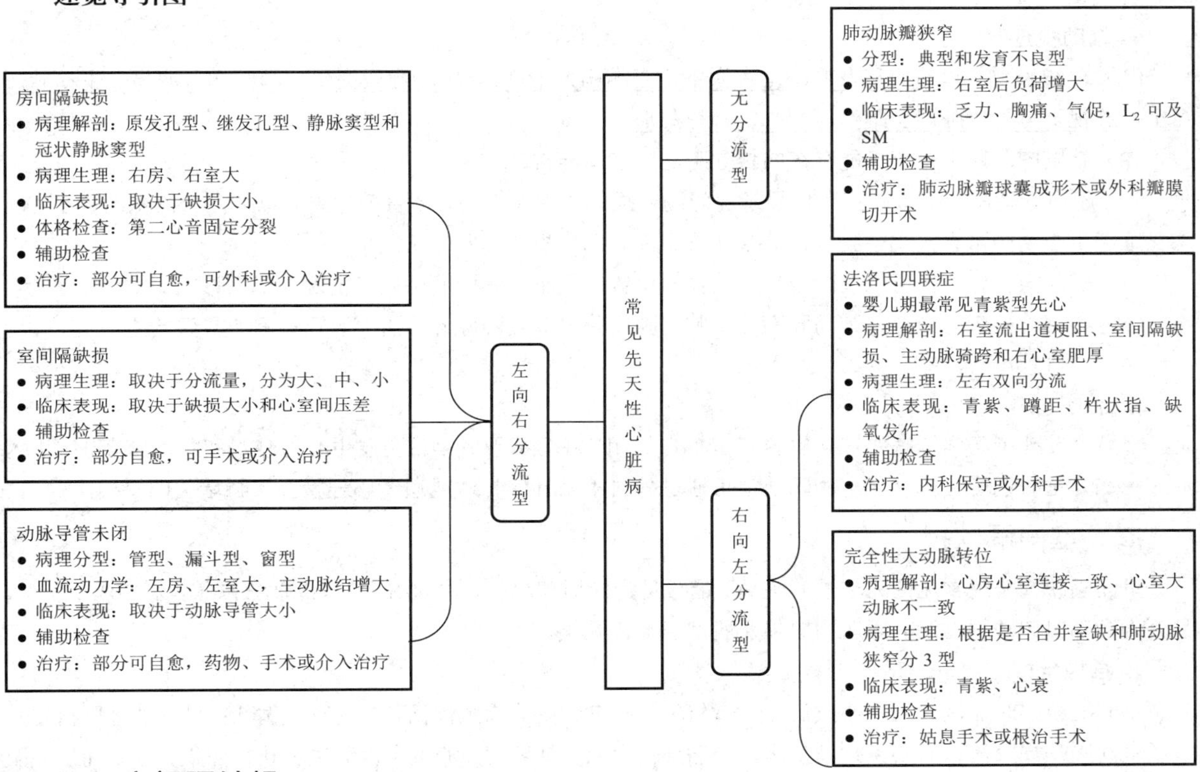
常见先天性心脏病
左向右分流型
房间隔缺损
● 病理解剖：原发孔型、继发孔型、静脉窦型和冠状静脉窦型
● 病理生理：右房、右室大
● 临床表现：取决于缺损大小
● 体格检查：第二心音固定分裂
● 辅助检查
● 治疗：部分可自愈，可外科或介入治疗
室间隔缺损
● 病理生理：取决于分流量，分为大、中、小
● 临床表现：取决于缺损大小和心室间压差
● 辅助检查
● 治疗：部分自愈，可手术或介入治疗
动脉导管未闭
● 病理分型：管型、漏斗型、窗型
● 血流动力学：左房、左室大，主动脉结增大
● 临床表现：取决于动脉导管大小
● 辅助检查
● 治疗：部分可自愈，药物、手术或介入治疗
无分流型
肺动脉瓣狭窄
● 分型：典型和发育不良型
● 病理生理：右室后负荷增大
● 临床表现：乏力、胸痛、气促，L_2 可及 SM
● 辅助检查
● 治疗：肺动脉瓣球囊成形术或外科瓣膜切开术
右向左分流型
法洛氏四联症
● 婴儿期最常见青紫型先心
● 病理解剖：右室流出道梗阻、室间隔缺损、主动脉骑跨和右心室肥厚
● 病理生理：左右双向分流
● 临床表现：青紫、蹲距、杵状指、缺氧发作
● 辅助检查
● 治疗：内科保守或外科手术
完全性大动脉转位
● 病理解剖：心房心室连接一致、心室大动脉不一致
● 病理生理：根据是否合并室缺和肺动脉狭窄分 3 型
● 临床表现：青紫、心衰
● 辅助检查
● 治疗：姑息手术或根治手术

一、房间隔缺损

房间隔缺损占先心病总数 5%～10%，男∶女为 1∶2。

1. 病理解剖

根据胚胎发育，房间隔缺损可分为以下 4 个类型。

（1）原发孔型房间隔缺损也称为 I 型房间隔缺损，约占 15%。

（2）继发孔型房间隔缺损最为常见，缺损位于房间隔中心卵圆窝部位，亦称为中央型，约占 75%。

（3）静脉窦型房间隔缺损分上腔型和下腔型，约占 5%。

（4）冠状静脉窦型房间隔缺损缺损位于冠状静脉窦上端与左心房间，造成左心房血流经冠状静脉窦缺口分流入右心房，约占 2%。

2. 病理生理

当左房压力大于右房时，出现左向右分流，这取决于缺损大小、两侧压力差和心室顺应性。由于右心血流量增加，故右房、右室大。当出现肺动脉高压时，左向右分流减少，甚至出现右向左分流，临床出现发绀。

3. 临床表现

缺损小的可全无症状，仅在体检时发现胸骨左缘第 2～3 肋间有收缩期杂音。缺损较大时分流量也大，表现为体形瘦长、面色苍白、乏力、多汗、活动后气促，反复出现呼吸道感染，严重者早期可发生心力衰竭。

听诊有四个特点：①第一心音亢进，肺动脉第二心音增强。②由于右心室容量增加，收缩时喷射血流时间延长，肺动脉瓣关闭更落后于主动脉瓣，出现不受呼吸影响的第二心音固定分裂。③由于右心室增大，大量的血流通过正常肺动脉瓣时（形成相对狭窄）在左第 2 肋间近胸骨旁可闻及 2～3 级喷射性收缩期杂音。④当肺循环血流量超过体循环达 1 倍以上时，则在胸骨左下第 4～5 肋间隙处可出现三尖瓣相对狭窄的短促与低频的舒张早中期杂音，吸气时更响，呼气时减弱。随着肺动脉高压的进展，左向右分流可逐渐减少，第二心音增强，固定性分裂消失。

4. 辅助检查

（1）X 线表现　以右心房及右心室大为主，心胸比大于 0.5。肺动脉段突出，肺叶充血明显，主动脉影缩小。透视下可见"肺门舞蹈"征，心影略呈梨形。

（2）心电图　用于检查可能存在的传导阻滞和节律异常。

（3）超声心动图　二维超声可以显示房间隔缺损的位置及大小，多普勒超声可以估测分流量的大小，动态三维超声心动图可直接观察到缺损的整体形态，有助于提高诊断的正确率。

（4）磁共振　磁共振可以清晰地显示缺损的位置、大小及其肺静脉回流情况而确立诊断。

（5）心导管检查　当合并肺动脉高压、肺动脉瓣狭窄或肺静脉异位引流时可行右心导管检查。

（6）心血管造影。

5. 治疗

小型继发孔型房间隔缺损在 4 岁内有 15%自然闭合率，鉴于成年后会发生心力衰竭和肺动脉高压，手术治疗宜在儿童时期进行修补。房间隔缺损可通过外科手术行修补术或通过心导管介入封堵关闭缺损。

二、室间隔缺损

室间隔缺损是最常见的先天性心脏病。最常见为膜周部缺损，占 60%～70%。肌部缺损，占 20%～30%，又分为窦部肌肉缺损、漏斗隔肌肉缺损及肌部小梁部缺损。

1. 病理生理

室间隔缺损时血液进入左心室后，一部分从左心室到主动脉至体循环，为有效循环；另一部分则自左心室经室间隔缺损分流入右心室到肺动脉至肺循环，为无效循环。分流量多少取决于缺损面积、心室间压差及肺小动脉阻力。一般分为 3 种类型。

（1）小型室间隔缺损（Roger 病）　缺损直径小于 5 mm 或缺损面积＜0.5 cm^2/m^2 体表面积。缺损小，心室水平左向右分流量少可无症状。

（2）中型室间隔缺损　缺损直径 5～10 mm 或缺损面积 0.5～1.0 cm^2/m^2 体表面积。肺动脉收缩压和肺血管阻力可在较长时期不增高。

（3）大型室间隔缺损　缺损直径大于 10 mm 或缺损面积＞1.0 cm^2/m^2 体表面积。大量左向右分流量使肺循环血流量增加，出现容量性肺动脉高压，肺小动脉痉挛，肺小动脉中层和内膜层渐增厚，管腔变小、梗阻，渐变为不可逆的阻力性肺动脉高压。当右心室收缩压超过左心室收缩压时，左向右分流逆转为双向分流或右向左分流，出现发绀，即艾森门格（Eisenmenger）综合征。

2. 临床表现

小型缺损可无症状。仅体检时听到胸骨左缘第 3、4 肋间响亮的全收缩期杂音，常伴震颤，肺动脉第二心音正常或稍增强。

较大缺损时，患儿多生长迟缓，体重不增、消瘦、喂养困难、活动后乏力、气短、多汗、易患反复呼吸道感染，易导致充血性心力衰竭等。有时因扩张的肺动脉压迫喉返神经，引起声音嘶哑。体检胸骨左缘第3、4肋间可闻及Ⅲ～Ⅳ/6级粗糙的全收缩期杂音，可扪及收缩期震颤。

大型缺损伴有明显肺动脉高压时，右心室压力显著升高，逆转为右向左分流，出现青紫并逐渐加重，此时心脏杂音较轻而肺动脉第二心音显著亢进。

室间隔缺损易并发支气管炎、充血性心力衰竭、肺水肿及感染性心内膜炎。

3. 辅助检查

（1）X线检查　小型室间隔缺损无明显改变；中型缺损时，心影轻度到中度增大，左、右心室增大，以左心室增大为主，主动脉弓影较小，肺动脉段扩张，肺野充血；大型缺损时，心影中度以上增大，呈二尖瓣型，左、右心室增大，多以右心室增大为主，肺动脉段明显突出，肺野明显充血。艾森门格综合征的主要特点为肺动脉主支增粗，而肺外周血管影很少，宛如枯萎的秃枝，心影可基本正常或轻度增大。

（2）心电图　可提示心室肥厚和心肌劳损的存在。

（3）超声心动图　可解剖定位和测量大小，但＜2 mm的缺损可能不易被发现。彩色多普勒超声可显示分流束的起源、部位、数目、大小及方向。还可通过测定肺动脉瓣口和二尖瓣口血流量计算肺循环血流量（Qp），测定主动脉瓣口和三尖瓣口血流量，计算体循环血流量（Qs）。

（4）心导管检查　主要评价肺动脉高压程度、计算肺血管阻力及体–肺分流量等。

4. 治疗

室间隔缺损有自然闭合可能，中小型缺损患儿可先在门诊随访至学龄前期，如反复呼吸道感染和充血性心力衰竭时进行抗感染、强心、利尿、扩血管等内科处理。大中型缺损和有难以控制的充血性心力衰竭者，肺动脉压力持续升高超过体循环压的1/2或肺循环/体循环量之比大于2∶1时，或年长的儿童合并主动脉瓣脱垂或反流等应及时处理。

三、动脉导管未闭

动脉导管未闭约占先天性心脏病发病总数的10%，出生后大约15小时即发生功能性关闭，80%在生后3个月解剖性关闭。到出生后1年应完全关闭。若持续开放，并产生病理、生理改变，即称动脉导管未闭。

1. 病理分型及血流动力学

（1）病理分型　一般分为3型：①管型；②漏斗型；③窗型。

（2）血流动力学　未成熟儿动脉导管平滑肌发育不良，更由于其平滑肌对氧分压的反应低于成熟儿，故早产儿动脉导管未闭发病率高。

动脉导管未闭引起的病理生理学改变主要是通过导管引起的分流。分流量的大小与导管的粗细及主、肺动脉的压差有关。左向右分流导致左房扩大、左心室肥厚扩大，甚至发生充血性心力衰竭。长期大量血流向肺循环的冲击，可引起艾森门格综合征，此时右心室肥厚甚至衰竭。

当肺动脉压力超过主动脉压时，左向右分流明显减少或停止，产生肺动脉血流逆向分流入降主动脉，患儿呈现差异性发绀（differential cyanosis），下半身青紫，左上肢有轻度青紫，而右上肢正常。

2. 临床表现

动脉导管细小者临床上可无症状。导管粗大者可有咳嗽、气急、喂养困难及生长发育落后等。体检：胸骨左缘连续性“机器”样杂音，常伴有震颤，当肺血管阻力增高时，杂音的舒张期成分可能减弱或消失。由于舒张压降低，脉压增大，可表现有周围血管体征，如水冲脉、指甲床毛细血管搏动等。

早产儿动脉导管未闭时，出现周围动脉搏动宏大，锁骨下或肩胛间可闻及收缩期杂音（偶闻及连续性杂音），心前区搏动明显，肝脏增大，气促，易发生呼吸衰竭而需依赖机械辅助通气。

3. 辅助检查

（1）心电图　分流量大者左心室肥大，电轴左偏，肺动脉压力增高者，左、右心室肥厚。

（2）X 线检查　动脉导管细者心血管影可正常。大分流量者心胸比率增大，左心室增大，左心房亦轻度增大。肺血增多，肺动脉段突出。肺动脉高压时，肺动脉总干及其分支扩大，而远端肺野肺小动脉狭小，左心室有扩大肥厚征象。主动脉结正常或凸出。

（3）超声心动图　二维超声心动图可以直接探查到未闭合的动脉导管。彩色多普勒可见红色流注从降主动脉经未闭导管沿肺动脉外侧壁流动；重度肺动脉高压可见蓝色流柱自肺动脉经未闭导管进入降主动脉。

（4）心导管检查和造影　当肺血管阻力增加或疑似有其他畸形时，有必要施行心导管检查。

4. 治疗

为防止并发症，不同年龄、不同大小的动脉导管均应及时手术或经介入方法予以关闭。症状明显者，需抗心力衰竭治疗。生后 1 周内可使用吲哚美辛治疗。动脉导管依赖的复杂先心病需用前列腺素维持动脉导管开放。

四、肺动脉瓣狭窄

肺动脉瓣狭窄时肺动脉瓣三个瓣叶可因互相融合或发育异常，使瓣膜开放受限，瓣口狭窄。一般分为：典型肺动脉瓣狭窄和发育不良型肺动脉瓣狭窄。

1. 病理生理

肺动脉瓣口狭窄，右室向肺动脉射血阻力大，如狭窄严重，右室壁极度增厚使心肌供血不足，可导致右心衰竭。

2. 临床表现

轻度狭窄可完全无症状；中度狭窄在 2～3 岁内无症状，但年长后劳力时即感易疲乏及气促；严重狭窄者中度体力劳动亦可出现呼吸困难和乏力，突然昏厥甚至猝死。

狭窄严重者可有发绀，大多由于卵圆孔的右向左分流所致，如伴有大型房间隔缺损可有严重青紫，并有杵状指（趾）及红细胞增多。

体检可见心前区较饱满，胸骨左缘上部有洪亮的Ⅳ/6 级以上喷射性收缩期杂音，第一心音正常，第二心音分裂。

3. 辅助检查

（1）X 线检查　可见狭窄后的肺动脉扩张，可见右心房、右心室扩大和肥大。

（2）心电图检查　显示右心房扩大、P 波高耸；右心室肥大、电轴右偏。

（3）超声心动图　可显示肺动脉瓣的厚度、收缩时的开启情况及狭窄后的扩张。

（4）心导管检查　可见右心室压力明显增高，而肺动脉压力明显降低。

（5）心血管造影　右心室造影可见明显的“射流征”，同时显示肺动脉瓣叶增厚或（和）发育不良及肺动脉总干的狭窄后扩张。

4. 治疗

严重肺动脉瓣狭窄（右心室收缩压超过体循环压力）患儿应接受球囊瓣膜成形术；如无该术适应证，则应接受外科瓣膜切开术。

五、法洛四联症

是婴儿期最常见的青紫型先天性心脏病，约占所有先天性心脏病的 12%。

1. 病理解剖

由 4 种畸形组成，即右心室流出道梗阻、室间隔缺损、主动脉骑跨和右心室肥厚。右心室流出道狭窄是决定患儿的病理生理、病情严重程度及预后的主要因素。

2. 病理生理

由于室间隔缺损为非限制性，左右心室压力基本相等。肺动脉狭窄较轻者，可有左向右分流，无明显青紫；肺动脉狭窄严重时，出现明显的右向左分流，临床出现明显的青紫（青紫型法洛四联症）。临床上的杂音由右心室流出道梗阻所致而非室间隔缺损所致。

动脉导管关闭前，青紫可不明显，随着动脉导管的关闭和漏斗部狭窄的逐渐加重，青紫日益明显，并出现杵状指（趾）。

3. 临床表现

主要表现有发绀、蹲踞症状、杵状指（趾）和阵发性缺氧发作等。体检心前区略隆起，胸骨左缘第2～4肋间可闻及Ⅱ～Ⅲ级粗糙喷射性收缩期杂音，此为肺动脉狭窄所致，肺动脉第二心音减弱。发绀持续6个月以上，则会出现杵状指（趾）。

4. 辅助检查

（1）血液检查　周围血红细胞计数和血红蛋白浓度明显增高，血小板降低，凝血酶原时间延长。

（2）X线检查　典型者前后位心影呈“靴状”，即心尖圆钝上翘，肺动脉段凹陷，上纵隔较宽，肺门血管影缩小。

（3）心电图　电轴右偏，右心室肥大，狭窄严重者往往出现心肌劳损。

（4）超声心动图　二维超声可见到主动脉内径增宽，骑跨于室间隔之上，室间隔中断，并可判断主动脉骑跨的程度，大动脉短轴切面可见右心室流出道及肺动脉狭窄。

（5）心导管和造影检查　对外周肺动脉分支发育不良及体肺侧支存在的患者应做心导管和血管造影。

5. 治疗

（1）内科治疗　①一般护理　平时应经常饮水，预防感染，及时补液，防治缺水和并发症。②缺氧发作　发作轻者使其取胸膝位即可缓解，重者应立即吸氧，给予去氧肾上腺素每次0.05 mg/kg静脉注射，或普萘洛尔每次0.1 mg/kg。必要时皮下注射吗啡每次0.1～0.2 mg/kg。纠正酸中毒，给予5%碳酸氢钠1.5～5.0 ml/kg静脉注射。以往有缺氧发作者，可口服普萘洛尔1～3 mg/（kg·d）。平时应去除引起缺氧发作的诱因，如贫血、感染，尽量保持患儿安静，经上述处理后仍不能有效控制发作者，应考虑急症外科手术治疗。

（2）外科手术　轻症患者可考虑于5～9岁行一期根治手术，但临床症状明显者应在生后6个月后行根治术。

六、完全性大动脉转位

本病是新生儿期最常见的发绀型先天性心脏病。

1. 病理解剖

大动脉转位时，肺动脉向后连接左心室，主动脉向前连接右心室；常合并有房间隔缺损或卵圆孔未闭、室间隔缺损、动脉导管未闭、肺动脉狭窄等。

2. 病理生理

完全性大动脉转位若不伴其他畸形，则形成两个并行循环。上、下腔静脉回流的静脉血通过右心射至转位的主动脉供应全身，而肺静脉回流的氧合血则通过左心射入转位的肺动脉到达肺部。患者必须依靠心内交通（卵圆孔未闭、房间隔缺损、室间隔缺损）或心外交通（动脉导管未闭、侧支血管等）进行血流混合。

根据是否合并其他缺损及肺动脉狭窄可分为3大类：①完全性大动脉转位而室间隔完整。②完全性大动脉转位合并室间隔缺损。③完全性大动脉转位合并室间隔缺损及肺动脉狭窄。

3. 临床表现

（1）青紫　半数出生时即存在，绝大多数始于1个月内。随着年龄增长及活动量增加，青紫逐渐加重。

（2）充血性心力衰竭　出生3～4周出现喂养困难、多汗、气促、肝肿大和肺部细湿啰音等。

（3）体格检查　早期出现杵状指（趾）。生后心脏可无明显杂音，但有单一的响亮的第二心音，若合并其他畸形，可闻及杂音。

4. 辅助检查

（1）X线检查　呈“蛋形”，心影可进行性增大。

（2）心电图　新生儿期可无特殊改变。婴儿期示电轴右偏，右心室肥大，有时尚有右心房肥大。

（3）超声心动图　若二维超声显示房室连接正常，心室大动脉连接不一致，则可建立诊断。

（4）心导管检查　导管可从右心室进入主动脉。

（5）心血管造影　选择性右心室造影时可见主动脉发自右心室，左心室造影可见肺动脉发自左心室。还可判断冠脉是否存在畸形。

5. 治疗

诊断明确后首先纠正低氧血症和代谢性酸中毒。

（1）姑息性治疗方法　①球囊房隔成形术（Rashkind procedure）。②肺动脉环缩术可在6个月内进行，预防充血性心力衰竭和肺动脉高压形成。

（2）根治性手术　①生理性纠正（Senning或Mustard手术）可在1～12个月内进行，形成房室连接不一致和心室大血管连接不一致，达到生理纠治。②解剖纠正术（Switch手术）可在生后2周内进行。

临床病例分析

患儿，女，9个月。因“发热、咳嗽3天伴气促1天”入院。3天前发热，体温持续在39～40℃之间，咳嗽较剧，曾去当地医院用“氨苄青霉素、头孢拉定”静滴2天，无效。今起咳嗽加重并出现气急，哭吵不安，时有口周发绀，故转本院。既往常有“感冒”。G_1P_1，足月顺产，3个月会抬头，6个月会坐，现不能扶站。查体：T 38.9℃，HR 162次/分，R 64次/分，W 6.5 kg，身长70 cm，面色青灰，唇绀，精神萎靡，点头呼吸，鼻翼扇动，三凹征（+），律齐，心音低钝，胸骨左缘3～4肋间闻及Ⅲ级收缩期杂音，背部闻及中、小湿啰音。腹平软，腹壁皮下脂肪0.8 cm，肝右肋下3 cm，剑下4 cm，质软，边缘钝，脾未及，NS（－）。血常规：WBC 8.2×10^9/L，N 28%，L70%，Hb 112 g/L。ECG示左右心室肥厚。

思考

1. 患儿目前的可能诊断及诊断依据。

2. 进一步检查及治疗原则。

解析

1. 诊断是：急性支气管肺炎，先天性心脏病（室间隔缺损?），充血性心力衰竭。

诊断依据：①急性支气管肺炎。依据是9个月女婴，发热、咳嗽3天伴气促1天；背部闻及中小湿啰音；血常规示WBC 8.2×10^9/L，N 28%，L 70%，Hb 112 g/L。②先天性心脏病（室间隔缺损?）及充血性心力衰竭。依据是9个月女婴，既往常有“感冒”史。T 38.9℃，HR 162次/分，R 64次/分，面色青灰，唇绀，精神萎靡，点头呼吸，鼻翼扇动，三凹征（+），心音低钝，胸骨左缘3～4肋间闻及Ⅲ级收缩期杂音，肝右肋下3 cm，剑下4 cm，质软，边缘钝；ECG：左右心室肥厚。

2. 进一步检查包括胸部X线，心脏超声、呼吸道病原学。

治疗原则

（1）肺炎的治疗包括一般治疗；根据病原学检查结果，选择合适的治疗方案；止咳、化痰对症处理。

（2）心衰治疗包括镇静、吸氧、控制液量、强心（地高辛、毛花苷C）、利尿（呋塞咪、螺内酯等）、血管活性药物（ACEI、多巴胺、多巴酚丁胺等）。

（3）先心病治疗根据心脏超声结果，决定治疗时机。

第五节　病毒性心肌炎

重点	病毒性心肌炎的临床表现、诊断和治疗
难点	病毒性心肌炎的诊断和治疗
考点	病毒性心肌炎的诊断

速览导引图

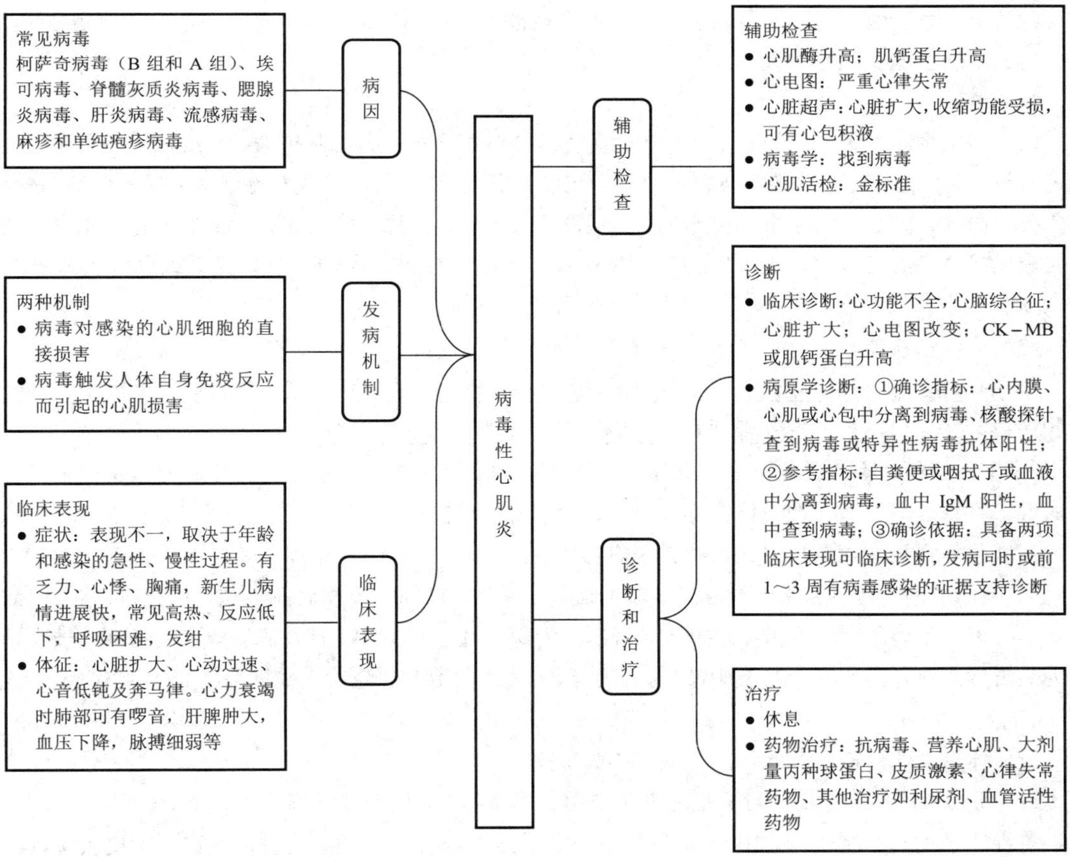
病毒性心肌炎
病因
常见病毒
柯萨奇病毒（B组和A组）、埃可病毒、脊髓灰质炎病毒、腮腺炎病毒、肝炎病毒、流感病毒、麻疹和单纯疱疹病毒
发病机制
两种机制
● 病毒对感染的心肌细胞的直接损害
● 病毒触发人体自身免疫反应而引起的心肌损害
临床表现
临床表现
● 症状：表现不一，取决于年龄和感染的急性、慢性过程。有乏力、心悸、胸痛，新生儿病情进展快，常见高热、反应低下，呼吸困难，发绀
● 体征：心脏扩大、心动过速、心音低钝及奔马律。心力衰竭时肺部可有啰音，肝脾肿大，血压下降，脉搏细弱等
辅助检查
辅助检查
● 心肌酶升高；肌钙蛋白升高
● 心电图：严重心律失常
● 心脏超声：心脏扩大，收缩功能受损，可有心包积液
● 病毒学：找到病毒
● 心肌活检：金标准
诊断和治疗
诊断
● 临床诊断：心功能不全，心脑综合征；心脏扩大；心电图改变；CK-MB或肌钙蛋白升高
● 病原学诊断：①确诊指标：心内膜、心肌或心包中分离到病毒、核酸探针查到病毒或特异性病毒抗体阳性；②参考指标：自粪便或咽拭子或血液中分离到病毒，血中IgM阳性，血中查到病毒；③确诊依据：具备两项临床表现可临床诊断，发病同时或前1～3周有病毒感染的证据支持诊断
治疗
● 休息
● 药物治疗：抗病毒、营养心肌、大剂量丙种球蛋白、皮质激素、心律失常药物、其他治疗如利尿剂、血管活性药物

心肌炎是由各种感染或其他原因引起的心肌间质炎症细胞浸润和邻近的心肌坏死，导致心功能障碍和其他系统损害的疾病。最常见的是病毒性心肌炎。

1. 病因

常见病毒有柯萨奇病毒（B组或A组）、埃可病毒、脊髓灰质炎病毒等。新生儿期柯萨奇病毒B组感染可导致群体流行，其死亡率很高。

2. 发病机制

发病机制涉及病毒对被感染的心肌细胞的直接损害和病毒触发人体自身免疫反应而引起的心肌损害。

3. 临床表现

（1）症状　乏力、活动受限、心悸、胸痛等症状，少数重症患者可发生心力衰竭、严重心律失常、心源性休克，甚至猝死。

（2）体征　心脏有轻度扩大，伴心动过速、心音低钝及奔马律，可导致心力衰竭及昏厥等。重症患者可突然发生心源性休克，脉搏细弱，血压下降。

4. 辅助检查

（1）心电图　可见严重心律失常，T波降低、ST-T段的改变。强调动态观察。

（2）心肌损害的血生化指标　①心肌同工酶（CK－MB）增高为主，血清乳酸脱氢酶（SLDH）同工酶增高在心肌炎早期诊断有提示意义。②心肌肌钙蛋白（cTnI或cTnT）的变化对心肌炎诊断的特异性更强。

（3）超声心动图　可显示心房、心室扩大，心室收缩功能受损程度。

（4）病毒学诊断　早期可从咽拭子、粪便、血液中分离出病毒，但需结合血清抗体测定才更有意义。

（5）心肌活检　诊断的金标准。

5. 诊断

（1）临床诊断　①心功能不全、心源性休克或心脑综合征。②心脏扩大（X线、超声心动图检查具有表现之一）。③心电图改变：以R波为主的2个或以上主要导联的ST-T改变持续4天以上伴动态变化，窦房、房室传导阻滞，完全右或左束支传导阻滞，成联律、多形、多源、成对或并行期前收缩，非房室结及房室折返引起的异位性心动过速，低电压（新生儿除外）及异常Q波。④CK－MB升高或心肌肌钙蛋白（cTnI或cTnT）阳性。

（2）病原学诊断

1）确诊指标：自心内膜、心肌、心包（活检、病理）或心包穿刺液检查发现以下之一者可确诊：①分离到病毒；②用病毒核酸探针查到病毒核酸；③特异性病毒抗体阳性。

2）参考指标：有以下之一者结合临床表现可考虑心肌炎由病毒引起：①自粪便、咽拭子或血液中分离到病毒，且恢复期血清同型抗体滴度较第一份血清升高或降低4倍以上；②病程早期血中特异性IgM抗体阳性；③用病毒核酸探针自患儿血中查到病毒核酸。

3）确诊依据：具备临床诊断依据2项可临床诊断。发病同时或发病前1～3周有病毒感染的证据支持诊断：①同时具备病原学确诊指标之一者，可确诊为病毒性心肌炎；②具备病原学参考指标之一者，可临床诊断为病毒性心肌炎；③凡不具备确诊依据，应给予必要的治疗或随诊，根据病情变化，确诊或除外心肌炎。

6. 治疗

（1）休息　急性期需卧床休息，减轻心脏负荷。

（2）药物治疗　①早期病毒血症患者可选用抗病毒治疗，但疗效不确定。②营养心肌，1,6－二磷酸果糖、大剂量维生素C、泛醌（CoQ10）、维生素E和维生素Bco。③大剂量丙种球蛋白。④皮质激素。⑤抗心律失常药物治疗。

其他治疗可根据病情联合应用利尿剂、洋地黄和血管活性药物。

临床病例分析

患儿，女，12岁。因“晕厥一次”入院。患儿5天前“感冒”，于当地医院就诊，行输液治疗（具体不详），自觉好转出院。2天前中午无明显诱因出现头晕、恶心、呕吐，随即晕倒，无口吐白沫、四肢抽搐，持续2～3分钟，被家人唤醒，醒后意识清楚，伴出汗、头晕、头昏。既往史：无特殊。体温36.2℃，脉搏60次/分，呼吸20次/分，血压84/48 mmHg。神清，精神差，肝颈静脉返流征阴性，双肺呼吸音清，心率60次/分，律不齐，未闻及病理性杂音。腹部平软，肝脾肋下未触及，NS（–）。门诊心电图示Ⅲ–AVB，室性逸搏心律。

思考

1. 此患者的诊断是什么？需要与哪些疾病鉴别？

2. 入院后还需要进一步完善何种检查？

3. 治疗原则。

解析

1. 目前诊断是病毒性心肌炎。

需与其鉴别诊断的是：①直立性低血压：多见于长时间站立或体位突然改变，与患儿表现不符。②中枢神经感染：有前驱上感史，需排除中枢神经系统感染，但患儿无发热，体检见NS（–），需进一步完善脑脊液相关检查、脑电图和头颅MRI检查。③低血糖：患者有头晕、乏力、饥饿、恶心、出汗、神志恍惚、晕厥等，多见于长期禁食、营养不良者，与患儿表现不符可监测血糖进一步鉴别。④低血钙：可表现为四肢抽搐，无意识丧失，无其他神经体征。查电解质可鉴别。

2. 进一步检查：①心肌酶和肌钙蛋白、电解质和血糖；②心脏超声；③胸片；④头颅CT或MRI等。

3. 治疗原则是：营养心肌、抗病毒、大剂量丙种球蛋白、皮质激素；治疗心律失常包括服用异丙肾上腺素或安装临时起搏器，必要时安装永久起搏器，对症处理。

第六节　心内膜弹力纤维增生症

重点	心内膜弹力纤维增生症的临床表现和诊断
难点	心内膜弹力纤维增生症临床表现
考点	心内膜弹力纤维增生症临床表现

速览导引图

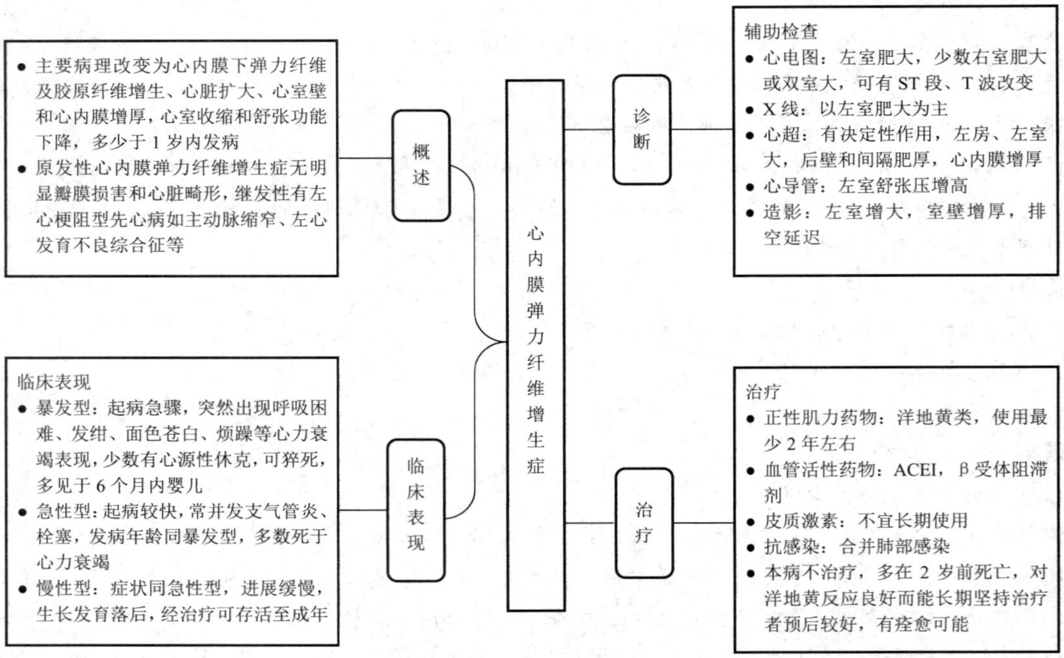
● 主要病理改变为心内膜下弹力纤维及胶原纤维增生、心脏扩大、心室壁和心内膜增厚，心室收缩和舒张功能下降，多少于1岁内发病
● 原发性心内膜弹力纤维增生症无明显瓣膜损害和心脏畸形，继发性有左心梗阻型先心病如主动脉缩窄、左心发育不良综合征等
概述
临床表现
● 暴发型：起病急骤，突然出现呼吸困难、发绀、面色苍白、烦躁等心力衰竭表现，少数有心源性休克，可猝死，多见于6个月内婴儿
● 急性型：起病较快，常并发支气管炎、栓塞，发病年龄同暴发型，多数死于心力衰竭
● 慢性型：症状同急性型，进展缓慢，生长发育落后，经治疗可存活至成年
临床表现
心内膜弹力纤维增生症
诊断
辅助检查
● 心电图：左室肥大，少数右室肥大或双室大，可有ST段、T波改变
● X线：以左室肥大为主
● 心超：有决定性作用，左房、左室大，后壁和间隔肥厚，心内膜增厚
● 心导管：左室舒张压增高
● 造影：左室增大，室壁增厚，排空延迟
治疗
治疗
● 正性肌力药物：洋地黄类，使用最少2年左右
● 血管活性药物：ACEI，β受体阻滞剂
● 皮质激素：不宜长期使用
● 抗感染：合并肺部感染
● 本病不治疗，多在2岁前死亡，对洋地黄反应良好而能长期坚持治疗者预后较好，有痊愈可能

本病是多种病因引起的心内膜下弹力纤维及胶原纤维增生，心脏扩大、心室壁和心内膜增厚、心室收缩和舒张功能下降。多数于1岁以内发病。

1. 临床表现

临床主要为充血性心力衰竭表现，一般分为3型，即暴发型、急性型和慢性型。

1）暴发型　起病急骤，突然出现呼吸困难、口唇发绀、面色苍白、烦躁不安、心动过速、心音减低，可闻及奔马律，肺部常闻及干、湿性啰音，肝脏增大，少数出现心源性休克，甚至于数小时内猝死。此型多见于6个月内的婴儿。

2）急性型　起病亦较快，但心力衰竭发展不如暴发型急剧。常并发支气管炎，肺部出现细湿啰音。部分患儿因心腔内附壁血栓的脱落而发生脑栓塞。此型发病年龄同暴发型。如不及时治疗，多数死于心力衰竭。

3）慢性型　症状同急性型，但进展缓慢。患儿生长发育多较落后。经适当治疗可获得缓解，存活至成年期，但仍可因反复发生心力衰竭而死亡。

2. 诊断

除发病年龄特点及临床表现外，心电图检查可见左心室肥大，右心室肥大或左、右心室合并肥大，可有ST段、T波改变以及房室传导阻滞。X线改变以左心室肥大为明显。超声心动图示左心房、左心室增大，左心室后壁和室间隔增厚，左心室心内膜增厚。必要时可做左心导管检查。

3. 治疗

治疗上主要是应用洋地黄控制心力衰竭，需长期服用，使用时间最少要2年左右。可同时应用血管紧张素转换酶抑制剂、β受体阻滞剂。肾上腺皮质激素使用时间不宜过长。如不治疗，大多于2岁前死亡。对洋地黄治疗效果好而又能长期坚持治疗者，预后较好且有痊愈可能。

临床病例分析

患儿，男，5月龄。因“呼吸急促3小时”入院。2天前出现流鼻涕，纳差，偶有吐奶，无发热。今晨突然出现呼吸急促，面色苍白，呻吟，多汗，遂就诊。查体：反应差，面色苍白，呼吸70次/分，三凹征（+），两肺底可闻及细湿啰音，HR 180次/分，律齐，音低钝，未闻及杂音。腹平软，肝肋下3 cm，质软，脾未及，双下肢无水肿。胸片示肺纹理增多，心影增大。心脏超声：左室扩大，EF 45%，FS 24%。心内膜下可见强回声。无心包积液。

思考

1. 此患儿目前的诊断是什么？
2. 其心电图的特点是什么？
3. 治疗原则。

解析

1. 诊断是心内膜弹力纤维增生症伴心功能不全。
2. 心电图常表现为左心室肥大，伴ST-T改变。
3. 主要是纠正心力衰竭。

（1）一般治疗。

（2）地高辛需长期服用，使用时间最少2年左右。

（3）呋塞米、螺内酯利尿，减轻心脏前负荷。

（4）卡托普利等扩张血管，减轻心脏后负荷，逆转心肌重构。

（5）对症处理。

第七节　心内膜炎

重点	心内膜炎的病因、临床表现、诊断和治疗
难点	心内膜炎的临床表现和诊断、治疗
考点	心内膜炎的临床表现和诊断

速览导引图

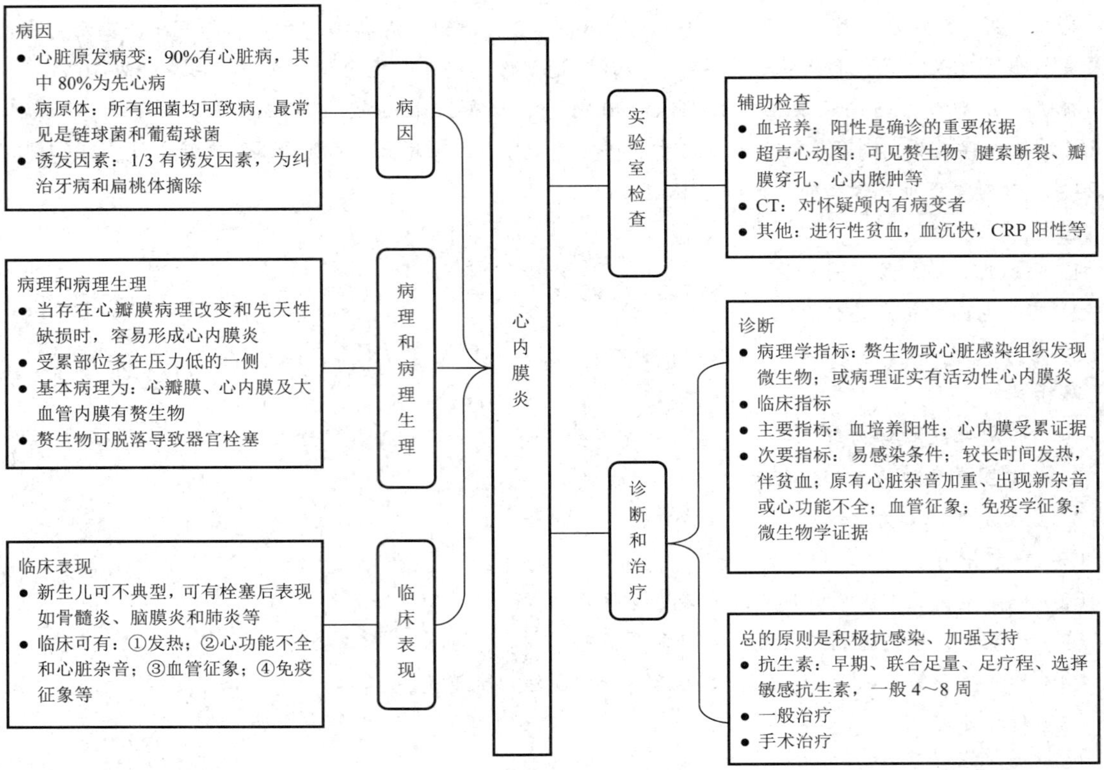
病因
• 心脏原发病变：90%有心脏病，其中80%为先心病
• 病原体：所有细菌均可致病，最常见是链球菌和葡萄球菌
• 诱发因素：1/3有诱发因素，为纠治牙病和扁桃体摘除
病因
病理和病理生理
• 当存在心瓣膜病理改变和先天性缺损时，容易形成心内膜炎
• 受累部位多在压力低的一侧
• 基本病理为：心瓣膜、心内膜及大血管内膜有赘生物
• 赘生物可脱落导致器官栓塞
病理和病理生理
临床表现
• 新生儿可不典型，可有栓塞后表现如骨髓炎、脑膜炎和肺炎等
• 临床可有：①发热；②心功能不全和心脏杂音；③血管征象；④免疫征象等
临床表现
心内膜炎
实验室检查
辅助检查
• 血培养：阳性是确诊的重要依据
• 超声心动图：可见赘生物、腱索断裂、瓣膜穿孔、心内脓肿等
• CT：对怀疑颅内有病变者
• 其他：进行性贫血，血沉快，CRP阳性等
诊断和治疗
诊断
• 病理学指标：赘生物或心脏感染组织发现微生物；或病理证实有活动性心内膜炎
• 临床指标
• 主要指标：血培养阳性；心内膜受累证据
• 次要指标：易感染条件；较长时间发热，伴贫血；原有心脏杂音加重、出现新杂音或心功能不全；血管征象；免疫学征象；微生物学证据
总的原则是积极抗感染、加强支持
• 抗生素：早期、联合足量、足疗程、选择敏感抗生素，一般4～8周
• 一般治疗
• 手术治疗

本病是由各种原因引起的心内膜炎症病变，常累及心脏瓣膜，也可累及室间隔缺损处、心内壁内膜或未闭动脉导管、动静脉瘘等处。按原因可分为感染性和非感染性两大类。

感染性心内膜炎（IE）80%以上由链球菌和葡萄球菌所致，尚有真菌、立克次体、衣原体和病毒等。

1. 病因

（1）心脏的原发病变　90%患者有原发心脏病变，其中以先天性心脏病最为多见，约占80%；后天性心脏病，如风湿性瓣膜病，心内补片、人造心脏瓣膜等也可并发感染性心内膜炎。

（2）病原体　几乎所有的细菌均可导致感染性心内膜炎。

（3）诱发因素　纠治牙病和扁桃体摘除术以及心导管检查和介入性治疗、人工瓣膜置换、心内直视手术等均可诱发。

2. 病理和病理生理

在机体防御功能低下时，当有口腔感染、拔牙、扁桃体摘除术时细菌易侵入血流，在心内膜受损时，细菌易在心瓣膜、心内膜和动脉内膜表面粘着、繁殖，从而形成心内膜炎。受累部位多在压力低的一侧，如室间隔缺损感染性赘生物常见于缺损的右缘，三尖瓣的隔叶及肺动脉瓣。

基本病理改变是心瓣膜、心内膜及大血管内膜面附着疣状感染性赘生物。赘生物受高速血流冲击可有血栓脱落，导致器官栓塞。

3. 临床表现

（1）发热　是最常见的症状。

（2）心功能不全及心脏杂音。

（3）血管征象　瘀斑（球结膜、口腔黏膜、躯干及四肢皮肤）及Janeway斑（手掌和足底红斑或无压痛的出血性瘀点）较少见。主要血管（肺、脑、肾、肠系膜、脾动脉）栓塞，可出现相关部位缺血、出血症状。

（4）免疫征象 指（趾）甲下出血（呈暗红、线状）、Osier 结节[指（趾）掌面红色皮下结节]及 Roth 斑（眼底椭圆形出血斑，中央苍白）均不是 IE 特有的症状，临床较少见。免疫复合物性肾小球肾炎可见于部分 IE 病例，可表现为血尿、肾功能不全。

4. 实验室检查

（1）血培养 血细菌培养阳性是确诊感染性心内膜炎的重要依据。

（2）超声心动图检查 心内膜受损的超声心动图征象主要有赘生物、腱索断裂、瓣膜穿孔等。

（3）CT 对怀疑有颅内病变者应及时进行 CT 检查。

（4）其他 血常规、C 反应蛋白、血沉、免疫指标等。

5. 诊断

（1）病理学指标 ①赘生物（包括已形成栓塞的）或心脏感染组织经培养或镜检发现微生物；②赘生物或心脏感染组织经病理检查证实伴活动性心内膜炎。

（2）临床指标

1）主要指标：①血培养阳性：分别 2 次血培养有相同的感染性心内膜炎的常见微生物（草绿色链球菌、金黄色葡萄球菌、凝固酶阴性葡萄球菌、肠球菌等）。②心内膜受累证据（超声心动图征象）：附着于瓣膜、瓣膜装置、心脏或大血管内膜、人工材料上的赘生物；腱索断裂、瓣膜穿孔、人工瓣膜或缺损补片有新的部分裂开；心腔内脓肿。

2）次要指标：易感染条件包括基础心脏疾病、心脏手术、心导管术、经导管介入治疗、中心静脉内置管等。较长时间的发热≥38℃，伴贫血。原有的心脏杂音加重，出现新的心脏杂音，或心功能不全。血管征象包括重要动脉栓塞、感染性动脉瘤、瘀斑、脾肿大、颅内出血、结膜出血、Janeway 斑。免疫学征象包括肾小球肾炎、Osier 结节、Both 斑、类风湿因子阳性。微生物学证据包括血培养阳性，但未符合主要标准中的要求。

6. 治疗

总的原则是积极抗感染、加强支持疗法，但在应用抗生素之前必须先做几次血培养和药物敏感试验，以期对选用抗生素及剂量提供指导，必要时外科手术治疗。

7. 预后和预防

合理应用抗生素后，病死率明显下降。行口腔手术、扁桃体摘除术、心导管检查和心脏手术可予术前 1～2 小时及术后 48 小时使用抗生素治疗。

临床病例分析

患儿，女，2 岁。因“反复发热、咳嗽半月余”入院。既往体质差，经常患上感。活动时多汗。曾就诊体检发现心脏杂音，但家长一直未做检查。查体：呼吸稍促，无青紫。两肺呼吸音粗，可闻及少许湿啰音。HR：100 次/分，$L_{3\sim4}$ 可闻及Ⅳ级收缩期杂音，P_2 亢进，腹平软，肝肋下 3 cm，脾肋下 3 cm，躯干、四肢见散在皮肤瘀点。胸片示肺纹理增多，可见少许片状影。

思考

1. 为明确诊断，患儿入院后首选的检查是？
2. 最可能的诊断是？
3. 简述此并发症的临床表现。

解析

1. 首选检查是：心脏超声心动图和血培养。

2. 可能的诊断：室间隔缺损，感染性心内膜炎。

3. 本病是累及全身多系统的疾病，临床表现多样。随着抗生素的广泛应用和病原微生物的变迁，临床表现更趋不典型，归纳起来，可有四方面。

（1）全身感染症状　一般起病缓慢，可有长期不规则发热伴感染中毒症状，如疲乏无力，食欲减退、体重减轻及面色苍白等，或可见皮肤、黏膜瘀点。

（2）心脏症状　原有先天性心脏病或风湿性瓣膜病者其杂音性质可因心脏瓣膜赘生物而有所改变或出现新的杂音，其特点是高调且易变。部分病例呈现心功能不全或原有心功能不全加重

（3）栓塞及血管症状　如皮肤瘀点、指和趾尖的痛性结节、手脚掌无痛性、出血性结节、眼底出血点等。由于先天性心脏病导致的栓塞多起源于右心，常可致栓塞性肺炎，表现为剧烈胸痛、气急、咯血。风湿性心脏瓣膜病者，赘生物多发生在左心，故可引起脑、肾、脾、皮肤及四肢栓塞现象。

（4）免疫征象：指（趾）甲下出血、Osler 结节、Roth 斑等，较少见。

第八节　小儿心律失常

重点	小儿心律失常的分类，心电图特点和治疗
难点	小儿心律失常心电图特点和治疗
考点	小儿心律失常心电图特点和治疗

速览导引图

小儿心律失常

- **概述**：心肌细胞兴奋性、传导性和自律性等电生理发生改变，都可导致心律失常。儿科心律失常可以是先天的，也可以是获得性的
- **期前收缩**：
  - 可分为房性、交界性和室性期前收缩
  - 病因：常无器质性心脏病，可由劳累、精神紧张、心肌炎、药物等引起
  - 临床表现：常无主诉，个别有心悸、胸闷等
  - 辅助检查：主要依赖心电图
  - 治疗：以治疗原发病为主，有症状者可给予抗心律失常治疗。选用普罗帕酮或普萘洛尔等
- **阵发性室上速**：
  - 是小儿最常见的异位快速性心动过速，主要由折返引起
  - 病因：可发生于先心病、预激综合征、心肌炎或心内膜弹力纤维增生症
  - 临床表现：突然出现烦躁、面色青灰、皮肤湿冷，年长儿有心悸、心前区不适等，心率突然增快，可达160～300次/分，可突然减慢恢复正常，超过24小时有心衰可能
  - 辅助检查：主要依赖心电图
  - 治疗：兴奋迷走神经；药物治疗：可选择洋地黄类、β受体阻滞剂、钙拮抗剂、钠通道阻滞剂；电复律、射频消融等
- **室性心动过速**：
  - 连续3个以上宽大畸形QRS波
  - 病因：可由心脏手术、心导管、心肌炎或先心病、感染、缺氧等引起
  - 临床表现：与阵发性室上速相似
  - 辅助检查：主要依靠心电图
  - 治疗：药物如利多卡因；有血压下降者，可用同步电复律；预防可用普罗帕酮、胺碘酮或索他洛尔；长Q–T间期伴多形性室速，可用β受体阻滞剂或异丙肾上腺素
- **房室传导阻滞**：
  - 临床分型
    - Ⅰ–AVB：PR间期延长，但均能下传心室
    - Ⅱ–AVB：又分为Ⅱ–ⅠAVB：PR间期延长，RR间期缩短，间断脱落一个QRS波和Ⅱ–ⅡAVB：PR间期不变，间断脱落一个QRS波
    - Ⅲ–AVB：P波完全不能下传心室
  - 病因：Ⅰ–AVB可见正常儿童，其他可见心肌炎、缺氧、心脏手术等，Ⅲ–AVB可分为先天性和获得性
  - 临床表现：有胸闷、心悸甚至晕厥发作；严重Ⅲ–AVB因心排血量下降，可造成阿斯发作
  - 治疗：根据不同病情治疗，Ⅱ–AVB可用阿托品或异丙肾上腺素治疗；Ⅲ–AVB有时候需安装起搏器
  - 指征：反复阿斯发作。药物治疗无效伴心衰，需安装永久起博器

心肌细胞兴奋性、传导性和自律性等发生改变，都可以导致心律失常。可以是先天性，也可以是获得性。

1. 期前收缩

期前收缩是由心脏异位兴奋灶发放的冲动所引起，为小儿时期最常见的心律失常。分别为房性、交界性及室性期前收缩，其中以室性期前收缩为多见。

（1）病因　常见于无器质性心脏病的小儿，也见于心肌炎、先心病和风湿性心脏病。

（2）临床表现　小儿症状较成人为轻，常缺乏主诉。个别年长儿可诉心悸、胸闷、不适。

（3）辅助检查　①房性期前收缩的心电图特征：P′波提前，可与前一心动的T波重叠；P′–R间期在正常范围；期前收缩后代偿间隙不完全；如伴有变形的QRS波则为心室内差异传导所致。②交界性期前收缩的心电图特征：QRS波提前，形态、时限与正常窦性基本相同；期前收缩所产生的QRS波前或后有逆行P′波，P′–R间期＜0.10 s，有时P′波可与QRS波重叠，而辨认不清；代偿间歇往往不完全。③室性期前收缩的心电图特征：QRS波提前，其前无异位P波；QRS波宽大、畸形，T波与主波方向相反；期前收缩后多伴有完全代偿间歇。

（4）治疗　治疗原发病为主。一般认为若期前收缩次数不多，无自觉症状，则无须用药治疗。对在器质

性心脏病基础上出现的期前收缩或有自觉症状、心电图上呈多源性者，则应予以抗心律失常药物治疗。根据期前收缩的不同类型选用药物，可服用普罗帕酮或普萘洛尔等β受体阻滞剂。

2. 阵发性室上性心动过速

是指异位激动在希氏束以上的心动过速，主要由折返机制造成。本病对药物反应良好，若不及时治疗易致心力衰竭。初次发病以婴儿时期多见，容易反复发作。

（1）病因　多数患儿无器质性心脏病，感染为常见诱因。

（2）临床表现　小儿常突然烦躁不安、面色青灰、皮肤湿冷、呼吸增快、脉搏细弱，常伴有干咳，有时呕吐。年长儿还可自诉心悸、心前区不适、头晕等。发作时心率突然增快在160～300次/分，1次发作可持续数秒钟至数日。发作停止时心率突然减慢，恢复正常。听诊时第一心音强度完全一致，发作时心率较固定而规则等为本病的特征。发作持续超过24小时者，易引发心力衰竭。

（3）辅助检查　心电图检查示P波形态异常，往往较正常时小，常与前一心动的T波重叠，以致无法辨认。QRS波形态同窦性。部分患儿在发作间歇期可有预激综合征表现。

（4）治疗　①兴奋迷走神经终止发作：对无器质性心脏病，无明显心衰者可先用此方法刺激咽部，以压舌板或手指刺激患儿咽部，使之产生恶心、呕吐。②以上方法无效或当即有效但很快复发时，可考虑下列药物治疗：洋地黄类药物适用于病情较重，发作持续24小时以上，有心力衰竭表现者；重度房室传导阻滞伴有哮喘症及心力衰竭者禁用β受体阻滞剂；选择性钙拮抗剂疗效显著，不良反应为血压下降，并能加重房室传导阻滞，1岁以内的婴儿禁用；钠通道阻滞剂。③电学治疗对个别药物疗效不佳者，除洋地黄中毒外可考虑用直流电同步电击转律或经食管心房调搏。④射频消融术：药物治疗无效，发作频繁，逆传型房室折返型可考虑使用此方法。

3. 室性心动过速

指起源于希氏束分叉处以下的3～5个以上宽大畸形QRS波组成的心动过速。

（1）病因　可由心脏手术、心导管检查、严重心肌炎、先天性心脏病、感染、缺氧、电解质紊乱等原因引起。

（2）临床表现　与阵发性室上性心动过速相似，但症状比较严重。

（3）辅助检查　心电图特征：①心室率常在150～250次/分之间，QRS波宽大畸形，时限增宽。②T波方向与QRS波主波相反。P波与QRS波之间无固定关系。③Q－T间期多正常，可伴有Q－T间期延长，多见于多形性室速。④心房率较心室率缓慢，有时可见到室性融合波或心室夺获。

（4）治疗　室性心动过速是一种严重的快速心律失常，可发展成心室颤动，致心脏性猝死，所以必须及时诊断，予以适当处理。药物可选用利多卡因。伴有血压下降或心力衰竭者首选同步直流电击复律，转复后再用利多卡因维持。预防复发可口服普罗帕酮、胺碘酮和索他洛尔等。

4. 房室传导阻滞

房室传导阻滞是指由于房室传导系统某部位的不应期异常延长，激动由心房向心室传播过程中传导延缓或部分甚至全部不能下传的现象。临床上将房室传导阻滞分为三度即一度房室传导阻滞、二度房室传导阻滞和三度房室传导阻滞。

（1）病因　一度房室传导阻滞可见于正常健康儿童，也可由风湿性心脏炎、病毒性心肌炎、发热、肾炎、先天性心脏病引起。二度房室传导阻滞产生的原因有风湿性心脏病、各种原因引起的心肌炎、严重缺氧、心脏手术后及先天性心脏病（尤其是大动脉错位）等。三度房室传导阻滞，又称完全性房室传导阻滞，小儿较少见。病因可分为先天性与获得性两种。

（2）临床表现

一度房室传导阻滞：本身对血液动力学并无不良影响。

二度房室传导阻滞：临床表现取决于基本心脏病变及由传导阻滞而引起的血液动力学改变。当心室率过缓时可引起胸闷、心悸，甚至产生眩晕和晕厥。听诊时除原有心脏疾患所产生的听诊改变外，尚可发现心律不齐，脱漏搏动。

三度房室传导阻滞：临床重者因心搏出量减少而自觉乏力、眩晕、活动时气短。最严重的表现为阿－斯综合征发作，知觉丧失，甚至发生死亡。体格检查时脉率缓慢而规则，第一心音强弱不等。

（3）治疗

一度房室传导阻滞应着重病因治疗，基本上不需特殊治疗。

二度房室传导阻滞的治疗应针对原发疾病。当心室率过缓、心脏搏出量减少时可用阿托品、异丙肾上腺素治疗。

三度房室传导阻滞有心功能不全症状或阿－斯综合征表现者需积极治疗。纠正缺氧与酸中毒可改善传导功能。可口服阿托品或异丙肾上腺素舌下含服，重症者应用阿托品皮下或静脉注射或异丙肾上腺素持续静脉滴注。安装起搏器的指征为：反复发生阿－斯综合征，药物治疗无效或伴心力衰竭者。

临床病例分析

患儿，男，8岁。因“突发胸闷、心悸2小时”就诊。2小时前，运动后突然感觉，心跳快，伴胸闷、心悸，无头晕、晕厥和抽搐。1年前有类似发作史，当时未予治疗，持续1小时左右自行缓解。查体：神清，精神萎靡，呼吸急促，面色略苍。HR 220次/分，律齐，有力。腹平软，肝脾未及，四肢温。心电图显示如下。

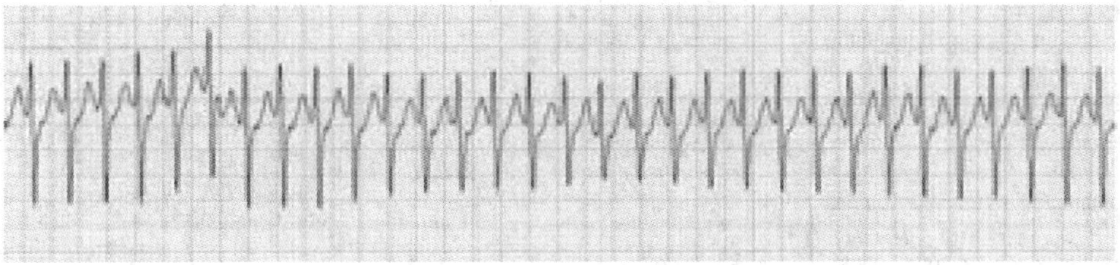

思考

1. 此患儿最有可能的诊断是？发作机制是什么？

2. 最常用的处理方法是什么？

解析

1. 诊断是阵发性室上性心动过速。发病机制是：①预激综合征（房室旁道）：发作时，由房室结和旁道组成折返环路。②房室结双径：发作时在房室结快径和慢径之间折返。

2. 常用处理方法是：①物理刺激：咽反射、潜水试验、压迫颈动脉窦、屏气等。②药物治疗：如普罗帕酮、维拉帕米、美托洛尔等；③电复律：除颤仪或经食道心房调搏。④射频消融：反复发作时可考虑射频消融，可达到根治。

第九节 心力衰竭

重点	心力衰竭的临床表现、诊断与治疗
难点	心力衰竭的诊断与治疗
考点	心力衰竭的诊断

速览导引图

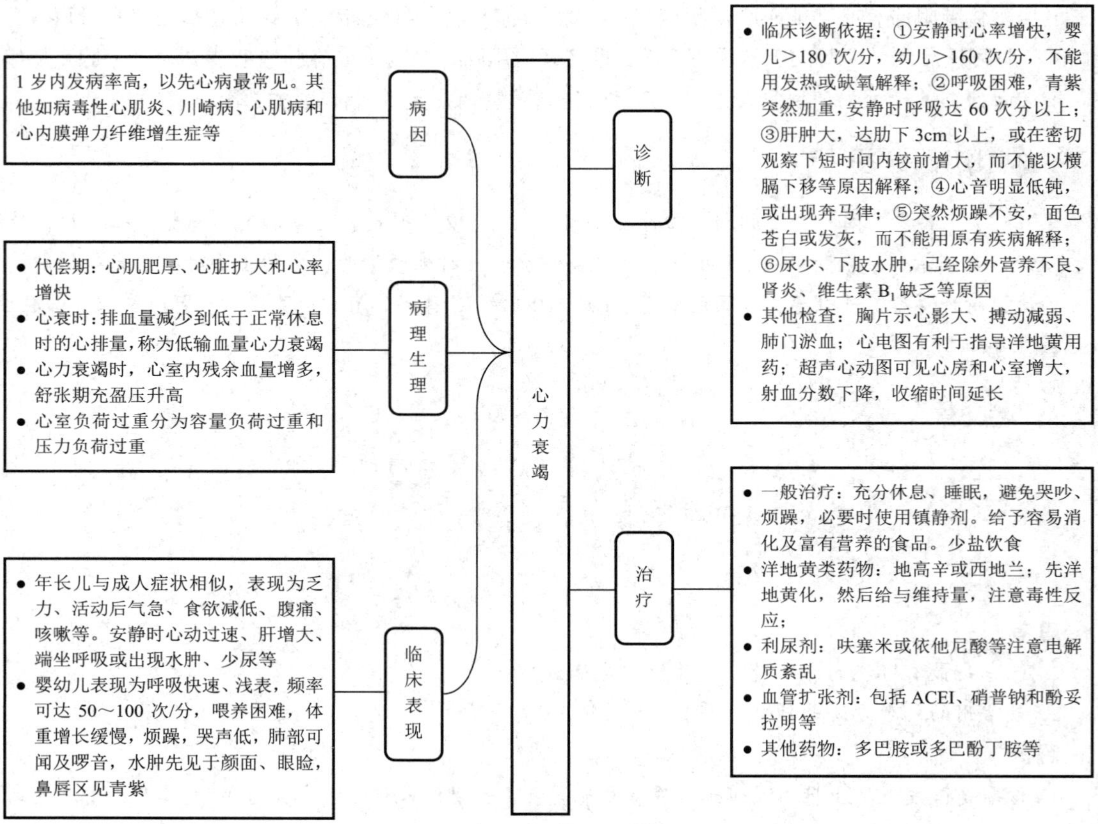

1 岁内发病率高，以先心病最常见。其他如病毒性心肌炎、川崎病、心肌病和心内膜弹力纤维增生症等
病因
代偿期：心肌肥厚、心脏扩大和心率增快
心衰时：排血量减少到低于正常休息时的心排量，称为低输血量心力衰竭
心力衰竭时，心室内残余血量增多，舒张期充盈压升高
心室负荷过重分为容量负荷过重和压力负荷过重
病理生理
年长儿与成人症状相似，表现为乏力、活动后气急、食欲减低、腹痛、咳嗽等。安静时心动过速、肝增大、端坐呼吸或出现水肿、少尿等
婴幼儿表现为呼吸快速、浅表，频率可达 50～100 次/分，喂养困难，体重增长缓慢，烦躁，哭声低，肺部可闻及啰音，水肿先见于颜面、眼睑，鼻唇区见青紫
临床表现
心力衰竭
诊断
临床诊断依据：①安静时心率增快，婴儿＞180 次/分，幼儿＞160 次/分，不能用发热或缺氧解释；②呼吸困难，青紫突然加重，安静时呼吸达 60 次分以上；③肝肿大，达肋下 3cm 以上，或在密切观察下短时间内较前增大，而不能以横膈下移等原因解释；④心音明显低钝，或出现奔马律；⑤突然烦躁不安，面色苍白或发灰，而不能用原有疾病解释；⑥尿少、下肢水肿，已经除外营养不良、肾炎、维生素 B_1 缺乏等原因
其他检查：胸片示心影大、搏动减弱、肺门淤血；心电图有利于指导洋地黄用药；超声心动图可见心房和心室增大，射血分数下降，收缩时间延长
治疗
一般治疗：充分休息、睡眠，避免哭吵、烦躁，必要时使用镇静剂。给予容易消化及富有营养的食品。少盐饮食
洋地黄类药物：地高辛或西地兰；先洋地黄化，然后给与维持量，注意毒性反应；
利尿剂：呋塞米或依他尼酸等注意电解质紊乱
血管扩张剂：包括 ACEI、硝普钠和酚妥拉明等
其他药物：多巴胺或多巴酚丁胺等

充血性心力衰竭是指心脏工作能力（心肌收缩或缩张功能）下降，即心排血量绝对或相对不足，不能满足全身组织代谢的需要的病理状态。

1. 病因

心衰多见于 1 岁以内患儿，先天性心脏病患者最多见，也可继发于病毒性心肌炎、川崎病、心肌病、心内膜弹力纤维增生症等。

2. 病理生理

心衰时常有心脏扩大和心率增快，心肌能量消耗增多，冠脉供血相对不足，收缩力减弱，心排血量下降，即出现心力衰竭。

3. 临床表现

年长儿心衰的症状和体征与成人相似。

婴幼儿心衰多表现为呼吸快速、表浅、喂养困难，体重增长缓慢，烦躁多汗，哭声低弱，肺部可闻及干性啰音或哮鸣音。水肿首先见于颜面、眼睑等处，严重时鼻唇三角区呈现青紫。

4. 诊断

（1）临床诊断依据　①安静时心率增快，婴儿＞180次/分，幼儿＞160次/分，不能用发热或缺氧解释者。②呼吸困难，青紫突然加重，安静时呼吸达60次/分以上。③肝肿大，达肋下3 cm以上，或在密切观察下短时间内较前增大，而不能以横膈下移等原因解释者。④心音明显低钝，或出现奔马律。⑤突然烦躁不安，面色苍白或发灰，而不能用原有疾病解释。⑥尿少、下肢水肿，除外营养不良，肾炎、维生素B_1缺乏等原因所造成者。

（2）其他检查　①胸部X线检查示心影扩大，搏动减弱，肺纹理增多。②心电图检查有助于病因诊断及指导洋地黄的应用。③超声心动图检查可见心室和心房扩大，射血分数降低。

5. 治疗

（1）一般治疗　充分的休息和睡眠，必要时应用镇静剂、吸氧，纠正酸中毒，适当限制钠盐摄入。

（2）洋地黄类药物　小儿时期常用的洋地黄制剂为地高辛，可口服和静脉注射，地高辛剂口服吸收率更高。儿童常用剂量和用法（表13－1）。

表13－1　小儿常用的洋地黄制剂剂量和用法

洋地黄制剂	给药法	洋地黄化总量（mg/kg）	每日平均维持量	效力开始时间	效力最大时间	中毒作用消失时间	效力完全消失时间
地高辛	口服	＜2岁 0.05～0.06；＞2岁 0.03～0.05（总量不超过1.5 mg）	1/5洋地黄化量，分2次	2小时	4～8小时	1～2天	4～7天
	静脉	口服量的1/3～1/2		10分钟	1～2小时		
毛花苷C（西地兰）	静脉	＜2岁 0.03～0.04；＞2岁 0.02～0.03		15～30分钟	1～2小时	1天	2～4天

1）洋地黄化：首次给洋地黄化总量的1/2，余量分2次，每隔4～6小时给予，多数患儿可于8～12小时内达到洋地黄化；口服地高辛，首次给洋地黄化总量的1/3或1/2，余量分2次，每隔6～8小日时给予。

2）维持量：洋地黄化后12小时视情况可开始给予维持量。

3）使用洋地黄注意事项：用药前应了解患儿在2～3周内的洋地黄使用情况；心肌炎患儿按常规剂量减去1/3，且饱和时间不宜过快；未成熟儿和＜2周的新生儿洋地黄化剂量应偏小，可按婴儿剂量减少1/3～1/2；用洋地黄类药物时避免用钙剂；低血钾可促使洋地黄中毒，应给予纠正。

4）洋地黄毒性反应：小儿洋地黄中毒最常见的表现为心律失常，其次为胃肠道症状、神经系统症状。洋地黄中毒时应立即停用洋地黄和利尿剂，同时补充钾盐。

（3）利尿剂合理应用　利尿剂为治疗心力衰竭的一项重要措施。

（4）血管扩张剂　①血管紧张素转换酶抑制剂：能有效缓解心衰的临床症状，改善左心室的收缩功能，防止心肌的重构。②硝普钠：扩张小动脉、静脉血管平滑肌。③酚妥拉明：以扩张小动脉为主，兼有扩张静脉的作用。

（5）其他药物治疗　心衰伴有血压下降时可应用多巴胺。

临床病例分析

患儿，男，3 岁。因“发热、咳嗽 3 天，烦躁、呼吸急促半天”入院。3 天前出现低热，伴咳嗽，无气喘，纳可。外院静滴“头孢呋辛”无效，咳嗽加重，半天前输液后出现烦躁、气急、面色苍白遂转本院。既往：先天性心脏病（室间隔缺损）。查体：面色苍白、烦燥，气促，R 52 次/分，三凹征阳性，双肺听诊呼吸音粗，可及哮鸣音和少许细湿啰音，心率 170 次/分，律齐，心音略低钝，心前区可闻及 3 级收缩期杂音，肝肋下 3 cm，质软，脾肋下刚及，神经系统检查阴性。

思考

1. 目前主要诊断是什么？
2. 患儿出现烦躁和气急的原因及机制。
3. 治疗原则。

解析

1. 目前主要诊断是：肺炎、先天性心脏病（室间隔缺损）心力衰竭。
2. 患儿出现烦躁、气促的原因考虑：①肺炎加重，造成缺氧，酸中毒等，导致烦躁、气促。②心力衰竭导致肺淤血、肺水肿，造成呼吸急促、缺氧、酸中毒等，导致烦躁、气促。
3. 治疗原则是：①积极抗感染；②吸氧、镇静、纠正酸中毒；③利尿、强心，减轻肺水肿；④可以应用血管活性药物如多巴胺、多巴酚丁胺等；⑤对症处理。

（张拥军　赵鹏军）

第十四章 泌尿系统疾病

第一节 儿童泌尿系统解剖生理特点

重点	儿童泌尿系统解剖特点、生理特点、小儿排尿及尿液特点
难点	儿童泌尿系统生理特点
考点	儿童泌尿系统解剖特点、生理特点、小儿排尿及尿液特点

速览导引图

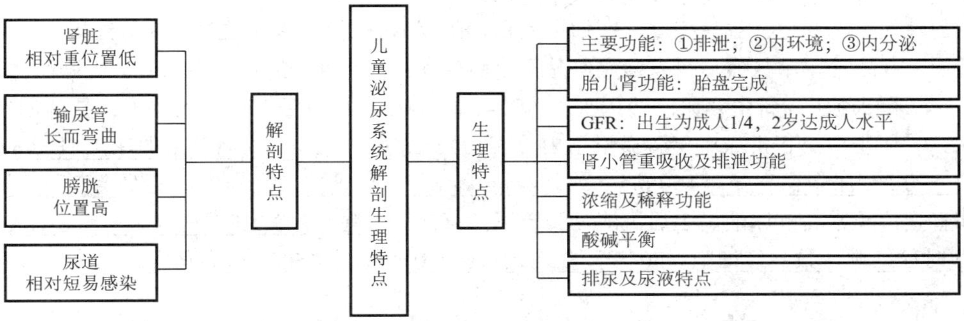

肾脏
相对重位置低
输尿管
长而弯曲
膀胱
位置高
尿道
相对短易感染
解剖特点
儿童泌尿系统解剖生理特点
生理特点
主要功能：①排泄；②内环境；③内分泌
胎儿肾功能：胎盘完成
GFR：出生为成人1/4，2岁达成人水平
肾小管重吸收及排泄功能
浓缩及稀释功能
酸碱平衡
排尿及尿液特点

一、解剖特点

（1）肾脏　年龄越小，肾脏相对越重。婴儿肾脏位置较低，表面呈分叶状，2～4 岁时分叶完全消失。

（2）输尿管　婴幼儿输尿管长而弯曲，管壁肌肉和弹力纤维发育不良，容易受压及扭曲而导致梗阻。

（3）膀胱　婴儿膀胱位置较高，尿液充盈时膀胱顶部常在耻骨联合之上，随年龄增长下降至盆腔内。

（4）尿道　新生女婴尿道长仅 1 cm，外口暴露又接近肛门，易受细菌污染。男婴常有包茎和包皮过长，尿垢积聚时易引起上行性细菌感染。

二、生理特点

①排泄功能：排出体内代谢终末产物，如尿素、有机酸等。②调节水、电解质和酸碱平衡，维持内环境相对稳定。③内分泌功能：产生激素和生物活性物质，如促红细胞生成素、肾素、前列腺素、1，25－$(OH)_2D_3$等。胎龄 36 周时肾单位数量（每肾 85 万～100 万）达成人水平，肾脏功能在 1～2 岁时接近成人水平。

1. 胎儿肾功能

通过胎盘来完成。

2. 肾小球滤过率（GFR）

GFR 在出生时为成人的 1/4，3～6 个月时为成人的 1/2，～12 个月时为成人的 3/4，2 岁时达成人水平。血肌酐（Scr）在生后 1～2 天较高，达 66～95 μmol/L，随后下降，2 周为 30～50 μmol/L，＜2 岁为 35～40 μmol/L，～8 岁为 40～60 μmol/L，～18 岁为 50～80 μmol/L。

3. 肾小管重吸收及排泄功能

4. 浓缩和稀释功能

婴幼儿由于髓袢短、尿素形成量少和抗利尿激素分泌不足，使浓缩尿液功能不足。尿稀释功能接近成人。

5. 酸碱平衡

婴幼儿时期易发生酸中毒，原因：①肾保留 HCO_3^- 的能力差；②泌 NH_3 和 H^+ 的能力低；③尿中排磷酸盐量少。

6. 排尿及尿液特点

（1）排尿次数　93%的新生儿在生后 24 小时内排尿。生后头几天每日排尿 4～5 次；1 周后每日排尿 20～25 次；1 岁时每日 15～16 次，学龄前和学龄期每日 6～7 次。

（2）排尿控制　婴儿期由脊髓反射完成，1.5～3 岁之间主要通过尿道外括约肌和会阴肌控制，以后由脑干－大脑皮质控制，至 3 岁已能控制排尿。

（3）每日尿量　生后 48 小时尿量一般每小时为 1～3 ml/kg，～1 岁为 400～500 ml/d，～3 岁为 500～600 ml/d，～5 岁为 600～700 ml/d，～8 岁为 600～1000 ml/d，～14 岁为 800～1400 ml/d。新生儿尿量每小时＜1 ml/kg 为少尿，每小时＜0.5 ml/kg 为无尿。学龄儿童每日排尿量少于 400 ml、学龄前儿童少于 300 ml、婴幼儿少于 200 ml 时为少尿；每日尿量少于 50 ml 为无尿。

（4）尿的性质　①尿色：生后头 2～3 天尿色深，稍浑浊，放置后因尿酸盐结晶呈红褐色沉淀。婴幼儿尿液淡黄透明，在寒冷季节放置后可有盐类结晶析出而变浑浊。②酸碱度：生后头几天呈强酸性，以后 pH 多为 5～7。③尿渗透压：新生儿尿渗透压平均为 240 mmol/L，1 岁后接近成人水平；儿童通常为 500～800 mmol/L。④尿蛋白：正常尿中仅含微量蛋白，≤100 mg/（m^2・24 h），随意尿的尿蛋白（mg/dl）/尿肌酐（mg/dl）≤0.2。尿蛋白含量＞150 mg/d 或＞4 mg/（m^2・h）或＞100 mg/L、定性检查阳性均为异常。⑤尿细胞和管型：正常新鲜尿液离心后沉渣显微镜下检查，红细胞＜3 个/HP，白细胞＜5 个/HP，偶见透明管型。12 小时尿细胞计数：红细胞＜50 万、白细胞＜100 万、管型＜5000 个为正常。

第二节　儿童肾小球疾病的临床分类

重点	儿童肾小球疾病的临床分类
难点	儿童肾小球疾病的临床分类
考点	儿童肾小球疾病的临床分类

速览导引图

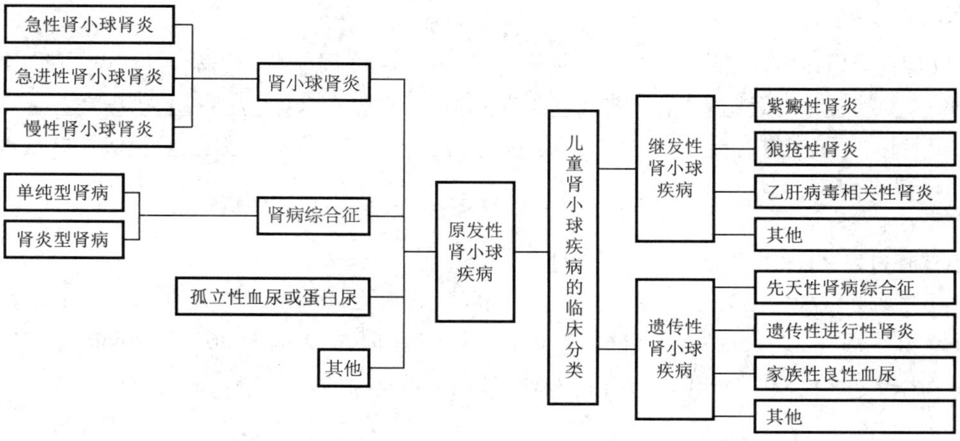
急性肾小球肾炎
急进性肾小球肾炎
慢性肾小球肾炎
肾小球肾炎
单纯型肾病
肾炎型肾病
肾病综合征
孤立性血尿或蛋白尿
其他
原发性肾小球疾病
儿童肾小球疾病的临床分类
继发性肾小球疾病
紫癜性肾炎
狼疮性肾炎
乙肝病毒相关性肾炎
其他
遗传性肾小球疾病
先天性肾病综合征
遗传性进行性肾炎
家族性良性血尿
其他

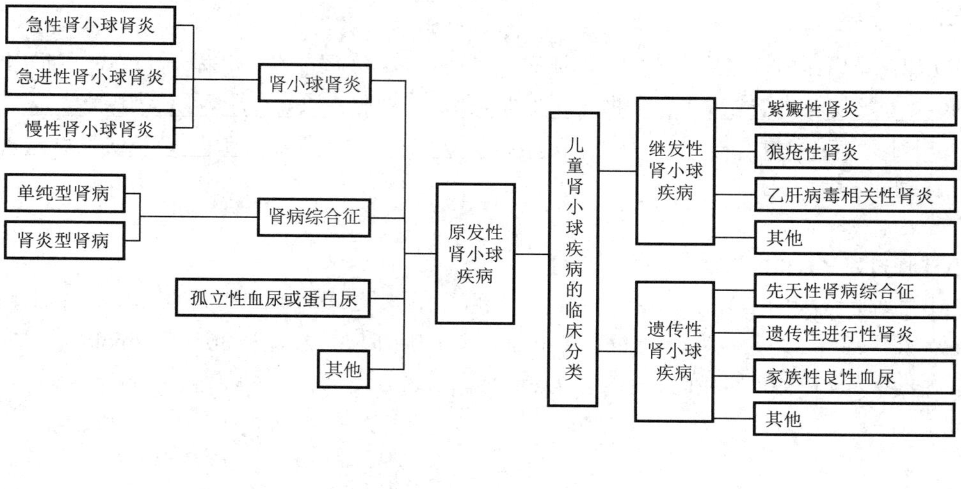

一、原发性肾小球疾病

1. 肾小球肾炎

（1）急性肾小球肾炎（AGN） 可分为：①急性链球菌感染后肾小球肾炎（APSGN）；②非链球菌感染后肾小球肾炎。

（2）急进性肾小球肾炎（RPGN） 起病急，进行性肾功能减退。

（3）慢性肾小球肾炎 病程超过 3 个月不能恢复者。

2. 肾病综合征（NS）

原发性 NS 依临床表现分为两型：单纯型肾病和肾炎型肾病。凡具有以下 4 项之一或多项者属于肾炎型肾病：①2 周内分别 3 次以上离心尿镜检红细胞≥10 个/HP，并证实为肾小球源性血尿。②反复或持续高血压［≥3 次不同时间点测量的收缩压和（或）舒张压大于同性别、年龄和身高的第 95 百分位］，并除外糖皮质激素等原因所致。③肾功能异常，并排除由于血容量不足等所致。④持续低补体血症。

3. 孤立性血尿或蛋白尿

指仅有血尿或蛋白尿，而无其他临床症状、实验室检查改变及肾功能改变。

（1）孤立性血尿 指肾小球源性血尿，分为持续性和再发性。

（2）孤立性蛋白尿 分为体位性和非体位性。

4. 其他类型

如 IgA 肾病。

二、继发性肾小球疾病

（1）紫癜性肾炎。

（2）狼疮性肾炎。

（3）乙肝病毒相关性肾炎。

（4）其他 毒物、药物中毒或其他全身性疾患所致的肾炎及相关性肾炎。

三、遗传性肾小球疾病

（1）先天性肾病综合征 指生后 3 个月内发病，临床表现符合肾病综合征，除外继发因素所致者（如 TORCH 或先天性梅毒等），分为：①遗传性：如芬兰型，法国型（弥漫性系膜硬化）。②原发性：指生后早期发生的原发性肾病综合征。

（2）遗传性进行性肾炎（Alport 综合征）。

（3）家族性良性血尿（薄基膜肾病）。

（4）其他，如甲-髌综合征等。

第三节 急性肾小球肾炎

重点	急性肾小球肾炎的临床表现、诊断要点和治疗
难点	急性肾小球肾炎的发病机制与临床表现的关系、前驱感染的确定、非典型病例的诊断、严重表现的处理原则
考点	急性肾小球肾炎的临床表现、诊断要点和治疗

速览导引图

急性肾小球肾炎

- **概述**：急性肾小球肾炎是指一组临床表现为急性起病，多有前驱感染，以血尿为主，伴不同程度蛋白尿，可有水肿、高血压，或肾功能不全等特点的肾小球疾患。本病多见于5～14岁
- **病因**：主要由A组β型溶血性链球菌引起，其他细菌、病毒、肺炎支原体、真菌、寄生虫等也可引起
- **临床表现**
  - **症状**
    - 大多病例有前驱感染，经1～3周间歇期而急性起病
    - 典型表现为水肿、尿少、血尿、蛋白尿、高血压
    - 严重表现有严重循环充血、高血压脑病、急性肾功能不全
    - 非典型表现有无症状性、肾外症状性、以肾病综合征为表现的急性肾炎
  - **体征**
    - 血压增高
    - 水肿：眼睑及颜面部，重者遍及全身，呈非凹陷性
    - 严重表现的相关体征
  - **辅助检查**
    - 尿蛋白（+～+++），尿红细胞阳性，可见白细胞
    - 血沉加快
    - 血清C_3下降，第8周大多患者恢复正常
    - 抗链球菌溶血素O阳性
    - 明显少尿时血尿素氮和肌酐可升高
    - 典型肾脏病变呈毛细血管内增生性肾小球肾炎
- **诊断**：根据前期链球菌感染史，急性起病，表现血尿、蛋白尿、水肿及高血压，急性期血清ASO滴度升高，血C_3降低
- **鉴别诊断**
  - 其他病原体感染后的肾小球肾炎：可从原发感染灶及各自临床特点相区别
  - IgA肾病：表现为反复发作性肉眼血尿，多在上呼吸道感染后24～48小时出现血尿，血C_3正常。确诊靠肾活体组织免疫病理检查
  - 慢性肾炎急性发作：除有肾炎症状外，常有贫血、肾功能异常、低比重尿，尿蛋白增多为主
  - 原发性肾病综合征：若患儿呈急性起病，有明确的链球菌感染的证据，血C_3降低，有助于急性肾炎的诊断
- **治疗**
  - 休息：急性期卧床2～3周，直到肉眼血尿消失、水肿减退、血压正常
  - 饮食：低盐饮食，严重水肿或高血压者需无盐饮食
  - 抗感染　有感染灶时用青霉素10～14天。
  - 对症治疗：利尿、降血压。
  - 严重循环充血的治疗：纠正水钠潴留；肺水肿者，可加用硝普钠；对难治病例可采用连续血液净化治疗或透析治疗。
  - 高血压脑病的治疗　原则为选用降血压效力强而迅速的药物，首选硝普钠。有惊厥者应及时止痉。

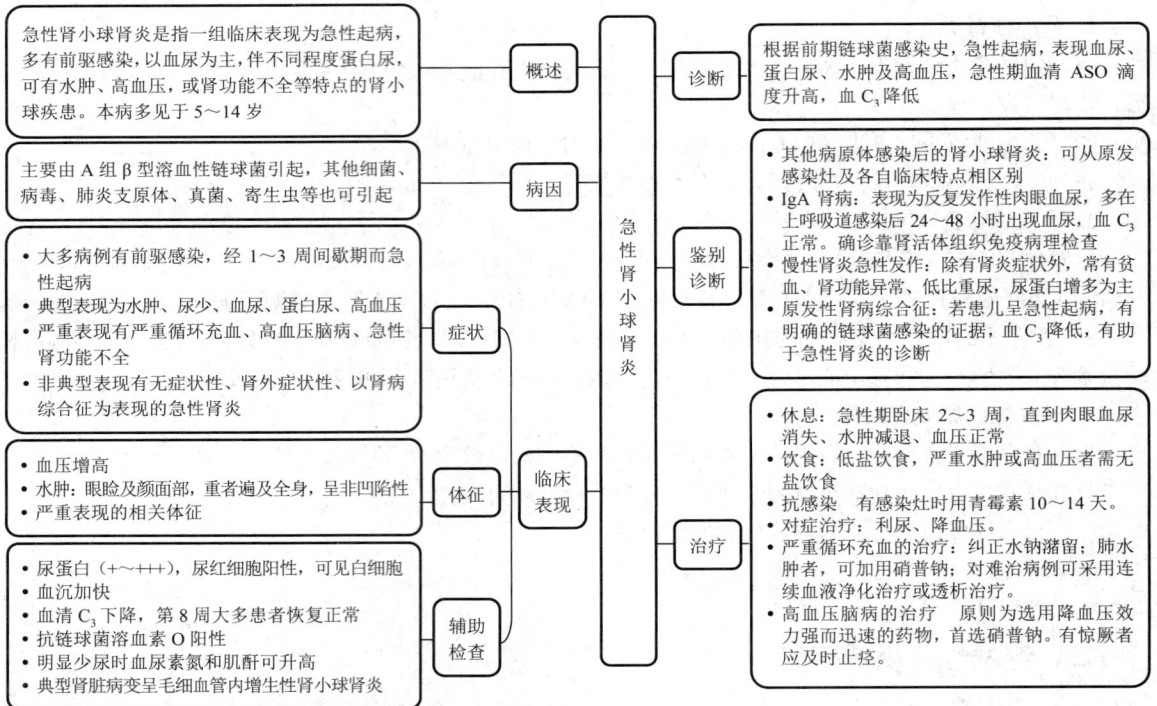

1. 定义

（1）急性肾小球肾炎（简称急性肾炎）是指一组临床表现为急性起病，多有前驱感染，以血尿为主，伴不同程度蛋白尿，可有水肿、高血压，或肾功能不全等特点的肾小球疾患。

（2）本病多见于5～14岁，2岁以下少见。

2. 病因和发病机制

（1）病因　主要由A组β型溶血性链球菌引起，其他细菌、病毒、支原体、真菌、寄生虫等也可导致。

（2）发病机制　免疫复合物形成及补体激活引起肾小球毛细血管炎症病变（图14－1）。

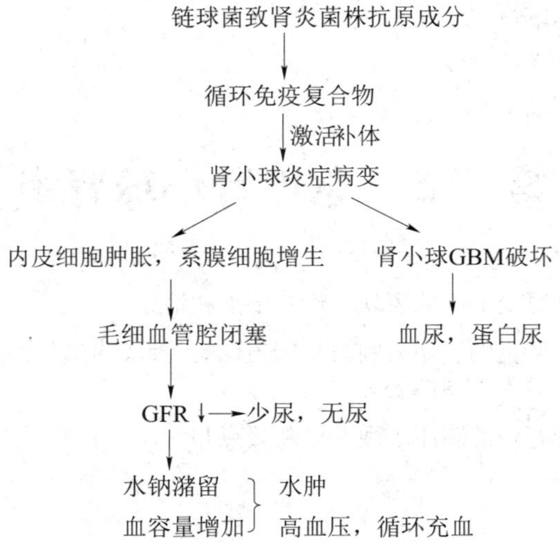
链球菌致肾炎菌株抗原成分
循环免疫复合物
激活补体
肾小球炎症病变
内皮细胞肿胀，系膜细胞增生
肾小球GBM破坏
毛细血管腔闭塞
血尿，蛋白尿
GFR↓→少尿，无尿
水钠潴留
血容量增加
水肿
高血压，循环充血

图14－1　急性链球菌感染后肾炎发病机制示意图

3. 病理改变

典型肾脏病变呈毛细血管内增生性肾小球肾炎改变。

4. 临床表现

（1）前驱感染 90%患者有链球菌的前驱感染，以呼吸道及皮肤感染为主。经1～3周间歇期而急性起病。

（2）典型表现 ① 水肿：一般仅累及眼睑及颜面部，重者遍及全身，呈非凹陷性。② 血尿：50%～70%患者有肉眼血尿，一般 1～2 周后转为镜下血尿。③ 蛋白尿：程度不等，20%患者可达肾病水平。④ 高血压：30%～80%患者血压增高。⑤尿量减少。

（3）严重表现 在疾病早期（2 周内）出现下列严重症状。①严重循环充血：由于水钠潴留、血容量增加导致。表现为呼吸困难、端坐呼吸、颈静脉怒张、频咳、咳粉红色泡沫痰、两肺满布湿啰音、心脏扩大，甚至出现奔马律、肝肿大而硬。②高血压脑病：由于脑血管痉挛，导致缺血、缺氧、血管渗透性增高而发生脑水肿。表现剧烈头痛、呕吐、复视或一过性失明，严重者出现惊厥、昏迷。③急性肾功能不全：出现尿少或尿闭、氮质血症、电解质紊乱和代谢性酸中毒，一般不超过 10 天。

（4）非典型表现 ①无症状性急性肾炎：仅有镜下血尿而无其他临床表现。②肾外症状性急性肾炎：水肿、高血压明显，甚至有严重循环充血及高血压脑病，但尿改变轻微或尿常规检查正常。③以肾病综合征为表现的急性肾炎：以急性肾炎起病，但水肿和蛋白尿突出，伴低白蛋白血症和高胆固醇血症，临床表现似肾病综合征。

5. 实验室及特殊检查

（1）尿检查 尿蛋白（+～+++），尿红细胞阳性，可见白细胞和上皮细胞，可有透明、颗粒或红细胞管型。

（2）血沉加快。

（3）血清 C_3 80%～90%患者血清 C_3 下降，至第 8 周 94%患者恢复正常。

（4）前驱期为咽炎者，抗链球菌溶血素 O（ASO）滴度升高，10～14 天开始升高，3～5 周时达高峰，3～6 个月后恢复正常。前驱期为皮肤感染者，抗脱氧核糖核酸酶 B 和抗透明质酸酶滴度升高。

（5）肾功能 明显少尿时血尿素氮（BUN）和 Scr 可升高。

6. 诊断

根据是前期链球菌感染史，急性起病，表现血尿、蛋白尿、水肿及高血压，急性期血清 ASO 滴度升高，血 C_3 降低。

7. 鉴别诊断

（1）其他病原体感染后的肾小球肾炎 可从原发感染灶及各自临床特点相区别。

（2）IgA 肾病 表现为反复发作性肉眼血尿，多在上呼吸道感染后 24～48 小时出现血尿，血 C_3 正常。确诊靠肾活体组织免疫病理检查。

（3）慢性肾炎急性发作 除有肾炎症状外，常有贫血、肾功能异常、低比重尿，尿改变以蛋白增多为主。

（4）原发性肾病综合征 若患儿呈急性起病，有明确的链球菌感染的证据，血 C_3 降低，有助于急性肾炎的诊断。

（5）其他 急进性肾炎或其他系统性疾病引起的肾炎，如紫癜性肾炎、狼疮性肾炎等。

8. 治疗

（1）休息 急性期卧床 2～3 周，直到肉眼血尿消失、水肿减退、血压正常。血沉正常可上学，尿检正常后可恢复体力活动。

（2）饮食 低盐饮食，严重水肿或高血压者需无盐饮食。氮质血症者应限蛋白。

（3）抗感染 有感染灶时用青霉素 10～14 天。

（4）对症治疗　①利尿　水肿、少尿者可用氢氯噻嗪或呋塞米。②降血压　血压高者给予降压药硝苯地平或卡托普利。

（5）严重循环充血的治疗　①纠正水钠潴留，可用呋塞米。②肺水肿者，可加用硝普钠。③对难治病例可采用连续血液净化治疗或透析治疗。

（6）高血压脑病的治疗　原则为选用降血压效力强而迅速的药物，首选硝普钠。有惊厥者应及时止痉。

（7）急性肾衰竭的治疗

9. 预后

急性肾炎预后好。95%的 APSGN 病例能完全恢复，小于 5%的病例可有持续尿异常，死亡病例在 1%以下。

临床病例分析

患儿，男，6 岁。眼睑水肿 5 天，尿红 1 天。5 天前出现眼睑水肿，1 天前发现尿呈鲜红色，尿量较平日减少。病前 2 周曾发热、咽痛。查体：BP140/90 mmHg，眼睑水肿，咽充血，扁桃体Ⅱ°肿大，心肺腹检查无异常。尿常规：蛋白（++），RBC（+++），WBC（+）。

思考

1. 本病例最可能的诊断是什么？有何依据？
2. 需要与哪些疾病作鉴别？进一步确诊需要做哪些检查？
3. 该如何拟定治疗方案？

解析

1. 最可能的诊断是急性肾小球肾炎。依据是 6 岁为好发年龄，有前驱感染史，表现水肿、尿少、血尿、蛋白尿和高血压。无其他器官损害表现。
2. 需要与 IgA 肾病、继发性肾炎鉴别。IgA 肾病表现为反复发作性肉眼血尿，多在上呼吸道感染后 24～48 小时出现血尿，确诊靠肾组织免疫病理检查。继发性肾炎与其有各自临床特点可相区别。进一步检查包括 ASO、血 C_3、狼疮抗体、乙型肝炎病毒抗体等，必要时肾活检。
3. 主要治疗为休息、低盐饮食、抗生素治疗 10～14 天、利尿、降压。

第四节　肾病综合征

重点	肾病综合征的临床表现、并发症、诊断和分型、治疗
难点	肾病综合征的发病机制、病理生理和鉴别诊断
考点	肾病综合征的诊断标准和并发症

速览导引图

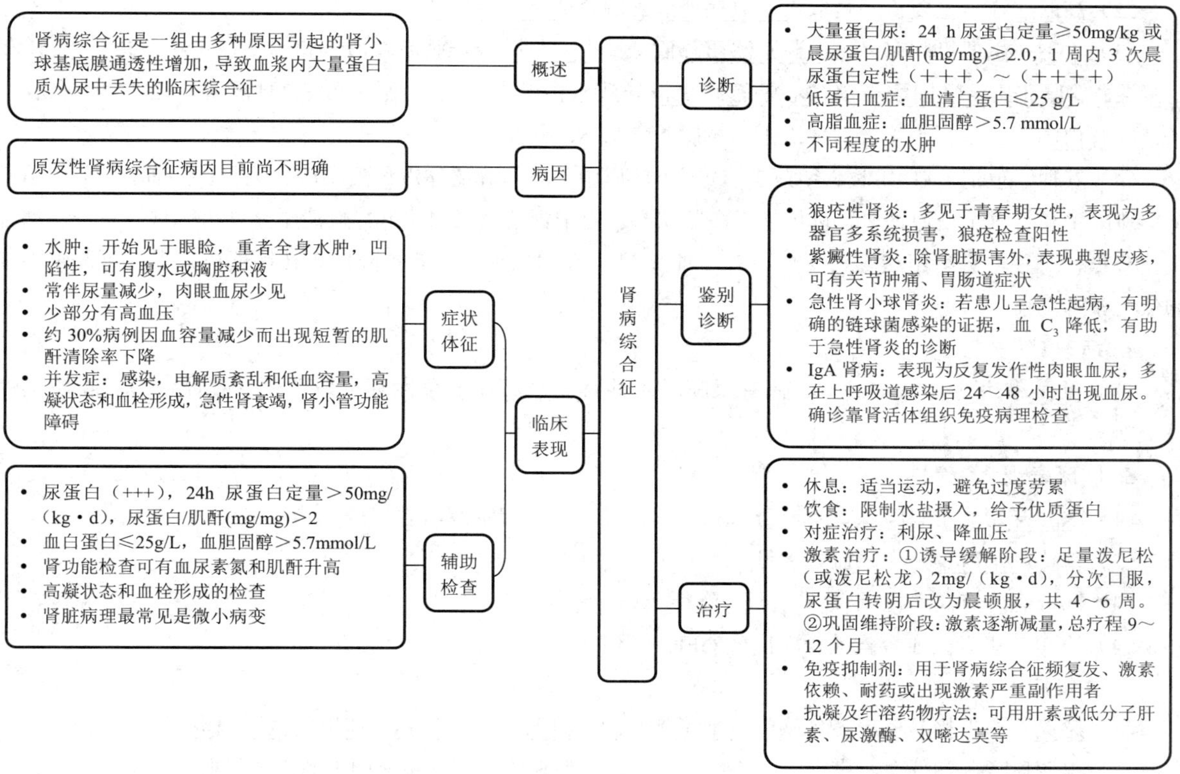
肾病综合征
概述
肾病综合征是一组由多种原因引起的肾小球基底膜通透性增加，导致血浆内大量蛋白质从尿中丢失的临床综合征
病因
原发性肾病综合征病因目前尚不明确
临床表现
症状体征
• 水肿：开始见于眼睑，重者全身水肿，凹陷性，可有腹水或胸腔积液
• 常伴尿量减少，肉眼血尿少见
• 少部分有高血压
• 约 30%病例因血容量减少而出现短暂的肌酐清除率下降
• 并发症：感染，电解质紊乱和低血容量，高凝状态和血栓形成，急性肾衰竭，肾小管功能障碍
辅助检查
• 尿蛋白（+++），24h 尿蛋白定量＞50mg/(kg·d)，尿蛋白/肌酐(mg/mg)＞2
• 血白蛋白≤25g/L，血胆固醇＞5.7mmol/L
• 肾功能检查可有血尿素氮和肌酐升高
• 高凝状态和血栓形成的检查
• 肾脏病理最常见是微小病变
诊断
• 大量蛋白尿：24 h 尿蛋白定量≥50mg/kg 或晨尿蛋白/肌酐(mg/mg)≥2.0，1 周内 3 次晨尿蛋白定性（+++）～（++++）
• 低蛋白血症：血清白蛋白≤25 g/L
• 高脂血症：血胆固醇＞5.7 mmol/L
• 不同程度的水肿
鉴别诊断
• 狼疮性肾炎：多见于青春期女性，表现为多器官多系统损害，狼疮检查阳性
• 紫癜性肾炎：除肾脏损害外，表现典型皮疹，可有关节肿痛、胃肠道症状
• 急性肾小球肾炎：若患儿呈急性起病，有明确的链球菌感染的证据，血 C3 降低，有助于急性肾炎的诊断
• IgA 肾病：表现为反复发作性肉眼血尿，多在上呼吸道感染后 24～48 小时出现血尿。确诊靠肾活体组织免疫病理检查
治疗
• 休息：适当运动，避免过度劳累
• 饮食：限制水盐摄入，给予优质蛋白
• 对症治疗：利尿、降血压
• 激素治疗：①诱导缓解阶段：足量泼尼松（或泼尼松龙）2mg/（kg·d），分次口服，尿蛋白转阴后改为晨顿服，共 4～6 周。②巩固维持阶段：激素逐渐减量，总疗程 9～12 个月
• 免疫抑制剂：用于肾病综合征频复发、激素依赖、耐药或出现激素严重副作用者
• 抗凝及纤溶药物疗法：可用肝素或低分子肝素、尿激酶、双嘧达莫等

1. 定义

（1）肾病综合征是一组由多种原因引起的肾小球基底膜通透性增加，导致血浆内大量蛋白质从尿中丢失的临床综合征。临床有 4 大特点：①大量蛋白尿；②低白蛋白血症；③高脂血症；④水肿。

（2）按病因可分为原发性（PNS）、继发性和先天性 NS 三种类型。

（3）激素敏感型肾病　以泼尼松足量［2 mg/（kg·d）或 60 mg/（m^2·d）］治疗≤4 周尿蛋白转阴者。

（4）激素耐药型肾病　以泼尼松足量治疗＞4 周尿蛋白仍阳性者。

（5）激素依赖型肾病　对激素敏感，但连续两次减量或停药 2 周内复发者。

（6）复发　连续 3 天，24 h 尿蛋白定量≥50 mg/kg，或晨尿的尿蛋白/肌酐（mg/mg）≥2.0，或晨尿蛋白由阴性转为（+++）～（++++）。

（7）频复发　指肾病病程中半年内复发≥2 次，或 1 年内复发≥4 次。

2. 病因和发病机制

PNS 的病因及发病机制目前尚不明确。

（1）肾小球毛细血管壁结构或电荷的变化可导致蛋白尿。

（2）局部免疫病理可损伤滤过膜屏障作用。

（3）滤过膜静电屏障损伤可能与细胞免疫失调有关。

（4）T 淋巴细胞异常参与本病的发病。

（5）肾病综合征的发病具有遗传基础。

3. 病理生理

基本病变是肾小球基底膜通透性增加，导致蛋白尿，从而引起以下病理生理改变。

（1）低蛋白血症　主要原因是血浆蛋白从尿中大量丢失和从肾小球滤出被肾小管吸收分解。

（2）高脂血症　主要机制是低蛋白血症促进肝脏合成脂蛋白增加。

（3）水肿　主要机制有：①血浆胶渗压降低。②血容量减少，刺激渗透压和容量感受器，促进ADH和肾素-血管紧张素-醛固酮分泌，心钠素减少，导致水钠潴留。③交感神经兴奋性增高，增加Na^+吸收。④某些肾内因子改变肾小管管周体液平衡机制，增加Na^+吸收。

（4）其他　血清IgG和补体系统B、D因子从尿中丢失，降低体液免疫功能。抗凝血酶Ⅲ丢失，而Ⅳ、Ⅴ、Ⅶ因子和纤维蛋白原增多，机体处于高凝状态。由于钙结合蛋白降低，血清结合钙可降低。另一些结合蛋白降低，可使结合型甲状腺素（T_3、T_4）、血清铁、锌和铜等微量元素降低。转铁蛋白减少，可发生小细胞低色素性贫血。

4. 病理

最常见微小病变（76.4%），其他有系膜增生性肾炎、局灶节段性肾小球硬化、膜性肾病、膜增生性肾炎等。

5. 临床表现

（1）水肿开始见于眼睑，重者全身水肿，凹陷性，可有腹水或胸腔积液。

（2）常伴尿量减少，肉眼血尿少见。

（3）部分患者有高血压。

（4）约30%患者因血容量减少而出现GFR下降。

6. 并发症

（1）感染　患者极易罹患各种感染，常见呼吸道、皮肤、泌尿道感染和原发性腹膜炎等。

（2）电解质紊乱和低血容量　常见低钠、低钾和低钙血症。在各种诱因下易出现低血容量休克。

（3）高凝状态和血栓塞形成　患儿血液常处高凝状态，可有肾静脉栓塞、肺栓塞和脑栓塞形成等。

（4）急性肾衰竭　5%患者可并发肾衰竭。

（5）肾小管功能障碍　表现肾性糖尿或氨基酸尿，严重者呈Fanconi综合征。

7. 实验室检查及特殊检查

（1）尿液分析　①尿常规检查示尿蛋白定性（+++），少数有镜下血尿、透明管型。②尿蛋白定量检查，若24 h尿蛋白定量≥50 mg/（kg・d）、尿蛋白/肌酐（mg/mg）≥2.0为肾病范围蛋白尿。

（2）血白蛋白≤25 g/L和胆固醇＞5.7 mmol/L可诊断为肾病综合征的低白蛋白血症和高胆固醇血症。

（3）肾功能　可有BUN和SCr升高。晚期可有肾小管功能损害。

（4）血补体　肾炎性肾病补体水平可下降。

（5）系统性疾病的血清学检查　包括抗核抗体、抗ds-DNA抗体、Smith抗体、肝炎系列等。

（6）高凝状态和血栓形成的检查　包括血小板、出凝血常规、纤维蛋白原、血管造影检查等。

（7）肾穿刺组织病理学检查　指征：①糖皮质激素耐药或频繁复发者；②肾炎型肾病或继发性肾病综合征者。

8. 诊断标准和临床分型

（1）诊断标准　①大量蛋白尿：24 h尿蛋白定量≥50 mg/kg或晨尿蛋白/肌酐（mg/mg）≥2.0，1周内3次晨尿蛋白定性（＋＋＋）～（＋＋＋＋）。②低蛋白血症：血清白蛋白≤25 g/L。③高脂血症：血胆固醇＞5.7 mmol/L。④不同程度的水肿。以上4项中以①和②为诊断的必要条件。

（2）临床分型　分为单纯型和肾炎型。

9. 鉴别诊断

需与继发于全身性疾病的肾病综合征如狼疮性肾炎、紫癜性肾炎、乙型肝炎病毒相关性肾炎以及非典型急性肾小球肾炎、IgA 肾病等鉴别。

10. 治疗

（1）一般治疗　①休息：适当运动，避免过度劳累。②饮食：显著水肿和严重高血压时限水钠摄入，以动物蛋白为宜，服激素期间给予维生素 D 和钙剂。③防治感染。④利尿。

（2）激素治疗　分两个阶段。①诱导缓解阶段：足量泼尼松（或泼尼松龙）2 mg/（kg • d）（按身高的标准体重计算）或 60 mg/（m^2 • d），最大剂量 60 mg/d，分次口服，尿蛋白转阴后改为晨顿服，共 4～6 周。②巩固维持阶段：泼尼松或泼尼松龙 2 mg/kg，隔日晨顿服，维持 4～6 周，然后逐渐减量，总疗程 9～12 个月。

（3）非频复发肾病的治疗　①积极寻找和控制复发诱因。②重新激素诱导缓解。③在感染时改隔日激素治疗为同剂量每日口服，连用 7 天，可降低复发率。

（4）免疫抑制剂　用于肾病综合征频复发、激素依赖、耐药或出现激素严重副作用者。可用环磷酰胺、环孢素、他克莫司、霉酚酸酯、利妥昔布等。

（5）免疫调节剂　适用于常伴感染、频复发或激素依赖者。左旋咪唑 2.5 mg/kg，隔日口服，疗程 6 个月。

（6）抗凝及纤溶药物疗法　可用肝素或低分子肝素、尿激酶、双嘧达莫等。

11. 预后

肾病综合征的预后转归与其病理变化和对糖皮质激素治疗的反应关系密切。微小病变型预后最好，局灶节段性肾小球硬化预后最差。90%～95%的微小病变型患儿首次应用糖皮质激素有效。其中 85%可有复发。

临床病例分析

患儿，男，4 岁。水肿 1 周。1 周前出现眼睑水肿，渐向下发展至全身，尿少，色黄。查体：BP 90/60 mmHg，颜面明显水肿，心肺检查无异常。腹较胀，腹壁水肿，移动性浊音阳性。双下肢凹陷性水肿。尿常规：蛋白（++++），RBC 1 个/HP。

思考

1. 本病例最可能的诊断是什么？有何依据？
2. 需要与哪些疾病作鉴别？进一步确诊需要做哪些检查？
3. 该如何拟定治疗方案？

解析

1. 最可能的诊断是原发性肾病综合征。依据是起病年龄较小，表现为全身水肿、大量蛋白尿，无血尿，无其他器官损害表现。

2. 需要与继发于全身性疾病的肾病综合征鉴别，如以肾病综合征为表现的急性肾炎、狼疮性肾炎、紫癜性肾炎等。进一步确诊需查 24 小时尿蛋白、血常规、血白蛋白、胆固醇、血 C3、狼疮抗体、乙型肝炎病毒抗体、肾脏超声等。

3. 治疗上给予利尿，必要时抗凝，明确诊断及排除感染后给予糖皮质激素治疗。

第五节　泌尿道感染

重点	泌尿道感染的病因、临床表现、诊断与治疗
难点	泌尿道感染的临床表现、诊断
考点	泌尿道感染的诊断与治疗

速览导引图

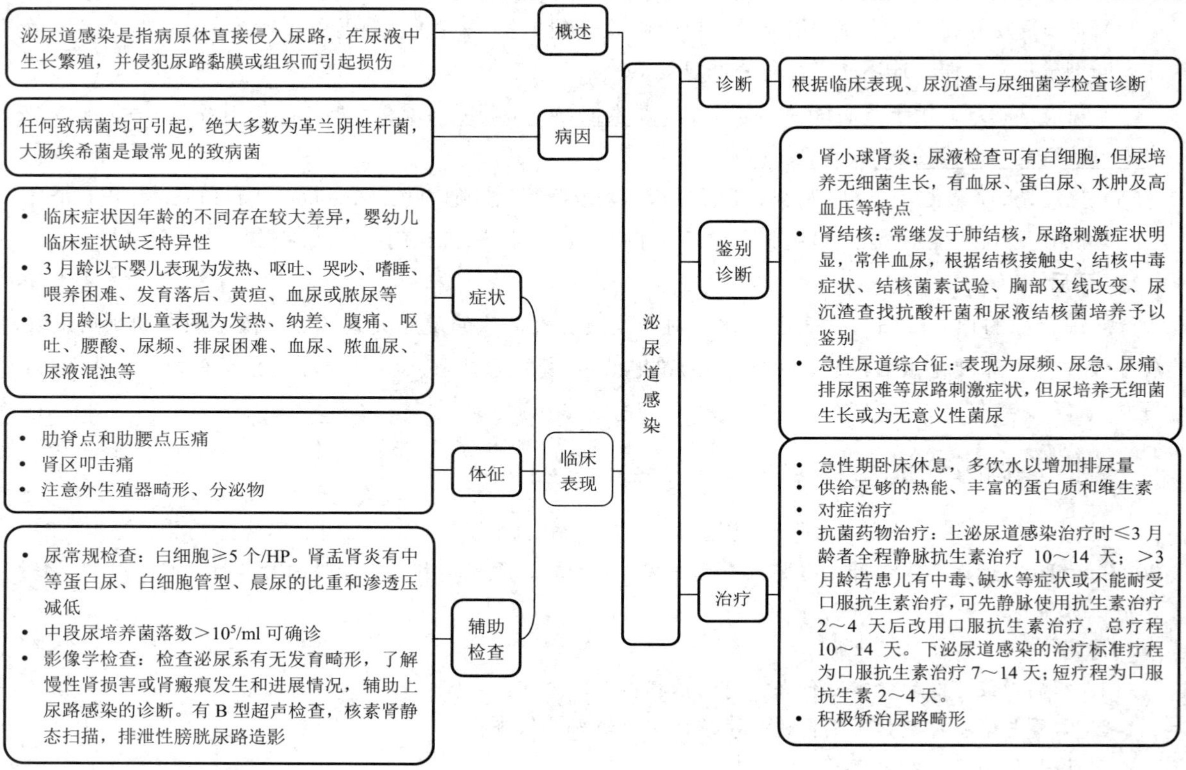
泌尿道感染
概述
泌尿道感染是指病原体直接侵入尿路，在尿液中生长繁殖，并侵犯尿路黏膜或组织而引起损伤
病因
任何致病菌均可引起，绝大多数为革兰阴性杆菌，大肠埃希菌是最常见的致病菌
临床表现
症状
• 临床症状因年龄的不同存在较大差异，婴幼儿临床症状缺乏特异性
• 3月龄以下婴儿表现为发热、呕吐、哭吵、嗜睡、喂养困难、发育落后、黄疸、血尿或脓尿等
• 3月龄以上儿童表现为发热、纳差、腹痛、呕吐、腰酸、尿频、排尿困难、血尿、脓血尿、尿液混浊等
体征
• 肋脊点和肋腰点压痛
• 肾区叩击痛
• 注意外生殖器畸形、分泌物
辅助检查
• 尿常规检查：白细胞≥5个/HP。肾盂肾炎有中等蛋白尿、白细胞管型、晨尿的比重和渗透压减低
• 中段尿培养菌落数>10⁵/ml可确诊
• 影像学检查：检查泌尿系有无发育畸形，了解慢性肾损害或肾瘢痕发生和进展情况，辅助上尿路感染的诊断。有B型超声检查，核素肾静态扫描，排泄性膀胱尿路造影
诊断
根据临床表现、尿沉渣与尿细菌学检查诊断
鉴别诊断
• 肾小球肾炎：尿液检查可有白细胞，但尿培养无细菌生长，有血尿、蛋白尿、水肿及高血压等特点
• 肾结核：常继发于肺结核，尿路刺激症状明显，常伴血尿，根据结核接触史、结核中毒症状、结核菌素试验、胸部X线改变、尿沉渣查找抗酸杆菌和尿液结核菌培养予以鉴别
• 急性尿道综合征：表现为尿频、尿急、尿痛、排尿困难等尿路刺激症状，但尿培养无细菌生长或为无意义性菌尿
治疗
• 急性期卧床休息，多饮水以增加排尿量
• 供给足够的热能、丰富的蛋白质和维生素
• 对症治疗
• 抗菌药物治疗：上泌尿道感染治疗时≤3月龄者全程静脉抗生素治疗 10～14 天；>3月龄若患儿有中毒、缺水等症状或不能耐受口服抗生素治疗，可先静脉使用抗生素治疗2～4 天后改用口服抗生素治疗，总疗程10～14 天。下泌尿道感染的治疗标准疗程为口服抗生素治疗 7～14 天；短疗程为口服抗生素 2～4 天。
• 积极矫治尿路畸形

1. 定义

（1）泌尿道感染（UTI）　是指病原体直接侵入尿路，在尿液中生长繁殖，并侵犯尿路黏膜或组织而引起损伤。

（2）按病原体侵袭的部位　分为肾盂肾炎、膀胱炎、尿道炎。肾盂肾炎又称上尿路感染；膀胱炎和尿道炎合称下尿路感染。

（3）根据有无临床症状　分为症状性泌尿道感染和无症状性菌尿。

（4）复发　是指原来感染的细菌未完全杀灭，在适宜的环境下细菌再度滋生繁殖。

（5）再感染　是指上次感染已治愈，本次是由不同细菌或菌株再次引发泌尿道感染。

2. 病因

任何致病菌均可引起 UTI，绝大多数为革兰阴性杆菌，大肠埃希菌最常见，少数为肠球菌和葡萄球菌。

3. 发病机制

（1）感染途径　①上行性感染是最主要的感染途径。②血源性感染其致病菌主要是金黄色葡萄球菌。

③淋巴感染和直接蔓延指结肠内和盆腔的细菌可通过淋巴管感染肾脏，肾脏周围邻近器官和组织的感染也可直接蔓延。

（2）宿主内在因素 ①尿道周围菌种的改变及尿液性状的变化，为致病菌入侵和繁殖创造了条件。②细菌黏附于尿路上皮细胞（定植）是其在泌尿道增殖引起 UTI 的先决条件。③分泌型 IgA 的产生存在缺陷，增加发生 UTI 的机会。④尿路畸形增加 UTI 的危险性。⑤新生儿和小婴儿抗感染能力差，尿布、尿道口常受细菌污染，且局部防卫能力差，易致上行感染。⑥糖尿病、高钙血症、慢性肾脏疾病等及长期使用糖皮质激素或免疫抑制剂者，UTI 的发病率可增高。

（3）细菌毒力。

4. 临床表现

（1）急性 UTI 临床症状因年龄的不同存在较大差异，婴幼儿 UTI 临床症状缺乏特异性。①3 月龄以下婴儿表现为发热、呕吐、哭吵、嗜睡、喂养困难、发育落后、黄疸、血尿或脓尿等。②3 月龄以上儿童表现为发热、纳差、腹痛、呕吐、腰酸、尿频、排尿困难、血尿、脓血尿、尿液浑浊等。

（2）慢性 UTI 是指病程迁延或反复发作，伴有贫血、消瘦、生长迟缓、高血压或肾功能不全者。

（3）无症状性菌尿 存在有意义的菌尿，但无任何尿路感染症状。学龄女孩常见。常同时伴有尿路畸形和既往有症状的尿路感染史。病原体多数是大肠埃希菌。

5. 实验室及特殊检查

（1）尿液检查 ①尿常规检查，若清洁中段尿离心沉渣中白细胞≥5 个/HPF，血尿很常见。肾盂肾炎患者可有中等蛋白尿、白细胞管型、晨尿的比重和渗透压减低。②试纸条亚硝酸盐试验和尿白细胞酯酶检测中，试纸条亚硝酸盐试验对诊断 UTI 的特异性高，常见于由大肠埃希菌等革兰阴性杆菌引起的 UTI；尿白细胞酯酶检测对诊断 UTI 敏感度高。③尿培养细菌学检查时，若中段尿培养菌落数＞10^5/ml 可确诊。10^4～10^5/ml 为可疑，＜10^4/ml 为污染。粪链球菌菌落数在 10^3～10^4/ml 即可诊断。通过耻骨上膀胱穿刺获取的尿培养，只要有细菌生长，即有诊断意义。伴有严重尿路刺激症状的女孩，如果尿中有较多白细胞，中段尿细菌培养≥10^2/ml，且致病菌为大肠埃希菌类或腐物寄生球菌等，也可诊断为 UTI。对临床高度怀疑 UTI 而尿普通细菌培养阴性者，应作 L－型细菌和厌氧菌培养。④尿液直接涂片法找细菌，若油镜下每个视野都能找到一个细菌，表明尿内细菌数＞10^5/ml。

（2）血培养 新生儿上尿路感染可阳性。

（3）影像学检查 目的是辅助 UTI 定位，检查泌尿系有无畸形，了解慢性肾损害或肾瘢痕进展情况。①B 型超声检查，发热性 UTI 者均行此检查。②核素肾静态扫描（DMSA）是诊断急性肾盂肾炎的金标准，可评估肾瘢痕。③排泄性膀胱尿路造影系确诊膀胱输尿管反流的基本方法及分级的金标准。应在超声提示肾积水或输尿管扩张除外梗阻性疾病，或 DMSA 提示急性肾盂肾炎、肾疤痕，或 UTI 复发时完善。

6. 诊断

典型的 UTI 结合临床表现、尿沉渣与尿细菌学检查诊断不难。

7. 鉴别诊断

（1）肾小球肾炎 尿液检查可有白细胞，但尿培养无细菌生长，有血尿、蛋白尿、水肿及高血压等特点。

（2）肾结核 常继发于肺结核，尿路刺激症状明显，常伴血尿，根据结核接触史、结核中毒症状、结核菌素试验、胸部 X 线改变、尿沉渣查找抗酸杆菌和尿液结核菌培养予以鉴别。

（3）急性尿道综合征 表现为尿频、尿急、尿痛、排尿困难等尿路刺激症状，但尿培养无细菌生长或为无意义性菌尿。

8. 治疗

（1）一般处理 ①急性期卧床休息，多饮水，女孩应注意外阴部的清洁卫生。②供给足够的热能、丰富的蛋白质和维生素。③对症治疗，即高热、头痛、腰痛者给予解热镇痛剂缓解症状。尿路刺激症状明显者，可用阿托品、山莨菪碱等抗胆碱药物治疗或口服碳酸氢钠碱化尿液。

（2）抗菌药物治疗　选用抗生素的原则：①感染部位：对肾盂肾炎应选择血浓度高的药物，对膀胱炎应选择尿浓度高的药物。②根据尿培养及药物敏感试验结果，同时结合临床疗效选用抗生素。③药物在肾组织、尿液、血液中都应有较高的浓度。④选用的药物抗菌能力强，抗菌谱广，最好能用强效杀菌剂，且不易使细菌产生耐药菌株。⑤若没有药敏试验结果，对急性肾盂肾炎推荐使用二代以上头孢菌素、氨苄青霉素/棒酸盐复合物。⑥对肾功能损害小的药物。

1）上泌尿道感染治疗：≤3 月龄：全程静脉抗生素治疗 10～14 天；＞3 月龄：若患儿有中毒、缺水等症状或不能耐受口服抗生素治疗，可先静脉使用抗生素治疗 2－4 天后改用口服抗生素，总疗程 10～14 天。

2）下泌尿道感染的治疗：标准疗程为口服抗生素 7～14 天；短疗程为口服抗生素 2～4 天。

3）无症状性菌尿的治疗：无症状性菌尿一般无须治疗。若合并尿路畸形，或既往感染使肾脏留有陈旧性瘢痕者，则选用抗菌药物治疗，疗程 7～14 天，继之给予小剂量抗菌药物预防，直至尿路畸形被矫治为止。

4）再发 UTI 的治疗：进行尿细菌培养后选用 2 种抗菌药物，疗程 10～14 天，然后予以小剂量药物维持，以防再发。

（3）积极矫治尿路畸形。

9. 预防

（1）注意个人卫生，不穿紧身内裤，勤洗外阴。

（2）及时发现和处理男孩包茎、女孩处女膜伞、蛲虫感染等。

（3）及时矫治尿路畸形，防止尿路梗阻和肾瘢痕形成。

【附】膀胱输尿管反流和反流性肾病

1. 病因及分类

导致膀胱输尿管反流的主要机制是膀胱输尿管连接部异常。按发生原因可分为以下两类。

（1）原发性　为先天性膀胱输尿管瓣膜机制不全。53%的病例为膀胱逼尿肌功能异常所致反流。

（2）继发性　导致 Waldeyer 鞘功能紊乱的因素有 UTI、膀胱颈及下尿路梗阻、创伤等，儿童 UTI 并发反流者高达 30%～50%。

2. 发病机制

膀胱输尿管反流引起肾损害可能是多因素所致：①菌尿；②尿动力学改变；③尿液漏入肾组织；④肾内血管狭窄；⑤肾小球硬化；⑥遗传因素。

3. 临床表现

最常见为反复发作的 UTI，可出现不同程度的血尿、蛋白尿和高血压，可有夜尿、多尿等。

4. 辅助检查

（1）实验室检查　UTI 时尿常规检查有脓尿，尿细菌培养阳性。

（2）影像学检查　可选择超声、排尿性膀胱尿路造影、静脉肾盂造影、放射性核素膀胱显像、DMSA 等。

5. 诊断

（1）下列情况应考虑反流存在的可能性：①反复复发和迁延的 UTI。②长期尿频、尿淋漓或遗尿。③年龄较小（＜2 岁）和（或）男孩 UTI。④中段尿培养持续阳性。⑤UTI 伴尿路畸形。⑥家族一级亲属有膀胱输尿管反流、反流性肾病患者。⑦胎儿或婴儿期有肾盂积水。

（2）反流性肾病的诊断　确诊依赖影像学检查。

6. 治疗

（1）发热性 UTI　首先使用头孢拉定或头孢曲松静脉给药，然后根据药物敏感试验结果调整。

（2）无发热 UTI　口服抗生素治疗 7～10 天。

（3）预防用药　使用呋喃妥因或 SMZ，以预防剂量睡前顿服。3 个月以内患儿可首选阿莫西林、氨苄西林或头孢氨苄。

（4）反流级别高或反复感染难以控制者可考虑外科手术治疗。

7. 预后

有一定的自愈比例，部分需要手术治疗。严重者可致反流性肾病。

临床病例分析

患儿，男，2 岁。发热 2 天，有时诉腹痛，小便次数较平日多，尿色黄。查体：咽无充血，心肺正常，包皮长，尿道口稍红。尿常规：蛋白（+），RBC（+）/HP，WBC（++）/HP。

思考

1. 本病例最可能的诊断是什么？有何依据？
2. 需要与哪些疾病作鉴别？进一步确诊需要做哪些检查？
3. 该如何拟定治疗方案？

解析

1. 最可能的诊断是急性泌尿道感染。依据是发热、尿频、尿白细胞阳性。
2. 需要与肾小球肾炎、肾结核等鉴别。进一步检查包括尿培养、血常规、肾脏超声、DMSA 等检查。
3. 主要为抗菌药物治疗，先静脉使用抗生素治疗，2～4 天后改用口服抗生素治疗，总疗程为 10～14 天。其他治疗包括多饮水，增强营养，及时发现和处理并发症。

第六节　肾小管酸中毒

重点	肾小管酸中毒的临床表现、诊断、鉴别诊断与治疗
难点	肾小管酸中毒的诊断
考点	肾小管酸中毒的临床表现、诊断与治疗

速览导引图

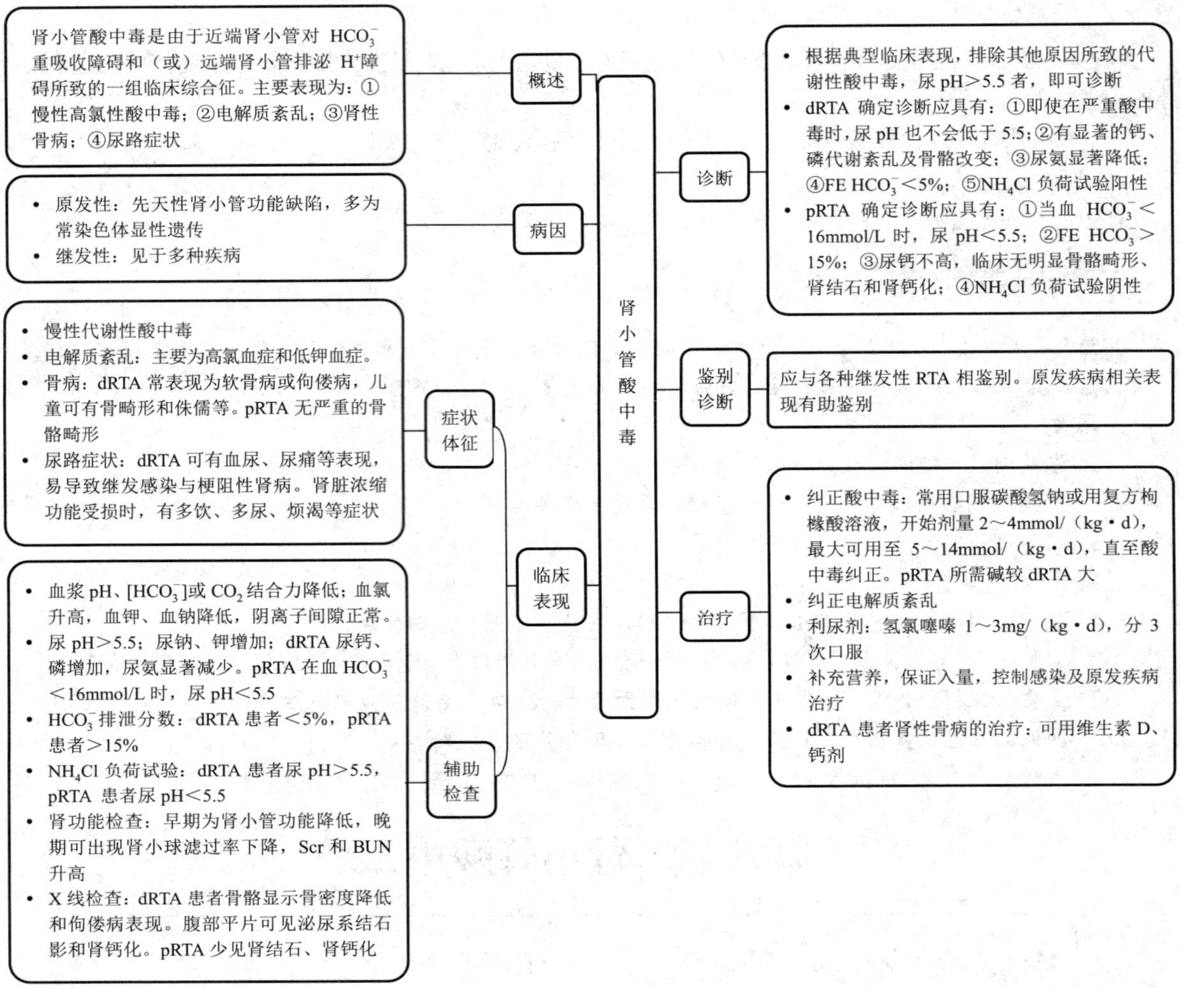
肾小管酸中毒
概述
肾小管酸中毒是由于近端肾小管对 HCO_3^- 重吸收障碍和（或）远端肾小管排泌 H^+障碍所致的一组临床综合征。主要表现为：①慢性高氯性酸中毒；②电解质紊乱；③肾性骨病；④尿路症状
病因
• 原发性：先天性肾小管功能缺陷，多为常染色体显性遗传
• 继发性：见于多种疾病
临床表现
症状体征
• 慢性代谢性酸中毒
• 电解质紊乱：主要为高氯血症和低钾血症。
• 骨病：dRTA 常表现为软骨病或佝偻病，儿童可有骨畸形和侏儒等。pRTA 无严重的骨骼畸形
• 尿路症状：dRTA 可有血尿、尿痛等表现，易导致继发感染与梗阻性肾病。肾脏浓缩功能受损时，有多饮、多尿、烦渴等症状
辅助检查
• 血浆 pH、$[HCO_3^-]$或 CO_2 结合力降低；血氯升高，血钾、血钠降低，阴离子间隙正常。
• 尿 pH＞5.5；尿钠、钾增加；dRTA 尿钙、磷增加，尿氨显著减少。pRTA 在血 HCO_3^-＜16mmol/L 时，尿 pH＜5.5
• HCO_3^- 排泄分数：dRTA 患者＜5%，pRTA 患者＞15%
• NH_4Cl 负荷试验：dRTA 患者尿 pH＞5.5，pRTA 患者尿 pH＜5.5
• 肾功能检查：早期为肾小管功能降低，晚期可出现肾小球滤过率下降，Scr 和 BUN 升高
• X 线检查：dRTA 患者骨骼显示骨密度降低和佝偻病表现。腹部平片可见泌尿系结石影和肾钙化。pRTA 少见肾结石、肾钙化
诊断
• 根据典型临床表现，排除其他原因所致的代谢性酸中毒，尿 pH＞5.5 者，即可诊断
• dRTA 确定诊断应具有：①即使在严重酸中毒时，尿 pH 也不会低于 5.5；②有显著的钙、磷代谢紊乱及骨骼改变；③尿氨显著降低；④FE HCO_3^-＜5%；⑤NH_4Cl 负荷试验阳性
• pRTA 确定诊断应具有：①当血 HCO_3^-＜16mmol/L 时，尿 pH＜5.5；②FE HCO_3^-＞15%；③尿钙不高，临床无明显骨骼畸形、肾结石和肾钙化；④NH_4Cl 负荷试验阴性
鉴别诊断
应与各种继发性 RTA 相鉴别。原发疾病相关表现有助鉴别
治疗
• 纠正酸中毒：常用口服碳酸氢钠或用复方枸橼酸溶液，开始剂量 2～4mmol/（kg・d），最大可用至 5～14mmol/（kg・d），直至酸中毒纠正。pRTA 所需碱较 dRTA 大
• 纠正电解质紊乱
• 利尿剂：氢氯噻嗪 1～3mg/（kg・d），分 3 次口服
• 补充营养，保证入量，控制感染及原发疾病治疗
• dRTA 患者肾性骨病的治疗：可用维生素 D、钙剂

1. 定义

（1）肾小管酸中毒（RTA）是由于近端肾小管对 HCO_3^- 重吸收障碍和（或）远端肾小管排泌 H^+障碍所致的一组临床综合征。主要表现为：①慢性高氯性酸中毒；②电解质紊乱；③肾性骨病；④尿路症状等。

（2）本病分为 4 个临床类型：①远端肾小管酸中毒；②近端肾小管酸中毒；③混合型或Ⅲ型肾小管酸中毒；④高钾型肾小管酸中毒。

2. 远端肾小管酸中毒（dRTA）

是由于远端肾小管排泌 H^+障碍，尿 NH_4^+ 及可滴定酸排出减少所致。

（1）病因　①原发性见于先天性肾小管功能缺陷，多为常染色体显性遗传。②继发性见于多种疾病，如肾盂肾炎、系统性红斑狼疮、甲状腺功能亢进、维生素 D 中毒、特发性高钙尿症、肝豆状核变性、药物性或中毒性肾病、肾髓质囊性病等。

（2）发病机制　由于原发性或继发性原因导致远端肾小管排泌 H^+和维持小管腔液－管周间 H^+梯度功能障碍，使尿液酸化功能障碍，尿 pH＞6.0。由于不能形成或维持 H^+梯度，故使 H^+蓄积，而体内 HCO_3^- 储备

下降，血液中 Cl^-代偿性增高，发生高氯性酸中毒。由于泌 H^+障碍，Na^+-H^+交换减少，导致 Na^+-K^+交换增加，大量 K^+、Na^+被排出体外，造成低钾、低钠血症。患者长期处于酸中毒状态，致使骨质脱钙、骨骼软化而变形，由骨质游离出的钙可导致肾钙化或尿路结石。

（3）临床表现 ①慢性代谢性酸中毒表现为厌食、恶心、呕吐、腹泻、便秘、生长发育迟缓。②电解质紊乱主要为高氯血症和低钾血症，表现为全身肌无力和周期性瘫痪。③骨病表现为软骨病或佝偻病，出牙延迟或牙齿早脱，维生素 D 治疗效果差。常有骨痛和骨折，儿童可有骨畸形和侏儒等。④由于肾结石和肾钙化，可有血尿、尿痛等尿路症状表现，易导致继发感染与梗阻性肾病。肾脏浓缩功能受损时，有多饮、多尿、烦渴等症状。

（4）实验室及特殊检查 ①血液生化检查时，血浆 pH、［HCO_3^-］或 CO_2结合力降低；血氯升高，血钾、血钠降低，血钙和血磷偏低，阴离子间隙正常；血 ALP 升高。②尿液检查中，尿 pH＞5.5；尿钠、钾、钙、磷增加；尿氨显著减少。③HCO_3^-排泄分数（FE HCO_3^-）＜5%。④NH_4Cl负荷试验用尿 pH＞5.5，具有诊断价值。尿 pH＜5.5，则可排除本病。⑤肾功能检查早期为肾小管功能降低。待肾结石、肾钙化导致梗阻性肾病时，可出现 GFR 下降，Scr 和 BUN 升高。⑥X 线检查骨骼显示骨密度普遍降低和佝偻病表现，可见陈旧性骨折。腹部平片可见泌尿系结石影和肾钙化。

（5）诊断和鉴别诊断 根据典型临床表现，排除其他原因所致的代谢性酸中毒，尿 pH＞5.5 者，即可诊断为 dRTA。确定诊断应具有：①即使在严重酸中毒时，尿 pH 也不会低于 5.5；②有显著的钙、磷代谢紊乱及骨骼改变；③尿氨显著降低；④FE HCO_3^-＜5%；⑤NH_4Cl负荷试验阳性。应与各种继发性 dRTA 相鉴别。

（6）治疗 ①纠正酸中毒，常用口服碳酸氢钠或用复方枸橼酸溶液（Shohl 液），开始剂量 2～4 mmol/（kg・d），最大可用至 5～14 mmol/（kg・d），直至酸中毒纠正。②纠正电解质紊乱。低钾血症可服 10%枸橼酸钾 0.5～1 mmol/（kg・d）。③肾性骨病的治疗。可用维生素 D、钙剂。④利尿剂的使用。噻嗪类利尿剂可减少尿钙排泄，促进钙重吸收，防止钙在肾内沉积。氢氯噻嗪 1～3 mg/（kg・d），分 3 次口服。⑤补充营养，保证入量，控制感染及原发疾病治疗。

3. 近端肾小管酸中毒（pRTA）

是由于近端肾小管重吸收 HCO_3^-功能障碍所致。

（1）病因 ①原发性多为常染色体显性遗传，亦有隐性遗传和 X 连锁遗传，多见于男性，部分为散发性病例。②继发性者多继发于重金属盐中毒、甲状旁腺功能亢进、高球蛋白血症、半乳糖血症、胱氨酸尿症、肝豆状核变性、肾髓质囊性病变、多发性骨髓瘤等。

（2）发病机制 近端肾小管 HCO_3^-重吸收障碍的机制尚未明确，可能与下列因素有关。①近端肾小管管腔中碳酸酐酶功能障碍，影响 HCO_3^-分解成 CO_2和 H_2O，从而使近端肾小管分泌的 H^+与腔液中的 HCO_3^-结合减少。②H^+分泌泵障碍。③近端肾小管 H^+排泌的调节异常。④H^+-K^+-ATP 酶缺陷。

患儿大量的 HCO_3^-由尿中丢失，产生酸中毒而其尿液呈碱性。由于其远端肾小管泌 H^+功能正常，故当患儿 HCO_3^-下降至 5～18 mmol/L 时，尿 HCO_3^-丢失减少，尿液酸化正常，故尿 pH 可低于 5.5。远端肾小管 K^+-Na^+交换增多，可导致低钾血症。

（3）临床表现 本型多见于男性，症状与 dRTA 相似，但较轻，其特点如下。①生长发育落后，但大多数无严重的骨骼畸形，肾结石、肾钙化少见。②低钾血症表现。③代谢性酸中毒。④其他近端肾小管功能障碍的表现，常有多尿、缺水、烦渴症状。⑤少数病例只有尿的改变，而无代谢性酸中毒。

（4）实验室及特殊检查。①血液生化检查时，血 pH、HCO_3^-或 CO_2结合力降低；血氯升高，血钾降低，阴离子间隙可正常。②尿液检查用尿渗透压降低；一般尿 pH＞6。当酸中毒加重，血 HCO_3^-＜16 mmol/L 时，尿 pH＜5.5。③FE HCO_3^-＞15%。④NH_4Cl 负荷试验时，尿 pH＜5.5。

（5）诊断和鉴别诊断　临床上多饮、多尿、恶心、呕吐和生长迟缓，血液检查具有持续性低钾高氯性代谢性酸中毒特征者应考虑 pRTA。确定诊断应具有：①当血［HCO_3^-］＜16 mmol/L 时，尿 pH＜5.5；②FE HCO_3^-＞15%；③尿钙不高，临床无明显骨骼畸形、肾结石和肾钙化；④NH_4Cl 负荷试验阴性。

应与各种继发性 pRTA 相鉴别。

（6）治疗　①纠正酸中毒，所需碱较远端肾小管酸中毒为大，剂量约 10～15 mmol/（kg·d），给予碳酸氢钠或复方枸橼酸溶液口服。②纠正低钾血症。③重症者可予低钠饮食并加用氢氯噻嗪。

临床病例分析

患儿，女，2 岁。因生长发育缓慢就诊，平素多饮、多尿。血压 86/60 mmHg，尿蛋白（＋），RBC 0/HP，尿 pH 6.5，血钾 2.3 mmol/L，血氯 120 mmol/L，Scr 26 μmol/L，血浆 pH 7.25，B 超显示有肾钙化。

思考

1. 本病例最可能的诊断是什么？有何依据？
2. 需要与哪些疾病作鉴别？进一步确诊需要做哪些检查？
3. 该如何拟定治疗方案？

解析

1. 最可能的诊断是远端肾小管性酸中毒。依据是生长发育缓慢、多饮、多尿，血浆 pH 降低，低钾血症和高氯血症，肾钙化。
2. 需要与各种继发性 dRTA 相鉴别。进一步检查包括尿钙、HCO_3^-、NH_4Cl 负荷试验及基因检查。
3. 治疗方案是纠正酸中毒和电解质紊乱，口服复方枸橼酸溶液和氢氯噻嗪。

第七节　溶血尿毒综合征

重点	溶血尿毒综合征的病因、临床表现、诊断与治疗
难点	溶血尿毒综合征的临床表现和诊断
考点	溶血尿毒综合征的临床表现和诊断

速览导引图

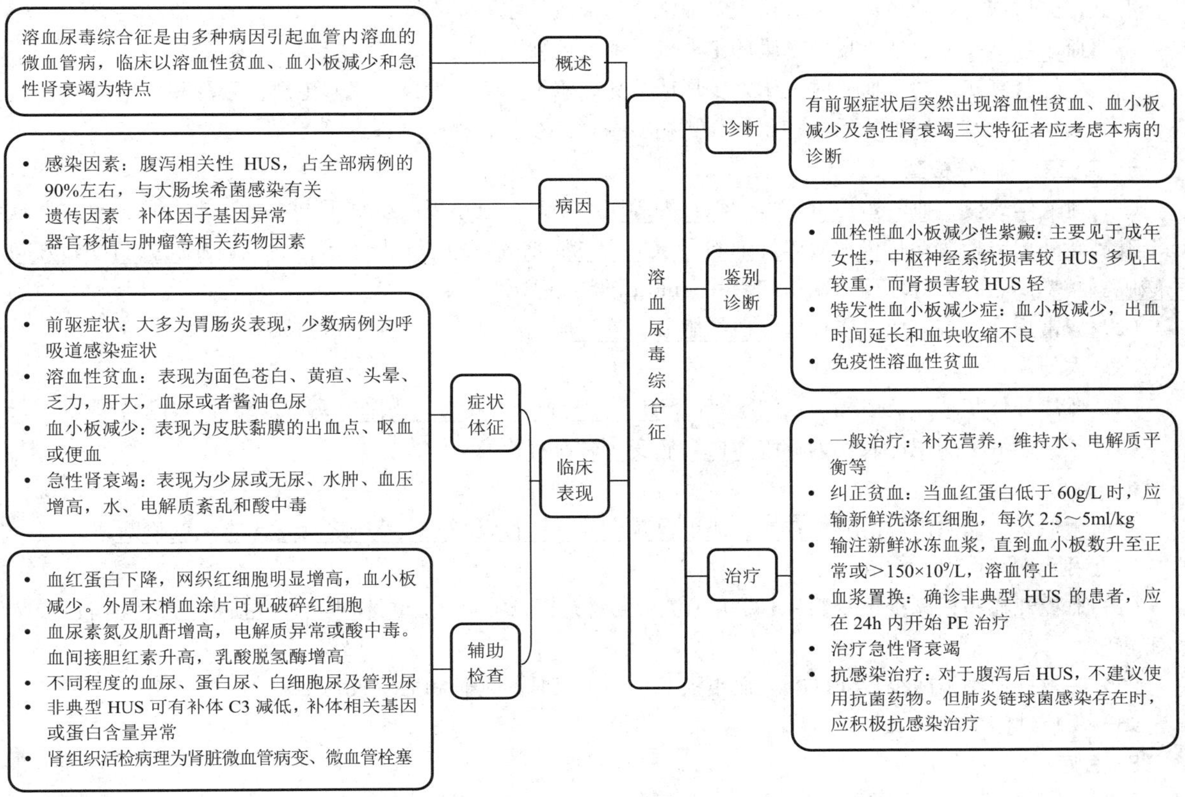
溶血尿毒综合征
概述
溶血尿毒综合征是由多种病因引起血管内溶血的微血管病，临床以溶血性贫血、血小板减少和急性肾衰竭为特点
病因
• 感染因素：腹泻相关性 HUS，占全部病例的90%左右，与大肠埃希菌感染有关
• 遗传因素　补体因子基因异常
• 器官移植与肿瘤等相关药物因素
临床表现
症状体征
• 前驱症状：大多为胃肠炎表现，少数病例为呼吸道感染症状
• 溶血性贫血：表现为面色苍白、黄疸、头晕、乏力，肝大，血尿或者酱油色尿
• 血小板减少：表现为皮肤黏膜的出血点、呕血或便血
• 急性肾衰竭：表现为少尿或无尿、水肿、血压增高，水、电解质紊乱和酸中毒
辅助检查
• 血红蛋白下降，网织红细胞明显增高，血小板减少。外周末梢血涂片可见破碎红细胞
• 血尿素氮及肌酐增高，电解质异常或酸中毒。血间接胆红素升高，乳酸脱氢酶增高
• 不同程度的血尿、蛋白尿、白细胞尿及管型尿
• 非典型 HUS 可有补体 C3 减低，补体相关基因或蛋白含量异常
• 肾组织活检病理为肾脏微血管病变、微血管栓塞
诊断
有前驱症状后突然出现溶血性贫血、血小板减少及急性肾衰竭三大特征者应考虑本病的诊断
鉴别诊断
• 血栓性血小板减少性紫癜：主要见于成年女性，中枢神经系统损害较 HUS 多见且较重，而肾损害较 HUS 轻
• 特发性血小板减少症：血小板减少，出血时间延长和血块收缩不良
• 免疫性溶血性贫血
治疗
• 一般治疗：补充营养，维持水、电解质平衡等
• 纠正贫血：当血红蛋白低于 60g/L 时，应输新鲜洗涤红细胞，每次 2.5～5ml/kg
• 输注新鲜冰冻血浆，直到血小板数升至正常或＞150×10⁹/L，溶血停止
• 血浆置换：确诊非典型 HUS 的患者，应在 24h 内开始 PE 治疗
• 治疗急性肾衰竭
• 抗感染治疗：对于腹泻后 HUS，不建议使用抗菌药物。但肺炎链球菌感染存在时，应积极抗感染治疗

1. 定义

（1）溶血尿毒综合征（HUS）是由多种病因引起血管内溶血的微血管病，临床以溶血性贫血、血小板减少和急性肾衰竭为特点。

（2）本病分为典型 HUS（腹泻相关型）和非典型 HUS（aHUS，非腹泻相关型）。

（3）本病好发于婴幼儿和学龄儿童。

2. 病因和发病机制

（1）感染因素　大肠埃希菌、志贺痢疾杆菌、肺炎链球菌等以及柯萨奇病毒、埃可病毒、HIV 等感染均可诱发 HUS。腹泻相关型 HUS 占全部病例的 90%左右，与大肠埃希菌感染有关，该菌产生志贺毒素（STx），STx 的 B 亚单位与靶细胞上的 Gb3 受体结合，导致微血管内皮细胞损伤。

（2）遗传因素　补体因子异常是 aHUS 发病的重要原因，如补体 H 因子、补体 I 因子或膜辅助蛋白、B 因子、C3 杂合子基因、血栓调节蛋白基因突变或者产生对 H 因子相关蛋白的自身抗体，以上因子突变或异常导致补体旁路途径的过度激活或降解异常，导致肾血管内皮损伤，血小板黏附聚集，组织因子及凝血酶活化，导致 HUS。

（3）器官移植与肿瘤等相关药物因素　器官移植和肿瘤使用的药物如环孢素、他克莫司、丝裂霉素、长春新碱、柔红霉素常可引发 HUS。

3. 病理改变

以脏器微血管病变、微血管栓形成为特点。

4. 临床表现

（1）前驱症状　大多为胃肠炎表现，少数病例为呼吸道感染症状。

（2）溶血性贫血　在前驱期后5～10天突然发病，患儿突然面色苍白、黄疸（占15%～30%）、头晕乏力，肝大，血尿或者酱油色尿，部分出现贫血性心力衰竭及水肿。

（3）血小板减少　表现为皮肤黏膜的出血点、呕血或便血。

（4）急性肾衰竭　与贫血同时发生，少尿或无尿、水肿、血压增高，水、电解质紊乱和酸中毒。

（5）其他　可有中枢神经系统症状，如头痛、嗜睡、烦躁、抽搐、昏迷等。

5. 实验室及特殊检查

（1）血液学改变　血红蛋白下降，网织红细胞明显增高，血小板减少见于90%的患者，持续1～2周后逐渐升高。外周末梢血涂片可见破碎红细胞。BUN及Scr增高，电解质异常或酸中毒。血间接胆红素升高，乳酸脱氢酶增高。肺炎链球菌感染引起者Coomb试验常呈阳性。

（2）尿常规　可有血尿、蛋白尿、白细胞尿及管型尿。严重溶血有血红蛋白尿。

（3）大便常规和培养　常阴性。

（4）血清补体和补体调节相关蛋白检查　aHUS可有血C3减低、补体相关基因或蛋白含量异常。

（5）肾组织活检病理　表现为肾脏微血管病变、微血管栓塞。

6. 诊断

有前驱症状后突然出现溶血性贫血、血小板减少及急性肾衰竭三大特征者应考虑本病的诊断。

7. 鉴别诊断

（1）血栓性血小板减少性紫癜（TTP）　TTP主要见于成年女性，中枢神经系统损害较多见且较重，肾损害较轻。

（2）特发性血小板减少症（ITP）　血小板减少，出血时间延长和血块收缩不良。

（3）免疫性溶血性贫血。

8. 治疗

及时纠正水、电解质平衡紊乱，控制高血压，尽早进行血浆置换和透析是治疗的关键。

（1）一般治疗　包括补充营养，维持水、电解质平衡等。

（2）急性肾衰竭的治疗。

（3）纠正贫血　当血红蛋白低于60 g/L时，应输新鲜洗涤红细胞，每次2.5～5 ml/kg。必要时可隔6～12小时重复输入。输注血小板会加重微血栓形成，故一般情况下不建议血小板输注。

（4）输注新鲜冰冻血浆（PI）　建议每次按10 ml/kg输注，单次最大量婴儿＜100 ml，幼儿＜200 ml，年长儿＜400 ml。直到血小板数升至正常或＞150×10^9/L，溶血停止。肺炎链球菌所致的HUS患者禁输血浆。

（5）血浆置换（PE）　确诊aHUS的患者，应在24 h内开始PE治疗。每次PE置换液剂量为60～75 ml/kg，每天置换1次，连续5天；之后每周5次，连续2周；继之每周3次，连续2周。

（6）C5的单克隆抗体　依库珠单抗对遗传性和获得性aHUS有效。

（7）抗感染治疗　对于腹泻后HUS，不建议使用抗菌药物。但肺炎链球菌感染存在时，应积极抗感染治疗。

临床病例分析

患儿，男，1岁。因水肿、尿少10天入院。查体：血压120/90 mmHg，贫血貌，无皮疹。尿蛋白（++），RBC3～5/HP；血WBC 8.7×10^9/L，Hb 56 g/L，PLT 51×10^9/L，网织红细胞6.3%；血BUN 18.9 mmol/L，Scr 176 μmol/L。

思考

1. 本病例最可能的诊断是什么？有何依据？
2. 需要与哪些疾病作鉴别？进一步确诊需要做哪些检查？

3. 该如何拟定治疗方案？

解析

1. 最可能的诊断是溶血尿毒综合征。依据是溶血性贫血、血小板减少及急性肾衰竭。

2. 需要与血栓性血小板减少性紫癜、免疫性溶血性贫血和特发性血小板减少症等鉴别。进一步检查包括外周末梢血涂片、血补体、血胆红素、乳酸脱氢酶、Coomb 试验，必要时肾组织活检及补体相关基因检查。

3. 主要治疗是及时纠正水、电解质平衡紊乱，控制高血压，尽早进行血浆置换。输新鲜洗涤红细胞。

第八节　血　尿

重点	血尿的诊断和鉴别诊断
难点	血尿的诊断
考点	血尿的诊断

1. 定义

血尿指尿液中红细胞数超过正常，分为镜下血尿和肉眼血尿，高倍镜下红细胞＞3 个/高倍视野，或尿沉渣红细胞计数＞8×10^6/L（8000 个/ml）即为镜下血尿；肉眼即能见尿呈“洗肉水”色或血样，称为“肉眼血尿”。

2. 病因

（1）泌尿道疾病　①原发性肾小球疾病。②泌尿道感染、畸形、肿瘤、肾血管病变、损伤和肾毒性药物等。

（2）全身性疾病　包括出血性疾病、心血管疾病、感染性疾病、风湿性疾病、营养性疾病、过敏性疾病等。

3. 诊断和鉴别诊断

（1）排除以下能产生假性血尿的情况　①摄入大量人造色素（如苯胺）、食物（如红色火龙果、黑莓、甜菜）或药物（如大黄、利福平、苯妥英钠）等引起的红色尿；②血红蛋白尿或肌红蛋白尿；③卟啉尿；④初生新生儿尿内尿酸盐可使尿布呈红色；⑤血便或月经血污染。①～④虽有尿色异常，但尿沉渣检查无红细胞可资鉴别。

（2）血尿确定后，判定血尿的来源。常用方法：①尿沉渣红细胞形态学检查时，以异形红细胞为主（相差显微镜下＞30%），提示为肾小球性血尿。以均一形为主者则提示非肾小球性血尿。②尿沉渣检查时，见到红细胞管型和肾小管上皮细胞，表明血尿为肾实质性。

（3）肾小球性血尿的诊断步骤　临床资料分析：①伴水肿、高血压、尿检查有管型和蛋白尿，考虑原发性或继发性肾小球疾病；②感染后出现血尿，考虑急性链球菌感染后肾小球肾炎和 IgA 肾病；③伴有夜尿增多，贫血显著时考虑慢性肾小球肾炎；④伴有听力异常，考虑 Alport 综合征；⑤有血尿家族史，应考虑薄基膜肾病；⑥伴感觉异常，考虑 Fabry 病；⑦伴肺出血，考虑肺出血－肾炎综合征；⑧伴有紫癜，考虑紫癜性肾炎；⑨伴有高度水肿和大量蛋白尿考虑肾病综合征。

辅助检查包括 24 小时尿蛋白、尿蛋白成分分析、血 ASO、C3、乙肝二对半、ANA、Anti－dsDNA、ANCA、肾活检、基因检查等。

（4）非肾小球性血尿的诊断步骤　临床资料分析：①伴有尿频、尿急、尿痛，考虑泌尿道感染或肾结核；②伴有低热、盗汗、消瘦，考虑肾结核；③伴有皮肤黏膜出血，考虑出血性疾病；④伴有出血、溶血、循环障碍及血栓症状，考虑 DIC 或溶血尿毒综合征；⑤伴有肾绞痛或活动后腰痛，考虑肾结石；⑥伴有外伤史，考虑泌尿系统外伤；⑦伴有肾区肿块，考虑肾肿瘤或肾静脉栓塞；⑧近期使用肾毒性药物，应考虑急性间质性肾炎；⑨无明显伴随症状时，应考虑左肾静脉受压综合征、特发性高钙尿症、肾微结石、肾盏乳头炎、肾小血管病及肾盂、尿路息肉、憩室。

辅助检查包括 24 小时尿钙、尿培养、尿沉渣找抗酸杆菌、出凝血功能、肾脏 B 超检查+彩色多普勒检查、腹部 CT。

临床病例分析

患儿，女，6 岁。反复排红色尿 9 个月，3 次在感冒后出现。查体：血压 100/60 mmHg，无水肿、皮疹。家中无肾病患者。心肺腹检查无异常。尿蛋白（－），RBC ++/HP，畸形红细胞 32 000/ml。

思考

1. 本病例最可能的诊断是什么？有何依据？
2. 需要与哪些疾病作鉴别？进一步确诊需要做哪些检查？
3. 该如何拟定治疗方案？

解析

1. 最可能的诊断是孤立性血尿，IgA 肾病可能。依据是反复肉眼血尿，多次在感冒后出现，尿畸形红细胞 32 000/ml，尿蛋白阴性。
2. 需要与肾小球肾炎、继发性肾炎等鉴别。进一步检查包括：ASO、血 C3、狼疮抗体、乙型肝炎病毒抗体等，必要时肾活检。
3. 明确诊断后决定治疗方案。

第九节　急性肾衰竭

重点	急性肾损伤的定义、病因、诊断标准和分期、治疗
难点	急性肾损伤的诊断和分期
考点	急性肾损伤的定义、病因、诊断标准和分期

速览导引图

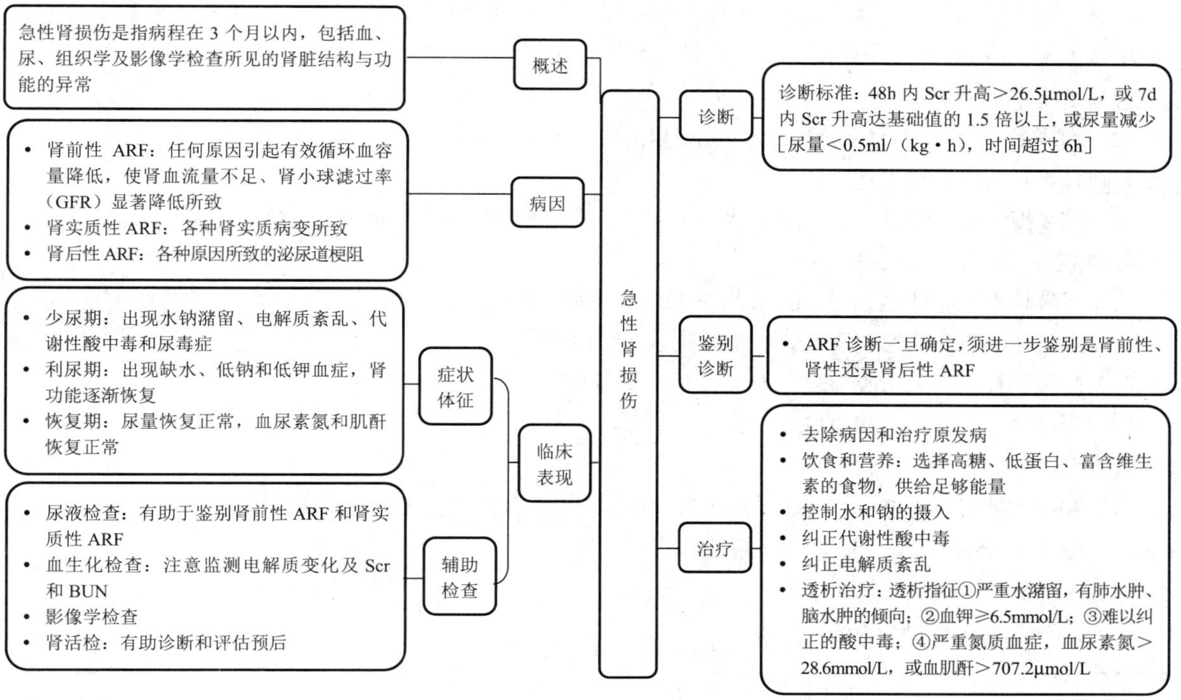
急性肾损伤
概述
急性肾损伤是指病程在 3 个月以内，包括血、尿、组织学及影像学检查所见的肾脏结构与功能的异常
病因
• 肾前性 ARF：任何原因引起有效循环血容量降低，使肾血流量不足、肾小球滤过率（GFR）显著降低所致
• 肾实质性 ARF：各种肾实质病变所致
• 肾后性 ARF：各种原因所致的泌尿道梗阻
临床表现
症状体征
• 少尿期：出现水钠潴留、电解质紊乱、代谢性酸中毒和尿毒症
• 利尿期：出现缺水、低钠和低钾血症，肾功能逐渐恢复
• 恢复期：尿量恢复正常，血尿素氮和肌酐恢复正常
辅助检查
• 尿液检查：有助于鉴别肾前性 ARF 和肾实质性 ARF
• 血生化检查：注意监测电解质变化及 Scr 和 BUN
• 影像学检查
• 肾活检：有助诊断和评估预后
诊断
诊断标准：48h 内 Scr 升高＞26.5μmol/L，或 7d 内 Scr 升高达基础值的 1.5 倍以上，或尿量减少［尿量＜0.5ml/（kg·h），时间超过 6h］
鉴别诊断
• ARF 诊断一旦确定，须进一步鉴别是肾前性、肾性还是肾后性 ARF
治疗
• 去除病因和治疗原发病
• 饮食和营养：选择高糖、低蛋白、富含维生素的食物，供给足够能量
• 控制水和钠的摄入
• 纠正代谢性酸中毒
• 纠正电解质紊乱
• 透析治疗：透析指征①严重水潴留，有肺水肿、脑水肿的倾向；②血钾≥6.5mmol/L；③难以纠正的酸中毒；④严重氮质血症，血尿素氮＞28.6mmol/L，或血肌酐＞707.2μmol/L

1. 定义

（1）急性肾衰竭（ARF）是由多种原因引起的肾生理功能在短期内急剧下降或丧失的临床综合征，体内代谢产物堆积，出现氮质血症、水及电解质紊乱和代谢性酸中毒等症状。

（2）近年来已采用急性肾损伤（AKI）的概念取代急性肾衰竭。AKI 是指病程在 3 个月以内，包括血、尿、组织学及影像学检查所见的肾脏结构与功能的异常。

2. 病因

（1）肾前性 ARF　任何原因引起有效循环血容量降低，使肾血流量不足、肾小球滤过率（GFR）显著降低所致。常见的原因包括呕吐、腹泻等胃肠道液体大量丢失、大面积烧伤、手术或创伤出血等引起的绝对血容量不足；休克、低蛋白血症、严重心律失常和心力衰竭等引起的相对血容量不足。

（2）肾实质性 ARF　指各种肾实质病变所致的肾衰竭，或由于肾前性 ARF 未能及时去除病因、病情进一步发展所致。常见的疾病包括急性肾小管坏死（ATN）、急性肾小球肾炎、溶血尿毒综合征、急性间质性肾炎、肾血管病变，以及慢性肾脏疾患在某些诱因刺激下肾功能急剧衰退。

（3）肾后性 ARF　各种原因所致的泌尿道梗阻引起的 ARF，如输尿管肾盂连接处狭窄、肾结石、肿瘤压迫、血块堵塞等。

3. 发病机制

急性肾衰竭的发病机制目前仍不清楚，本节着重讨论 ATN 的发病机制。ATN 的主要发病机制是①肾小管损伤；②肾血流动力学改变；③缺血－再灌注肾损伤。

4. 病理

近端肾小管刷状缘弥漫性消失、变薄和远端肾单位节段性管腔内管型形成是缺血型 ATN 常见的特征性病理改变。近端肾小管及远端肾单位局灶节段性斑块坏死和细胞脱落是中毒型 ATN 的病理特征。

5. 临床表现

根据尿量减少与否，ARF 可分为少尿型和非少尿型。临床常见少尿型，临床过程分为三期。

（1）少尿期　一般持续1～2周，长者可达4～6周。少尿期的症状有：①水钠潴留表现为全身水肿、高血压、肺水肿、脑水肿和心力衰竭。②电解质紊乱常见高钾、低钠、低钙、高镁、高磷和低氯血症。③代谢性酸中毒表现为恶心、呕吐、疲乏、嗜睡、呼吸深快、食欲不振，甚至昏迷，血pH降低。④尿毒症　可出现全身各系统中毒症状。

（2）利尿期　当24小时尿量达250 ml/m^{2}以上时，即为利尿期。一般持续1～2周，可出现缺水、低钠和低钾血症，肾功能逐渐恢复。

（3）恢复期　尿量恢复正常，BUN和Scr恢复正常，少数患者遗留不可逆性的肾功能损害。

6. 实验室及特殊检查

（1）尿液检查　有助于鉴别肾前性ARF和肾实质性ARF。

（2）血生化检查　注意监测电解质变化及Scr和BUN。

（3）影像学检查　采用腹部超声、CT、磁共振等检查。

（4）肾活检　有助诊断和评估预后。

7. 诊断

（1）AKI诊断标准　48 h内Scr升高＞26.5 μmol / L，或7天内Scr升高达基础值的1.5倍以上，或尿量减少［尿量＜0.5 ml/（kg・h），时间超过6 h］。

（2）AKI临床分期　见表14－1。

表14－1　AKI的分期标准

项目	血清肌酐标准	尿量标准
1期	升高＞26.5 μmol/L或增加＞50%	＜0.5 ml/（kg・h）（时间＞6 h）
2期	升高＞200%～300%	＜0.5 ml/（kg・h）（＞12 h）
3期	增加＞300%	少尿（＜0.3 ml/（kg・h））＞24 h
	或＞353.6 μmoL/L（急性升高≥44.2 μmol/L）	或无尿＞12 h

（3）病因诊断　①肾前性和肾实质性ARF的鉴别（表14－2）。②肾后性ARF者，通过泌尿系统影像学检查有助于发现导致尿路梗阻的病因。

表14－2　肾前性和肾性肾衰竭的鉴别

指标	肾前性	肾性
尿沉渣	偶见透明管型、细颗粒管型	粗颗粒管型和红细胞管型
尿比重	＞1.020	＜1.010
尿渗透压	＞500 mOsm/L	＜350 mOsm/L
尿肌酐/血肌酐	＞40	＜20（常＜5）
肾衰竭指数	＜1	＞1
尿钠	＜20 mmol/L	＞40 mmol/L
滤过钠排泄分数	＜1%	＞1%
中心静脉压	＜50 mmH$_2$O	正常或增高
补液试验	尿量增加	无效
利尿试验	有效	无效

8. 治疗

（1）少尿期 ①去除病因和治疗原发病。肾前性 ARF 应补充液量，迅速恢复有效循环血量。肾后性 ARF 要尽快解除梗阻。②饮食和营养。选择高糖、低蛋白、富含维生素的食物，供给足够能量。③控制水和钠的摄入。每日液体量控制在：尿量+显性失水（呕吐、大便、引流量）+不显性失水－内生水。④纠正代谢性酸中毒。当血浆 HCO_3^-＜12 mmol/L 或动脉血 pH＜7.2，可补充碳酸氢钠。⑤纠正电解质紊乱。⑥透析治疗。透析指征：①严重水潴留，有肺水肿、脑水肿的倾向；②血钾≥6.5 mmol/L；③难以纠正的酸中毒；④严重氮质血症，血浆尿素氮＞28.6 mmol/L，或血浆肌酐＞707.2 μmol/L。

（2）利尿期 及时纠正水、电解质紊乱。

（3）恢复期 注意休息和加强营养，防治感染。

临床病例分析

患儿，男，2 岁。腹泻 3 天，尿少 1 天，病初有呕吐。查体：BP 60/40 mmHg，中度脱水征。大便常规阴性，血白细胞 7.5×10^9/L，血红蛋白 126 g/L，血小板 245×10^9/L；Scr 46 μmol/L。经补液等治疗，当日呕吐停止。次日查尿蛋白（+），RBC 3～5/HP，24 小时尿量 150ml，Scr 86 μmol/L。

思考

1. 本病例最可能的诊断是什么？有何依据？
2. 需要与哪些疾病作鉴别？进一步确诊需要做哪些检查？
3. 该如何拟定治疗方案？

解析

1. 最可能的诊断是腹泻病合并急性肾损伤。依据是呕吐腹泻后出现尿少、明显缺水征、48 h 内 Scr 升高＞26.5 μmol / L。
2. 需要与溶血尿毒综合征、肾小球肾炎等鉴别。进一步检查包括血常规+网织红细胞、血涂片查红细胞形态、血生化、补体、肾脏超声等检查，必要时肾活检。
3. 主要治疗为去除病因和治疗原发病；每日液体量控制为尿量+显性失水（呕吐、大便、引流量）+不显性失水－内生水；纠正代谢性酸中毒和电解质紊乱；必要时透析治疗。

（莫 樱）

第十五章　造血系统疾病

第一节　小儿造血和血象特点

重点	造血特点、血象特点
难点	胚胎期造血
考点	造血特点、血象特点

速览导引图

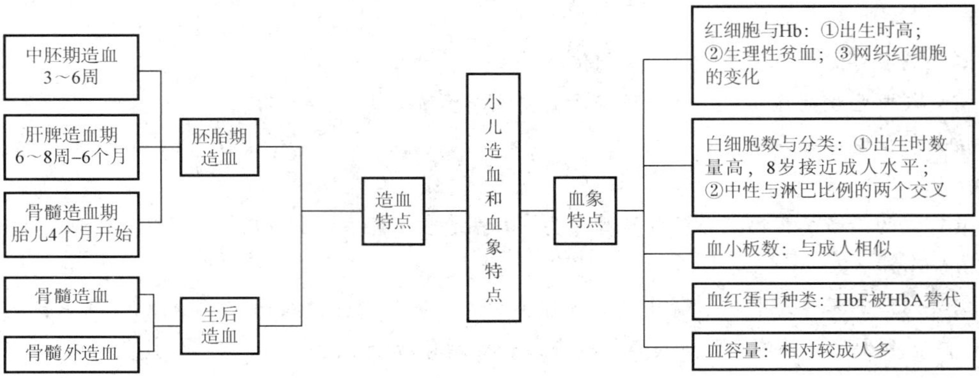

中胚期造血 3～6周
肝脾造血期 6～8周–6个月
骨髓造血期 胎儿4个月开始
胚胎期造血
骨髓造血
骨髓外造血
生后造血
造血特点
小儿造血和血象特点
血象特点
红细胞与Hb：①出生时高；②生理性贫血；③网织红细胞的变化
白细胞数与分类：①出生时数量高，8岁接近成人水平；②中性与淋巴比例的两个交叉
血小板数：与成人相似
血红蛋白种类：HbF被HbA替代
血容量：相对较成人多

1. 造血特点

（1）胚胎期造血　①中胚叶造血期在胚胎第 3 周开始出现，在胚胎第 6 周后开始减退。②肝脾造血期　肝脏自胚胎第 6～8 周时开始造血，是胎儿中期的主要造血部位，4～5 个月时达高峰，6 个月后逐渐减退。脾脏约于第 8 周开始造血，至胎儿 5 个月之后造血细胞和粒细胞的功能逐渐减退，至出生时成为终生造血淋巴器官。胚胎第 6～7 周胸腺开始生成淋巴细胞，第 11 周淋巴结开始生成淋巴细胞，并成为终生造淋巴细胞和浆细胞的器官。③骨髓造血期时，胚胎第 6 周开始出现骨髓，但至胎儿 4 个月时才开始造血活动，并迅速成为主要的造血器官，直至出生 2～5 周后成为唯一的造血场所。

（2）生后造血　①骨髓造血：出生后主要是骨髓造血。婴幼儿期所有骨髓均为红髓，全部参与造血。5～7 岁开始，黄髓逐渐代替长骨中的造血组织，因此年长儿和成人红髓仅限于肋骨、胸骨、脊椎、骨盆、颅骨、锁骨和肩胛骨。②骨髓外造血：出生后，尤其在婴儿期，当发生感染性贫血或溶血性贫血等造血需要增加时，肝、脾和淋巴结可随时适应需要，恢复到胎儿时的造血状态，出现肝、脾、淋巴结肿大。同时外周血中可出现有核红细胞和（或）幼稚中性粒细胞。这是小儿造血器官的一种特殊反应，称为“骨髓外造血”，感染及贫血纠正后即恢复正常。

2. 血象特点

（1）红细胞数和血红蛋白量　胎儿期红细胞数和血红蛋白量较高，出生时红细胞数为（5.0～7.0）× 10^{12}/L，血红蛋白量为 150～220 g/L。生后 6～12 小时因进食较少和不显性失水可进一步升高。由于胎儿红细胞寿命较短且破坏较多（生理性溶血），婴儿生长发育迅速，循环血量迅速增加等因素，红细胞数和血红蛋白量逐渐降低，至 2～3 个月时（早产儿较早）红细胞数降至 3.0×10^{12}/L 左右，血红蛋白量降至 100 g/L 左右，出现轻度贫血，称为“生理性贫血”。“生理性贫血”呈自限性，3 个月以后，红细胞数和血红蛋白量又缓慢增加，于 12 岁时达成人水平。此外，初生时外周血中可见到少量有核红细胞，生后 1 周内消失。

网织红细胞数在初生 3 天内为 0.04～0.06，于生后第 7 天迅速下降至 0.02 以下，并维持在较低水平，约 0.003，以后随生理性贫血恢复而短暂上升，婴儿期以后约与成人相同。

（2）白细胞数与分类　初生时白细胞数为（15～20）$\times10^9$/L，1 周时降至平均 12×10^9/L，婴儿期白细胞数维持在 10×10^9/L 左右，8 岁以后接近成人水平。出生时中性粒细胞约占 0.65，淋巴细胞约占 0.30。后中性粒细胞比例逐渐下降，生后 4～6 天时两者比例约相等；至 1～2 岁时淋巴细胞约占 0.60，中性粒细胞约占 0.35，之后中性粒细胞比例逐渐上升，至 4～6 岁时两者比例又相等。此外，初生儿外周血中也可出现少量幼稚中性粒细胞，但在数天内即消失。

（3）血小板数　血小板数与成人相似，约为（150～300）$\times10^9$/L。

（4）血红蛋白种类　血红蛋白分子由两对多肽链组成不同的血红蛋白分子。正常情况下可有 6 种不同的血红蛋白分子：胚胎期的血红蛋白为 Gower1（$\zeta_2\varepsilon_2$）、Gower2（$\alpha_2\varepsilon_2$）和 Portland（$\zeta_2\gamma_2$）；胎儿期的胎儿血红蛋白（HbF，$\alpha_2\gamma_2$）；成人血红蛋白分为 HbA（$\alpha_2\beta_2$）和 HbA_2（$\alpha_2\delta_2$）两种。胎儿 6 个月时 HbF 占 0.90，以后 HbA 合成逐渐增加，至出生时 HbF 约占 0.70，HbA 约占 0.30，$HbA_2<0.01$。出生后 HbF 迅速为 HbA 所代替，1 岁时 HbF 不超过 0.05，2 岁时 HbF 不超过 0.02。

（5）血容量　小儿血容量相对较成人多，新生儿血容量约占体重的 10%，平均为 300 ml；儿童约占体重的 8%～10%；成人血容量约占体重的 6%～8%。

第二节　小儿贫血概述

重点	造血特点、血象特点
难点	胚胎期造血
考点	造血特点、血象特点

速览导引图

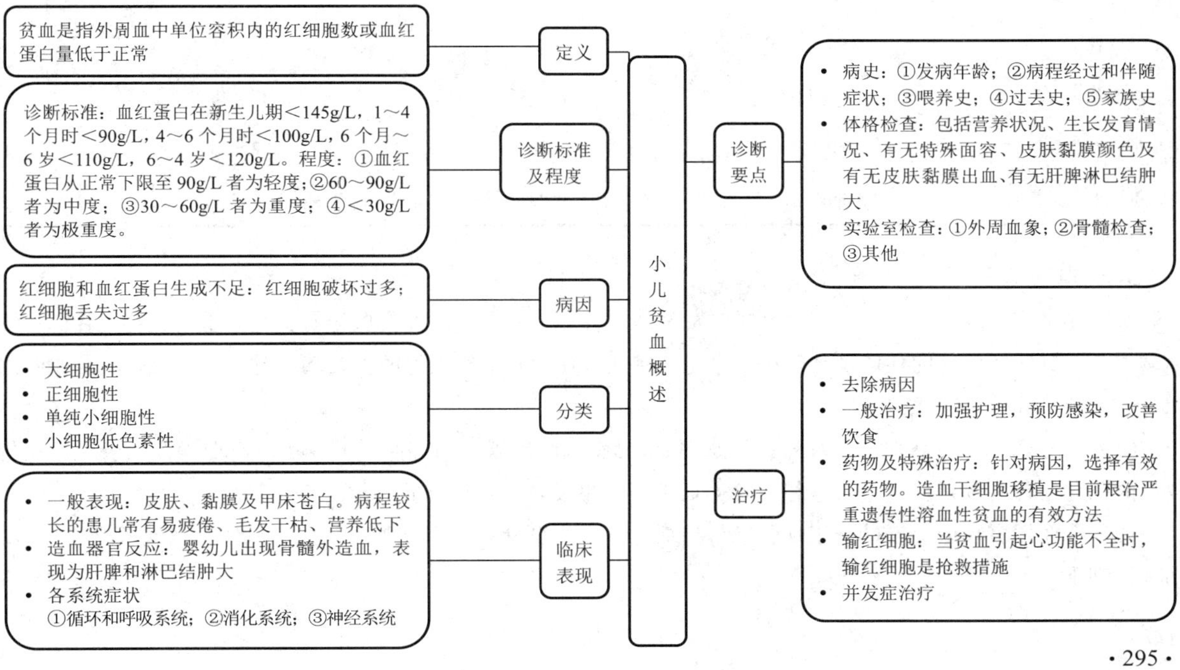
贫血是指外周血中单位容积内的红细胞数或血红蛋白量低于正常
定义
诊断标准：血红蛋白在新生儿期＜145g/L，1～4 个月时＜90g/L，4～6 个月时＜100g/L，6 个月～6 岁＜110g/L，6～4 岁＜120g/L。程度：①血红蛋白从正常下限至 90g/L 者为轻度；②60～90g/L 者为中度；③30～60g/L 者为重度；④＜30g/L 者为极重度。
诊断标准及程度
红细胞和血红蛋白生成不足：红细胞破坏过多；红细胞丢失过多
病因
• 大细胞性
• 正细胞性
• 单纯小细胞性
• 小细胞低色素性
分类
• 一般表现：皮肤、黏膜及甲床苍白。病程较长的患儿常有易疲倦、毛发干枯、营养低下
• 造血器官反应：婴幼儿出现骨髓外造血，表现为肝脾和淋巴结肿大
• 各系统症状
①循环和呼吸系统；②消化系统；③神经系统
临床表现
小儿贫血概述
诊断要点
• 病史：①发病年龄；②病程经过和伴随症状；③喂养史；④过去史；⑤家族史
• 体格检查：包括营养状况、生长发育情况、有无特殊面容、皮肤黏膜颜色及有无皮肤黏膜出血、有无肝脾淋巴结肿大
• 实验室检查：①外周血象；②骨髓检查；③其他
治疗
• 去除病因
• 一般治疗：加强护理，预防感染，改善饮食
• 药物及特殊治疗：针对病因，选择有效的药物。造血干细胞移植是目前根治严重遗传性溶血性贫血的有效方法
• 输红细胞：当贫血引起心功能不全时，输红细胞是抢救措施
• 并发症治疗

1. 定义

（1）贫血　指外周血中单位容积内的红细胞数或血红蛋白量低于正常。

（2）贫血的诊断标准　血红蛋白在新生儿期＜145 g/L，1～4 个月时＜90g /L，4～6 个月时＜100 g/L，6 个月～6 岁＜110 g/L，6～14 岁＜120 g/L。海拔每升高 1000 m，血红蛋白上升 4%。

（3）贫血的程度　根据外周血血红蛋白含量或红细胞数可分为 4 度：①血红蛋白从正常下限至 90 g/L 者为轻度；②～60 g/L 者为中度；③～30 g/L 者为重度；④＜30 g/L 者为极重度。新生儿 Hb 为 144～120 g/L 者为轻度，～90 g/L 者为中度，～60 g/L 者为重度，＜60 g/L 者为极重度。

2. 贫血的病因

（1）红细胞和血红蛋白生成不足　具体原因包括：①造血物质缺乏：如铁缺乏（缺铁性贫血）、维生素 B_{12} 和叶酸缺乏（巨幼红细胞性贫血）；②骨髓造血功能障碍：如再生障碍性贫血、单纯红细胞再生障碍性贫血；③感染性及炎症性贫血：如慢性感染；④其他：如慢性肾病所致贫血、铅中毒所致贫血、癌症性贫血等。

（2）溶血性贫血　可由红细胞内在异常或红细胞外在因素引起。①红细胞内在异常包括红细胞膜结构缺陷（如遗传性球形红细胞增多症）、红细胞酶缺乏［如葡萄糖－6－磷酸脱氢酶（G－6－PD）缺乏］、血红蛋白合成或结构异常（如地中海贫血）。②红细胞外在因素包括免疫和非免疫因素两大方面。免疫因素是指体内抗体介导的红细胞破坏（如新生儿溶血症、自身免疫性溶血性贫血）；非免疫因素包括感染、物理化学因素、毒素、脾功能亢进、弥散性血管内凝血等。

（3）红细胞丢失过多——失血性贫血　包括急性失血和慢性失血引起的贫血。

3. 贫血的分类（依据红细胞形态）

根据红细胞数、血红蛋白量和血细胞比容计算平均红细胞容积（MCV）、平均红细胞血红蛋白量（MCH）、平均红细胞血红蛋白浓度（MCHC），将贫血分为 4 类（表 15－1）。

表 15－1　贫血的细胞形态分类

	MCV（fl）	MCH（pg）	MCHC（%）
正常值	80～94	28～32	32～38
大细胞性	＞94	＞32	32～38
正细胞性	80～94	28～32	32～38
单纯小细胞性	＜80	＜28	32～38
小细胞低色素性	＜80	＜28	＜32

4. 贫血的临床表现

贫血的临床表现与其病因、程度轻重、发生急慢等因素有关。急性贫血容易引起严重症状甚至休克；慢性贫血，若机体各器官的代偿功能较好，可无症状或症状较轻。红细胞的主要功能是携带氧气，故贫血时组织与器官缺氧而产生一系列症状。

（1）一般表现　皮肤（面、耳轮、手掌等）、黏膜（睑结膜、口腔黏膜）及甲床苍白为突出表现。病程较长的患儿还常有易疲倦、毛发干枯、营养低下、体格发育迟缓等症状。

（2）造血器官反应　婴幼儿出现骨髓外造血，表现为肝脾和淋巴结肿大，外周血中可出现有核红细胞、幼稚粒细胞。

（3）各系统症状　①循环和呼吸系统出现呼吸加速、心率加快、脉搏加强、动脉压增高，有时可见毛细血管搏动。重度贫血失代偿时，则出现心脏扩大、心前区收缩期杂音，甚至发生充血性心力衰竭。②消化系统出现食欲减退、恶心、腹胀或便秘等。偶有舌炎、舌乳头萎缩等。③神经系统出现精神不振、注意力不集中、情绪易激动等。年长儿可有头痛、昏眩、眼前有黑点或耳鸣等。

5. 贫血的诊断要点

贫血是综合征，依据病史、体格检查和实验室检查明确贫血的原因，才能进行合理和有效的治疗。

（1）病史　①发病年龄：出生即有严重贫血者要考虑产前或产时失血；生后 48 小时内出现贫血伴有黄疸者，以新生儿溶血症可能性大；婴儿期发病者多考虑营养缺乏性贫血、遗传性溶血性贫血；儿童期发病者多考虑慢性出血性贫血、再生障碍性贫血及其他造血系统疾病、全身性疾病引起的贫血。②病程经过和伴随症状：起病快、病程短者，提示急性溶血或急性失血；起病缓慢者，提示营养性贫血、慢性失血、慢性溶血等。如伴有黄疸和血红蛋白尿提示溶血；伴有神经和精神症状，如嗜睡、震颤等提示维生素 B_{12} 缺乏。③喂养史：单纯乳类喂养未及时添加辅食的婴儿，易患营养性缺铁性贫血或巨细胞性贫血。④过去史：询问有无寄生虫病、其他系统疾病及用药史。⑤家族史：与遗传有关的贫血，如遗传性球形红细胞增多症、G－6－PD 缺乏、地中海贫血等，家族（或近亲）中常有同样患者。

（2）体格检查　包括营养状况、生长发育情况、有无特殊面容、皮肤黏膜颜色及有无皮肤黏膜出血、有无肝脾淋巴结肿大。重型 β 地中海贫血常表现有特殊面貌。如贫血伴有皮肤、黏膜出血点或瘀斑，要注意排除出血性疾病和白血病。伴有黄疸时提示溶血性贫血。严重的缺铁性贫血指甲扁平甚至呈匙状甲。肝脾轻度肿大多提示髓外造血；如肝脾明显肿大且以脾肿大为主者，多提示遗传性溶血性贫血。贫血伴有明显淋巴结肿大者，应考虑造血系统肿瘤。

（3）实验室检查　①外周血象检查，如红细胞较小、染色浅、中央淡染色区扩大，多提示缺铁性贫血；红细胞呈球形，染色深，提示遗传性球形红细胞增多症；红细胞大小不等，染色浅并有异形、靶形和碎片者，多提示地中海贫血；红细胞形态正常则见于急性溶血或骨髓造血功能障碍。网织红细胞计数可反映骨髓造红细胞的功能。增多提示骨髓造血功能活跃，可见于急慢性溶血或失血性贫血；减少提示造血功能低下，可见于再生障碍性贫血、营养性贫血等。②骨髓检查可直接了解骨髓造血细胞生成的质和量的变化，对白血病及再生障碍性贫血等贫血的诊断具有决定性意义。③其他，如血红蛋白分析检查对地中海贫血和异常血红蛋白病的诊断有重要意义；红细胞脆性试验对于遗传性球形红细胞增多症和地中海贫血（脆性减低）有重要意义；红细胞酶活力测定对先天性红细胞酶缺陷所致的溶血性贫血有诊断意义；抗人球蛋白试验可诊断自身免疫性溶血；血清铁、铁蛋白、红细胞游离原卟啉等检查可以协助诊断缺铁性贫血。

6. 贫血的治疗原则

（1）去除病因　是治疗贫血的关键。

（2）一般治疗　加强护理，预防感染，改善饮食质量和搭配等。

（3）药物及特殊治疗　针对贫血的病因，选择有效的药物给予治疗。造血干细胞移植是目前根治严重遗传性溶血性贫血的有效方法。

（4）输红细胞　当贫血引起心功能不全时，输红细胞是抢救措施。长期慢性贫血者，若代偿功能良好，可不必输红细胞；贫血越严重，一次输注量越少且速度宜慢。一般选用浓缩红细胞，每次 5～10 ml/kg。

（5）并发症治疗　婴幼儿贫血易合并急慢性感染、营养不良、消化功能紊乱等，应予积极治疗。

第三节　营养性贫血

重点	缺铁性贫血的病因、发病机制、实验室检查及治疗
难点	铁的代谢及其相关指标
考点	缺铁性贫血的病因、发病机制、实验室检查及治疗，铁代谢指标

速览导引图

一、缺铁性贫血

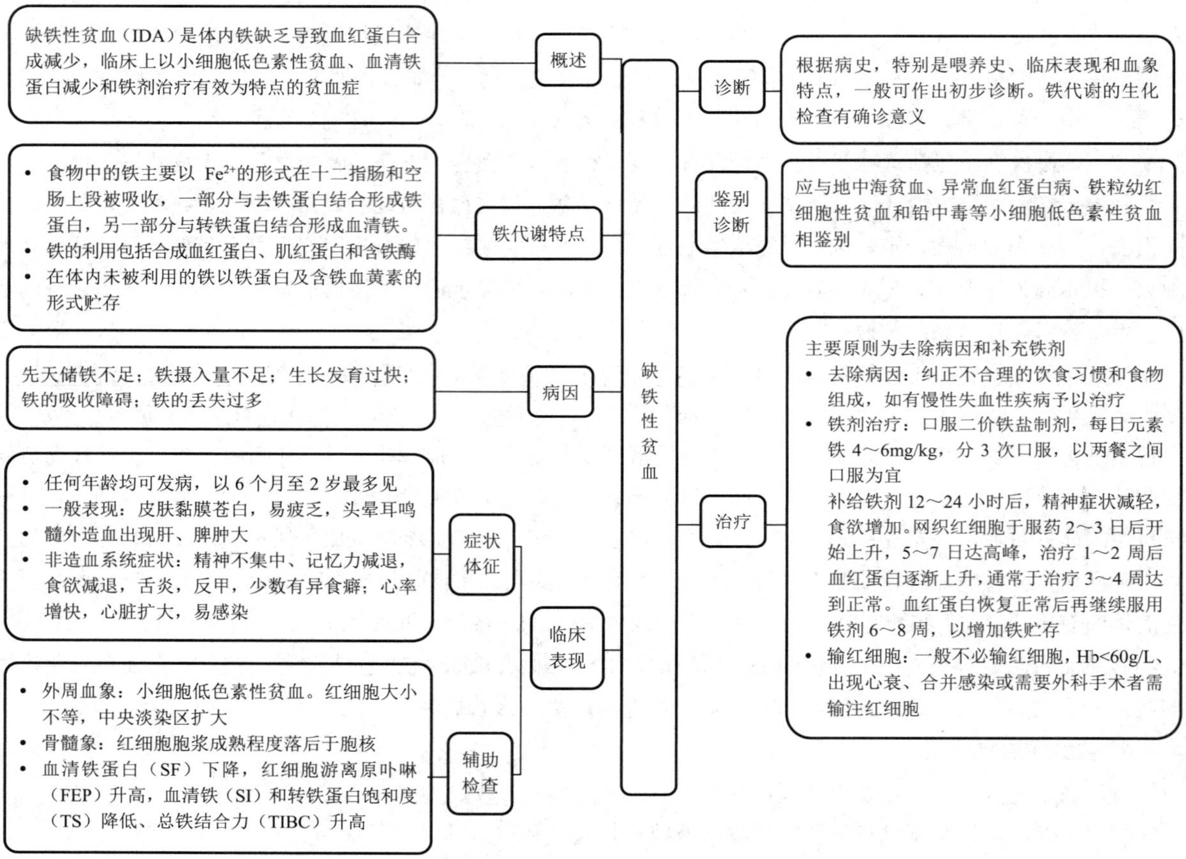
缺铁性贫血
概述
缺铁性贫血（IDA）是体内铁缺乏导致血红蛋白合成减少，临床上以小细胞低色素性贫血、血清铁蛋白减少和铁剂治疗有效为特点的贫血症
铁代谢特点
• 食物中的铁主要以 Fe2+的形式在十二指肠和空肠上段被吸收，一部分与去铁蛋白结合形成铁蛋白，另一部分与转铁蛋白结合形成血清铁。
• 铁的利用包括合成血红蛋白、肌红蛋白和含铁酶
• 在体内未被利用的铁以铁蛋白及含铁血黄素的形式贮存
病因
先天储铁不足；铁摄入量不足；生长发育过快；铁的吸收障碍；铁的丢失过多
临床表现
症状体征
• 任何年龄均可发病，以 6 个月至 2 岁最多见
• 一般表现：皮肤黏膜苍白，易疲乏，头晕耳鸣
• 髓外造血出现肝、脾肿大
• 非造血系统症状：精神不集中、记忆力减退，食欲减退，舌炎，反甲，少数有异食癖；心率增快，心脏扩大，易感染
辅助检查
• 外周血象：小细胞低色素性贫血。红细胞大小不等，中央淡染区扩大
• 骨髓象：红细胞胞浆成熟程度落后于胞核
• 血清铁蛋白（SF）下降，红细胞游离原卟啉（FEP）升高，血清铁（SI）和转铁蛋白饱和度（TS）降低、总铁结合力（TIBC）升高
诊断
根据病史，特别是喂养史、临床表现和血象特点，一般可作出初步诊断。铁代谢的生化检查有确诊意义
鉴别诊断
应与地中海贫血、异常血红蛋白病、铁粒幼红细胞性贫血和铅中毒等小细胞低色素性贫血相鉴别
治疗
主要原则为去除病因和补充铁剂
• 去除病因：纠正不合理的饮食习惯和食物组成，如有慢性失血性疾病予以治疗
• 铁剂治疗：口服二价铁盐制剂，每日元素铁 4～6mg/kg，分 3 次口服，以两餐之间口服为宜
补给铁剂 12～24 小时后，精神症状减轻，食欲增加。网织红细胞于服药 2～3 日后开始上升，5～7 日达高峰，治疗 1～2 周后血红蛋白逐渐上升，通常于治疗 3～4 周达到正常。血红蛋白恢复正常后再继续服用铁剂 6～8 周，以增加铁贮存
• 输红细胞：一般不必输红细胞，Hb<60g/L、出现心衰、合并感染或需要外科手术者需输注红细胞

1. 定义

（1）缺铁性贫血（IDA）是体内铁缺乏导致血红蛋白合成减少，临床上以小细胞低色素性贫血、血清铁蛋白减少和铁剂治疗有效为特点的贫血症。

（2）以 6 个月至 2 岁的小儿高发。

2. 铁的代谢

（1）人体内铁元素的含量及分布　总铁量中约 64%用于合成血红蛋白，32%以铁蛋白及含铁血黄素形式贮存于骨髓、肝和脾内，3.2%合成肌红蛋白；＜1%存在于含铁酶内和以运转铁的形式存在于血浆中。

（2）铁的来源　外源性铁主要来自食物，动物性食物含铁量高、吸收率高，母乳与牛乳含铁量均低，但母乳吸收率高。植物性食物中的铁吸收率低。内源性铁系体内红细胞衰老或破坏所释放的血红蛋白铁，占人体铁摄入量的 2/3。

（3）铁的吸收和运转　食物中的铁主要以 Fe^{2+}的形式在十二指肠和空肠上段被吸收。进入肠黏膜细胞的 Fe^{2+}被氧化成 Fe^{3+}，一部分与细胞内的去铁蛋白结合形成铁蛋白，另一部分与血浆中的转铁蛋白（Tf）结合，形成血清铁（SI），随血液循环将铁运送到需铁和贮铁组织，供给机体利用。红细胞破坏后释放出的铁也同样通过与 Tf 结合运送到骨髓等组织，被利用或贮存。

肠黏膜细胞通过体内贮存铁和转铁蛋白受体（TfR）来调控铁的吸收。维生素 C、稀盐酸、果糖、氨基酸等还原物质使 Fe^{3+}变成 Fe^{2+}，有利于铁的吸收；磷酸、草酸等可与铁形成不溶性铁酸盐，难于吸收；植物纤维、茶、咖啡、蛋、牛奶、抗酸药物等可抑制铁的吸收。

（4）铁的利用与储存　铁的利用包括合成血红蛋白、肌红蛋白和含铁酶。在体内未被利用的铁以铁蛋白及含铁血黄素的形式贮存。

（5）铁的需要量　成熟儿自生后 4 个月至 3 岁每天约需铁 1 mg/kg；早产儿需铁较多，约达 2 mg/kg。

（6）胎儿和儿童期铁代谢特点　孕后期 3 个月胎儿通过胎盘从母体获得足够的铁满足生后 4～5 个月内的需要，因此未成熟儿从母体获得的铁较少，容易发生缺铁。约 4 月龄以后贮存铁耗竭即发生缺铁，故 6 个月至 2 岁的小儿缺铁性贫血发生率高。

3. 缺铁性贫血（IDA）的病因

（1）先天储铁不足　早产、双胎或多胎、胎儿失血和孕母严重缺铁等。

（2）铁摄入量不足　这是 IDA 的主要原因。单纯人乳、牛乳等喂养，未及时添加含铁较多的辅食。

（3）生长发育过快　婴儿期生长发育较快，尤其未成熟儿；如不及时添加含铁丰富的食物，则易致缺铁。

（4）铁的吸收障碍　食物搭配不合理、慢性腹泻。

（5）铁的丢失过多　长期慢性失血可致缺铁，如肠息肉、膈疝、钩虫病等，用不经加热处理的鲜牛奶喂养的婴儿可因对牛奶过敏而致肠出血。

4. 发病机制

缺铁通常经过以下 3 个阶段才发生贫血：①铁减少期（ID)阶段体内贮存铁已减少，但供红细胞合成血红蛋白的铁尚未减少。②红细胞生成缺铁期（IDE)贮存铁进一步耗竭，红细胞生成所需的铁亦不足，但循环中血红蛋白的量尚未减少。③缺铁性贫血期（IDA)出现小细胞低色素性贫血，还有一些非造血系统的症状。

5. 临床表现

（1）任何年龄均可发病，以 6 个月至 2 岁最多见。

（2）一般表现　皮肤黏膜逐渐苍白，易疲乏，头晕、耳鸣等。

（3）髓外造血表现　由于髓外造血，肝、脾可出现肿大。

（4）非造血系统症状　精神不集中、记忆力减退，食欲减退，舌炎，少数有异食癖。心率增快，严重者心脏扩大，甚至出现心力衰竭。因细胞免疫功能降低常合并感染。因上皮组织异常而出现反甲。

6. 实验室检查

（1）外周血象　小细胞低色素性贫血。外周血涂片可见红细胞大小不等，以小细胞为多，中央淡染区扩大。平均红细胞容积（MCV）$<$80 fl，平均红细胞血红蛋白量（MCH）$<$26 pg，平均红细胞血红蛋白浓度（MCHC）$<$0.31。网织红细胞数正常或轻度减少。白细胞、血小板一般无改变。

（2）骨髓象　呈增生活跃，以中、晚幼红细胞增生为主。红细胞胞浆成熟程度落后于胞核。

（3）铁代谢指标　①血清铁蛋白（SF）下降，可较敏感地反映体内贮存铁的情况，因而是诊断铁减少期（ID 期）的敏感指标。但受感染、肿瘤、肝脏和心脏疾病的影响。②红细胞游离原卟啉（FEP）升高，如 SF 值降低、FEP 升高而未出现贫血，这是红细胞生成缺铁期（IDE 期）的典型表现。③血浆中与转铁蛋白结合的铁称为血清铁（SI）；转铁蛋白仍能结合的铁的量称为未饱和铁结合力。血清铁与未饱和铁结合力之和称为血清总铁结合力（TIBC）。血清铁在总铁结合力中所占的百分比称为转铁蛋白饱和度（TS）。SI 和 TS 降低、TIBC 升高在缺铁性贫血期（IDA 期）出现。TS＜15%有诊断意义。④骨髓可染铁：普鲁士蓝染色镜检提示细胞外铁减少。红细胞内铁粒细胞数＜15%，提示贮存铁减少（细胞内铁减少），这是一项反映体内贮存铁的敏感而可靠的指标。

7. 诊断和鉴别诊断

根据病史，特别是喂养史、临床表现和血象特点，一般可作出初步诊断。进一步进行有关铁代谢的生化检查有确诊意义。必要时可进行骨髓检查。用铁剂治疗有效可证实诊断。

地中海贫血、异常血红蛋白病、铁粒幼红细胞性贫血和铅中毒等亦表现为小细胞低色素性贫血，应根据各病临床特点和实验室检查特征加以鉴别。

8. 治疗

主要原则为去除病因和补充铁剂。

（1）一般治疗　保证充足睡眠，避免感染，适当增加含铁质丰富的食物，重度贫血者注意保护心脏功能。

（2）去除病因　纠正不合理的饮食习惯和食物组成，如有慢性失血性疾病予以治疗。

（3）铁剂治疗　口服二价铁盐制剂。剂量为元素铁每日 4～6 mg/kg，分 3 次口服，以两餐之间口服为宜；可从小剂量开始，如无不良反应，可在 1～2 日内加至足量。同时服用维生素 C，可增加铁的吸收。注射铁剂较容易发生不良反应，甚至可发生过敏反应致死，故应慎用。

补给铁剂 12～24 小时后，细胞内含铁酶开始恢复，烦躁等精神症状减轻，食欲增加。网织红细胞于服药 2～3 日后开始上升，5～7 日达高峰，2～3 周后下降至正常。治疗 1～2 周后血红蛋白逐渐上升，通常于治疗 3～4 周达到正常。如 3 周内血红蛋白上升不足 20 g/L，应注意寻找原因。如治疗反应满意，血红蛋白恢复正常后再继续服用铁剂 6～8 周，以增加铁贮存。

（4）输红细胞　一般不必输红细胞，输注红细胞的适应证是：①贫血严重，尤其是发生心力衰竭者。②合并感染者。③急需外科手术者。Hb 在 60 g/L 以上者，不必输红细胞。

9. 预防

（1）提倡母乳喂养。

（2）及时添加含铁丰富且铁吸收率高的辅助食品。

（3）婴幼儿食品应加入适量铁剂加以强化。

（4）对早产儿，尤其是非常低体重的早产儿，宜自 2 个月左右给予铁剂预防。

二、营养性巨幼细胞贫血

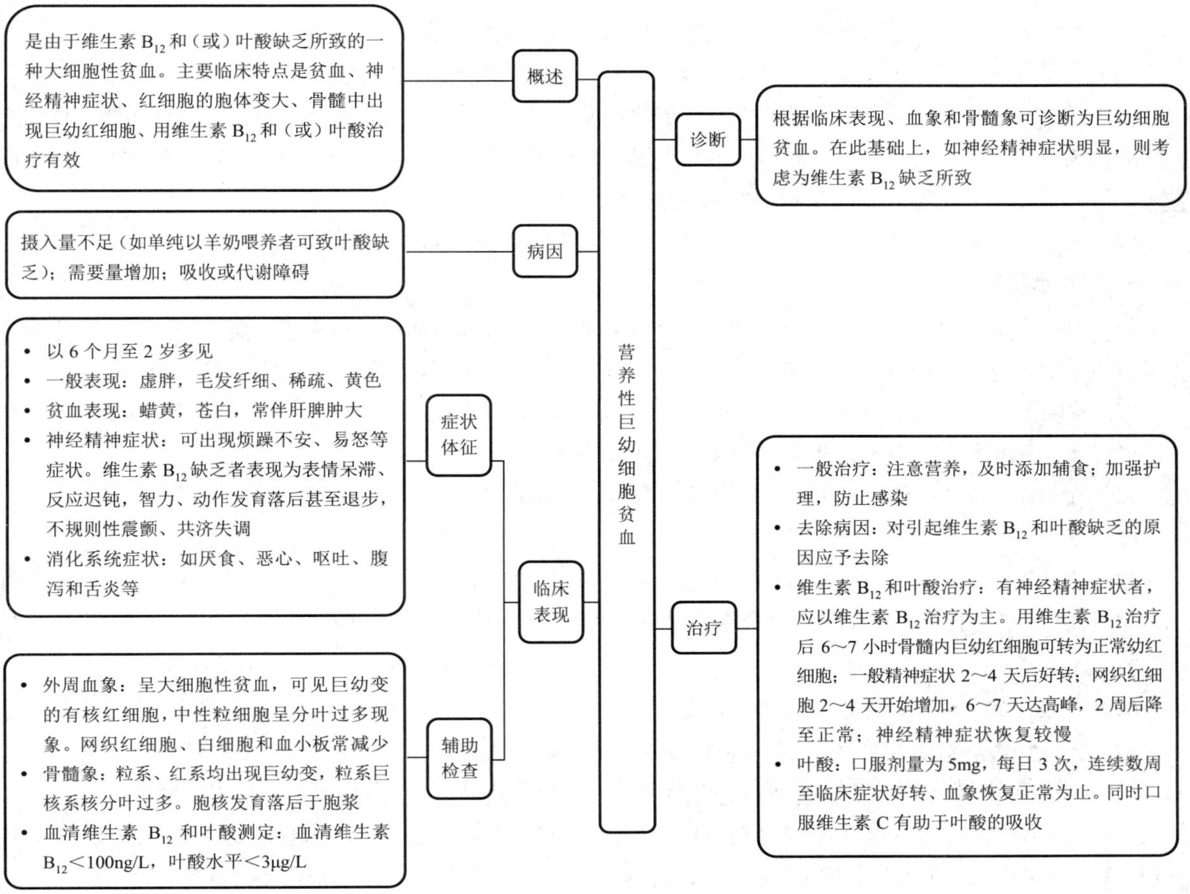
营养性巨幼细胞贫血
概述
是由于维生素 B_{12} 和（或）叶酸缺乏所致的一种大细胞性贫血。主要临床特点是贫血、神经精神症状、红细胞的胞体变大、骨髓中出现巨幼红细胞、用维生素 B_{12} 和（或）叶酸治疗有效
病因
摄入量不足（如单纯以羊奶喂养者可致叶酸缺乏）；需要量增加；吸收或代谢障碍
临床表现
症状体征
• 以 6 个月至 2 岁多见
• 一般表现：虚胖，毛发纤细、稀疏、黄色
• 贫血表现：蜡黄，苍白，常伴肝脾肿大
• 神经精神症状：可出现烦躁不安、易怒等症状。维生素 B_{12} 缺乏者表现为表情呆滞、反应迟钝，智力、动作发育落后甚至退步，不规则性震颤、共济失调
• 消化系统症状：如厌食、恶心、呕吐、腹泻和舌炎等
辅助检查
• 外周血象：呈大细胞性贫血，可见巨幼变的有核红细胞，中性粒细胞呈分叶过多现象。网织红细胞、白细胞和血小板常减少
• 骨髓象：粒系、红系均出现巨幼变，粒系巨核系核分叶过多。胞核发育落后于胞浆
• 血清维生素 B_{12} 和叶酸测定：血清维生素 B_{12} <100ng/L，叶酸水平<3μg/L
诊断
根据临床表现、血象和骨髓象可诊断为巨幼细胞贫血。在此基础上，如神经精神症状明显，则考虑为维生素 B_{12} 缺乏所致
治疗
• 一般治疗：注意营养，及时添加辅食；加强护理，防止感染
• 去除病因：对引起维生素 B_{12} 和叶酸缺乏的原因应予去除
• 维生素 B_{12} 和叶酸治疗：有神经精神症状者，应以维生素 B_{12} 治疗为主。用维生素 B_{12} 治疗后 6～7 小时骨髓内巨幼红细胞可转为正常幼红细胞；一般精神症状 2～4 天后好转；网织红细胞 2～4 天开始增加，6～7 天达高峰，2 周后降至正常；神经精神症状恢复较慢
• 叶酸：口服剂量为 5mg，每日 3 次，连续数周至临床症状好转、血象恢复正常为止。同时口服维生素 C 有助于叶酸的吸收

1. 定义　营养性巨幼细胞贫血是由于维生素 B_{12} 和（或）叶酸缺乏所致的一种大细胞性贫血。主要临床特点是贫血、神经精神症状、红细胞的胞体变大、骨髓中出现巨幼红细胞、用维生素 B_{12} 和（或）叶酸治疗有效。

2. 病因

（1）摄入量不足　饮食中缺乏肉类、动物肝肾及蔬菜，可致维生素 B_{12} 和叶酸缺乏。单纯以羊奶喂养者可致叶酸缺乏。

（2）需要量增加　婴儿生长发育较快，对叶酸、维生素 B_{12} 的需要量也增加。

（3）吸收或代谢障碍　慢性腹泻影响叶酸吸收，先天性叶酸代谢障碍也可致叶酸缺乏。

3. 发病机制

当维生素 B_{12} 或叶酸缺乏导致 DNA 合成减少，出现细胞核的发育落后于胞浆，红细胞的胞体变大，形成巨幼红细胞。由于红细胞生成速度变慢；巨幼红细胞在骨髓内易被破坏；进入血液循环的红细胞寿命也较短，从而出现贫血。DNA 合成不足也导致粒细胞核成熟障碍，出现巨大幼稚粒细胞和中性粒细胞分叶过多现象，而且亦可使巨核细胞的核发育障碍而致巨大血小板。

维生素 B_{12} 与神经髓鞘中脂蛋白形成有关，当其缺乏时，可导致中枢和外周神经髓鞘受损，因而出现神经精神症状。叶酸缺乏主要引起情感改变。此外，维生素 B_{12} 缺乏者易伴结核病。

4. 临床表现

（1）以6个月至2岁多见。

（2）一般表现　多呈虚胖或颜面轻度水肿，毛发纤细、稀疏、黄色。

（3）贫血表现　皮肤常呈蜡黄色，睑结膜、口唇、指甲等处苍白，常伴肝脾肿大。

（4）神经精神症状　可出现烦躁不安、易怒等症状。维生素 B_{12}缺乏者表现为表情呆滞、反应迟钝，智力、动作发育落后甚至退步。重症病例可出现不规则性震颤、感觉异常、共济失调、踝阵挛和Babinski征阳性等。叶酸缺乏不发生神经系统症状，但可导致神经精神异常。

（5）消化系统症状　常出现较早，如厌食、恶心、呕吐、腹泻和舌炎等。

5. 实验室检查

（1）外周血象　呈大细胞性贫血，MCV＞94 fl，MCH＞32 pg。血涂片可见红细胞大小不等，以大细胞为多，可见巨幼变的有核红细胞，中性粒细胞呈分叶过多现象。网织红细胞、白细胞和血小板常减少。

（2）骨髓象　增生明显活跃，以红系增生为主，粒系、红系均出现巨幼变，中性粒细胞的胞浆空泡形成，核分叶过多。巨核细胞的核有过度分叶现象，巨大血小板。

（3）血清维生素 B_{12}和叶酸测定　血清维生素 B_{12}＜100 ng/L，叶酸水平＜3 μg/L。

6. 诊断

根据临床表现、血象和骨髓象可诊断为巨幼细胞贫血。在此基础上，如神经精神症状明显，则考虑为维生素 B_{12}缺乏所致。有条件时测定血清维生素 B_{12}或叶酸水平可进一步协助确诊。

7. 治疗

（1）一般治疗　注意营养，及时添加辅食；加强护理，防止感染。

（2）去除病因　对引起维生素 B_{12}和叶酸缺乏的原因应予去除。

（3）维生素 B_{12}和叶酸治疗　有神经精神症状者，应以维生素 B_{12}治疗为主，如单用叶酸反而有加重症状的可能。用维生素 B_{12}治疗后6～7小时骨髓内巨幼红细胞可转为正常幼红细胞；一般精神症状2～4天后好转；网织红细胞2～4天开始增加，6～7天达高峰，2周后降至正常；神经精神症状恢复较慢。

叶酸口服剂量为5 mg，每日3次，连续数周至临床症状好转、血象恢复正常为止。同时口服维生素C有助于叶酸的吸收。服叶酸1～2天后食欲好转，骨髓中巨幼红细胞转为正常；2～4天网织红细胞增加，4～7天达高峰；2～6周红细胞和血红蛋白恢复正常。

临床病例分析

患儿，女，8月龄。因进行性面色苍白2个月入院。患儿无发热，无皮疹，无咳嗽，无呕吐腹泻，无嗜睡，无抽搐，既往无服药史。自发病以来，患儿胃纳佳，精神状态和体力正常，大小便无殊。既往史：无手术、外伤及药物食物过敏史。个人史：G_1P_1，孕35周平产（系劳累导致早产），出生体重2.5 kg，出生时无窒息抢救史，母乳喂养，生长发育正常，预防接种史正常。家族史无殊。查体：神清，精神可，T 36.4 ℃，P 124次/分，R 26次/分，BP 84/63 mmHg，W 12.5 kg，H 67 cm。面色、皮肤结膜苍白。皮肤无黄染，淋巴结无肿大，心肺听诊无殊。腹软，肝肋下未及，脾肋下1 cm。未及紫绀，全身未及皮疹。四肢无水肿，神经系统检查无殊。血常规：WBC 9.7×10^9/L，L62.4%，N32.2%，RBC 2.8×10^{12}/L，Hb 65 g/L，MCV 59.7 fl，MCH 18.1 pg，MCHC 30%，Ret 2.3%。CRP＜1 mg/L。粪常规及OB阴性。

思考

1. 本病例最可能的诊断是什么？有何依据？

2. 需要与哪些疾病作鉴别？进一步确诊需要做哪些检查？

3. 该如何拟定治疗方案？

解析

1. 最可能的诊断是营养性缺铁性贫血。依据是：患儿系 8 月龄女婴，因进行性面色苍白 2 个月入院。孕 35 周早产，先天储铁不足。出生至今母乳喂养，未添加辅食，铁摄入量不足。患儿 8 月龄，体重达 12.5 kg，生长过快导致铁供应相对不足。上述原因提示患儿存在缺铁。同时脾肋下 1 cm，考虑存在髓外造血，血常规示 Hb 65 g/L，MCV 59.7 fl，MCH 18.1 pg，MCHC 30%，Ret 2.3%，提示小细胞低色素性贫血。

2. 本病需与以下疾病相鉴别。①地中海贫血：患儿为小细胞低色素性贫血，查体脾肿大，需考虑该病，为进一步排除诊断，可行血红蛋白电泳检查。②慢性病性贫血：患儿病史 2 月，需考虑该病可能，但患儿无明显感染病史，体格发育良好，不支持该诊断。③铅中毒：也表现为小细胞低色素贫血，需考虑。但患儿无铅中毒临床表现，必要时可行血铅检查及外周血涂片排除该诊断。

3. 治疗方案。①一般治疗：保证充足睡眠，避免感染，添加辅食，增加含铁质丰富的食物。②铁剂治疗：口服二价铁盐制剂。剂量为元素铁每日 4～6 mg/kg，分 3 次口服，以两餐之间口服为宜。同时服用维生素 C，可增加铁的吸收。服用至血红蛋白恢复正常后 6～8 周。

第四节　溶血性贫血

重点	遗传性球形红细胞增多症、红细胞葡萄糖－6－磷酸脱氢酶缺乏症和地中海贫血的临床诊断，溶血性贫血的治疗原则
难点	地中海贫血的发病机制和治疗
考点	遗传性球形红细胞增多症、红细胞葡萄糖－6－磷酸脱氢酶缺乏症和地中海贫血的临床诊断，溶血性贫血的治疗原则

一、遗传性球形红细胞增多症

速览导引图

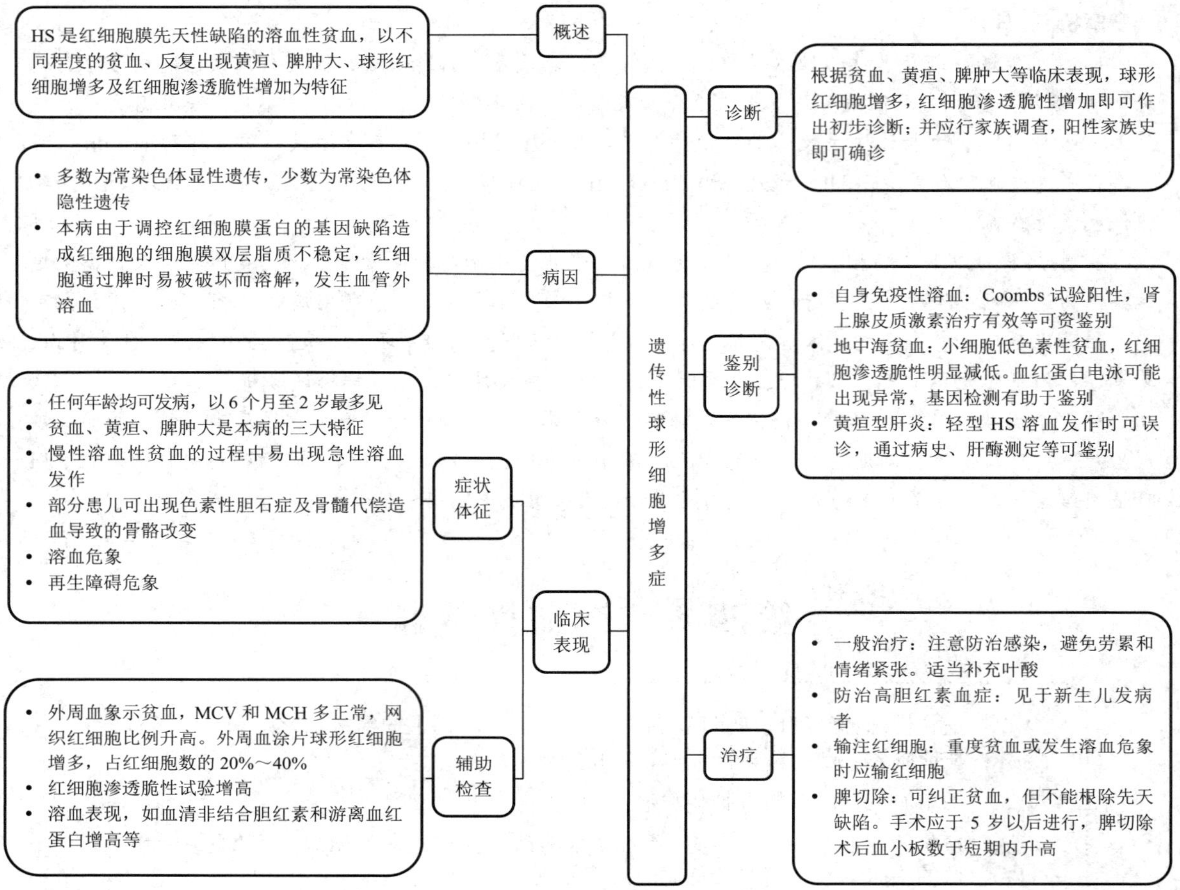
遗传性球形红细胞增多症
概述
HS是红细胞膜先天性缺陷的溶血性贫血，以不同程度的贫血、反复出现黄疸、脾肿大、球形红细胞增多及红细胞渗透脆性增加为特征
病因
• 多数为常染色体显性遗传，少数为常染色体隐性遗传
• 本病由于调控红细胞膜蛋白的基因缺陷造成红细胞的细胞膜双层脂质不稳定，红细胞通过脾时易被破坏而溶解，发生血管外溶血
临床表现
症状体征
• 任何年龄均可发病，以6个月至2岁最多见
• 贫血、黄疸、脾肿大是本病的三大特征
• 慢性溶血性贫血的过程中易出现急性溶血发作
• 部分患儿可出现色素性胆石症及骨髓代偿造血导致的骨骼改变
• 溶血危象
• 再生障碍危象
辅助检查
• 外周血象示贫血，MCV和MCH多正常，网织红细胞比例升高。外周血涂片球形红细胞增多，占红细胞数的20%～40%
• 红细胞渗透脆性试验增高
• 溶血表现，如血清非结合胆红素和游离血红蛋白增高等
诊断
根据贫血、黄疸、脾肿大等临床表现，球形红细胞增多，红细胞渗透脆性增加即可作出初步诊断；并应行家族调查，阳性家族史即可确诊
鉴别诊断
• 自身免疫性溶血：Coombs试验阳性，肾上腺皮质激素治疗有效等可资鉴别
• 地中海贫血：小细胞低色素性贫血，红细胞渗透脆性明显减低。血红蛋白电泳可能出现异常，基因检测有助于鉴别
• 黄疸型肝炎：轻型HS溶血发作时可误诊，通过病史、肝酶测定等可鉴别
治疗
• 一般治疗：注意防治感染，避免劳累和情绪紧张。适当补充叶酸
• 防治高胆红素血症：见于新生儿发病者
• 输注红细胞：重度贫血或发生溶血危象时应输红细胞
• 脾切除：可纠正贫血，但不能根除先天缺陷。手术应于5岁以后进行，脾切除术后血小板数于短期内升高

1. 定义　遗传性球形红细胞增多症（HS）是红细胞膜先天性缺陷的溶血性贫血，以不同程度的贫血、反复出现黄疸、脾肿大、球形红细胞增多及红细胞渗透脆性增加为特征。

2. 病因和发病机制

（1）多数为常染色体显性遗传，少数为常染色体隐性遗传。

（2）本病由于调控红细胞膜蛋白的基因突变，造成膜骨架蛋白单独或联合缺陷。缺陷造成红细胞的细胞膜双层脂质不稳定、阳离子通透性增加、蛋白磷酸化功能下降，从而使红细胞通过脾时易被破坏而溶解，发生血管外溶血。

3. 临床表现

（1）贫血、黄疸、脾肿大是本病的三大特征。

（2）在慢性溶血性贫血的过程中易出现急性溶血发作。

（3）部分患儿可出现色素性胆石症及骨髓代偿造血导致的骨骼改变。

（4）溶血危象　感染、劳累或情绪紧张等因素下，贫血和黄疸突然加重，伴有发热、寒战、呕吐，脾肿大显著并有疼痛。

（5）再生障碍危象　表现为以红系造血受抑为主的骨髓造血功能暂时性抑制，出现严重贫血，可有不同程度的白细胞和血小板减少。常与微小病毒 B_{19} 感染有关，呈自限性过程，持续数天或1～2周缓解。

4. 实验室检查

（1）外周血象示贫血，MCV 和 MCH 多正常，MCHC 可增加；网织红细胞升高。外周血涂片可见胞体小、染色深、中心浅染区消失的球形红细胞增多，占红细胞数的 20%～40%。

（2）红细胞渗透脆性试验增高。

（3）溶血表现，如血清非结合胆红素和游离血红蛋白增高等。

5. 诊断

根据贫血、黄疸、脾肿大等临床表现，球形红细胞增多，红细胞渗透脆性增加即可作出初步诊断；并应行家族调查，阳性家族史即可确诊。

6. 鉴别诊断

（1）自身免疫性溶血　Coombs 试验阳性，肾上腺皮质激素治疗有效等可资鉴别。

（2）地中海贫血　小细胞低色素性贫血，红细胞渗透脆性明显减低。血红蛋白电泳可能出现异常，基因检测有助于鉴别。

（3）黄疸型肝炎　轻型 HS 溶血发作时可误诊，通过病史、肝酶测定等可鉴别。

7. 治疗

（1）一般治疗　注意防治感染，避免劳累和情绪紧张。适当补充叶酸。

（2）防治高胆红素血症　见于新生儿发病者。

（3）输注红细胞　重度贫血或发生溶血危象时应输红细胞。

（4）脾切除　可纠正贫血，但不能根除先天缺陷。手术应于 5 岁以后进行，脾切除术后血小板数于短期内升高。

二、红细胞葡萄糖-6-磷酸脱氢酶缺乏症

速览导引图

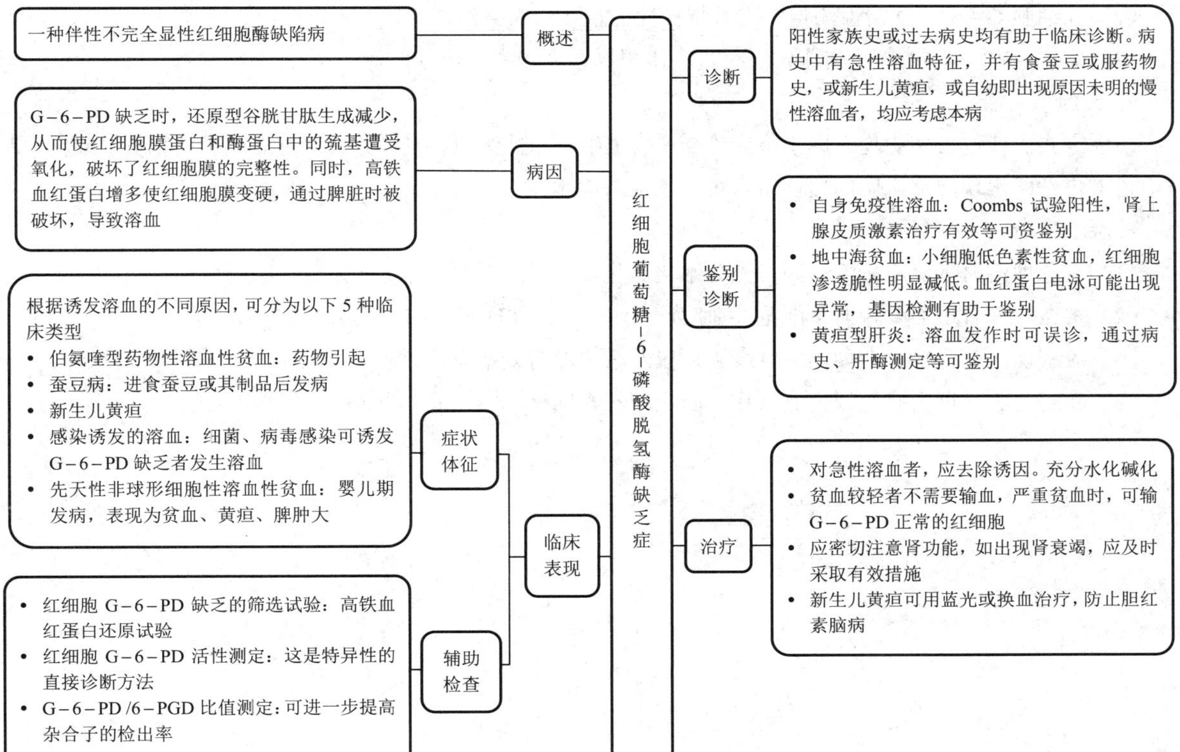
红细胞葡萄糖-6-磷酸脱氢酶缺乏症
概述
一种伴性不完全显性红细胞酶缺陷病
病因
G-6-PD 缺乏时，还原型谷胱甘肽生成减少，从而使红细胞膜蛋白和酶蛋白中的巯基遭受氧化，破坏了红细胞膜的完整性。同时，高铁血红蛋白增多使红细胞膜变硬，通过脾脏时被破坏，导致溶血
临床表现
症状体征
根据诱发溶血的不同原因，可分为以下 5 种临床类型
• 伯氨喹型药物性溶血性贫血：药物引起
• 蚕豆病：进食蚕豆或其制品后发病
• 新生儿黄疸
• 感染诱发的溶血：细菌、病毒感染可诱发 G-6-PD 缺乏者发生溶血
• 先天性非球形细胞性溶血性贫血：婴儿期发病，表现为贫血、黄疸、脾肿大
辅助检查
• 红细胞 G-6-PD 缺乏的筛选试验：高铁血红蛋白还原试验
• 红细胞 G-6-PD 活性测定：这是特异性的直接诊断方法
• G-6-PD /6-PGD 比值测定：可进一步提高杂合子的检出率
诊断
阳性家族史或过去病史均有助于临床诊断。病史中有急性溶血特征，并有食蚕豆或服药物史，或新生儿黄疸，或自幼即出现原因未明的慢性溶血者，均应考虑本病
鉴别诊断
• 自身免疫性溶血：Coombs 试验阳性，肾上腺皮质激素治疗有效等可资鉴别
• 地中海贫血：小细胞低色素性贫血，红细胞渗透脆性明显减低。血红蛋白电泳可能出现异常，基因检测有助于鉴别
• 黄疸型肝炎：溶血发作时可误诊，通过病史、肝酶测定等可鉴别
治疗
• 对急性溶血者，应去除诱因。充分水化碱化
• 贫血较轻者不需要输血，严重贫血时，可输 G-6-PD 正常的红细胞
• 应密切注意肾功能，如出现肾衰竭，应及时采取有效措施
• 新生儿黄疸可用蓝光或换血治疗，防止胆红素脑病

1. 定义

一种伴性不完全显性红细胞酶缺陷病。

2. 病因及发病机制

（1）由于 G－6－PD 的基因突变所致。男性半合子和女性纯合子均表现为 G－6－PD 显著缺乏；女性杂合子发病与否取决于其 G－6－PD 缺乏的细胞数量在细胞群中所占的比例。

（2）G－6－PD 是在磷酸戊糖旁路中必需的酶。G－6－PD 缺乏时，还原型谷胱甘肽生成减少，从而使红细胞膜蛋白和酶蛋白中的巯基遭受氧化，破坏了红细胞膜的完整性。同时，高铁血红蛋白增多使红细胞膜变硬，通过脾脏时被破坏，导致溶血。

3. 临床表现

根据诱发溶血的不同原因，可分为以下 5 种临床类型。

（1）伯氨喹型药物性溶血性贫血　由于服用某些具有氧化特性的药物而引起的急性溶血。常于服药后 1～3 天出现急性血管内溶血。溶血过程呈自限性。

（2）蚕豆病　进食蚕豆或其制品后 24～48 小时内发病，表现为急性血管内溶血。

（3）新生儿黄疸　黄疸大多于出生 2～4 天后达高峰，半数患儿可有肝脾肿大，重者可致胆红素脑病。

（4）感染诱发的溶血　细菌、病毒感染可诱发 G－6－PD 缺乏者发生溶血，一般程度较轻，黄疸多不显著。

（5）先天性非球形细胞性溶血性贫血（CNSHA）　常于婴儿期发病的慢性溶血，表现为贫血、黄疸、脾肿大。

4. 实验室检查

（1）红细胞 G－6－PD 缺乏的筛选试验　高铁血红蛋白还原试验、荧光斑点试验和硝基四氮唑蓝（NBT）纸片法。

（2）红细胞 G－6－PD 活性测定　这是特异性的直接诊断方法。

（3）G－6－PD /6－PGD 比值测定　可进一步提高杂合子的检出率。

5. 诊断

阳性家族史或过去病史均有助于临床诊断。病史中有急性溶血特征，并有食蚕豆或服药物史，或新生儿黄疸，或自幼即出现原因未明的慢性溶血者，均应考虑本病。

6. 治疗

（1）对急性溶血者，应去除诱因。充分水化碱化。

（2）贫血较轻者不需要输血，严重贫血时，可输 G－6－PD 正常的红细胞。

（3）应密切注意肾功能，如出现肾衰竭，应及时采取有效措施。

（4）新生儿黄疸可用蓝光或换血治疗，防止胆红素脑病。

三、地中海贫血

速览导引图

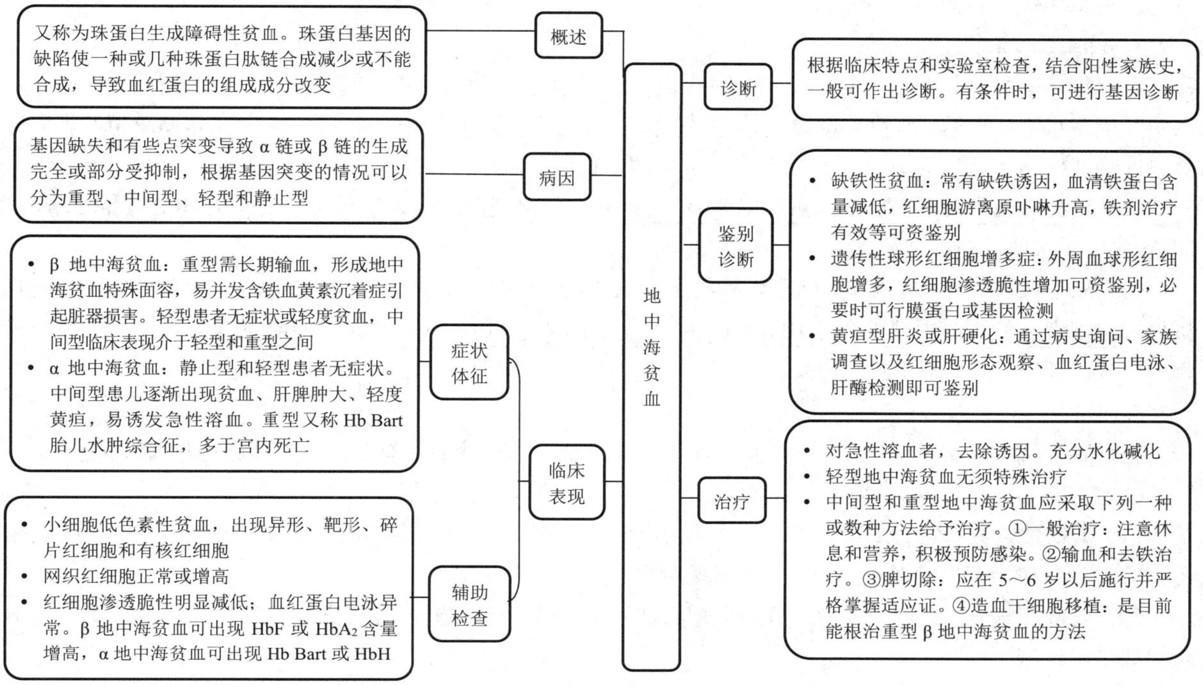
地中海贫血
概述
又称为珠蛋白生成障碍性贫血。珠蛋白基因的缺陷使一种或几种珠蛋白肽链合成减少或不能合成，导致血红蛋白的组成成分改变
病因
基因缺失和有些点突变导致 α 链或 β 链的生成完全或部分受抑制，根据基因突变的情况可以分为重型、中间型、轻型和静止型
临床表现
症状体征
• β 地中海贫血：重型需长期输血，形成地中海贫血特殊面容，易并发含铁血黄素沉着症引起脏器损害。轻型患者无症状或轻度贫血，中间型临床表现介于轻型和重型之间
• α 地中海贫血：静止型和轻型患者无症状。中间型患儿逐渐出现贫血、肝脾肿大、轻度黄疸，易诱发急性溶血。重型又称 Hb Bart 胎儿水肿综合征，多于宫内死亡
辅助检查
• 小细胞低色素性贫血，出现异形、靶形、碎片红细胞和有核红细胞
• 网织红细胞正常或增高
• 红细胞渗透脆性明显减低；血红蛋白电泳异常。β 地中海贫血可出现 HbF 或 HbA₂ 含量增高，α 地中海贫血可出现 Hb Bart 或 HbH
诊断
根据临床特点和实验室检查，结合阳性家族史，一般可作出诊断。有条件时，可进行基因诊断
鉴别诊断
• 缺铁性贫血：常有缺铁诱因，血清铁蛋白含量减低，红细胞游离原卟啉升高，铁剂治疗有效等可资鉴别
• 遗传性球形红细胞增多症：外周血球形红细胞增多，红细胞渗透脆性增加可资鉴别，必要时可行膜蛋白或基因检测
• 黄疸型肝炎或肝硬化：通过病史询问、家族调查以及红细胞形态观察、血红蛋白电泳、肝酶检测即可鉴别
治疗
• 对急性溶血者，去除诱因。充分水化碱化
• 轻型地中海贫血无须特殊治疗
• 中间型和重型地中海贫血应采取下列一种或数种方法给予治疗。①一般治疗：注意休息和营养，积极预防感染。②输血和去铁治疗。③脾切除：应在 5～6 岁以后施行并严格掌握适应证。④造血干细胞移植：是目前能根治重型 β 地中海贫血的方法

1. 定义

（1）又称为海洋性贫血、珠蛋白生成障碍性贫血。

（2）珠蛋白基因的缺陷使一种或几种珠蛋白肽链合成减少或不能合成，导致血红蛋白的组成成分改变。

2. 病因和发病机制

（1）β 地中海贫血　基因缺失和有些点突变可致 β 链的生成完全受抑制，称为 β^0 地中海贫血；有些点突变或缺失使 β 链的生成部分受抑制，则称为 β^+地中海贫血。染色体上的两个等位基因突变点相同者称为纯合子；同源染色体上只有一个突变点者称为杂合子；等位基因的突变点不同者称为双重杂合子。

重型 β 地中海贫血是纯合子或双重杂合子状态。轻型 β 地中海贫血是杂合子状态。中间型 β 地中海贫血是双重杂合子和某些地中海贫血变异型的纯合子或双重杂合子状态。

（2）α 地中海贫血　一对染色体共有 4 个 α 珠蛋白基因。若仅是一条染色体上的一个 α 基因缺失或缺陷，则 α 链的合成部分受抑制，称为 α^+地中海贫血；若每一条染色体上的 2 个 α 基因均缺失或缺陷，则无 α 链合成，称为 α^0 地中海贫血。

重型 α 地中海贫血是 α^0 地中海贫血的纯合子状态，中间型 α 地中海贫血是 α^0 和 α^+地中海贫血的双重杂合子状态，轻型 α 地中海贫血是 α^+地中海贫血纯合子或 α^0 地中海贫血杂合子状态，静止型 α 地中海贫血是 α^+地中海贫血杂合子状态。

3. 临床表现

（1）β 地中海贫血　①重型又称 Cooley 贫血。呈慢性进行性贫血，面色苍白，肝脾肿大，发育不良，需长期输血。由于骨髓代偿性增生，头颅变大、额部隆起、颧高、鼻梁塌陷，两眼距增宽，形成地中海贫血特殊面容。患儿常并发支气管炎或肺炎。若只纠正贫血，不进行铁螯合治疗，易并发含铁血黄素沉着症引起肝脏、心脏、胰腺、脑垂体等脏器损害。②轻型患者无症状或轻度贫血，中间型临床表现介于轻型和重型之间。

（2）α 地中海贫血　①静止型和轻型患者无症状。②中间型又称血红蛋白 H 病。婴儿期以后逐渐出现贫

血、肝脾肿大、轻度黄疸；合并感染或某些药物可诱发急性溶血，甚至发生溶血危象。③重型又称 Hb Bart 胎儿水肿综合征。胎儿呈重度贫血、黄疸、水肿、肝脾肿大、腹腔积液、胸腔积液，胎儿常于 30～40 周时流产、死胎或娩出后半小时内死亡。

4. 实验室检查

（1）重型 β 地中海贫血　外周血象呈小细胞低色素性贫血，出现异形、靶形、碎片红细胞和有核红细胞；网织红细胞正常或增高。红细胞渗透脆性明显减低。HbF 含量明显增高（大多＞0.40）是诊断重型 β 地中海贫血的重要依据。颅骨 X 线片可见颅骨内外板变薄，板障增宽，在骨皮质间出现垂直短发样骨刺。

（2）轻型 β 地中海贫血　血红蛋白电泳显示 HbA_2 含量增高，HbF 含量正常。中间型 HbF 含量增高，HbA_2 含量正常或增高。

（3）α 地中海贫血　重型和中间型者外周血成熟红细胞形态改变如重型 β 地中海贫血，红细胞渗透脆性减低，重型者血红蛋白中几乎全是 Hb Bart，中间型者 HbA_2 及 HbF 含量正常，HbH 明显增高。静止型和轻型者出生后 3～6 个月 Hb Bart 消失。

5. 诊断

根据临床特点和实验室检查，结合阳性家族史，一般可作出诊断。有条件时，可进行基因诊断。

6. 鉴别诊断

（1）缺铁性贫血　常有缺铁诱因，血清铁蛋白含量减低，红细胞游离原卟啉升高，铁剂治疗有效等可资鉴别。对可疑病例可借助血红蛋白碱变性试验和血红蛋白电泳鉴别。

（2）遗传性球形红细胞增多症　外周血球形红细胞增多，红细胞渗透脆性增加可资鉴别，必要时可行膜蛋白或基因检测。

（3）黄疸型肝炎或肝硬化　通过病史询问、家族调查以及红细胞形态观察、血红蛋白电泳、肝酶检测检查即可鉴别。

7. 治疗

轻型地中海贫血无须特殊治疗。中间型和重型地中海贫血应采取下列一种或数种方法给予治疗。

（1）一般治疗　注意休息和营养，积极预防感染。适当补充叶酸和维生素 E。

（2）输血和去铁治疗　少量输注法仅适用于中间型 α 和 β 地中海贫血，已经确诊为重型β地中海贫血患者，推荐：①Hb＜90 g/L 时启动输血计划。②每 2～5 周输血一次，每次输红细胞 0.5～1 单位/10 kg。③输血后 Hb 维持在 90～140 g/L。但本法容易导致含铁血黄素沉着症，故应同时给予铁螯合剂治疗。目前临床上使用的药物有去铁胺、去铁酮和地拉罗司。

（3）脾切除　应在 5～6 岁以后施行并严格掌握适应证。

（4）造血干细胞移植　是目前能根治重型 β 地中海贫血的方法。如有 HLA 相配的造血干细胞供者，应作为治疗重型 β 地中海贫血的首选方法。

临床病例分析

患儿，男，3 岁。进食蚕豆 1 天后出现黄疸、苍白、尿色加深来院。查体：T 36.8 ℃，P135 次/分，R 24 次/分，BP 90/50 mmHg。呼吸稍促，重度贫血貌，全身皮肤及巩膜明显黄染，浅表淋巴结绿豆大，肺部听诊无殊，心律齐，心音强，心率 135 次/分，腹平软，肝脾肋下未及。神经系统阴性。血常规：WBC 15×10^9/L，L 35%，N 65%，Hb 35 g/L，PLT 120×10^9/L，网织红细胞计数 17%。尿常规检查：潜血（＋＋＋），RBC 3 个/HP，WBC 2 个/HP，蛋白（＋＋＋），尿胆原（＋＋＋），尿结晶阴性。肝功能检查示总胆红素、间接胆红素明显升高，肝酶活性正常。肾功能正常。高铁血红蛋白还原率 40%。

思考

1. 本病例的诊断是什么？有何依据？

2. 需要与哪些疾病作鉴别？进一步确诊需要做哪些检查？

3. 该如何拟定治疗方案？

解析

1. 该患儿的诊断是 G－6－PD 缺乏症。依据是：患儿系 3 岁男孩，进食蚕豆后出现黄疸、苍白、尿色加深。查体重度贫血貌。血常规示 Hb35 g/L，网织红细胞计数 17%。尿潜血（＋＋＋），蛋白（＋＋＋），尿胆原（＋＋＋），总胆红素、间接胆红素明显升高均提示存在溶血性贫血。高铁血红蛋白还原率明显下降提示 G－6－PD 缺乏症可能性大。

2. 本病需与以下疾病相鉴别。①自身免疫性溶血性贫血：患儿表现为溶血性贫血，需考虑该病可能，可行直接和间接抗人球蛋白试验助诊。②地中海贫血：患儿存在明显的溶血性贫血过程，需考虑该病可能，但患儿无肝脾肿大，必要时可行血红蛋白电泳助诊。③急性黄疸肝炎：患儿有发热、黄疸，血胆红素明显升高，需考虑该病。但该患儿有重度贫血，肝酶活性正常，不支持该病。

3. 治疗方案如下。①去除诱因，避免应用可能导致细胞过度氧化的药物，可适当给予抗氧化药物。②充分水化碱化，促进破碎红细胞及其代谢产物的排泄，密切注意肾功能。③预约输注红细胞悬液，加强支持。

第五节 出血性疾病

重点	免疫性血小板减少症的诊断和治疗、血友病的诊断
难点	弥散性血管内凝血的诊断和处理
考点	免疫性血小板减少症的诊断和治疗（包括丙种球蛋白和激素的作用机制）、血友病的诊断和分型

一、免疫性血小板减少症

速览导引图

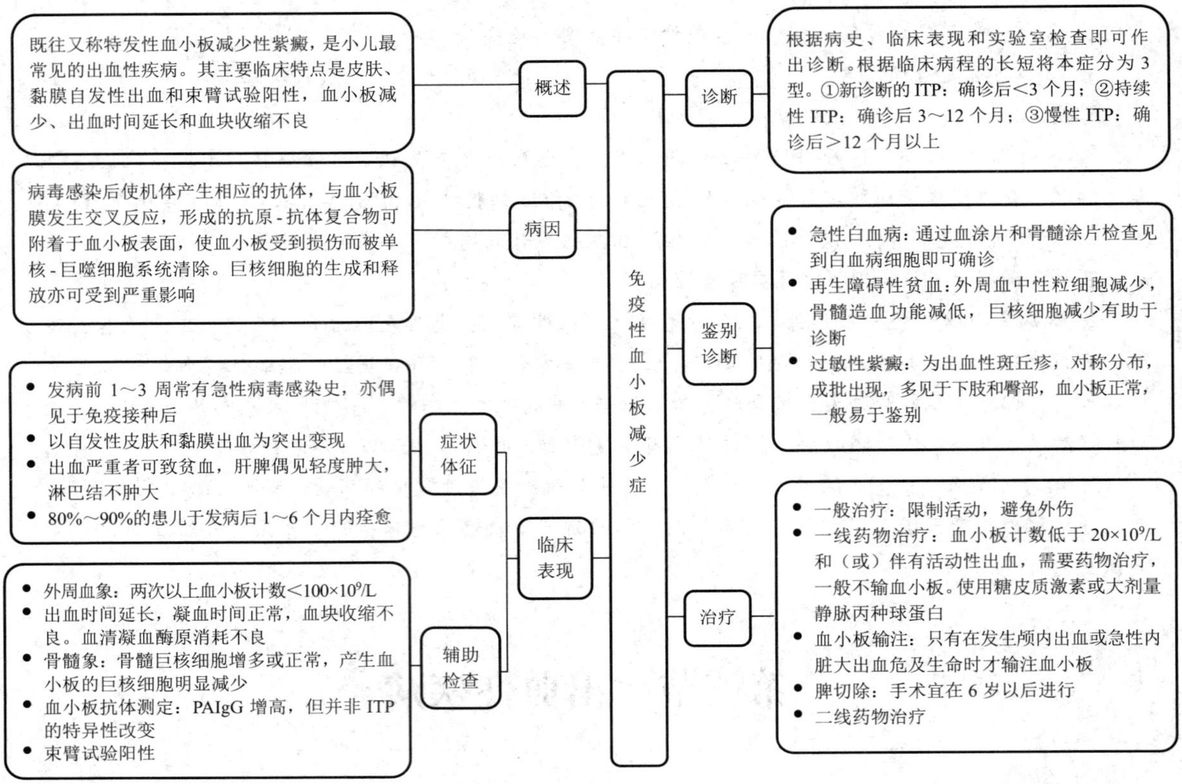
既往又称特发性血小板减少性紫癜，是小儿最常见的出血性疾病。其主要临床特点是皮肤、黏膜自发性出血和束臂试验阳性，血小板减少、出血时间延长和血块收缩不良
概述
病毒感染后使机体产生相应的抗体，与血小板膜发生交叉反应，形成的抗原-抗体复合物可附着于血小板表面，使血小板受到损伤而被单核-巨噬细胞系统清除。巨核细胞的生成和释放亦可受到严重影响
病因
发病前1～3周常有急性病毒感染史，亦偶见于免疫接种后
以自发性皮肤和黏膜出血为突出变现
出血严重者可致贫血，肝脾偶见轻度肿大，淋巴结不肿大
80%～90%的患儿于发病后1～6个月内痊愈
症状体征
临床表现
外周血象：两次以上血小板计数＜100×10⁹/L
出血时间延长，凝血时间正常，血块收缩不良。血清凝血酶原消耗不良
骨髓象：骨髓巨核细胞增多或正常，产生血小板的巨核细胞明显减少
血小板抗体测定：PAIgG增高，但并非ITP的特异性改变
束臂试验阳性
辅助检查
免疫性血小板减少症
诊断
根据病史、临床表现和实验室检查即可作出诊断。根据临床病程的长短将本症分为3型。①新诊断的ITP：确诊后＜3个月；②持续性ITP：确诊后3～12个月；③慢性ITP：确诊后＞12个月以上
鉴别诊断
急性白血病：通过血涂片和骨髓涂片检查见到白血病细胞即可确诊
再生障碍性贫血：外周血中性粒细胞减少，骨髓造血功能减低，巨核细胞减少有助于诊断
过敏性紫癜：为出血性斑丘疹，对称分布，成批出现，多见于下肢和臀部，血小板正常，一般易于鉴别
治疗
一般治疗：限制活动，避免外伤
一线药物治疗：血小板计数低于20×10⁹/L和（或）伴有活动性出血，需要药物治疗，一般不输血小板。使用糖皮质激素或大剂量静脉丙种球蛋白
血小板输注：只有在发生颅内出血或急性内脏大出血危及生命时才输注血小板
脾切除：手术宜在6岁以后进行
二线药物治疗

1. 定义

免疫性血小板减少症（ITP），既往又称特发性血小板减少性紫癜，是小儿最常见的出血性疾病。其主要临床特点是皮肤、黏膜自发性出血和束臂试验阳性，血小板减少、出血时间延长和血块收缩不良。

2. 病因和发病机制

（1）病毒感染后使机体产生相应的抗体，这类抗体可与血小板膜发生交叉反应，使血小板受到损伤而被单核－巨噬细胞系统清除。

（2）病毒感染后，体内形成的抗原－抗体复合物可附着于血小板表面，使血小板易被单核－巨噬细胞系统吞噬和破坏。

（3）T细胞的活化及相关细胞因子紊乱是导致本病慢性化过程的重要原因。

（4）巨核细胞因为与血小板有共同抗原性，生成和释放均受到严重影响，使血小板进一步减少。

（5）ITP亦继发性常见于下列病症：如疫苗接种、感染（CMV、Hp、HCV、HIV等）、抗磷脂综合征、SLE、免疫缺陷病、药物、淋巴增殖性病变、骨髓移植的副作用等。

3. 临床表现

（1）新诊断的ITP患儿于发病前1～3周常有急性病毒感染史，亦偶见于免疫接种后。

（2）以自发性皮肤和黏膜出血为突出变现，常伴有鼻出血或齿龈出血，青春期女性患者可有月经过多。颅内出血少见。

（3）出血严重者可致贫血，肝脾偶见轻度肿大，淋巴结不肿大。

（4）80%～90%的患儿于发病后1～6个月内痊愈，10%～20%的患儿呈慢性病程。病死率为0.5%～1%，

主要致死原因为颅内出血。

4. 实验室检查

（1）外周血象 血小板计数＜100×10^9/L，血小板＜50×10^9/L 时可见自发性出血，＜20×10^9/L 时出血明显，＜10×10^9/L 时出血严重。

（2）出血时间延长，凝血时间正常，血块收缩不良。血清凝血酶原消耗不良。

（3）骨髓象 骨髓巨核细胞增多或正常，产生血小板的巨核细胞明显减少。

（4）血小板抗体测定 主要是 PAIgG 增高，但并非 ITP 的特异性改变。检测血小板糖蛋白、GPⅡb/Ⅲa、GPⅠb/Ⅸ的抗体具有特异性。

（5）束臂试验阳性，慢性 ITP 患者的血小板黏附和聚集功能可以异常。

5. 诊断

（1）根据病史、临床表现和实验室检查即可作出诊断。

（2）根据临床病程的长短将本症分为 3 型。①新诊断的 ITP：确诊后＜3 个月。②持续性 ITP：确诊后 3～12 个月。③慢性 ITP：确诊后＞12 个月以上。

6. 鉴别诊断

（1）急性白血病 外周血白细胞不增高的急性白血病易与 ITP 相混淆，通过血涂片和骨髓涂片检查见到白血病细胞即可确诊。

（2）再生障碍性贫血 患者表现为发热、贫血和出血，肝、脾和淋巴结不肿大，与 ITP 合并贫血者相似。外周血中性粒细胞减少，骨髓造血功能减低，巨核细胞减少有助于诊断。

（3）过敏性紫癜 为出血性斑丘疹，对称分布，成批出现，多见于下肢和臀部，血小板正常，一般易于鉴别。

7. 治疗

（1）一般治疗 限制活动，避免外伤，明显出血时应卧床休息。应积极预防及控制感染，避免服用影响血小板功能的药物。

（2）一线药物治疗 血小板计数低于 20×10^9/L 和（或）伴有活动性出血，需要药物治疗，一般不输血小板。①糖皮质激素可降低毛细血管通透性；抑制血小板抗体产生；抑制单核－巨噬细胞系统破坏有抗体吸附的血小板。常用泼尼松，剂量为每日 1.5～2 mg/kg，分 3 次口服，出血严重者可用冲击疗法。疗程一般 4～6 周。②大剂量静脉丙种球蛋白主要作用是封闭巨噬细胞受体，并在血小板上形成保护膜抑制血浆中的 IgG 或免疫复合物与血小板结合，从而抑制巨噬细胞对血小板的结合与吞噬；抑制抗血小板抗体的产生。常用剂量为每日 0.4～0.5 g/kg，连续 5 天静脉滴注；或每次 0.8～1 g/kg 静脉滴注，应用 1～2 天。③抗－D 免疫球蛋白封闭网状内皮细胞的 Fc 受体。在 Rh^+的非脾切除患儿，单剂量抗 D－免疫球蛋白可作为一线治疗。

（3）血小板输注 通常不主张输血小板；只有在发生颅内出血或急性内脏大出血危及生命时才输注血小板，并需同时予以大剂量肾上腺皮质激素，以减少输入血小板被破坏。

（4）脾切除 有效率约为 70%，适用于病程超过 1 年，血小板持续＜50×10^9/L（尤其是＜20×10^9/L），有较严重的出血症状，内科治疗效果不好者，手术宜在 6 岁以后进行。

（5）二线药物治疗 抗 CD20 单克隆抗体（利妥昔单抗）、促血小板生成素（TPO）和 TPO 受体激动剂、免疫抑制剂（环孢素、长春新碱、环磷酰胺、硫唑嘌呤等）及雄性激素达那唑。

二、血友病

速览导引图

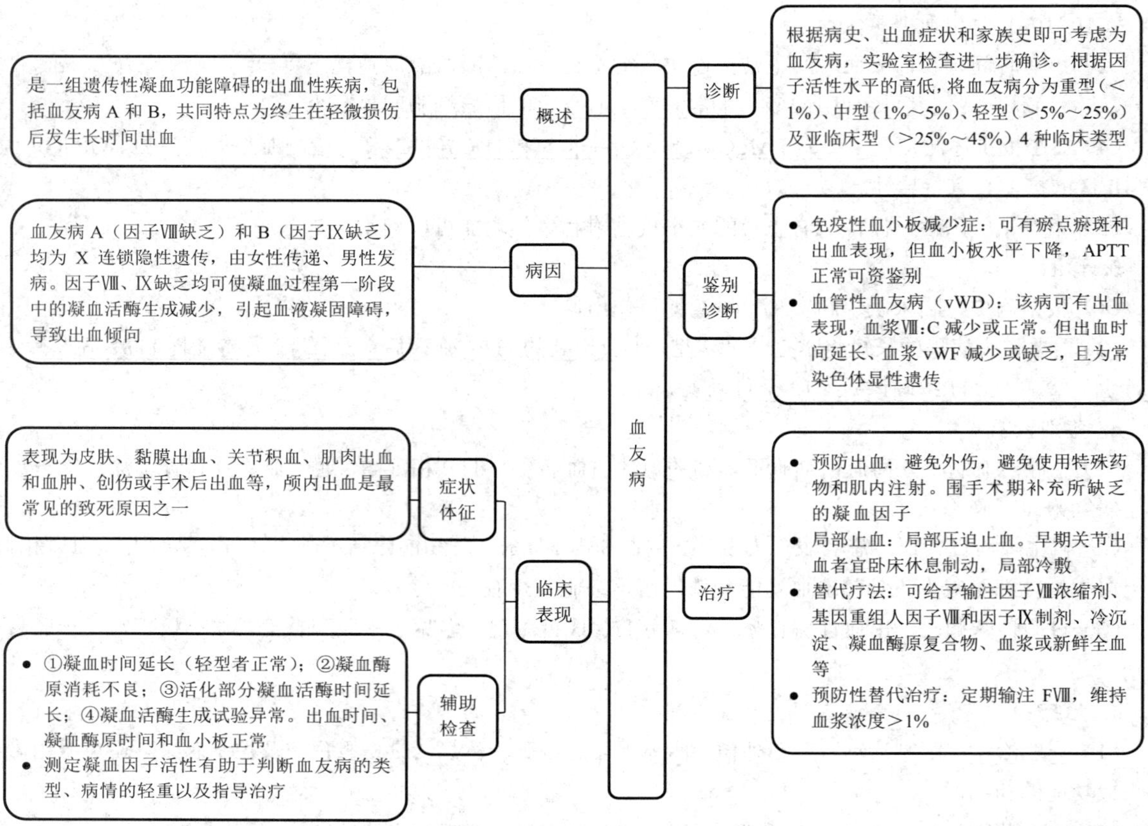
血友病
概述
是一组遗传性凝血功能障碍的出血性疾病，包括血友病A和B，共同特点为终生在轻微损伤后发生长时间出血
病因
血友病A（因子Ⅷ缺乏）和B（因子Ⅸ缺乏）均为X连锁隐性遗传，由女性传递、男性发病。因子Ⅷ、Ⅸ缺乏均可使凝血过程第一阶段中的凝血活酶生成减少，引起血液凝固障碍，导致出血倾向
临床表现
症状体征
表现为皮肤、黏膜出血、关节积血、肌肉出血和血肿、创伤或手术后出血等，颅内出血是最常见的致死原因之一
辅助检查
• ①凝血时间延长（轻型者正常）；②凝血酶原消耗不良；③活化部分凝血活酶时间延长；④凝血活酶生成试验异常。出血时间、凝血酶原时间和血小板正常
• 测定凝血因子活性有助于判断血友病的类型、病情的轻重以及指导治疗
诊断
根据病史、出血症状和家族史即可考虑为血友病，实验室检查进一步确诊。根据因子活性水平的高低，将血友病分为重型（<1%）、中型（1%～5%）、轻型（>5%～25%）及亚临床型（>25%～45%）4种临床类型
鉴别诊断
• 免疫性血小板减少症：可有瘀点瘀斑和出血表现，但血小板水平下降，APTT正常可资鉴别
• 血管性血友病（vWD）：该病可有出血表现，血浆Ⅷ:C减少或正常。但出血时间延长、血浆vWF减少或缺乏，且为常染色体显性遗传
治疗
• 预防出血：避免外伤，避免使用特殊药物和肌内注射。围手术期补充所缺乏的凝血因子
• 局部止血：局部压迫止血。早期关节出血者宜卧床休息制动，局部冷敷
• 替代疗法：可给予输注因子Ⅷ浓缩剂、基因重组人因子Ⅷ和因子Ⅸ制剂、冷沉淀、凝血酶原复合物、血浆或新鲜全血等
• 预防性替代治疗：定期输注FⅧ，维持血浆浓度>1%

1. 定义

是一组遗传性凝血功能障碍的出血性疾病，包括血友病A和B，共同特点为终生在轻微损伤后发生长时间出血。

2. 病因和发病机制

血友病A（因子Ⅷ缺乏）和B（因子Ⅸ缺乏）均为X连锁隐性遗传，由女性传递、男性发病。因子Ⅷ、Ⅸ缺乏均可使凝血过程第一阶段中的凝血活酶生成减少，引起血液凝固障碍，导致出血倾向。

3. 临床表现

表现为皮肤、黏膜出血、关节积血、肌肉出血和血肿、创伤或手术后出血等，颅内出血是最常见的致死原因之一。

4. 实验室检查

（1）血友病A和B共同特点是　①凝血时间延长（轻型者正常）；②凝血酶原消耗不良；③活化部分凝血活酶时间延长；④凝血活酶生成试验异常。出血时间、凝血酶原时间和血小板正常。

（2）纠正试验　如患者凝血酶原消耗时间和凝血活酶生成时间被硫酸钡吸附后的正常血浆所纠正，而不被正常血清纠正，则为血友病A；如以上两试验被正常血清所纠正而不被经硫酸钡吸附的正常血浆纠正，则为血友病B。

（3）测定凝血因子　FⅧ或FⅨ促凝活性（FⅧ:C或FⅨ:C）减少或极少，有助于判断血友病的类型、病情的轻重以及指导治疗。

（4）基因诊断　可开展血友病携带者的基因诊断及产前诊断。

5. 诊断

根据病史、出血症状和家族史即可考虑为血友病，进一步确诊须进行有关实验室检查。根据因子Ⅷ：C或因子Ⅸ：C 活性水平的高低，将血友病 A 或血友病 B 分为重型（＜1%）、中型（1%～5%）、轻型（＞5%～25%）及亚临床型（＞25%～45%）4 种临床类型。

6. 鉴别诊断

血管性血友病（vWD）：该病可有出血表现，血浆Ⅷ：C 减少或正常。但出血时间延长、血浆 vWF 减少或缺乏，且为常染色体显性遗传。

7. 治疗

（1）预防出血　避免外伤，避免使用阿司匹林和非甾体抗炎药，尽量避免肌内注射。如需行手术治疗，应注意在术前、术中和术后补充所缺乏的凝血因子。

（2）局部止血　对表面创伤、鼻或口腔出血可局部压迫止血。早期关节出血者宜卧床休息制动，局部冷敷。

（3）替代疗法　可给予输注因子Ⅷ浓缩剂、基因重组人因子Ⅷ和因子Ⅸ制剂、冷沉淀、凝血酶原复合物、血浆或新鲜全血等。对于因子Ⅷ，每输入 1 U/kg 可提高血浆因子Ⅷ活性约 2%，每 12 小时输注 1 次。对于因子Ⅸ，每输入 1 U/kg 可提高血浆因子Ⅸ活性约 1%，常 24 小时输注 1 次。

（4）预防性替代治疗　定期输注 FⅧ，维持血浆浓度＞1%，从而阻止反复出血导致相关并发症，是重型患儿长期预防出血相关并发症及正常活动的主要手段。

三、弥散性血管内凝血

速览导引图

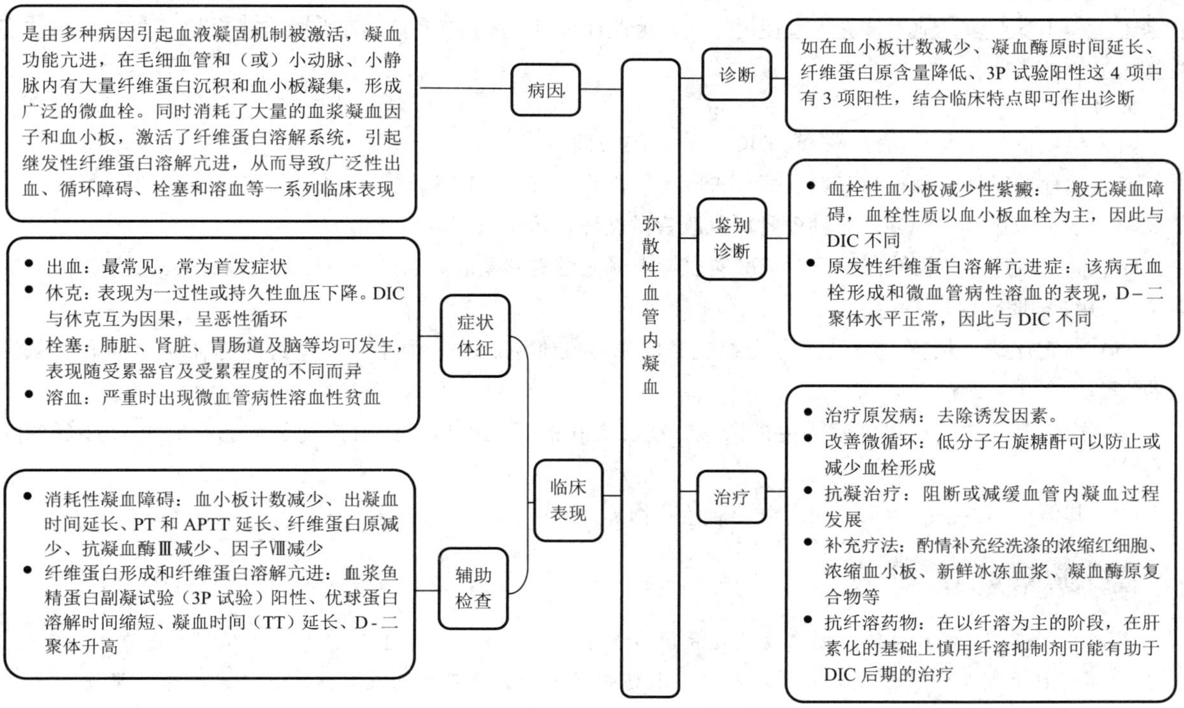
弥散性血管内凝血
病因
是由多种病因引起血液凝固机制被激活，凝血功能亢进，在毛细血管和（或）小动脉、小静脉内有大量纤维蛋白沉积和血小板凝集，形成广泛的微血栓。同时消耗了大量的血浆凝血因子和血小板，激活了纤维蛋白溶解系统，引起继发性纤维蛋白溶解亢进，从而导致广泛性出血、循环障碍、栓塞和溶血等一系列临床表现
临床表现
症状体征
• 出血：最常见，常为首发症状
• 休克：表现为一过性或持久性血压下降。DIC与休克互为因果，呈恶性循环
• 栓塞：肺脏、肾脏、胃肠道及脑等均可发生，表现随受累器官及受累程度的不同而异
• 溶血：严重时出现微血管病性溶血性贫血
辅助检查
• 消耗性凝血障碍：血小板计数减少、出凝血时间延长、PT 和 APTT 延长、纤维蛋白原减少、抗凝血酶Ⅲ减少、因子Ⅷ减少
• 纤维蛋白形成和纤维蛋白溶解亢进：血浆鱼精蛋白副凝试验（3P 试验）阳性、优球蛋白溶解时间缩短、凝血时间（TT）延长、D-二聚体升高
诊断
如在血小板计数减少、凝血酶原时间延长、纤维蛋白原含量降低、3P 试验阳性这 4 项中有 3 项阳性，结合临床特点即可作出诊断
鉴别诊断
• 血栓性血小板减少性紫癜：一般无凝血障碍，血栓性质以血小板血栓为主，因此与DIC 不同
• 原发性纤维蛋白溶解亢进症：该病无血栓形成和微血管病性溶血的表现，D-二聚体水平正常，因此与 DIC 不同
治疗
• 治疗原发病：去除诱发因素。
• 改善微循环：低分子右旋糖酐可以防止或减少血栓形成
• 抗凝治疗：阻断或减缓血管内凝血过程发展
• 补充疗法：酌情补充经洗涤的浓缩红细胞、浓缩血小板、新鲜冰冻血浆、凝血酶原复合物等
• 抗纤溶药物：在以纤溶为主的阶段，在肝素化的基础上慎用纤溶抑制剂可能有助于DIC 后期的治疗

1. 定义

弥散性血管内凝血（DIC）是由多种病因引起的一种获得性出血综合征。其主要特征是血液凝固机制被

激活，凝血功能亢进，在毛细血管和（或）小动脉、小静脉内有大量纤维蛋白沉积和血小板凝集，形成广泛的微血栓。同时消耗了大量的血浆凝血因子和血小板，激活了纤维蛋白溶解系统，引起继发性纤维蛋白溶解亢进，从而导致广泛性出血、循环障碍、栓塞和溶血等一系列临床表现。

2. 病因和发病机制

（1）病因　包括各种感染、组织损伤、免疫性疾病、恶性肿瘤等。

（2）发病机制　血管内皮细胞损伤在内毒素致 DIC 的过程中发挥关键作用。可以概括地分为凝血系统被激活和纤维蛋白溶解亢进两个基本病理过程。

3. 临床表现

（1）出血　最常见，常为首发症状。

（2）休克　表现为一过性或持久性血压下降。DIC 与休克互为因果，呈恶性循环。

（3）栓塞　肺脏、肾脏、胃肠道及脑等均可发生，表现随受累器官及其受累程度的不同而异。

（4）溶血　严重时出现微血管病性溶血性贫血。

4. 实验室检查

（1）实验室检查　为确诊 DIC 的依据。

（2）消耗性凝血障碍　血小板计数减少、出血时间和凝血时间延长、PT 和 APTT 延长、纤维蛋白原减少、抗凝血酶Ⅲ明显减少、因子Ⅷ减少。

（3）纤维蛋白形成和纤维蛋白溶解亢进　血浆鱼精蛋白副凝试验（3P 试验）阳性、优球蛋白溶解时间缩短、凝血时间（TT）延长、D-二聚体升高。

5. 诊断

如在血小板计数减少、凝血酶原时间延长、纤维蛋白原含量降低、3P 试验阳性这 4 项中有 3 项阳性，结合临床特点即可作出诊断；如仅有 2 项阳性，则需加测血清 FDP 含量、优球蛋白溶解时间和凝血酶时间，如其中 1 项阳性，结合临床特点也可作出诊断。条件许可时，测定 AT-Ⅲ、因子Ⅷ活性和 D-二聚体等指标均较为可靠。

6. 治疗

（1）早期诊断、及时治疗是提高 DIC 治愈率的关键。

（2）治疗原发病　积极治疗原发病、去除诱发因素是终止 DIC 病理过程的重要措施。

（3）改善微循环　低分子右旋糖酐可以改善微循环，防止或减少血栓形成。

（4）抗凝治疗　其目的在于阻断或减缓血管内凝血过程的发展。包括应用抗血小板凝集药物、肝素。肝素多在 DIC 早期应用。

（5）补充疗法　根据病情酌情补充经洗涤的浓缩红细胞、浓缩血小板、新鲜冰冻血浆、凝血酶原复合物等。

（6）抗纤溶药物　在以纤溶为主的阶段，在肝素化的基础上慎用纤溶抑制剂可能有助于 DIC 后期的治疗。

（7）其他　如纠正酸中毒、应用血管活性药物等。

临床病例分析

患儿，女，1 岁 6 月龄。因“发现皮肤出血点 1 天”入院。患儿 1 天前（接种百白破疫苗 3 天后）颜面部、躯干部及四肢出现针尖样出血点，未见明显瘀斑，无鼻出血及牙龈出血，无血尿及黑便，无发热，无咳嗽流涕。来我院门诊就诊，血常规示 WBC 4.2×10^9/L，L76%，N20%，Hb 113 g/L，PLT 12×10^9/L，

CRP 6 mg/L。患儿纳差、睡眠尚可，大小便无殊，体重无明显增减。既往史：患儿有哮喘病史。否认过敏史、输血史、外伤史。个人史：G_2P_2，足月顺产，母乳喂养，生长发育与同龄人相仿，按时接种疫苗。查体：T 36.5 ℃，P 132 次/分，R 32 次/分，BP 100/63 mmHg。神志清，精神可，颜面部及口腔上颚可见针尖样出血点。咽无充血，颈部未及明显肿大淋巴结。呼吸平，两肺呼吸音清，未及啰音。心律齐，未及杂音，腹软，肝肋下 1.5 cm，质软，脾肋下未及。四肢无水肿，躯干及四肢可见散在针尖样出血点，神经系统检查阴性。

思考

1. 本病例的诊断首先考虑是什么？有何依据？
2. 需要与哪些疾病作鉴别？进一步确诊需要做哪些检查？
3. 该如何拟定治疗方案？

解析

1. 该患儿诊断首先考虑为免疫性血小板减少症。诊断依据是：患儿，女，1 岁 6 月龄。因“发现皮肤出血点 1 天”入院。患儿发病前有疫苗接种史。查体颜面部、口腔上颚、躯干及四肢可见针尖样出血点。血常规示血小板 12×10^9/L，白细胞、血红蛋白正常，CRP 无增高。

2. 需要与下列疾病相鉴别。①急性白血病：患儿有皮肤出血表现，血常规血小板明显降低，需考虑该病，但患儿查体无淋巴结肝脾肿大，血常规其他两系基本正常。骨髓穿刺检查有助于诊断。②再生障碍性贫血：患儿有皮肤出血表现，血常规血小板明显降低，需考虑该病，但患儿粒系和红系水平正常，仅一系下降，故目前暂不考虑，必要时行骨髓活检助诊。③过敏性紫癜：患儿皮肤可见出血性皮疹，需考虑该病，但患儿皮疹并非局限于下肢及臀部，血小板水平不正常，故可排除。

3. 具体治疗方案如下。①一般治疗：减少活动，避免外伤及剧烈哭吵。②静脉注射丙种球蛋白：0.8～1.0 g/kg 连用 2 天，或 0.4 g/kg 连用 5 天。③肾上腺皮质激素：泼尼松 1.5～2 mg/（kg · d），分次口服，待血小板稳定后减量。

根据病情及与家属沟通结果，可以选用②或③，或合用。

第六节　急性白血病

重点	白血病的临床表现、诊断、危险度分层和治疗原则
难点	白血病的危险度分层
考点	白血病的临床表现、诊断、危险度分层、简要的化疗框架

速览导引图

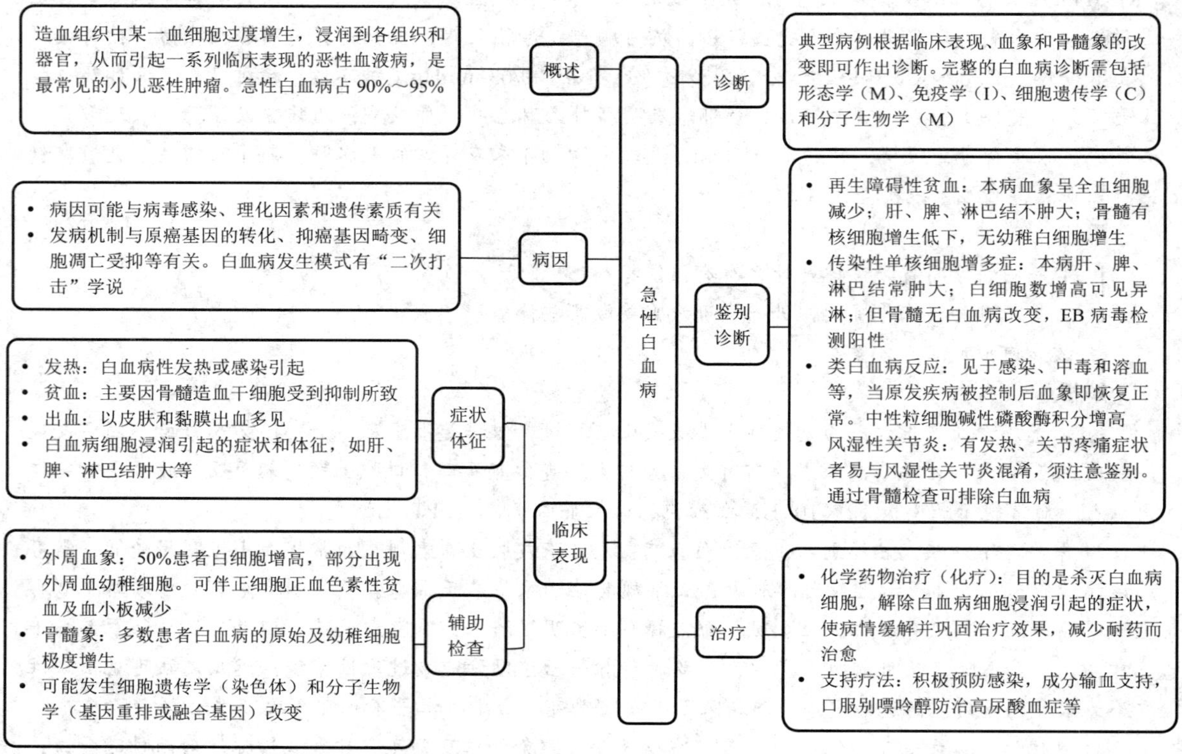
造血组织中某一血细胞过度增生，浸润到各组织和器官，从而引起一系列临床表现的恶性血液病，是最常见的小儿恶性肿瘤。急性白血病占 90%～95%
概述
• 病因可能与病毒感染、理化因素和遗传素质有关
• 发病机制与原癌基因的转化、抑癌基因畸变、细胞凋亡受抑等有关。白血病发生模式有“二次打击”学说
病因
• 发热：白血病性发热或感染引起
• 贫血：主要因骨髓造血干细胞受到抑制所致
• 出血：以皮肤和黏膜出血多见
• 白血病细胞浸润引起的症状和体征，如肝、脾、淋巴结肿大等
症状体征
临床表现
• 外周血象：50%患者白细胞增高，部分出现外周血幼稚细胞。可伴正细胞正血色素性贫血及血小板减少
• 骨髓象：多数患者白血病的原始及幼稚细胞极度增生
• 可能发生细胞遗传学（染色体）和分子生物学（基因重排或融合基因）改变
辅助检查
急性白血病
诊断
典型病例根据临床表现、血象和骨髓象的改变即可作出诊断。完整的白血病诊断需包括形态学（M）、免疫学（I）、细胞遗传学（C）和分子生物学（M）
鉴别诊断
• 再生障碍性贫血：本病血象呈全血细胞减少；肝、脾、淋巴结不肿大；骨髓有核细胞增生低下，无幼稚白细胞增生
• 传染性单核细胞增多症：本病肝、脾、淋巴结常肿大；白细胞数增高可见异淋；但骨髓无白血病改变，EB 病毒检测阳性
• 类白血病反应：见于感染、中毒和溶血等，当原发疾病被控制后血象即恢复正常。中性粒细胞碱性磷酸酶积分增高
• 风湿性关节炎：有发热、关节疼痛症状者易与风湿性关节炎混淆，须注意鉴别。通过骨髓检查可排除白血病
治疗
• 化学药物治疗（化疗）：目的是杀灭白血病细胞，解除白血病细胞浸润引起的症状，使病情缓解并巩固治疗效果，减少耐药而治愈
• 支持疗法：积极预防感染，成分输血支持，口服别嘌呤醇防治高尿酸血症等

1. 定义

（1）白血病是造血组织中某一血细胞系统过度增生，浸润到各组织和器官，从而引起一系列临床表现的恶性血液病，是最常见的小儿恶性肿瘤。

（2）急性白血病占 90%～95%，慢性白血病仅占 3%～5%。

2. 病因和发病机制

（1）病因　可能与病毒感染、理化因素和遗传素质有关。

（2）发病机制　与原癌基因的转化、抑癌基因畸变、细胞凋亡受抑等有关。白血病发生模式有“二次打击”学说。

3. 分类和分型

（1）可分为急性淋巴细胞白血病（ALL）和急性非淋巴细胞白血病（ANLL）两大类，前者占小儿白血病的 70%～85%。

（2）急性淋巴细胞白血病（ALL）　形态学上分为 L1、L2 和 L3 型。免疫学上分为 B 细胞型（CD79a、CD19、CyCD22 阳性）和 T 细胞型（CD3、CD5、TdT 阳性）。同时可能发生细胞遗传学（染色体）和分子生物学（基因重排或融合基因）改变。如 t（12∶21）/AMLΣ－TEL（ETV6－CBFA2）融合基因；t（9∶22）/BCR－ABL 融合基因；或 t（4∶11）/MLL－AF4 融合基因。

（3）ALL 的危险度分层

1）标危（Low Risk，LR）：①泼尼松 7 天反应佳（PGR）：第 8 天（d8）外周血幼稚细胞＜1.0×10^9/L；②年龄≥1 岁且＜10 岁；③WBC＜50×10^9/L；④诱导化疗 d15 骨髓 M_1（原淋+幼淋＜5%）；或诱导化疗 d33 天骨髓 M1；⑤非 T－ALL；⑥非 IZKF 阳性及 Ph－like ALL；⑦非 MLL 基因重排，非 Ph+ ALL；⑧非 iAMP21；⑨符合以上所有标准，且符合 MRD 的 LR 标准：诱导治疗 d15 MRD＜0.1%，d33 MRD＜1%和巩固治疗前 MRD＜0.01%。

2）中危（Intermediate risk，IR）：强的松 7 天反应佳（PGR），且符合以下 1 项或多项：①年龄＜1 岁，或年龄≥10 岁；②初诊最高 WBC≥50×10^9/L；③CNS2、CNSL（CNS3）或（和）睾丸白血病（TL）；④ t（1；19）（E2A－PBX1）；⑤d15 骨髓 M2（5%≤原淋+幼淋＜25%），且 d33 骨髓 M1；⑥iAMP21；⑦IZKF 阳性；⑧T－ALL；⑨或符合 MRD 的 IR 标准：诱导治疗 d15:0.1%≤MRD＜1% 或诱导治疗 d33 0.01%≤MRD＜1% 或巩固治疗前 MRD＜0.01%。

3）高危（High Risk，HR）：符合以下任何 1 项或多项。①强的松反应差（PPR）：d8 外周血幼稚细胞≥1.0×10^9/L；②d15 骨髓 M3（原淋+幼淋≥25%）；③d33 骨髓未完全缓解 M2 及 M3（原淋+幼淋≥5%）；④t（4；11）（MLL－AF4）或其它 MLL 基因重排（MLLr）阳性；⑤低二倍体（≤44）；⑥在 d33 天诱导治疗评估时瘤灶没有缩小到最初肿瘤体积的 1/3 评为高危，或巩固治疗前仍存在瘤灶者列入高危。⑦或符合 MRD 的 HR 标准：诱导治疗 d15 MRD≥1%，或诱导治疗 d33 MRD≥1%，或巩固治疗前 MRD≥0.01%。

（4）急性髓系白血病（AML） 形态学上分为 M0－M7，其中 M3 为急性早幼粒细胞白血病，预后良好。常见的核型改变有 t（9:11）/MLL－AF9 融合基因（常见于 M_5）；t（11:19）/ENL－MLL 融合基因；t（8:21）/AML－ETO 融合基因（M_{2b}的特异标记）；t（15:17）/PML－RAR_a融合基因（M_3的特异标记）；inv16（多见于 M_4Eo）等。

（5）危险度分层 有下列改变者提示预后良好：t（8；21）（q22；q22）AML1/ETO，t（15；17）（q22；q11－21）PML/RARa，inv16（p13；q22）/t（16；16）（p13；q22）CBFβ/MYH11。

4. 临床表现

（1）发热 白血病性发热或感染引起。

（2）贫血 主要是由于骨髓造血干细胞受到抑制所致。

（3）出血 以皮肤和黏膜出血多见，出血的主要原因是白血病细胞浸润引起血小板、纤维蛋白原、凝血酶原和因子Ⅴ等生成不足，血管通透性增加或并发弥散性血管内凝血。在各类型白血病中，以 M_3 型白血病的出血最为显著。

（4）白血病细胞浸润引起的症状和体征 肝、脾、淋巴结肿大，骨和关节浸润，中枢神经系统浸润，睾丸浸润，绿色瘤（急性粒细胞白血病的一种特殊类型）等。

5. 实验室检查

（1）外周血象 50%患者白细胞增高，部分出现外周血幼稚细胞。可伴正细胞正血色素性贫血及血小板减少。

（2）骨髓象 多数患者白血病的原始及幼稚细胞极度增生。

6. 诊断

典型病例根据临床表现、血象和骨髓象的改变即可作出诊断。完整的白血病诊断需包括形态学（M）、免疫学（I）、细胞遗传学（C）和分子生物学（M）。

7. 鉴别诊断

（1）再生障碍性贫血 本病血象呈全血细胞减少；肝、脾、淋巴结不肿大；骨髓有核细胞增生低下，无幼稚白细胞增生。

（2）传染性单核细胞增多症 本病肝、脾、淋巴结常肿大；白细胞数增高并出现异型淋巴细胞，易与急性淋巴细胞白血病混淆。但骨髓无白血病改变，EB 病毒检测阳性。

（3）类白血病反应 感染、中毒和溶血等刺激下外周血出现幼稚白细胞或白细胞数增高为特征，当原发疾病被控制后，血象即恢复正常。中性粒细胞碱性磷酸酶积分显著增高。

（4）风湿性关节炎 有发热、关节疼痛症状者易与风湿性关节炎混淆，须注意鉴别。通过骨髓检查可排除白血病。

8. 治疗

（1）化学药物治疗（化疗） 目的是杀灭白血病细胞，解除白血病细胞浸润引起的症状，使病情缓解并巩固治疗效果，减少耐药而治愈。

ALL 的化疗需要经历 2～3 年。主要包括诱导治疗（VDLD，长春新碱+柔红霉素+门冬酰胺酶+地塞米松）、巩固治疗（CAM，环磷酰胺+阿糖胞苷+6－硫基嘌呤）、预防髓外白血病（三联鞘内注射、大剂量甲氨蝶呤）、早期和晚期强化等过程。ANLL 的治疗，除 M_3 外，其他各型 ANLL 的治疗基本相同。

（2）支持疗法 积极预防感染，成分输血支持，口服别嘌呤醇防治高尿酸血症等。

临床病例分析

患儿，女，13 岁 6 月龄。因“发现皮肤出血点半月，血检异常 1 天”入院。患儿半个月前无明显诱因出现皮肤出血点，针尖大小，平于皮肤，压之不褪色，以双下肢为主。2 天前出现鼻出血及牙龈出血，无血尿及黑便，无发热，无咳嗽流涕。患儿伴有纳差、乏力，来我院门诊就诊。查血常规 WBC 116.7 × 10^9/L，L20%，N 6%，幼稚细胞 70%，Hb 84 g/L，PLT 7 × 10^9/L，CRP 9 mg/L。查体：T 37.9 ℃，P 126 次/分，R 24 次/分，BP 117/73 mmHg。中度贫血貌，全身可见针尖样出血点。咽充血，口腔内可见陈旧性瘀斑、瘀点，颈部可及数枚黄豆大小淋巴结，质中无压痛。呼吸平，两肺呼吸音清，未及啰音。心脏律齐，未及杂音，腹软，肝肋下 4 cm，质中，脾肋下 2 cm，质中。

思考

1. 本病例的诊断首先考虑是什么？有何依据？

2. 需要与哪些疾病作鉴别？进一步确诊需要做哪些检查？

3. 该患儿哪些特征提示预后可能不良？

解析

1. 本患儿诊断首先考虑急性白血病。诊断依据是：患儿，女，13 岁 6 月龄。因“发现皮肤出血点半个月，血检异常 1 天”入院。全身可见出血点，伴有口腔黏膜的出血。查体：颈部可扪及数枚黄豆大小淋巴结，肝脾均可扪及肿大。血常规提示白细胞明显增高且伴有贫血和血小板明显下降，外周血常规可见幼稚细胞。

2. 鉴别诊断

（1）免疫性血小板减少症：患儿有皮肤出血表现，血常规血小板明显降低，需考虑该病，但患儿外周血可见白细胞明显增高且可见幼稚细胞并且伴有血红蛋白明显下降，因此不考虑。骨髓穿刺检查有助于诊断。

（2）类白血病反应：患儿外周血可见白细胞明显增高，需考虑该病，但是患儿目前没有高热等严重感染表现，且伴有其他两系的降低，因此目前暂不考虑。

（3）过敏性紫癜：患儿皮肤可见出血性皮疹，以双下肢为主，需考虑该病，但患儿皮疹并非局限于下肢及臀部，且血三系均有异常，故可排除。

3. 急性淋巴细胞白血病的以下因素提示预后可能不良：①发病年龄小于 12 个月或大于 10 岁；外周血白细胞计数升高，＞50×10^9 或 100×10^9/L；存在特殊的融合基因或染色体核型，如 BCR－ABL、MLL－AF4 融合基因；诊断时已发生脑膜白血病或者睾丸白血病；免疫表型为 T 细胞白血病患者；激素诱导试验不佳；诱导化疗不敏感等。患儿提示预后不良的因素是年龄大于 10 岁，且外周血白细胞计数＞100 × 10^9/L。

第七节　朗格汉斯细胞组织细胞增生症

重点	朗格汉斯细胞组织细胞增生症的临床表现和诊断
难点	朗格汉斯细胞组织细胞增生症的分型
考点	朗格汉斯细胞组织细胞增生症的临床分型及表现、确诊的依据、危险器官。

速览导引图

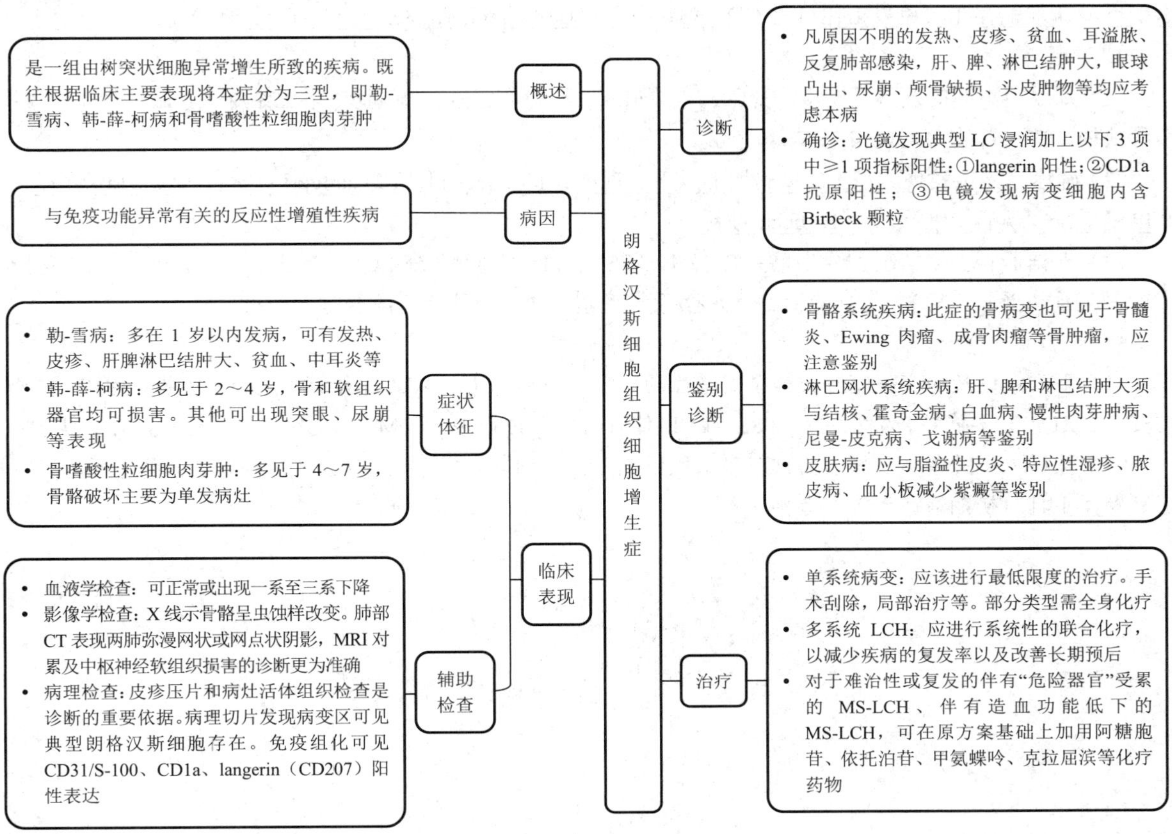

朗格汉斯细胞组织细胞增生症
概述
是一组由树突状细胞异常增生所致的疾病。既往根据临床主要表现将本症分为三型，即勒-雪病、韩-薛-柯病和骨嗜酸性粒细胞肉芽肿
病因
与免疫功能异常有关的反应性增殖性疾病
临床表现
症状体征
• 勒-雪病：多在1岁以内发病，可有发热、皮疹、肝脾淋巴结肿大、贫血、中耳炎等
• 韩-薛-柯病：多见于2～4岁，骨和软组织器官均可损害。其他可出现突眼、尿崩等表现
• 骨嗜酸性粒细胞肉芽肿：多见于4～7岁，骨骼破坏主要为单发病灶
辅助检查
• 血液学检查：可正常或出现一系至三系下降
• 影像学检查：X线示骨骼呈虫蚀样改变。肺部CT表现两肺弥漫网状或网点状阴影，MRI对累及中枢神经软组织损害的诊断更为准确
• 病理检查：皮疹压片和病灶活体组织检查是诊断的重要依据。病理切片发现病变区可见典型朗格汉斯细胞存在。免疫组化可见CD31/S-100、CD1a、langerin（CD207）阳性表达
诊断
• 凡原因不明的发热、皮疹、贫血、耳溢脓、反复肺部感染，肝、脾、淋巴结肿大，眼球凸出、尿崩、颅骨缺损、头皮肿物等均应考虑本病
• 确诊：光镜发现典型LC浸润加上以下3项中≥1项指标阳性：①langerin阳性；②CD1a抗原阳性；③电镜发现病变细胞内含Birbeck颗粒
鉴别诊断
• 骨骼系统疾病：此症的骨病变也可见于骨髓炎、Ewing肉瘤、成骨肉瘤等骨肿瘤，应注意鉴别
• 淋巴网状系统疾病：肝、脾和淋巴结肿大须与结核、霍奇金病、白血病、慢性肉芽肿病、尼曼-皮克病、戈谢病等鉴别
• 皮肤病：应与脂溢性皮炎、特应性湿疹、脓皮病、血小板减少紫癜等鉴别
治疗
• 单系统病变：应该进行最低限度的治疗。手术刮除，局部治疗等。部分类型需全身化疗
• 多系统LCH：应进行系统性的联合化疗，以减少疾病的复发率以及改善长期预后
• 对于难治性或复发的伴有“危险器官”受累的MS-LCH、伴有造血功能低下的MS-LCH，可在原方案基础上加用阿糖胞苷、依托泊苷、甲氨蝶呤、克拉屈滨等化疗药物

1. 定义

朗格汉斯细胞组织细胞增生症（LCH）是一组由树突状细胞异常增生所致的疾病。既往根据临床主要表现将本症分为三型，即勒–雪病、韩–薛–柯病和骨嗜酸性粒细胞肉芽肿。

2. 临床表现

（1）勒–雪病　多在1岁以内发病，起病急，病情重。可有发热、皮疹、肝脾淋巴结肿大、贫血、中耳炎、呼吸道症状等。

（2）韩–薛–柯病　多见于2～4岁，起病缓慢，骨和软组织器官均可损害。骨质缺损最早、最常见为颅骨缺损，其他可出现突眼、尿崩等表现。

（3）骨嗜酸性粒细胞肉芽肿　多见于4～7岁，骨骼破坏主要为单发病灶，常无软组织和器官损害。

（4）LCH可同时侵犯多个器官　若出现以下器官受累提示为“危险器官受累”：造血功能受累（伴或不

伴骨髓侵犯)、脾受累、肝受累、肺受累。颈椎破坏导致脊髓压迫或病变波及脊髓称为特殊部位受累。可危及中枢神经系统的损害：长期的颅骨受累可累及垂体及下丘脑，导致发育迟缓或尿崩。

3. 实验室检查

（1）血液学检查　可正常或出现一系、两系或三系下降。

（2）影像学检查　X 线示骨骼系统受累的 LCH 病变部位呈虫蚀样改变。肺部 CT 表现为肺野透亮度减低，呈毛玻璃状，两肺弥漫网状或网点状阴影，或在网点状基础上有局限或弥漫的阴影颗粒。MRI 对累及中枢神经软组织损害的诊断更为准确。全身骨显像对于完整显示病变骨骼具有优势。骨髓细胞学检查可了解有无朗格汉斯细胞及免疫组化有无 CD1a 阳性细胞。

（3）病理检查　皮疹压片和病灶活体组织检查发现 LC 是诊断的重要依据。病理切片发现病变区可见典型朗格汉斯细胞存在。免疫组化可见 CD31/S－100、CD1a、langerin（CD207）阳性表达。

4. 诊断

（1）凡原因不明的发热、皮疹、贫血、耳溢脓、反复肺部感染，肝、脾、淋巴结肿大，眼球凸出、尿崩、颅骨缺损、头皮肿物等均应考虑本病。

（2）确诊　光镜发现典型 LC 浸润加上以下 3 项中≥1 项指标阳性：①langerin 阳性；②CD1a 抗原阳性；③电镜检查发现病变细胞内含 Birbeck 颗粒。

（3）根据器官受累情况，分为单系统 LCH（SS－LCH）和多系统 LCH（MS－LCH）。SS－LCH 是指有 1 个脏器/系统受累，MS－LCH 有≥2 个脏器/系统受累，伴或不伴“危险器官”受累。

5. 治疗

（1）下列定位及病变程度分类是全身治疗的指征　包括：①SS－LCH 伴有可危及中枢神经系统的损害；②SS－LCH 伴有多病灶骨骼损害；③SS－LCH 伴有特殊部位损害；④MS－LCH 伴或不伴危险器官损害。

（2）预后　年龄越小，受累器官越多，预后越差；年龄＞5 岁，单纯骨损害多可自愈；肺、肝、脾、骨髓等受侵犯且对初期治疗反应差者预后不良。

（徐晓军）

第十六章　神经肌肉系统疾病

第一节　神经系统疾病检查方法

重点	小儿神经系统体格检查的方法 颅内感染性疾病脑脊液改变的特点
难点	正常小儿暂时性反射的出现和消失时间 颅内常见感染性疾病的脑脊液改变特点
考点	正常小儿暂时性反射的出现和消失时间 颅内常见感染性疾病的脑脊液改变特点 中枢性面瘫和周围性面瘫的区别 真性球麻痹和假性球麻痹的区别

速览导引图

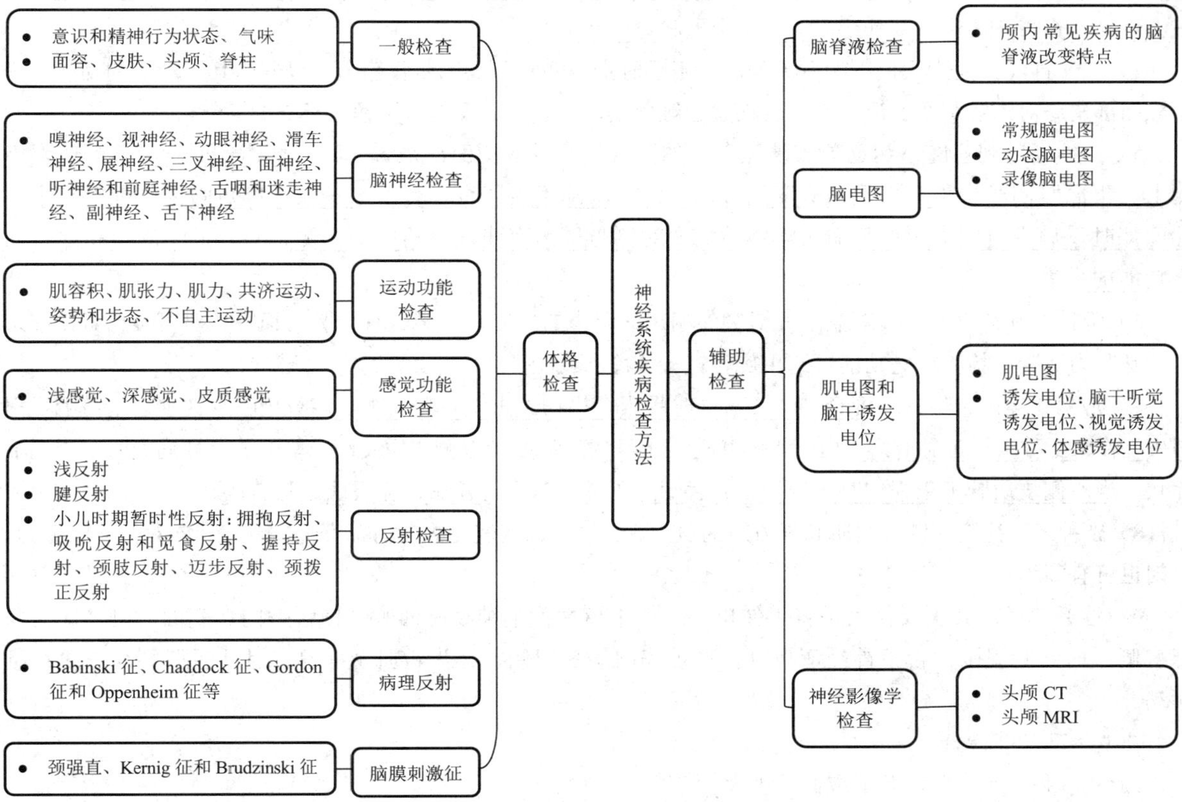

神经系统疾病检查方法
体格检查
一般检查
• 意识和精神行为状态、气味
• 面容、皮肤、头颅、脊柱
脑神经检查
• 嗅神经、视神经、动眼神经、滑车神经、展神经、三叉神经、面神经、听神经和前庭神经、舌咽和迷走神经、副神经、舌下神经
运动功能检查
• 肌容积、肌张力、肌力、共济运动、姿势和步态、不自主运动
感觉功能检查
• 浅感觉、深感觉、皮质感觉
反射检查
• 浅反射
• 腱反射
• 小儿时期暂时性反射：拥抱反射、吸吮反射和觅食反射、握持反射、颈肢反射、迈步反射、颈拨正反射
病理反射
• Babinski 征、Chaddock 征、Gordon 征和 Oppenheim 征等
脑膜刺激征
• 颈强直、Kernig 征和 Brudzinski 征
辅助检查
脑脊液检查
• 颅内常见疾病的脑脊液改变特点
脑电图
• 常规脑电图
• 动态脑电图
• 录像脑电图
肌电图和脑干诱发电位
• 肌电图
• 诱发电位：脑干听觉诱发电位、视觉诱发电位、体感诱发电位
神经影像学检查
• 头颅 CT
• 头颅 MRI

1. 神经系统体格检查

对小儿神经系统检查与评价时，要结合相应年龄期的正常生理学特征。

（1）一般检查

1）意识和精神行为状态：根据小儿对各种刺激的反应判断意识有无障碍，意识障碍分为嗜睡、意识模糊、浅昏迷和深昏迷。

2）气味：某种特殊气味可作为疾病诊断的线索。

3）面容：注意有无特殊面容。

4）皮肤：某些神经疾病可伴有特征性皮肤异常。面部血管纤维瘤，四肢、躯干皮肤色素脱失斑提示结节性硬化症；头面部红色血管瘤提示脑面血管瘤病（Sturge-Weber 综合征）；“咖啡牛奶斑”提示神经纤维瘤病；苯丙酸尿症患儿皮肤白皙，头发呈黄褐色。

5）头颅：观察头颅的外形和大小，注意前囟的大小和紧张度、颅缝的状况等。对疑有硬膜下积液、脑穿通畸形的婴儿，可在暗室内用电筒做颅骨透照试验，前额部光圈＞2 cm，枕部＞1 cm，或两侧不对称时对诊断有提示意义。

6）脊柱：注意有无畸形、异常弯曲、强直，有无叩击痛等。

（2）脑神经检查

1）嗅神经：反复观察对香水、薄荷或某些不适气味的反应。

2）视神经：检查视觉、视力、视野和眼底。

3）动眼、滑车、展神经：此三对脑神经支配眼球运动、瞳孔反射及眼睑。若眼球运动在某个方向受限，瞳孔括约肌功能正常，为眼外肌麻痹，否则为眼内肌麻痹。眼球运动神经的损伤有周围性、核性、核间性、核上性。检查瞳孔要注意其外形、大小、会聚和对光反射等。

4）三叉神经：注意张口下颌有无偏斜，咀嚼时扪两侧咬肌及颞肌收缩力，以判断其运动支的功能。观察额面部皮肤对疼痛刺激的反应，并用棉絮轻触角膜，检查角膜反射以了解感觉支的功能。

5）面神经：观察随意运动或表情运动（如哭或笑）时双侧面部是否对称。周围性面神经麻痹时，患侧上、下面肌同时受累，表现为病变侧皱额不能，眼睑不能闭合，鼻唇沟变浅，口角向健侧歪斜。中枢性面瘫时，病变对侧眼裂以下面肌瘫痪，病变对侧鼻唇沟变浅，口角向病变侧歪斜，但无皱额和眼睑闭合功能的丧失。

6）听神经和前庭神经：观察小儿对突然响声或语声的反应，以了解有无听力损害。对可疑患者，应进行特殊听力测验。检查前庭功能可选用旋转试验或冷水试验。

7）舌咽和迷走神经：为混合神经，常同时受累，损伤时出现吞咽困难、声音嘶哑、饮水返呛、咽反射消失，临床上称真性延髓麻痹。由于舌咽和迷走神经的运动核受双侧皮质支配，单侧核上性病变时可无明显症状。当双侧皮质脑干束损伤时出现构音和吞咽障碍，而咽反射存在，称假性延髓麻痹。

8）副神经：检查胸锁乳突肌和斜方肌的肌力、肌容积。病变时患侧肩部变低，耸肩、向对侧转头无力，肌肉也可有萎缩。

9）舌下神经：其主要作用是将舌伸出。一侧中枢性舌下神经麻痹时，伸舌偏向病变的对侧，即舌肌麻痹侧；而一侧周围性舌下神经瘫痪时，伸舌偏向病变同侧，亦为舌肌麻痹侧，且伴舌肌萎缩与肌纤维颤动。

（3）运动功能检查

1）肌容积：有无肌肉萎缩或假性肥大。

2）肌张力：指安静情况下的肌肉紧张度。检查时触摸肌肉硬度并做被动运动，以体会肌紧张度与阻力。

肌张力增高多见于上运动神经元性损害和锥体外系病变，但注意半岁内正常婴儿肌张力也可稍增高。下运动神经元或肌肉疾病时肌张力降低，肌肉松软，甚至关节可以过伸。

3）肌力：是指肌肉做主动收缩时的力量。观察小儿力所能及的粗大和精细运动，以判断各部位肌群的肌力。一般把肌力分为0～5级，0级：完全瘫痪，无任何肌收缩活动；1级：可见轻微肌收缩，但无肢体移动；2级：肢体能在床上移动，但不能抬起；3级：肢体能抬离床面，但不能对抗阻力；4级：能做部分对抗阻力的运动；5级：正常肌力。

4）共济运动：可观察婴儿手拿玩具的动作是否准确。年长儿则能和成人一样完成指鼻、闭目难立（Romberg征）、跟膝胫和轮替运动等检查。

5）姿势和步态：姿势和步态与肌力、肌张力、深感觉、小脑以及前庭功能都有密切关系。

6）不自主运动：主要见于锥体外系疾病，常表现为舞蹈样运动、扭转痉挛、手足徐动症或一组肌群的抽动等。每遇情绪紧张或进行主动运动时加剧，入睡后消失。

（4）感觉功能检查

1）浅感觉：包括痛觉、触觉和温度觉。

2）深感觉：位置觉、音叉震动觉。

3）皮质感觉：闭目状态下测试两点辨别觉，或闭目中用手辨别常用物体的大小、形态或轻重等。

（5）反射检查：小儿的反射检查可分为两大类，第一类为终身存在的反射，即浅反射和腱反射；第二类为暂时性反射，或称原始反射。

1）浅反射和腱反射：①浅反射：腹壁反射要到1岁后才比较容易引出，最初的反应呈弥散性。提睾反射要到出生4～6个月后才明显。②腱反射：新生儿期已可引出肱二头肌、膝和踝反射。腱反射减弱或消失提示神经、肌肉、神经肌肉接头处或小脑疾病。反射亢进和踝阵挛提示上运动神经元疾患。恒定的一侧性反射缺失或亢进有定位意义。

2）小儿时期暂时性反射：生后最初数月婴儿存在许多暂时性反射。随年龄增长，各自在一定的年龄期消失（表16-1）。当它们在应出现的时间内不出现，或该消失的时间不消失，或两侧持续不对称都提示神经系统异常。

表16-1 正常小儿暂时性反射的出现和消失年龄

反射	出现年龄	消失年龄
拥抱反射	初生	3～6个月
吸吮反射和觅食反射	初生	4～7个月
握持反射	初生	3～4个月
颈肢反射	2个月	6个月
迈步反射	初生	2个月
颈拨正反射	初生	6个月

另外，正常小儿5～7个月出现支撑反射，9～10个月出现降落伞反射，此反射可持续终生。如不能按时出现，则提示有脑性瘫痪或发育迟缓的可能。

（6）病理反射：包括Babinski征、Chaddock征、Gordon征和Oppenheim征等。正常2岁以下婴儿可呈现双侧Babinski征阳性，若该反射恒定不对称或2岁后继续阳性时，提示锥体束损害。

（7）脑膜刺激征：包括颈强直、Kernig 征和 Brudzinski 征。

2. 神经系统辅助检查

（1）脑脊液检查　腰椎穿刺取脑脊液（CSF）检查（表 16－2），是诊断颅内感染和蛛网膜下腔出血的重要依据。对严重颅内压增高的患儿，在未有效降低颅内压之前，腰椎穿刺有诱发脑疝的危险，应特别谨慎。

表 16－2　颅内常见感染性疾病的脑脊液改变特点

	压力（kPa）	外观	潘氏试验	白细胞（$\times 10^6$/L）	蛋白（g/L）	糖（mmol/L）	氯化物（mmol/L）	查找病原
正常	0.69～1.96	清亮透明	－	0～10	0.2～0.4	2.8～4.5	117～127	
化脓性脑膜炎	不同程度增高	米汤样浑浊	+～+++	数百至数千，多核为主	明显增高	明显降低	多数降低	涂片或培养可发现致病菌
结核性脑膜炎	增高	微浊，毛玻璃样	+～+++	数十至数百，淋巴细胞为主	增高	降低	降低	涂片或培养可发现抗酸杆菌
病毒性脑炎	正常或轻度增高	清亮	－～+	正常至数百，淋巴细胞为主	正常或轻度增高	正常	正常	特异性抗体阳性，病毒分离可阳性
隐球菌性脑膜炎	增高或明显增高	微浊	+～+++	数十至数百，淋巴细胞为主	增高	降低	多数降低	涂片墨汁染色可发现隐球菌

注：正常新生儿 CSF 压力 0.29～0.78 kPa，蛋白质 0.2～1.2 g/L；婴儿 CSF 细胞数（0～20）$\times 10^6$/L，糖 3.9～5.0 mmol/L。

（2）脑电图（EEG）　脑电图检查对许多功能性疾病和器质性疾病都有一定的诊断价值，特别是对癫痫的诊断和分型意义更大。

（3）肌电图及脑干诱发电位

1）肌电图（EMG）：帮助判断被测肌肉有无损害及损害性质（神经源性或肌源性）。神经传导速度（nerve conduction velocity，NCV）可了解被测周围神经有无损害、损害性质（髓鞘或轴索损害）和严重程度。

2）诱发电位：分别经听觉、视觉和躯体感觉通路，刺激中枢神经诱发相应传导通路的反应电位。①脑干听觉诱发电位（BAEP）：可用于包括新生儿在内的任何不合作的儿童的听力筛测，以及昏迷患儿的脑干功能评价。②视觉诱发电位（VEP）：可分别检出单眼视网膜、视神经、视交叉、视交叉后和枕叶视皮质间视通路各段的损害。③体感诱发电位（SEP）：脊神经根、脊髓和脑内病变者可出现异常。

（4）神经影像学检查

1）电子计算机断层扫描（CT）：CT 能较好地显示病变中较明显的钙化影和出血灶，但对脑组织分辨率不如 MRI 高，且对后颅窝、脊髓病变，因受骨影干扰难以清楚辨认。

2）磁共振成像（MRI）：无放射线，对脑组织和脑室系统分辨率较 CT 高，能清楚显示灰质、白质和基底核等脑实质结构，并能很好地发现后颅窝和脊髓病灶，但对钙化影的显示较 CT 差。

3）其他：如磁共振血管显影（MRA）、数字减影血管显影（DSA）、经颅超声多普勒（TCD）用于脑血管疾病诊断。单光子发射断层扫描（SPECT）和正电子发射断层扫描（PET）均属于功能影像学，是根据放射性示踪剂在大脑组织内的分布或代谢状况，显示不同脑区的血流量或代谢率，对癫痫放电源的确认有重要帮助。脑磁图（MEG）是一种完全无侵袭、无损伤的脑功能检测技术，可以广泛用于大脑各种功能的定位和评估。并可与 MRI 的解剖影像信息叠加整合，形成脑功能解剖学定位。

第二节　癫　痫

重点	癫痫和癫痫综合征的分类和治疗原则 癫痫持续状态的定义和急救处理
难点	癫痫和癫痫综合征的分类和治疗原则 癫痫、癫痫综合征、癫痫持续状态的定义
考点	癫痫的治疗原则 癫痫持续状态的急救处理

速览导引图

癫痫

- 概述
  - 癫痫（epilepsy）是以持续存在的反复癫痫发作的易感性和由此引起的神经生物学、认知、心理学及社会方面后果的一种脑部疾病
  - 癫痫发作（seizures）是指大脑神经元过度异常放电引起的突然的、短暂的症状或体征，因累及的脑功能区不同，临床可有多种发作表现，包括意识、运动、感觉异常，精神及自主神经功能障碍
  - 癫痫持续状态（status epilepticus，SE）：凡一次癫痫发作持续 30 分钟以上，或反复发作而间歇期意识不能恢复超过 30 分钟者，均称为癫痫持续状态
- 病因分类
  - 特发性癫痫
  - 症状性癫痫
  - 隐源性癫痫
- 发作分类
  - 癫痫发作的国际分类（1981 年）
  - 局灶性发作
    单纯局灶性发作（不伴意识障碍）
    复杂局灶性发作（伴意识障碍）
  - 全面性发作
    强直–阵挛发作、强直性发作、阵挛性发作、失神发作（典型失神、不典型失神）、肌阵挛发作、失张力发作
  - 不能分类的发作（2010 年称为不能明确的发作）
- 常见儿童癫痫综合征
  - 伴中央颞区棘波的儿童良性癫痫
  - 婴儿痉挛
  - Lennox–Gastaut 综合征
  - 热性惊厥附加症
- 鉴别诊断
  - 晕厥、癔症、睡眠障碍、偏头痛、抽动障碍
  - 其他：屏气发作和儿童擦腿综合征、轻度胃肠炎伴良性惊厥、维生素 D 缺乏性手足搐搦等均需与癫痫鉴别
- 治疗
  - 癫痫治疗的目标：完全控制发作；少或无药物不良反应；尽量提高生活质量
  - 病因治疗
  - 药物治疗：合理使用抗癫痫药物是当前治疗癫痫的主要手段
  - 抗癫痫药物的使用原则：①治疗时机；②按发作类型选药；③应考虑到药物的不良反应；④尽量单药治疗，从小剂量开始，⑤用药剂量个体化；⑥定期复查
  - 手术治疗
  - 生酮饮食疗法
  - 癫痫持续状态处理：尽快控制发作：首选苯二氮卓类快速止痉药；保持呼吸道通畅，吸氧，必要时人工机械通气；保护脑和其他重要脏器的功能、防治并发症；发作停止后，给予抗癫痫药物以防复发

1. 定义

（1）癫痫　以持续存在的反复癫痫发作的易感性和由此引起的神经生物学、认知、心理学及社会方面后果的一种脑部疾病。

（2）癫痫发作　指大脑神经元过度异常放电引起的突然的、短暂的症状或体征，因累及的脑功能区不同，临床可有多种发作表现，包括意识、运动、感觉异常，精神及自主神经功能障碍。

2. 病因

癫痫的病因可分为三大类，包括：①特发性癫痫：是指脑内未能找到相关的结构和代谢异常，而与遗传因素密切相关的癫痫；②症状性癫痫：指与脑内器质性病变或代谢异常密切关联的癫痫；③隐源性癫痫：虽未能证实有肯定的脑内病变或代谢异常，但很可能为症状性者。

3. 分类

根据发作的临床表现和脑电图特征进行癫痫发作的分类，即症状学分类（表 16－3）。

表 16－3　癫痫发作的国际分类（1981 年）

Ⅰ. 局灶性发作	Ⅱ. 全面性发作	Ⅲ. 不能分类的发作（2010 年称为不能明确的发作）
单纯局灶性发作（不伴意识障碍）	强直－阵挛发作	
运动性发作	强直性发作	
感觉性发作	阵挛性发作	
自主神经性发作	失神发作	
精神症状性发作	典型失神	
复杂局灶性发作（伴意识障碍）	不典型失神	
单纯局灶性发作继发意识障碍	肌阵挛发作	
发作起始即有意识障碍	失张力发作	
自动症		
局灶性发作继全面性发作		

4. 癫痫发作的临床特点

（1）局灶性发作　神经元异常过度放电始于一侧大脑半球的网络内，临床表现仅限于放电对侧的身体或某一部位。

1）单纯局灶性发作：发作中无意识和知觉损害。①单纯局灶性运动性发作最常见，表现为一侧躯体某部位部分的抽搐。杰克逊发作，即异常放电沿大脑运动区扩展，其肌肉抽动的扩展方式及顺序与运动皮质支配的区域有关，如发作先从一侧口角开始，依次波及手、臂、躯干、下肢等。有的患儿于发作后出现肢体短暂麻痹，持续数分钟至数小时后消失，称为 Todd 麻痹。②单纯局灶性感觉发作（包括躯体和特殊感觉异常）。③自主神经性发作。④精神症状性发作。

2）复杂局灶性发作：发作时有意识、知觉损害。

3）局灶性发作继发全面性发作：由单纯局灶性或复杂局灶性发作扩展为全面性发作。

（2）全面性发作　神经元异常过度放电始于双侧半球网络中并迅速扩布的发作，发作时常伴有意识障碍，运动症状呈双侧性。

1）强直－阵挛发作。

2）强直性发作。

3）阵挛性发作。

4）失神发作。①典型失神发作者发作时突然停止正在进行的活动，意识丧失但不摔倒，两眼凝视，持续数秒钟后意识恢复，发作后不能回忆，过度换气往往可以诱发其发作。发作期 EEG 全导同步 3 Hz 棘－慢复合波，发作间期背景活动正常。②不典型失神发作与典型失神发作表现类似，但开始及恢复速度均较典型失神发作慢。发作期 EEG 为 1.5～2.5 Hz 的全导慢－棘慢复合波，发作间期背景活动异常。

5）肌阵挛发作。

6）失张力发作。

（3）不能明确的发作（2010 年提出）。

5. 常见儿童癫痫综合征

（1）伴中央颞区棘波的儿童良性癫痫　是儿童最常见的一种癫痫综合征，呈年龄依赖性。通常 2～14 岁发病，8～9 岁为高峰，发作多在入睡后不久及睡醒前呈局灶性发作，大多起始于口面部，如唾液增多、喉头发声、口角抽动、意识清楚，但不能主动发声等，部分患儿很快继发全面性强直－阵挛发作而意识丧失。精神运动发育正常，体格检查无异常。发作间期 EEG 背景正常，在中央区和颞区可见棘波或棘－慢复合波，睡眠期异常波增多，本病预后良好，大多在 12～16 岁前停止发作。

（2）婴儿痉挛　又称 West 综合征。多在 1 岁内起病，4～8 个月为高峰，临床上频繁的痉挛发作，每串连续数次或数十次，精神运动发育迟滞或倒退，EEG 特异性高峰失律。该病属于难治性癫痫，大多预后不良，惊厥难以控制，可转变为 Lennox-Gastaut 综合征或其他类型发作，80%～90%的患儿遗留智力和运动发育落后。

（3）Lennox-Gastaut 综合征（LGS）　1～14 岁均可发病，以 3～5 岁多见，临床表现为频繁的、形式多样的癫痫发作，其中以强直性发作最多见，其次为不典型失神、肌阵挛发作、失张力发作，还可有强直－阵挛、局灶性发作等。多数患儿的智力和运动发育倒退。约 60%的患儿发生癫痫持续状态。EEG 主要为 1.5～2.5 Hz 慢－棘慢复合波及不同发作形式的 EEG 特征。预后不良，治疗困难，病死率 4%～7%，是儿童期最常见的一种难治性癫痫综合征。

（4）热性惊厥附加症（FS^+）　有热性惊厥史的儿童，如果 6 岁之后仍有热性惊厥，或者出现了不伴发热的全面性强直－阵挛发作，称为热性惊厥附加症。如果在一个家系中，既有典型的热性惊厥，还有热性惊厥附加症患者，而且还出现了热性惊厥附加症伴失神，或伴失张力，或伴肌阵挛等，称为全面性癫痫伴热性惊厥附加症（$GEFS^+$）。

6. 诊断

确立癫痫的诊断，应力求弄清以下三个问题：①判断是否为癫痫；②若系癫痫，应进一步确定其发作类型或其归属的癫痫综合征；③尽可能寻找病因。

一般按以下步骤搜集诊断依据。

1）病史与查体。

2）脑电图检查：脑电图是诊断癫痫最重要的实验室检查。

3）影像学检查：癫痫患者做此项检查的主要目的是寻找病因。

4）其他实验室检查：根据需要选做遗传代谢病筛查、基因分析、染色体检查、血生化检查、脑脊液检查等。

7. 鉴别诊断

1）晕厥。

2）癔症。

3）睡眠障碍。

4）偏头痛。

5）抽动障碍。

6）其他：如屏气发作和儿童擦腿综合征、轻度胃肠炎伴良性惊厥、维生素 D 缺乏性手足搐搦等均需与癫痫鉴别。

8. 治疗

癫痫治疗的目标：完全控制发作；少或无药物不良反应；尽量提高生活质量。

（1）病因治疗。

（2）药物治疗　当前治疗癫痫的主要手段。

抗癫痫药物的使用原则：

1）治疗时机的选择：癫痫一旦确诊，应尽早使用抗癫痫药控制发作。一般首次发作开始用药的指征是①发病年龄小，婴儿期起病，伴神经系统残疾，如脑性瘫痪、精神运动发育迟滞。②患先天遗传代谢病或神经系统退行性病变，如苯丙酮尿症、结节性硬化症等。③首次发作呈癫痫持续状态或成簇发作者。④某些癫痫综合征，如大田原综合征、West 综合征、Lennox-Gastaut 综合征等。⑤有癫痫家族史者。⑥伴头颅影像学 CT/MRI 异常，尤其是局灶性异常者。⑦脑电图明显异常者，如背景活动异常、频繁出现癫痫性放电。存在以上一项或多项危险因素的患儿，出现再次发作或反复发作的可能性极大，故应当尽早给予抗癫痫药物治疗。若不存在上述危险因素，首次发作且症状不重，平素健康、查体无异常者，可暂不用药，但要密切观察，一旦再次发作，将应用抗癫痫药物。对于发作频率低，发作间隔在 1 年以上的患儿，也不是必须用药的指征。

2）选择合适的药物：

①按发作类型选药（表 16－4）。② 选药时应考虑到药物的不良反应。③ 对于肌阵挛发作、失神发作、失张力发作选药应慎重：如卡马西平、奥卡西平、苯妥英钠、苯巴比妥（大剂量）可诱发或加重上述 3 个发作类型。

表 16－4　小儿癫痫发作类型与适用药物

发作类型	传统抗癫痫药	抗癫痫新药
局灶性发作	CBZ、VPA、PB、PHT	OXC、TPM、ZNS、LTG
强直－阵挛发作	CBZ、VPA、PB、PHT	OXC、TPM、ZNS、LTG、LEV
失神发作	VPA、ESM	LTG、ZNS、TPM
肌阵挛、失张力发作	VPA、CZP、NZP	TPM、LTG、ZNS、LEV
强直发作	CBZ、PB、NZP	TPM、LTG、ZNS、LEV
West 综合征	ACTH、VPA、CZP	VGB、TPM、LTG、ZNS
LGS	VPA、CZP、NZP	LTG、TPM、VGB、ZNS

注：VPA，丙戊酸；TPM，托吡酯；LTG，拉莫三嗪；LEV，左乙拉西坦；ZNS，唑尼沙胺；CZP，氯硝西泮；NZP，硝西泮；PB，苯巴比妥；CBZ，卡马西平；OXC，奥卡西平；PHT，苯妥英钠；ACTH，促肾上腺皮质释放激素；VGB，氨己烯酸。

3）单药或联合用药：尽量采用单药治疗。

4）用药剂量个体化。

5）坚持长期规则服药。

6）定期复查。

（3）手术治疗 部分难治性癫痫患儿可考虑手术治疗。

（4）生酮饮食疗法。

9. 癫痫持续状态

凡一次癫痫发作持续 30 分钟以上，或反复发作而间歇期意识不能恢复超过 30 分钟者，均称为癫痫持续状态（SE）。各种癫痫发作均可发生持续状态，但临床以强直–阵挛持续状态最常见。突然停药、药物中毒、感染或高热等是癫痫持续状态的常见诱因。

癫痫持续状态的急救处理如下。

（1）尽快控制发作 首选苯二氮䓬类快速止痉药。

（2）保持呼吸道通畅，吸氧，必要时人工机械通气。

（3）保护脑和其他重要脏器的功能、防治并发症。

（4）发作停止后，给予抗癫痫药物以防复发。

临床病例分析

患儿，男，9 岁。因反复抽搐 1 个月余入院。患儿近 1 个月来多次在入睡后不久突发喉头发声，面部抽搐，但很快继发全身强直–阵挛发作伴意识丧失，持续数分钟后自行缓解。查体无异常，脑电图背景正常，在右侧中央区和颞中区可见棘尖或棘慢复合波。既往史和生长发育史无殊。

思考

1. 本病例最可能的诊断是什么？有何依据？
2. 进一步确诊需要做哪些检查？
3. 该如何拟定治疗方案？

解析

1. 最可能的诊断是伴中央颞区棘波的儿童良性癫痫。诊断依据是患儿，9 岁。既往体健，生长发育正常，近 1 个月反复出现入睡后抽搐发作，表现为突发喉头发声，面部抽搐，但很快继发全身强直–阵挛发作伴意识丧失，持续数分钟后自行缓解。脑电图提示背景正常，在右侧中央区和颞中区可见棘、尖或棘慢复合波。

2. 通过头颅影像学、血肝肾功能、遗传代谢谱筛查等以尽可能寻找病因。

3. 治疗方案是患儿有多次发作，给予抗癫痫药物治疗。单药治疗可选用奥卡西平、左乙拉西坦、丙戊酸钠、卡马西平中的一种，小剂量开始用药，逐渐加量，注意药物副作用，定期复查。

第三节 惊 厥

重点	惊厥的病因分类与特点 单纯性热性惊厥和复杂性热性惊厥的临床表现和鉴别要点 热性惊厥的治疗和预防
难点	单纯性热性惊厥和复杂性热性惊厥的临床鉴别要点
考点	单纯性热性惊厥和复杂性热性惊厥的临床鉴别要点 热性惊厥的防治

1. 定义

速览导引图

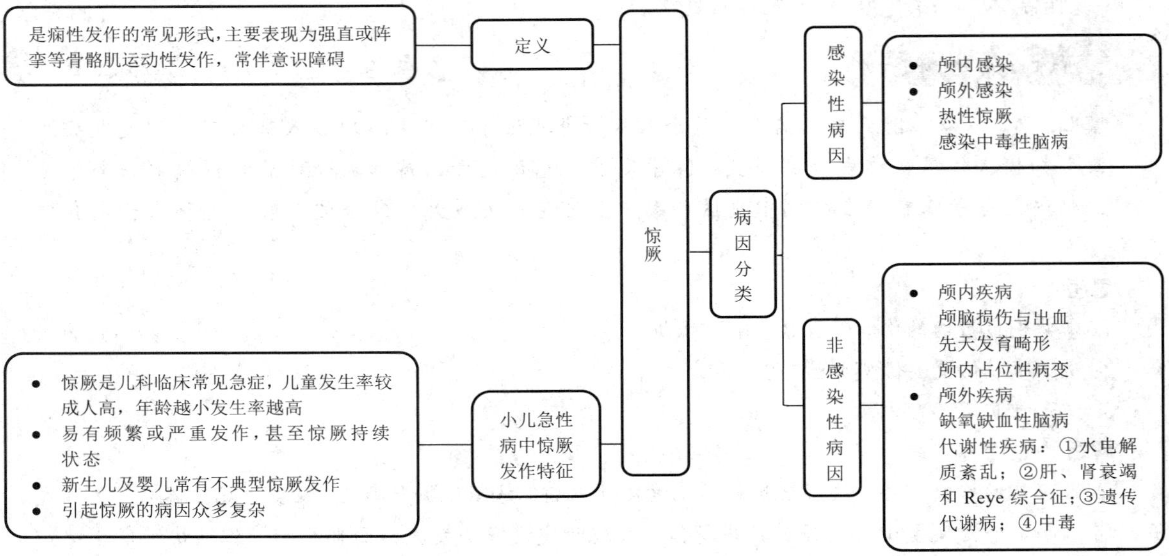

是痫性发作的常见形式，主要表现为强直或阵挛等骨骼肌运动性发作，常伴意识障碍
定义
惊厥
病因分类
感染性病因
• 颅内感染
• 颅外感染
热性惊厥
感染中毒性脑病
非感染性病因
• 颅内疾病
颅脑损伤与出血
先天发育畸形
颅内占位性病变
• 颅外疾病
缺氧缺血性脑病
代谢性疾病：①水电解质紊乱；②肝、肾衰竭和 Reye 综合征；③遗传代谢病；④中毒
小儿急性病中惊厥发作特征
• 惊厥是儿科临床常见急症，儿童发生率较成人高，年龄越小发生率越高
• 易有频繁或严重发作，甚至惊厥持续状态
• 新生儿及婴儿常有不典型惊厥发作
• 引起惊厥的病因众多复杂

惊厥是痫性发作的常见形式，主要表现为强直或阵挛等骨骼肌运动性发作，常伴意识障碍。

小儿时期急性疾病中惊厥发作有以下特征：

（1）惊厥是儿科临床常见急症，儿童期发生率为 4%～6%，较成人高 10～15 倍，年龄越小发生率越高。

（2）易有频繁或严重发作，甚至惊厥持续状态。

（3）新生儿及婴儿常有不典型惊厥发作，如表现为面部、肢体局灶或多灶性抽动、局部或全身性肌阵挛，或表现为突发瞪眼、咀嚼、流涎、呼吸暂停、青紫等。

（4）引起惊厥的病因众多复杂。

2. 惊厥病因分类与特点

（1）感染性病因

1）颅内感染：脑脊液检查对诊断和鉴别诊断有较大帮助。

2）颅外感染：非颅内感染性疾病引起的惊厥发作。①热性惊厥是儿科最常见的急性惊厥。②感染中毒性脑病大多并发于严重细菌性感染疾病，与感染和细菌毒素导致急性脑水肿有关。通常于原发病极期出现反复惊厥、意识障碍与颅内压增高症状。检查脑脊液除发现压力增高外，常规、生化均正常。

（2）非感染性病因：1）颅内疾病：①颅脑损伤与出血于伤后立即起病，反复惊厥伴意识障碍和颅内压增高，颅脑 CT 对诊断有重要价值。②先天发育畸形。③颅内占位性病变：除反复惊厥发作外，伴颅内压增高和定位体征，病情进行性加重，头颅影像学检查对诊断起决定作用。

2）颅外（全身性）疾病：①缺氧缺血性脑病于窒息后立即起病，反复惊厥伴意识障碍和颅内压增高，头颅影像学检查对诊断起重要作用。②代谢性疾病包括：a）水、电解质紊乱：重度缺水、水中毒、低血钙、低血镁、低血钠、高血钠和低血糖均可引起惊厥。b）肝、肾衰竭和 Reye 综合征：顽固惊厥伴严重肝、肾功能异常及电解质紊乱。c）遗传代谢性疾病：表现为进行性加重的惊厥或癫痫发作，有异常代谢相关的特异体征，血、尿中代谢不全产物含量增高。d）中毒：大多有顽固惊厥发作伴意识障碍及肝、肾功能损伤。

3. 热性惊厥

速览导引图

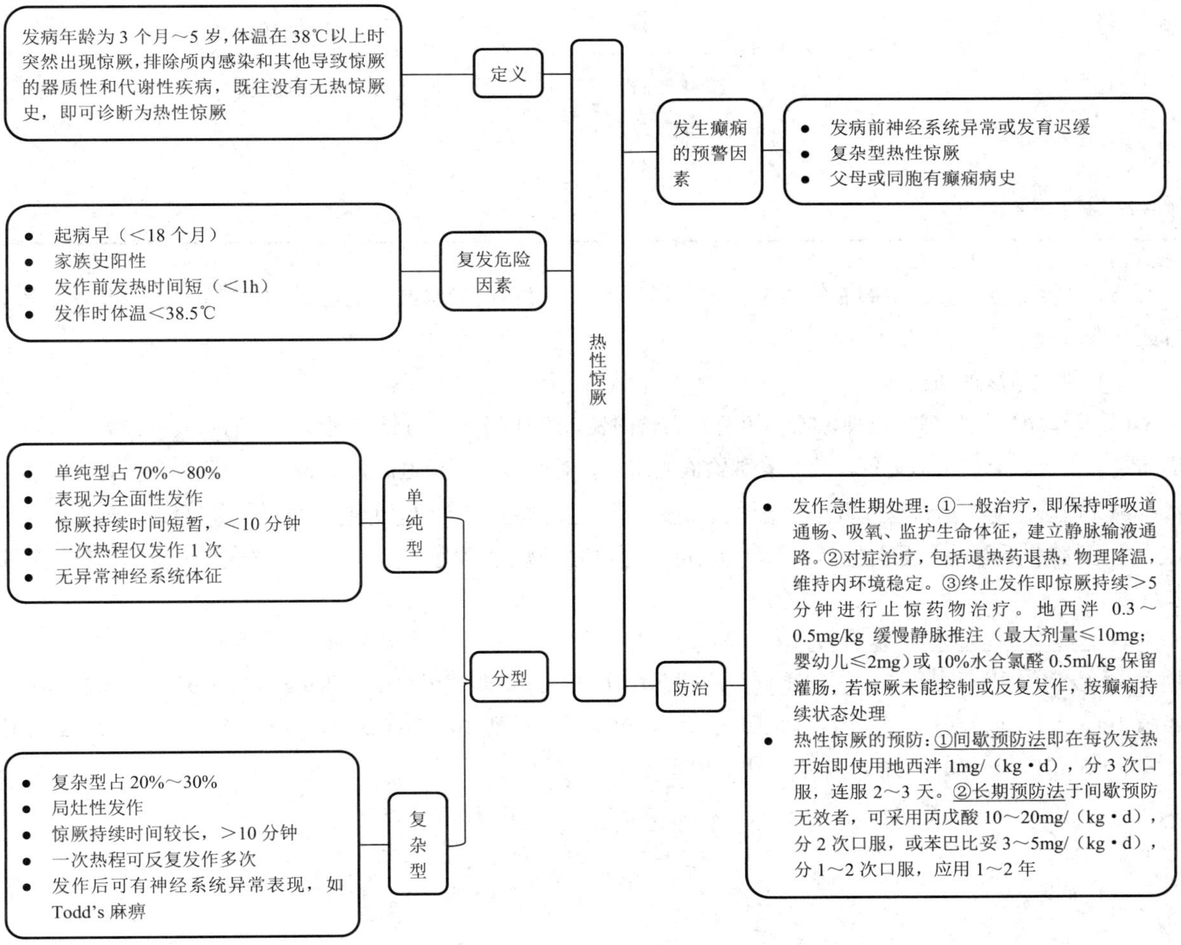
热性惊厥
定义
发病年龄为 3 个月～5 岁，体温在 38℃以上时突然出现惊厥，排除颅内感染和其他导致惊厥的器质性和代谢性疾病，既往没有无热惊厥史，即可诊断为热性惊厥
发生癫痫的预警因素
发病前神经系统异常或发育迟缓
复杂型热性惊厥
父母或同胞有癫痫病史
复发危险因素
起病早（＜18 个月）
家族史阳性
发作前发热时间短（＜1h）
发作时体温＜38.5℃
分型
单纯型
单纯型占 70%～80%
表现为全面性发作
惊厥持续时间短暂，＜10 分钟
一次热程仅发作 1 次
无异常神经系统体征
复杂型
复杂型占 20%～30%
局灶性发作
惊厥持续时间较长，＞10 分钟
一次热程可反复发作多次
发作后可有神经系统异常表现，如 Todd's 麻痹
防治
发作急性期处理：①一般治疗，即保持呼吸道通畅、吸氧、监护生命体征，建立静脉输液通路。②对症治疗，包括退热药退热，物理降温，维持内环境稳定。③终止发作即惊厥持续＞5 分钟进行止惊药物治疗。地西泮 0.3～0.5mg/kg 缓慢静脉推注（最大剂量≤10mg；婴幼儿≤2mg）或 10%水合氯醛 0.5ml/kg 保留灌肠，若惊厥未能控制或反复发作，按癫痫持续状态处理
热性惊厥的预防：①间歇预防法即在每次发热开始即使用地西泮 1mg/（kg・d），分 3 次口服，连服 2～3 天。②长期预防法于间歇预防无效者，可采用丙戊酸 10～20mg/（kg・d），分 2 次口服，或苯巴比妥 3～5mg/（kg・d），分 1～2 次口服，应用 1～2 年

（1）定义　发病年龄为 3 个月～5 岁，体温在 38 ℃以上时突然出现惊厥，排除颅内感染和其他导致惊厥的器质性和代谢性疾病，既往没有无热惊厥史，即可诊断为热性惊厥。

（2）热性惊厥流行病学　热性惊厥是小儿时期最常见的惊厥性疾病，儿童期患病率 2%～5%，18～22 个月为发病高峰期。首次热性惊厥后再次患病发热致惊厥复发率为 29%～55%。其危险因素包括起病早（＜18 个月）；家族史阳性；发作前发热时间短（＜1 h）；发作时体温＜38.5 ℃。绝大多数 5 岁后不再发作。

（3）热性惊厥病因和发病机制　生物学机制不明，三大相关因素如下。

①未成熟脑。②发热。③遗传易感性。

（4）临床分类　分为两型，即单纯型热性惊厥和复杂型热性惊厥。其临床表现和鉴别要点见表 16－5。

表 16－5　单纯型热性惊厥和复杂型热性惊厥的临床特点

	单纯型 FS	复杂型 FS
占 FS 的比例	70%	30%
起病年龄	6 个月至 5 岁	＜6 个月，6 个月至 5 岁，＞5 岁
惊厥发作形式	全面性发作	局灶性或全面性发作
惊厥的时间	多短暂，＜10 分钟	时间长，＞10 分钟
一次热程发作次数	仅 1 次，偶有 2 次	24 小时内可反复多次
神经系统异常	阴性	可阳性
惊厥持续状态	少有	较常见

（5）热性惊厥患儿发生癫痫的预警因素　①发病前神经系统异常或发育迟缓。②复杂型热性惊厥。③父母或同胞癫痫病史。

（6）热性惊厥的防治

1）发作急性期处理：热性惊厥多短暂且为自限性，发作超过 5 分钟应送急诊。①一般治疗即保持呼吸道通畅、吸氧、监护生命体征，建立静脉输液通路。②对症治疗包括退热药退热，物理降温，维持内环境稳定。③终止发作即惊厥持续＞5 分钟进行止惊药物治疗。地西泮 0.3～0.5 mg/kg 缓慢静脉推注，（最大剂量≤10 mg；婴幼儿≤2 mg）或 10%水合氯醛 0.5 ml/kg 保留灌肠，若惊厥未能控制或反复发作，按癫痫持续状态处理。

2）热性惊厥的预防：预防的主要目标是针对长程热性惊厥或反复多次的热性惊厥。对发作次数少，非长程发作无须使用药物预防。①间歇预防法即在每次发热开始即使用地西泮 1 mg/（kg・d），分 3 次口服，连服 2～3 天。②长期预防法于间歇预防无效者，可采用丙戊酸 10～20 mg/（kg・d），分 2 次口服，或苯巴比妥 3～5 mg/（kg・d），分 1～2 次口服，应用 1～2 年。

临床病例分析

患儿，男，4岁。因发热10小时，抽搐1次入院。患儿10小时前，无明显诱因下出现发热，精神可，半小时前突然出现抽搐，表现为神志不清，双眼凝视，呼之不应，口周发绀，牙关紧闭，口吐白沫，四肢强直抽搐，持续约2分钟后自行缓解。查体：T 39.5 ℃，神志清，面色红润，咽充血，扁桃体Ⅱ度肿大，充血，心肺腹查体无殊，布氏征和克氏征阴性，双侧巴氏征阴性，四肢肌力、肌张力正常。既往史：2岁和3岁时各发热抽搐1次。家族史：父亲小时候有发热抽搐史。

思考

1. 本病例抽搐最可能的诊断？有何依据？
2. 需要与哪些疾病作鉴别？
3. 该如何拟定治疗方案？

解析

1. 抽搐最可能的诊断是热性惊厥。依据是患儿4岁，发热24小时内出现抽搐，抽搐时有高热，抽搐前后一般情况良好，查体无神经系统阳性体征。既往有高热抽搐史2次，患儿父亲幼年时有发热抽搐史。

2. 患儿系有热抽搐，需要其它感染诱发的抽搐相鉴别，如颅内感染，中毒性脑病等。

3. 治疗方案包括①原发感染性疾病治疗；②热性惊厥的治疗；③对症、支持治疗，如发热时给予退热治疗等。患儿就诊时，抽搐已停止，主要预防再次抽搐。患儿既往没有预防用药，可先给予间歇预防法。在每次发热开始即使用地西泮1 mg/（kg·d），分3次口服，连服2～3天。

第四节　化脓性脑膜炎

重点	化脓性脑膜炎的病因、临床表现、诊断、鉴别诊断与治疗
难点	化脓性脑膜炎的治疗原则
考点	化脓性脑膜炎的病因、诊断、并发症与治疗

速览导引图

化脓性脑膜炎

概述

是各种化脓性细菌引起的脑膜炎症，临床上以急性发热、惊厥、意识障碍、颅内压增高和脑膜刺激征及脑脊液脓性改变为特征

病因

- 致病菌：2/3 以上患儿是由脑膜炎球菌、肺炎链球菌和流感嗜血杆菌 3 种细菌引起；新生儿和 2 个月以下婴幼儿易发生肠道革兰阴性杆菌和金黄色葡萄球菌脑膜炎，前者以大肠埃希菌最多见。3 个月至 5 岁儿童的常见致病菌是流感嗜血杆菌、肺炎链球菌和脑膜炎球菌。大于 5 岁儿童的常见致病菌是肺炎链球菌和脑膜炎球菌
- 入侵途径：①血行感染最常见；②邻近组织器官感染；③与颅腔存在直接通道

临床表现

症状和体征

- 典型临床表现：①感染中毒及急性脑功能障碍症状，发热、烦躁不安和进行性加重的意识障碍，约 30%的患儿有反复的全身或局限性惊厥发作。脑膜炎双球菌感染常有瘀点、瘀斑和休克。②颅内压增高表现，头痛、呕吐，婴儿有前囟饱满与张力增高、头围增大。合并脑疝时，有呼吸不规则、意识障碍加重及瞳孔不等大。③脑膜刺激征，以颈项强直最常见
- 年龄小于 3 个月的幼婴和新生儿化脓性脑膜炎表现多不典型

辅助检查

- 脑脊液检查：压力增高，外观混浊似米汤样，白细胞总数显著增多，≥1000×10^6/L，分类以中性粒细胞为主，糖含量明显降低，蛋白显著增高。涂片革兰染色检查致病菌，细菌培养阳性者做药物敏感试验
- 血培养：对所有疑似病人必须做血培养
- 血常规：白细胞升高，中性为主，C 反应蛋白和血清降钙素原升高。皮肤瘀点、瘀斑涂片是发现脑膜炎双球菌重要而简便的方法
- 头颅 MRI 较 CT 更能清晰地反映脑实质病变，发现并发症并指导干预措施的实施

诊断

- 临床症状有急性发热起病，伴有惊厥、意识障碍或颅内压增高表现
- 查体脑膜刺激征阳性
- 典型的脑脊液改变

鉴别诊断

- 结核性脑膜炎：亚急性起病，有结核接触史，PPD 试验阳性或肺部等其他部位结核病灶者。脑脊液外观呈毛玻璃样，白细胞数多＜500×10^6/L，分类以淋巴细胞为主，薄膜涂片抗酸染色和结核分枝杆菌培养可帮助确立诊断
- 病毒性脑膜炎：病程自限，脑脊液较清亮，白细胞数为 0 至数百×10^6/L，分类以淋巴细胞为主，糖含量正常。脑脊液中特异性抗体和病毒分离有助诊断
- 隐球菌性脑膜炎：病程缓慢，头痛和颅高压表现更持续严重，脑脊液改变类似结核性脑膜炎，脑脊液涂片墨汁染色和培养找到致病真菌
- 其它：还需注意与脑脓肿、热性惊厥、颅内出血、肿瘤性脑膜炎鉴别

治疗

- 抗生素治疗：选择对病原菌敏感且能较高浓度透过血脑屏障的药物，急性期要静脉用药，做到用药早、剂量足和疗程够。病原菌明确前的抗生素选择：应选用对肺炎链球菌、脑膜炎球菌和流感嗜血杆菌三种常见致病菌皆有效的抗生素，目前主要选用第三代头孢。病原菌明确后针对药敏选择相应抗生素
- 肾上腺皮质激素应用：首剂抗生素应用同时给予地塞米松
- 并发症治疗
- 对症支持治疗

1. 定义

（1）化脓性脑膜炎是各种化脓性细菌引起的脑膜炎症，部分患者病变累及脑实质。

（2）本病是小儿，尤其是婴幼儿时期常见的中枢神经系统感染性疾病。

（3）临床上以急性发热、惊厥、意识障碍、颅内压增高和脑膜刺激征及脑脊液脓性改变为特征。

2. 致病菌和入侵途径

（1）致病菌　①许多化脓性细菌都能引起本病，但 2/3 以上患儿是由脑膜炎球菌、肺炎链球菌和流感嗜血杆菌 3 种细菌引起。②新生儿和 2 个月以下婴幼儿易发生肠道革兰阴性杆菌和金黄色葡萄球菌脑膜炎，前者以大肠埃希菌

最多见。③3个月至5岁儿童的常见致病菌是流感嗜血杆菌、肺炎链球菌和脑膜炎球菌。④大于5岁儿童的常见致病菌是肺炎链球菌和脑膜炎球菌。⑤与国外不同，我国较少发生B组β型溶血性链球菌颅内感染，由脑膜炎球菌引起的脑膜炎呈流行性。⑥原发性或继发性免疫缺陷病者，易发生肠道革兰阴性杆菌和金黄色葡萄球菌脑膜炎，前者以大肠埃希菌最多见，其次如变形杆菌、铜绿假单胞菌或产气杆菌等。

（2）入侵途径 ①血行感染最常见，致病菌大多由上呼吸道入侵血流，新生儿的皮肤、胃肠道黏膜或脐部也常是感染的侵入门户。②邻近组织器官感染，如中耳炎、乳突炎等扩散波及脑膜。③与颅腔存在直接通道，如颅骨骨折、神经外科手术、皮肤窦道或脑脊膜膨出，细菌可因此直接进入蛛网膜下隙。

3. 病理

在细菌毒素和多种炎症相关细胞因子作用下，形成以软脑膜、蛛网膜和表层脑组织为主的炎症反应，表现为广泛性血管充血、大量中性粒细胞浸润和纤维蛋白渗出，伴有弥漫性血管源性和细胞毒性脑水肿。严重者可有血管壁坏死和灶性出血，或发生闭塞性小血管炎而致灶性脑梗死。

4. 临床表现

（1）90%的化脓性脑膜炎患儿为5岁以下儿童，1岁以下是患病高峰年龄。

（2）一年四季均有化脓性脑膜炎发生，但肺炎链球菌以冬、春季多见，而脑膜炎球菌和流感嗜血杆菌引起的化脓性脑膜炎分别以春、秋季发病多。

（3）大多急性起病，部分患儿病前有数日上呼吸道或胃肠道感染病史。

（4）典型临床表现可简单概括为3个方面：①感染中毒及急性脑功能障碍症状，包括发热、烦躁不安和进行性加重的意识障碍。约30%的患儿有反复的全身或局限性惊厥发作。脑膜炎双球菌感染常有瘀点、瘀斑和休克。②颅内压增高表现，包括头痛、呕吐，婴儿则有前囟饱满与张力增高、头围增大等。合并脑疝时，则有呼吸不规则、突然意识障碍加重及瞳孔不等大等体征。③脑膜刺激征，以颈项强直最常见，其他如Kernig征和Brudzinski征阳性。

（5）年龄小于3个月的幼婴和新生儿化脓性脑膜炎表现多不典型：①体温可高可低或不发热，甚至体温不升。②颅内压增高表现可不明显，可能仅有吐奶、尖叫或颅缝分离。③惊厥可不典型。④脑膜刺激征不明显，与婴儿肌肉不发达、肌力弱和反应低下有关。

5. 实验室及特殊检查

（1）脑脊液检查 是确诊本病的重要依据，典型病例表现如下。①脑脊液常规：压力增高，外观浑浊似米汤样，白细胞总数显著增多，$\geq 1000\times10^6$/L，分类以中性粒细胞为主。②脑脊液生化：糖含量常有明显降低，蛋白显著增高。③脑脊液涂片革兰染色检查致病菌简便易行，细菌培养阳性者应做药物敏感试验。

（2）其他 ①血培养：对所有疑似化脓性脑膜炎的病例均应做血培养，以帮助寻找致病菌。②皮肤瘀点、瘀斑涂片：是发现脑膜炎双球菌重要而简便的方法。③外周血象：白细胞总数大多明显增高，以中性粒细胞为主，但在感染严重或不规则治疗者，有可能出现白细胞总数减少。④血清降钙素原：血清降钙素原＞0.5 ng/ml提示细菌感染。⑤神经影像学：头颅MRI较CT更能清晰地反映脑实质病变。

6. 并发症和后遗症

（1）硬脑膜下积液 是化脓性脑膜炎最常见的并发症，其发生率可高达80%，本症主要发生在1岁以下婴儿。凡经化脓性脑膜炎有效治疗48～72小时后脑脊液有好转，但体温不退或体温下降后再升高；或一般症状好转后又出现意识障碍、惊厥、前囟隆起或颅压增高等症状，首先应怀疑本症的可能性。头颅透光检查和CT扫描可协助诊断，但最后确诊仍有赖硬膜下穿刺放出积液，同时也达到治疗目的。积液应送常规和细菌学检查，与硬膜下积脓鉴别。正常婴儿硬脑膜下积液量不超过2 ml，蛋白定量小于0.4 g/L。

（2）脑室管膜炎 主要发生在治疗被延误的婴儿。患儿在有效抗生素治疗下发热不退、惊厥、意识障碍不改善、进行性加重的颈项强直甚至角弓反张，脑脊液始终无法正常化，以及CT见脑室扩大时，需考虑本症，确诊依赖侧脑室穿刺，取脑室内脑脊液显示异常。治疗大多困难，病死率和致残率高。

（3）抗利尿激素异常分泌综合征　炎症刺激神经垂体致抗利尿激素过量分泌，引起低钠血症和血浆低渗透压，可能加剧脑水肿，致惊厥和意识障碍加重，或直接因低钠血症引起惊厥发作。

（4）脑积水　炎症渗出物粘连堵塞脑室内脑脊液流出通道，引起非交通性脑积水；也可因炎症破坏蛛网膜颗粒，或颅内静脉窦栓塞致脑脊液重吸收障碍，造成交通性脑积水。

（5）各种神经功能障碍　由于炎症波及耳蜗迷路，10%～30%的患儿并发神经性耳聋。其他如智力低下、脑性瘫痪、癫痫、视力障碍和行为异常等。

7. 诊断

（1）凡急性发热起病，并伴有反复惊厥、意识障碍或颅内压增高表现的婴幼儿，均应注意本病的可能性。

（2）典型的脑脊液表现。

8. 鉴别诊断

（1）结核性脑膜炎　亚急性起病，不规则发热 1～2 周后才出现脑膜刺激征、惊厥或意识障碍等表现，或于昏迷前先有脑神经或肢体麻痹。有结核接触史、PPD 阳性或肺部等其他部位结核病灶者支持结核性脑膜炎的诊断。脑脊液外观呈毛玻璃样，白细胞数多＜500×10^6/L，分类以淋巴细胞为主，薄膜涂片抗酸染色和结核分枝杆菌培养可帮助确立诊断。

（2）病毒性脑膜炎　感染中毒及神经系统症状均较化脓性脑膜炎轻，病程自限，大多不超过 2 周。脑脊液较清亮，白细胞数为 0 至数百 $\times 10^6$/L，分类以淋巴细胞为主，糖含量正常。脑脊液中特异性抗体和病毒分离有助诊断。

（3）隐球菌性脑膜炎　临床和脑脊液改变与结核性脑膜炎相似，但病情进展可能更缓慢，头痛等颅压增高表现更持续和严重。诊断有赖脑脊液涂片墨汁染色和培养找到致病真菌。

（4）还需注意与脑脓肿、热性惊厥、颅内出血、肿瘤性脑膜炎鉴别。

9. 治疗

（1）抗生素治疗

1）用药原则：化脓性脑膜炎预后严重，应力求用药 24 小时内杀灭脑脊液中的致病菌，故应选择对病原菌敏感且能较高浓度透过血脑屏障的药物。急性期要静脉用药，做到用药早、剂量足和疗程够。

2）病原菌明确前的抗生素选择：应选用对肺炎链球菌、脑膜炎球菌和流感嗜血杆菌三种常见致病菌皆有效的抗生素。目前主要选择能快速在患者脑脊液中达到有效灭菌浓度的第三代头孢菌素，包括头孢噻肟 200 mg/（kg・d），或头孢曲松 100 mg/（kg・d），疗效不理想时可联合使用万古霉素 60 mg/（kg・d）。对 β 内酰胺类药物过敏的患儿可改用氯霉素 100 mg/（kg・d）。

3）病原菌明确后的抗生素选择

a. 肺炎链球菌：万古霉素联合三代头孢，疗效不佳时可考虑美罗培南，仅当药物敏感试验提示致病菌对青霉素敏感，可改用青霉素 20 万～40 万 U/（kg・d）。

b. 脑膜炎球菌：目前该菌大多数对青霉素依然敏感，故首先选用，少数耐青霉素者需选用第三代头孢菌素。

c. 流感嗜血杆菌：对敏感菌株可用氨苄西林（ampicillin）200 mg/（kg・d）。耐药者使用上述第三代头孢菌素联合美罗培南（meropenem）120 mg/（kg・d）。

4）其他：致病菌为金黄色葡萄球菌者应参照药物敏感试验选用萘夫西林（nafcillin）200 mg/（kg・d）、万古霉素或利福平 10～20 mg/（kg・d）等。革兰阴性杆菌者除上述第三代头孢菌素外，可加用氨苄西林或美罗培南。

5）抗生素疗程：对肺炎链球菌和流感嗜血杆菌脑膜炎，其抗生素疗程应是静脉滴注有效抗生素 10～14 天，脑膜炎球菌者 7 天，金黄色葡萄球菌和革兰阴性杆菌脑膜炎应 21 天以上。若有并发症或经过不规则治疗的患者，还应适当延长疗程。

（2）肾上腺皮质激素的应用 使用肾上腺皮质激素不仅可抑制多种炎症因子的产生，还可降低血管通透性，减轻脑水肿和颅内高压。常用地塞米松 0.6 mg/（kg・d），分 4 次静脉注射，一般连续用 2～3 天。皮质激素有稳定血脑屏障的作用，因而减少了脑脊液中抗生素的浓度，必须强调在首剂抗生素应用的同时使用地塞米松。对新生儿非常规应用皮质激素。

（3）并发症的治疗

1）硬膜下积液：少量积液无须处理。积液量较大引起颅压增高时，应行硬膜下穿刺放出积液，放液量每次、每侧不超过 15 ml。个别迁延不愈者需外科手术引流。

2）脑室管膜炎：进行侧脑室穿刺引流以缓解症状。同时，针对病原菌结合用药安全性，选择适宜抗生素脑室内注入。

3）抗利尿激素异常分泌综合征：积极控制脑膜炎的同时，适当限制液体入量，对低钠血症症状严重者酌情补充钠盐。

4）脑积水：主要依赖手术治疗，包括正中孔粘连松解、导水管扩张和脑脊液分流术。

（4）对症和支持治疗 ①急性期严密监测生命体征，定期观察患儿意识、瞳孔和呼吸节律改变，并及时处理颅内高压（应用甘露醇 0.25～1 g/kg 和地塞米松），预防脑疝发生。②及时控制惊厥发作，并防止再发。③监测并维持体内水、电解质、血浆渗透压和酸碱平衡。

10. 预后

本病婴幼儿死亡率 10%，10%～20%的幸存者遗留各种神经系统严重后遗症。

临床病例分析

患儿，女，4 月龄。因发热伴前囟隆起 2 天入院。查体：神志清，精神萎靡，前囟隆起，张力高，心肺腹查体无殊，布氏征和克氏征阳性，双侧巴氏征阴性。外周血白细胞 24×10^9/L，中性粒细胞 92%，CRP 120 mg/L。患儿系 G_1P_1 足月顺产，既往体健，已接种卡介苗，父母体健，否认结核密切接触史。

思考

1. 本病例最可能的诊断是什么？有何依据？最可能的病原菌是什么？

2. 需要与哪些疾病作鉴别？进一步确诊需要做哪些检查？

3. 该如何拟定治疗方案？

解析

1. 最可能的诊断是化脓性脑膜炎。依据患儿是 4 个月婴儿，临床上有发热，查体有前囟隆起、颅高压表现，脑膜刺激征布氏征和克氏征阳性，外周血象白细胞升高，以中性粒细胞为主，CRP 明显升高，提示细菌感染，考虑化脓性脑膜炎。患儿 4 个月婴儿，既往体健，社区获得性感染，最可能的病原菌是流感嗜血杆菌、肺炎链球菌和脑膜炎球菌。

2. 需要与结核性脑膜炎、病毒性脑膜炎和隐球菌性脑膜炎等鉴别。进一步的检查包括血培养、脑脊液常规生化培养、脑脊液涂片和墨汁染色、脑脊液病毒检测、头颅 CT 或 MRI、血清降钙素原、血气电解质、肝肾功能、PPD 和胸片等。

3. 主要有抗生素治疗、肾上腺皮质激素应用、并发症治疗和对症支持治疗。抗生素治疗原则上选用对病原菌敏感并能透过血脑屏障的药物，静脉用药，用药早，足量，足疗程。病原菌明确前可选用第三代头孢菌素联合万古霉素，病原菌明确后根据药敏选用药物。在抗生素应用前或应用同时给予肾上腺皮质激素。及时发现和处理并发症（硬膜下积液、脑室管膜炎、脑积水）。对症支持治疗包括监测生命体征，降颅压，控制惊厥，维持内环境平衡。

第五节　病毒性脑炎

重点	病毒性脑炎的病因、临床表现、诊断、鉴别诊断与治疗
难点	病毒性脑炎的诊断
考点	病毒性脑炎的诊断与治疗

速览导引图

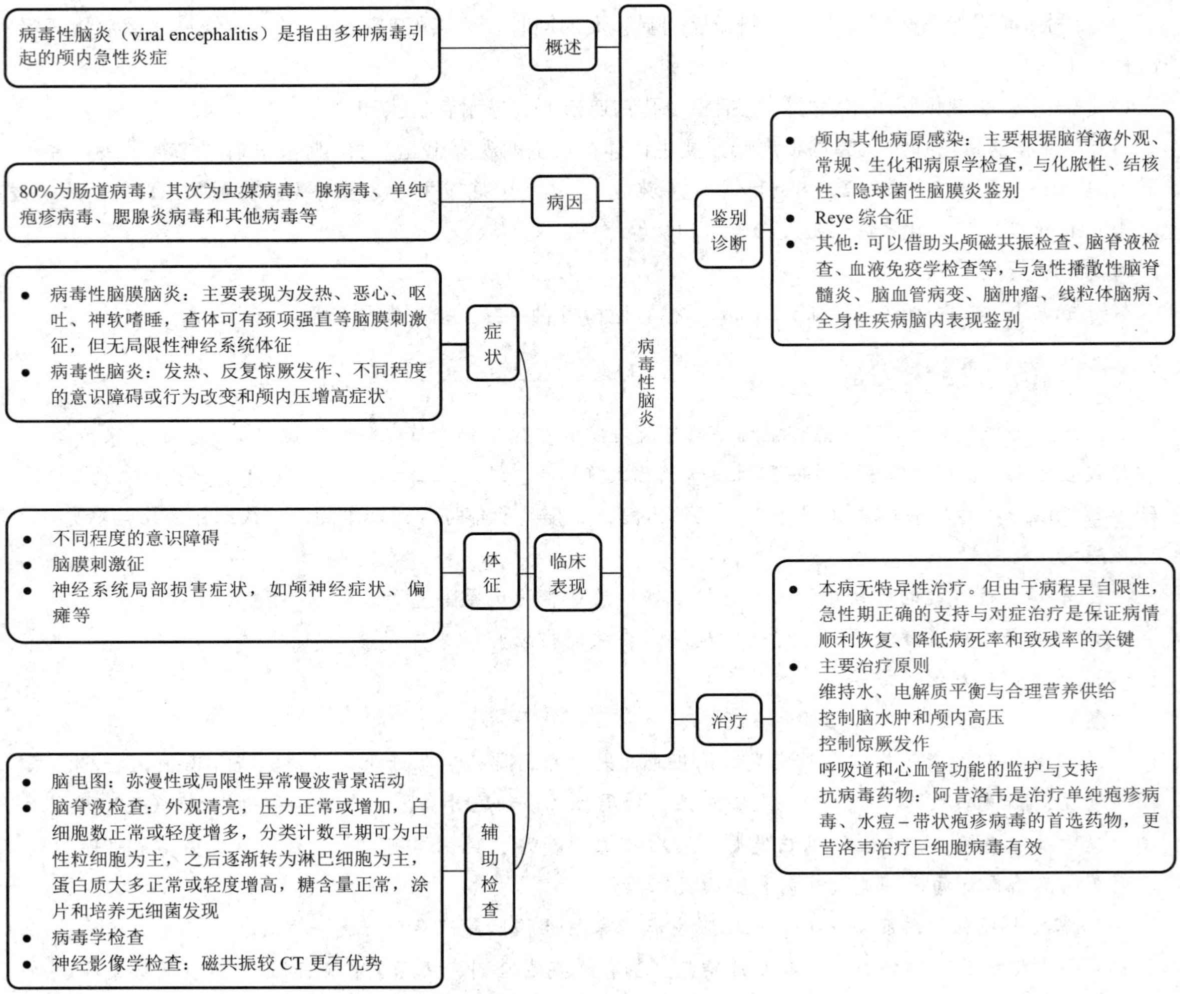

病毒性脑炎
概述
病毒性脑炎（viral encephalitis）是指由多种病毒引起的颅内急性炎症
病因
80%为肠道病毒，其次为虫媒病毒、腺病毒、单纯疱疹病毒、腮腺炎病毒和其他病毒等
临床表现
症状
● 病毒性脑膜脑炎：主要表现为发热、恶心、呕吐、神软嗜睡，查体可有颈项强直等脑膜刺激征，但无局限性神经系统体征
● 病毒性脑炎：发热、反复惊厥发作、不同程度的意识障碍或行为改变和颅内压增高症状
体征
● 不同程度的意识障碍
● 脑膜刺激征
● 神经系统局部损害症状，如颅神经症状、偏瘫等
辅助检查
● 脑电图：弥漫性或局限性异常慢波背景活动
● 脑脊液检查：外观清亮，压力正常或增加，白细胞数正常或轻度增多，分类计数早期可为中性粒细胞为主，之后逐渐转为淋巴细胞为主，蛋白质大多正常或轻度增高，糖含量正常，涂片和培养无细菌发现
● 病毒学检查
● 神经影像学检查：磁共振较CT更有优势
鉴别诊断
● 颅内其他病原感染：主要根据脑脊液外观、常规、生化和病原学检查，与化脓性、结核性、隐球菌性脑膜炎鉴别
● Reye综合征
● 其他：可以借助头颅磁共振检查、脑脊液检查、血液免疫学检查等，与急性播散性脑脊髓炎、脑血管病变、脑肿瘤、线粒体脑病、全身性疾病脑内表现鉴别
治疗
● 本病无特异性治疗。但由于病程呈自限性，急性期正确的支持与对症治疗是保证病情顺利恢复、降低病死率和致残率的关键
● 主要治疗原则
维持水、电解质平衡与合理营养供给
控制脑水肿和颅内高压
控制惊厥发作
呼吸道和心血管功能的监护与支持
抗病毒药物：阿昔洛韦是治疗单纯疱疹病毒、水痘－带状疱疹病毒的首选药物，更昔洛韦治疗巨细胞病毒有效

1. 定义

病毒性脑炎是指由多种病毒引起的颅内急性炎症。由于病原体致病性能和宿主反应过程的差异，形成不同类型的表现。

2. 病因

临床工作中，目前仅能在1/4～1/3的中枢神经病毒感染病例中确定其致病病毒。其中80%为肠道病毒，其次为虫媒病毒、腺病毒、单纯疱疹病毒、腮腺炎病毒和其他病毒等。

3. 病理

（1）脑膜和（或）脑实质广泛性充血、水肿，伴淋巴细胞和浆细胞浸润。可见炎症细胞在小血管周围呈袖套样分布，血管周围组织神经细胞变性、坏死和髓鞘崩解。

（2）单纯疱疹病毒常引起以颞叶为主的脑部病变。

4. 发病机制

（1）病毒经肠道或呼吸道进入淋巴系统繁殖，然后经血流感染颅外某些脏器，病毒在定居脏器内进一步繁殖，即可能入侵脑或脑膜组织，出现中枢神经症状。

（2）颅内急性病毒感染的病理改变主要是大量病毒对脑组织的直接入侵和破坏。

（3）若宿主对病毒抗原发生强烈免疫反应，将进一步导致脱髓鞘、血管与血管周围脑组织的损害。

5. 临床表现

（1）病毒性脑膜脑炎　急性起病，或先有上呼吸道感染或前驱传染性疾病，主要表现为发热、恶心、呕吐、神软嗜睡，查体可有颈项强直等脑膜刺激征，但无局限性神经系统体征，病程大多在1～2周内。

（2）病毒性脑炎

1）大多数患儿因弥漫性大脑病变而主要表现为发热、反复惊厥发作、不同程度的意识障碍和颅内压增高症状，部分患儿尚伴偏瘫或肢体瘫痪表现。

2）有的患儿病变主要累及额叶皮质运动区，临床则以反复惊厥发作为主要表现，伴或不伴发热。

3）若脑部病变主要累及额叶底部、颞叶边缘系统，患者则主要表现为精神情绪异常，伴发热或无热。多种病毒可引起此类表现，但由单纯疱疹病毒引起者最严重。

6. 辅助检查

（1）脑电图　可以有弥漫性或局限性异常慢波背景活动，提示异常脑功能，不能证实病毒感染性质。

（2）脑脊液检查　外观清亮，压力正常或增加，白细胞数正常或轻度增多，分类计数早期可为中性粒细胞为主，之后逐渐转为淋巴细胞为主，蛋白质大多正常或轻度增高，糖含量正常，涂片和培养无细菌发现。

（3）病毒学检查　部分患儿脑脊液病毒培养及特异性抗体检测阳性，也可通过PCR检测脑脊液病毒DNA或RNA，帮助明确病原。

（4）神经影像学检查　磁共振对显示病变比CT更有优势。

7. 鉴别诊断

（1）颅内其他病原感染　主要根据脑脊液外观、常规、生化和病原学检查，与化脓性、结核性、隐球菌性脑膜炎鉴别。

（2）Reye综合征　Reye综合征无黄疸而肝功能明显异常、起病后3～5天病情不再进展、有的患者血糖降低等特点，可与病毒性脑炎鉴别。

（3）其他　可以借助头颅磁共振检查、脑脊液检查、血液免疫学检查等，与急性播散性脑脊髓炎、脑血管病变、脑肿瘤、线粒体脑病、全身性疾病脑内表现鉴别。

8. 治疗

本病无特异性治疗。但由于病程呈自限性，急性期正确的支持与对症治疗是保证病情顺利恢复、降低病死率和致残率的关键。

主要治疗原则包括：①维持水、电解质平衡与合理营养供给。②控制脑水肿和颅内高压。③控制惊厥发作。④呼吸道和心血管功能的监护与支持。⑤抗病毒药物。阿昔洛韦（aciclovir）是治疗单纯疱疹病毒、水痘-带状疱疹病毒的首选药物，每次 5～10 mg/kg，每 8 小时 1 次；其衍生物更昔洛韦（ganciclovir）治疗巨细胞病毒有效，每次 5 mg/kg，每 12 小时 1 次。利巴韦林（ribavirin）可能对控制 RNA 病毒感染有效，10 mg/(kg·d)，每天 1 次。三种药物均需连用 10～14 天，静脉滴注给药。

9. 预后

本病病程大多 2～3 周，多数患者完全恢复。不良预后与病变严重程度、病毒种类（单纯疱疹病毒感染）、患儿年龄（<2 岁幼儿）相关。

临床病例分析

患儿，男，10 岁。发热伴胡言乱语 2 天，抽搐 2 次入院。查体：意识模糊，易激惹，心肺腹查体无殊，布氏征阳性，克氏征阳性，双侧巴氏征阳性。脑脊液常规检查：外观清亮，WBC 155×10^6/L，单核细胞 70%，多核细胞 30%，蛋白 0.5 g/L，糖 3.2 mmol/L，氯化物 123 mmol/L。脑电图示弥漫性中度异常，头颅 CT 示右侧颞叶局限性低密度灶。

思考

1. 本病例最可能的诊断是什么？有何依据？最可能的病原菌是什么？
2. 需要与哪些疾病作鉴别？进一步确诊需要做哪些检查？
3. 该如何拟定治疗方案？

解析

1. 最可能的诊断是病毒性脑炎。最可能的病原菌是单纯疱疹病毒。

2. 需要与其它病原体引起的颅内感染相鉴别，如化脓性脑膜炎、结核性脑膜炎和真菌性脑膜炎等。目前脑脊液常规检查不支持，可进一步行病原学检查。外周血象、血培养、PPD 试验及胸片等检查可协助鉴别。

3. 治疗方案是：①维持水、电解质平衡与合理营养供给。②控制脑水肿和颅内高压。③控制惊厥发作。④呼吸道和心血管功能的监护与支持。⑤抗病毒药物：及时给予阿昔洛韦静脉输注治疗。⑥如磁共振提示有脱髓鞘病变，考虑有免疫反应参与，可给予静脉丙种球蛋白和糖皮质激素治疗。

第六节　脑性瘫痪

重点	脑性瘫痪的病因、临床表现和类型、诊断与治疗
难点	脑性瘫痪的诊断
考点	脑性瘫痪的诊断与治疗

速览导引图

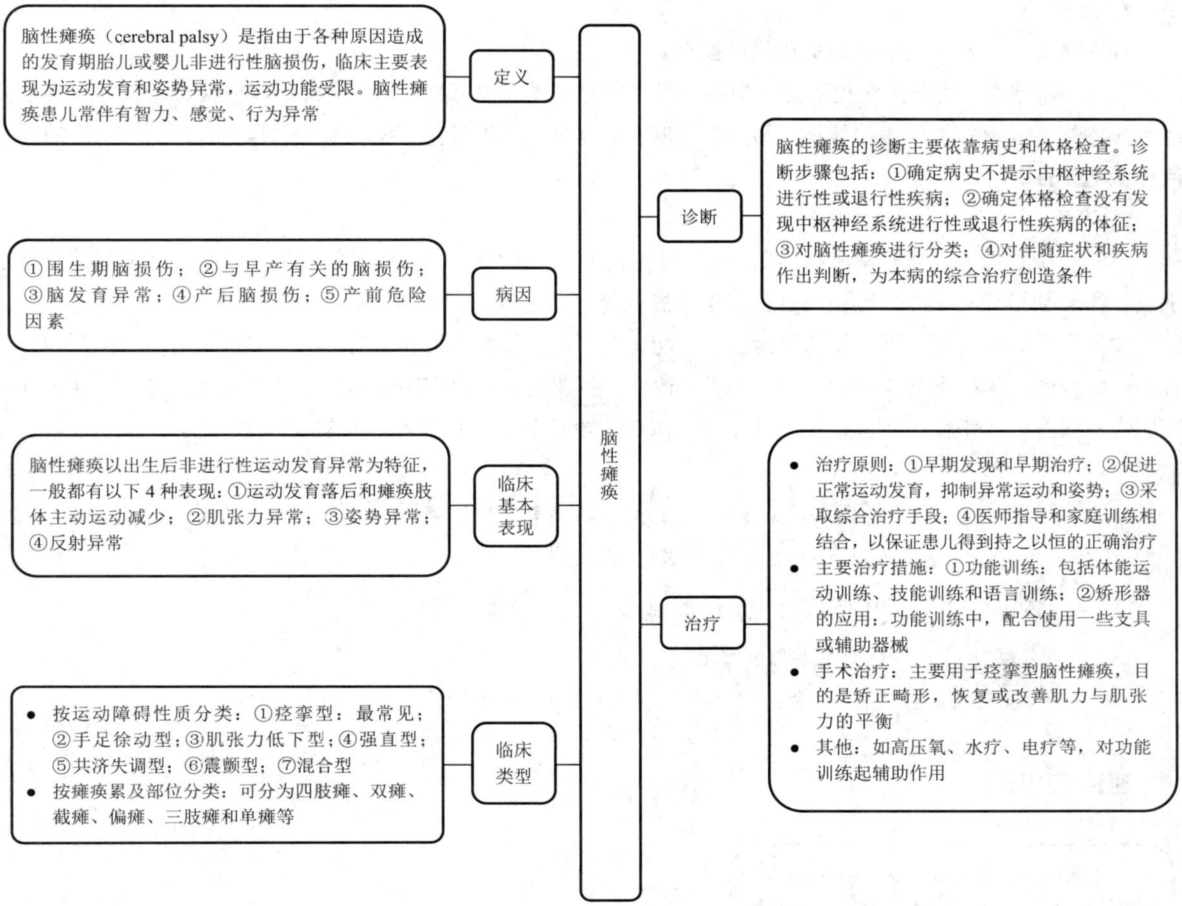
脑性瘫痪
定义
脑性瘫痪（cerebral palsy）是指由于各种原因造成的发育期胎儿或婴儿非进行性脑损伤，临床主要表现为运动发育和姿势异常，运动功能受限。脑性瘫痪患儿常伴有智力、感觉、行为异常
病因
①围生期脑损伤；②与早产有关的脑损伤；③脑发育异常；④产后脑损伤；⑤产前危险因素
临床基本表现
脑性瘫痪以出生后非进行性运动发育异常为特征，一般都有以下4种表现：①运动发育落后和瘫痪肢体主动运动减少；②肌张力异常；③姿势异常；④反射异常
临床类型
按运动障碍性质分类：①痉挛型：最常见；②手足徐动型；③肌张力低下型；④强直型；⑤共济失调型；⑥震颤型；⑦混合型
按瘫痪累及部位分类：可分为四肢瘫、双瘫、截瘫、偏瘫、三肢瘫和单瘫等
诊断
脑性瘫痪的诊断主要依靠病史和体格检查。诊断步骤包括：①确定病史不提示中枢神经系统进行性或退行性疾病；②确定体格检查没有发现中枢神经系统进行性或退行性疾病的体征；③对脑性瘫痪进行分类；④对伴随症状和疾病作出判断，为本病的综合治疗创造条件
治疗
治疗原则：①早期发现和早期治疗；②促进正常运动发育，抑制异常运动和姿势；③采取综合治疗手段；④医师指导和家庭训练相结合，以保证患儿得到持之以恒的正确治疗
主要治疗措施：①功能训练：包括体能运动训练、技能训练和语言训练；②矫形器的应用：功能训练中，配合使用一些支具或辅助器械
手术治疗：主要用于痉挛型脑性瘫痪，目的是矫正畸形，恢复或改善肌力与肌张力的平衡
其他：如高压氧、水疗、电疗等，对功能训练起辅助作用

1. 定义

脑性瘫痪是指由于各种原因造成的发育期胎儿或婴儿非进行性脑损伤，临床主要表现为运动发育和姿势异常，运动功能受限。脑性瘫痪患儿常伴有智力、感觉、行为异常。

2. 病因

（1）围生期脑损伤。

（2）与早产有关的脑损伤。

（3）脑发育异常。

（4）产后脑损伤。

（5）产前危险因素。

3. 临床表现

（1）基本表现　脑性瘫痪以出生后非进行性运动发育异常为特征，一般都有以下 4 种表现：①运动发育落后和瘫痪肢体主动运动减少。②肌张力异常。③姿势异常。④反射异常。

（2）临床类型

1）按运动障碍性质分类：①痉挛型最常见；②手足徐动型；③肌张力低下型；④强直型；⑤共济失调型；⑥震颤型；⑦混合型。

2）按瘫痪累及部位分类：可分为四肢瘫、双瘫、截瘫、偏瘫、三肢瘫和单瘫等。

（3）伴随症状和疾病　智力低下、癫痫、语言功能障碍、视力障碍、听力障碍等可作为脑损伤的各种表现。

4. 诊断

脑性瘫痪的诊断主要依靠病史和体格检查。

诊断步骤包括：①确定病史不提示中枢神经系统进行性或退行性疾病。②确定体格检查没有发现中枢神经系统进行性或退行性疾病的体征。③对脑性瘫痪进行分类。④对伴随症状和疾病作出判断，为本病的综合治疗创造条件。

5. 治疗

（1）治疗原则　①早期发现和早期治疗。②促进正常运动发育，抑制异常运动和姿势。③采取综合治疗手段。④医师指导和家庭训练相结合，以保证患儿得到持之以恒的正确治疗。

（2）主要治疗措施　①功能训练：包括体能运动训练、技能训练和语言训练。②矫形器的应用：功能训练中，配合使用一些支具或辅助器械。③手术治疗：主要用于痉挛型脑性瘫痪，目的是矫正畸形，恢复或改善肌力与肌张力的平衡。④其他：如高压氧、水疗、电疗等，对功能训练起辅助作用。

第七节　吉兰－巴雷综合征

重点	吉兰－巴雷综合征的病因、临床表现、诊断、鉴别诊断与治疗
难点	吉兰－巴雷综合征的诊断
考点	吉兰－巴雷综合征的临床表现、辅助检查和治疗

速览导引图

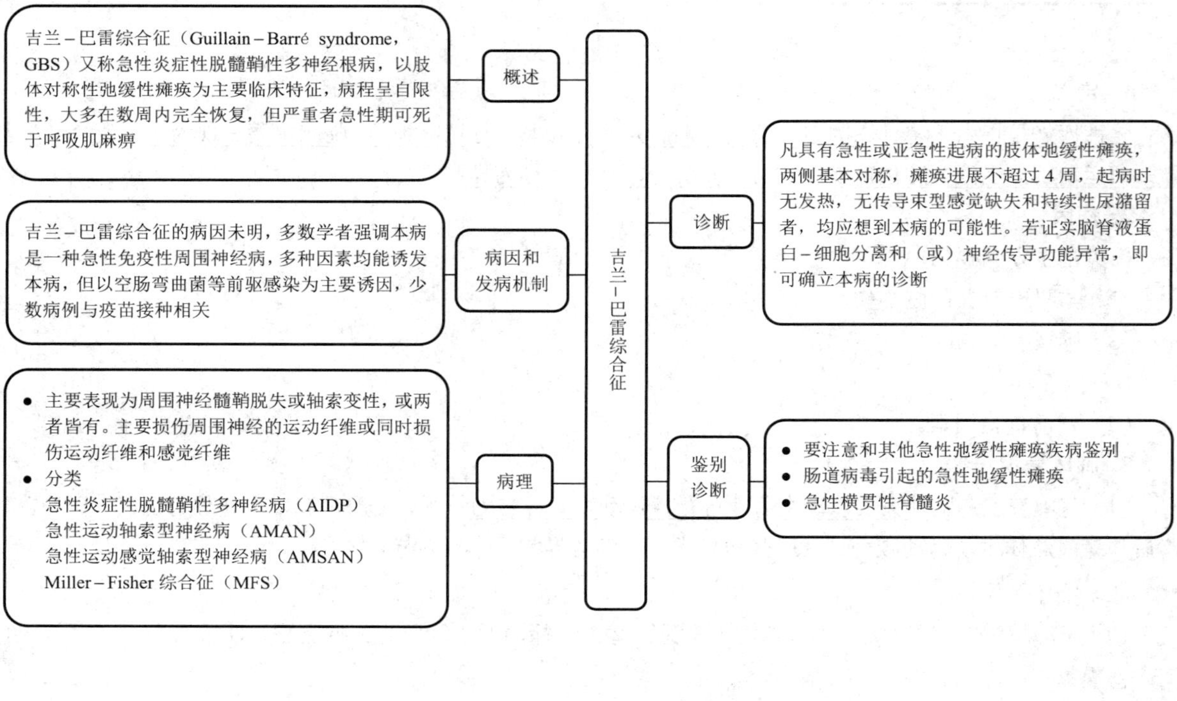
吉兰－巴雷综合征
概述
吉兰－巴雷综合征（Guillain－Barré syndrome，GBS）又称急性炎症性脱髓鞘性多神经根病，以肢体对称性弛缓性瘫痪为主要临床特征，病程呈自限性，大多在数周内完全恢复，但严重者急性期可死于呼吸肌麻痹
病因和发病机制
吉兰－巴雷综合征的病因未明，多数学者强调本病是一种急性免疫性周围神经病，多种因素均能诱发本病，但以空肠弯曲菌等前驱感染为主要诱因，少数病例与疫苗接种相关
病理
主要表现为周围神经髓鞘脱失或轴索变性，或两者皆有。主要损伤周围神经的运动纤维或同时损伤运动纤维和感觉纤维
分类
急性炎症性脱髓鞘性多神经病（AIDP）
急性运动轴索型神经病（AMAN）
急性运动感觉轴索型神经病（AMSAN）
Miller－Fisher 综合征（MFS）
诊断
凡具有急性或亚急性起病的肢体弛缓性瘫痪，两侧基本对称，瘫痪进展不超过 4 周，起病时无发热，无传导束型感觉缺失和持续性尿潴留者，均应想到本病的可能性。若证实脑脊液蛋白－细胞分离和（或）神经传导功能异常，即可确立本病的诊断
鉴别诊断
要注意和其他急性弛缓性瘫痪疾病鉴别
肠道病毒引起的急性弛缓性瘫痪
急性横贯性脊髓炎

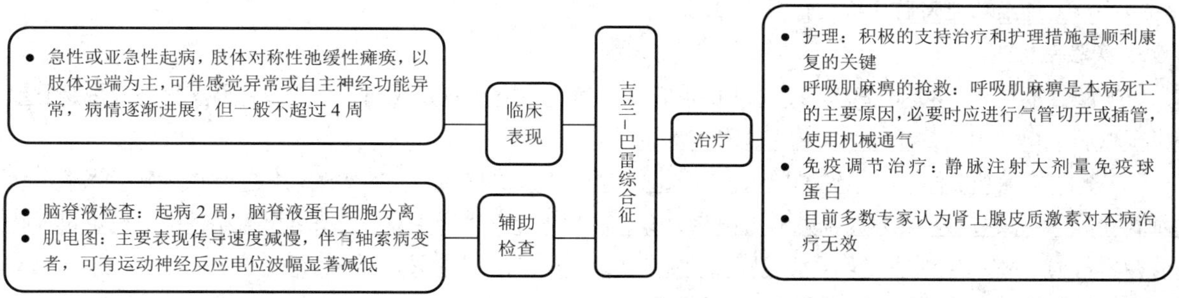
吉兰－巴雷综合征
临床表现
● 急性或亚急性起病，肢体对称性弛缓性瘫痪，以肢体远端为主，可伴感觉异常或自主神经功能异常，病情逐渐进展，但一般不超过4周
辅助检查
● 脑脊液检查：起病2周，脑脊液蛋白细胞分离
● 肌电图：主要表现传导速度减慢，伴有轴索病变者，可有运动神经反应电位波幅显著减低
治疗
● 护理：积极的支持治疗和护理措施是顺利康复的关键
● 呼吸肌麻痹的抢救：呼吸肌麻痹是本病死亡的主要原因，必要时应进行气管切开或插管，使用机械通气
● 免疫调节治疗：静脉注射大剂量免疫球蛋白
● 目前多数专家认为肾上腺皮质激素对本病治疗无效

1. 定义

（1）吉兰－巴雷综合征（Guillain-Barré syndrome，GBS）又称急性炎症性脱髓鞘性多神经根病，是目前我国和多数国家小儿最常见的急性周围神经病。

（2）该病以肢体对称性弛缓性瘫痪为主要临床特征。

（3）病程呈自限性，大多在数周内完全恢复，但严重者急性期可死于呼吸肌麻痹。

2. 病因和发病机制

吉兰－巴雷综合征的病因虽不完全明了，但近年多数学者强调本病是一种急性免疫性周围神经病，多种因素均能诱发本病，但以空肠弯曲菌等前驱感染为主要诱因。

（1）感染因素　约2/3的患者在病前6周内有明确前驱感染史。病原体主要包括：①空肠弯曲菌最主要的前驱感染病原体。②巨细胞病毒是第二位的病原体。③其他病原体主要包括EB病毒、带状疱疹病毒、HIV和其他病毒以及肺炎支原体感染等。

（2）疫苗接种　仅少数吉兰－巴雷综合征的发病与某种疫苗注射有关。

（3）免疫遗传因素　推测存在遗传背景的易感个体。

3. 病理分类和特征

主要表现为周围神经髓鞘脱失或轴索变性，或两者皆有，主要分为以下4种类型。

（1）急性炎症性脱髓鞘性多神经病（AIDP）　多灶节段性髓鞘脱失，轴索相对完整。

（2）急性运动轴索型神经病（AMAN）　运动神经轴突Wallerian样变性。

（3）急性运动感觉轴索型神经病（AMSAN）　以轴突Wallerian样变性为主，同时波及运动和感觉神经原纤维。

（4）Miller-Fisher综合征（MFS）　为吉兰－巴雷综合征的特殊亚型，临床主要表现为眼部肌肉麻痹和共济失调，无肢体瘫痪。患者血清抗GQ1b抗体增高，而支配眼肌的运动神经末梢、本体感觉通路和小脑神经元均富含此种神经节苷脂。

4. 临床表现

任何年龄均可患病，但以学龄前和学龄期儿童居多。我国患儿常以空肠弯曲菌为前驱感染，病前可有腹泻或呼吸道感染史。

（1）运动障碍　是本病的主要临床表现。呈急性或亚急性起病，四肢尤其下肢弛缓性瘫痪是本病的基本特征。两侧基本对称，以肢体远端为主，或近端、远端同时受累。瘫痪可能在数天或数周内由下肢向上发展，但绝大多数进行性加重不超过3～4周。进展迅速者也可在起病24小时或稍长时间内出现严重肢体瘫痪和（或）呼吸肌麻痹，后者引起呼吸急促、声音低微和发绀。

（2）部分患者伴有对称或不对称脑神经麻痹，以核下性面瘫最常见。

（3）感觉障碍症状相对轻微，很少有感觉缺失者，主要表现为神经根痛和皮肤感觉过敏。

（4）自主神经功能障碍症状较轻微。

5. 实验室检查

（1）脑脊液检查　80%～90%的吉兰－巴雷综合征患者起病 2 周出现蛋白－细胞分离现象，表现脑脊液中蛋白增高，白细胞计数和其他均正常，乃本病特征。

（2）神经传导功能测试　以髓鞘脱失为病理改变者，主要呈现运动和感觉神经传导速度减慢、远端潜伏期延长和反应电位时程增宽，波幅减低不明显。以轴索变性为主要病变者，主要呈现运动神经反应电位波幅显著减低，而 AMSAN 则同时有运动和感觉神经电位波幅减低，传导速度基本正常。

（3）脊髓磁共振　典型患者脊髓 MRI 可显示神经根强化。

6. 诊断

凡具有急性或亚急性起病的肢体弛缓性瘫痪，两侧基本对称，瘫痪进展不超过 4 周，起病时无发热，无传导束型感觉缺失和持续性尿潴留者，均应想到本病的可能性。若证实脑脊液蛋白－细胞分离和（或）神经传导功能异常，即可确立本病的诊断。

7. 鉴别诊断

要注意和其他急性弛缓性瘫痪疾病鉴别，主要如下。

（1）肠道病毒引起的急性弛缓性瘫痪。

（2）急性横贯性脊髓炎。

（3）其他　包括双侧性脑卒中、急性小脑性共济失调、后颅窝肿瘤、脊髓压迫症、脊髓前角动脉综合征、中毒性或药物性周围神经病、肉毒中毒、重症肌无力、肌炎和多发性肌炎、代谢性肌病、周期性瘫痪等。

8. 治疗

（1）护理　积极的支持治疗和护理措施是顺利康复的关键。

（2）呼吸肌麻痹的抢救　呼吸肌麻痹是本病死亡的主要原因，必要时应进行气管切开或插管，使用机械通气。

（3）免疫调节治疗　静脉注射大剂量免疫球蛋白。目前多数专家认为肾上腺皮质激素对本病治疗无效。

9. 预后

本病病程呈自限性，大多数患儿肌力逐渐恢复，3～6 个月内完全恢复，但有 10%～20%的患儿遗留不同程度的肌无力，1.7%～5%死于急性期呼吸肌麻痹。

临床病例分析

患儿，男，10 岁。因进行性双下肢无力 6 天入院。病初曾有双下肢麻木，无二便失禁和尿潴留。发病前 2 周有轻微腹泻史。查体：神志清，心肺腹查体无殊。双下肢远端肌力 2 级，近端肌力 4 级；双上肢远端肌力 3 级，近端肌力 4 级；腱反射减弱，双侧巴氏征阴性，感觉无明显异常，腹壁反射和提肛反射引出。

思考

1. 本病例最可能的诊断是什么？有何依据？
2. 需要与哪些疾病作鉴别？进一步确诊需要做哪些检查？
3. 该如何拟定治疗方案？

解析

1. 最可能的诊断是吉兰－巴雷综合征。依据是患儿 10 岁，近 6 天出现双下肢进行性无力。病初曾有双下肢麻木，无二便失禁和尿潴留。既往史：2 周前有轻微肠道感染史。查体：四肢有对称性弛缓性瘫痪，腹壁反射和提肛反射引出。

2. 需与肠道病毒引起的急性弛缓性瘫痪和急性横贯性脊髓炎等鉴别。进一步行脑脊液、肌电图等检查鉴别。

3. 给予静脉注射大剂量免疫球蛋白治疗。注意呼吸情况，如出现呼吸衰竭或气道痰液堵塞情况，可进行气管切开或插管，使用机械通气辅助通气治疗。加强护理，给予康复训练。

第八节　重症肌无力

重点	重症肌无力的病因、临床表现、诊断、鉴别诊断与治疗
难点	重症肌无力的诊断和治疗
考点	重症肌无力的诊断、鉴别诊断与治疗

速览导引图

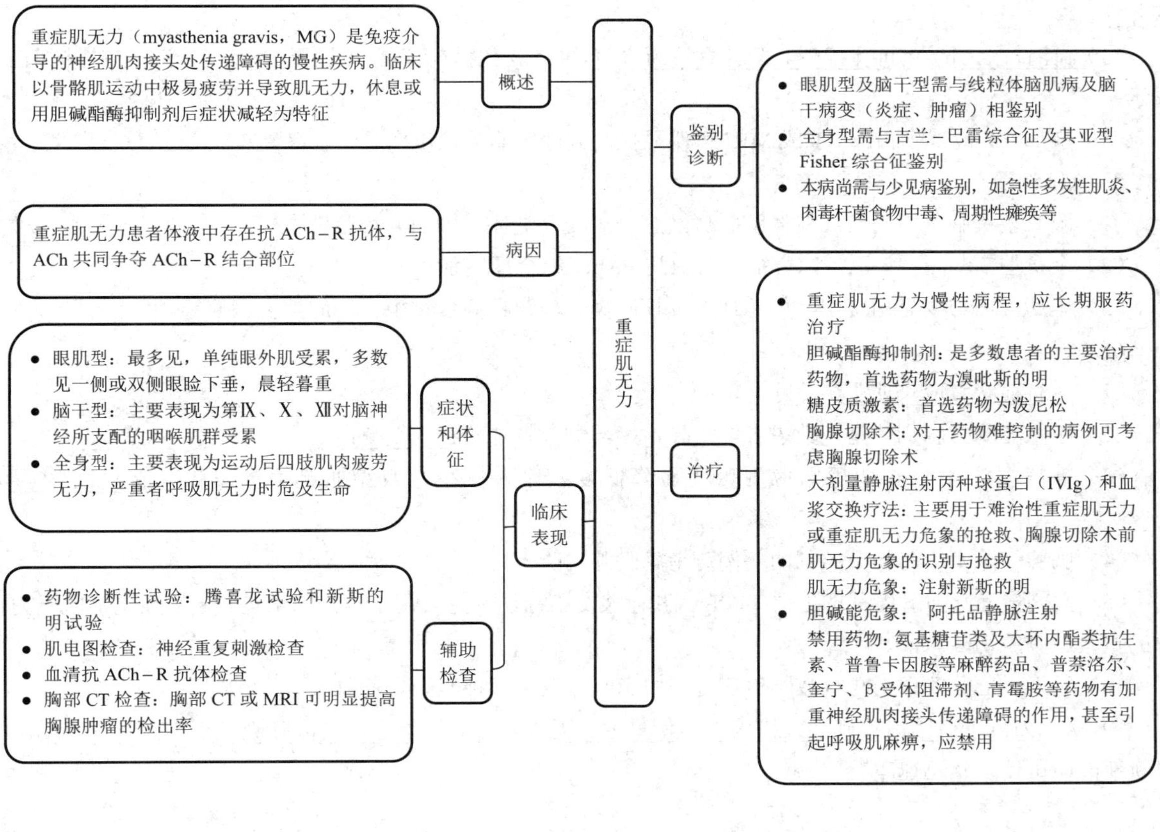
重症肌无力
概述
重症肌无力（myasthenia gravis，MG）是免疫介导的神经肌肉接头处传递障碍的慢性疾病。临床以骨骼肌运动中极易疲劳并导致肌无力，休息或用胆碱酯酶抑制剂后症状减轻为特征
病因
重症肌无力患者体液中存在抗 ACh－R 抗体，与 ACh 共同争夺 ACh－R 结合部位
临床表现
症状和体征
• 眼肌型：最多见，单纯眼外肌受累，多数见一侧或双侧眼睑下垂，晨轻暮重
• 脑干型：主要表现为第Ⅸ、Ⅹ、Ⅻ对脑神经所支配的咽喉肌群受累
• 全身型：主要表现为运动后四肢肌肉疲劳无力，严重者呼吸肌无力时危及生命
辅助检查
• 药物诊断性试验：腾喜龙试验和新斯的明试验
• 肌电图检查：神经重复刺激检查
• 血清抗 ACh－R 抗体检查
• 胸部 CT 检查：胸部 CT 或 MRI 可明显提高胸腺肿瘤的检出率
鉴别诊断
• 眼肌型及脑干型需与线粒体脑肌病及脑干病变（炎症、肿瘤）相鉴别
• 全身型需与吉兰－巴雷综合征及其亚型 Fisher 综合征鉴别
• 本病尚需与少见病鉴别，如急性多发性肌炎、肉毒杆菌食物中毒、周期性瘫痪等
治疗
• 重症肌无力为慢性病程，应长期服药治疗
胆碱酯酶抑制剂：是多数患者的主要治疗药物，首选药物为溴吡斯的明
糖皮质激素：首选药物为泼尼松
胸腺切除术：对于药物难控制的病例可考虑胸腺切除术
大剂量静脉注射丙种球蛋白（IVIg）和血浆交换疗法：主要用于难治性重症肌无力或重症肌无力危象的抢救、胸腺切除术前
• 肌无力危象的识别与抢救
肌无力危象：注射新斯的明
• 胆碱能危象：　阿托品静脉注射
禁用药物：氨基糖苷类及大环内酯类抗生素、普鲁卡因胺等麻醉药品、普萘洛尔、奎宁、β 受体阻滞剂、青霉胺等药物有加重神经肌肉接头传递障碍的作用，甚至引起呼吸肌麻痹，应禁用

1. 定义

重症肌无力（MG）是免疫介导的神经肌肉接头处传递障碍的慢性疾病。临床以骨骼肌运动中极易疲劳并导致肌无力，休息或用胆碱酯酶抑制剂后症状减轻为特征。

2. 病因和发病机制

重症肌无力患者体液中存在抗ACh－R抗体，与ACh共同争夺ACh－R结合部位，致ACh在重复冲动中与受体结合的概率越来越少，临床出现肌肉病态性易疲劳现象。

3. 临床表现

儿童期重症肌无力大多在婴幼儿期发病，最年幼者6个月，2～3岁是发病高峰，女孩多见。临床主要表现3种类型。

（1）眼肌型　最多见。单纯眼外肌受累，多数见一侧或双侧眼睑下垂，晨轻暮重。反复用力做睁闭眼动作也使症状更明显。部分患儿同时有其他眼外肌运动障碍，引起复视或斜视等。瞳孔对光反射正常。

（2）脑干型　主要表现为第Ⅸ、Ⅹ、Ⅻ对脑神经所支配的咽喉肌群受累。突出症状是吞咽或构音困难、声音嘶哑等。

（3）全身型　主要表现为运动后四肢肌肉疲劳无力，严重者卧床难起，呼吸肌无力时危及生命。

4. 辅助检查

（1）药物诊断性试验　当临床表现支持本病时，腾喜龙（tensilon，依酚氯铵）或新斯的明（neostigmine）药物试验有助诊断确立。

（2）肌电图检查　神经重复刺激检查，表现为重复电刺激中反应电位波幅的快速降低，对本病诊断较有特异性。

（3）血清抗ACh－R抗体检查　阳性有诊断价值，抗体滴度与疾病严重性无关，对治疗方法的选择也无提示。

（4）胸部CT检查　胸部CT或MRI可明显提高胸腺肿瘤的检出率。

5. 鉴别诊断

（1）眼肌型及脑干型需与线粒体脑肌病及脑干病变（炎症、肿瘤）相鉴别。

（2）全身型需与吉兰－巴雷综合征及其亚型Fisher综合征鉴别。

（3）本病尚需与少见病鉴别，如急性多发性肌炎、肉毒杆菌食物中毒、周期性瘫痪等。

6. 治疗

（1）对有症状者应长期服药治疗。

（2）胆碱酯酶抑制剂　是多数患者的主要治疗药物，首选药物为溴吡斯的明。

（3）糖皮质激素　长期规则应用可明显降低复发率，减少全身型肌无力的发生，首选药物为泼尼松。

（4）胸腺切除术　药物难控制的病例可考虑胸腺切除术。

（5）大剂量静脉注射丙种球蛋白（IVIg）和血浆交换疗法　主要用于难治性重症肌无力或重症肌无力危象的抢救、胸腺切除术前。

（6）肌无力危象的识别与抢救　治疗过程中患儿可发生两种肌无力危象。

1）肌无力危象：因治疗延误或措施不当使重症肌无力本身病情加重，可因呼吸肌无力而呼吸衰竭。注射新斯的明可使症状迅速改善。

2）胆碱能危象：由胆碱酯酶抑制剂过量引起，除明显肌无力外，尚有面色苍白、腹泻、呕吐、高血压、心动过缓、瞳孔缩小及黏膜分泌物增多等严重毒蕈碱样症状。

可采用依酚氯铵（腾喜龙）1 mg 肌内注射鉴别两种肌无力危象，胆碱能危象者出现症状短暂加重，应立即予阿托品静脉注射以拮抗 ACh 的作用。重症肌无力危象者则会因用药而减轻。

（7）禁用药物　氨基糖苷类及大环内酯类抗生素、普鲁卡因胺等麻醉药品、普萘洛尔、奎宁、β 受体阻滞剂、青霉胺等药物有加重神经肌肉接头传递障碍的作用，甚至引起呼吸肌麻痹，应禁用。

临床病例分析

患儿，女，8 岁。患儿 4 个月前无明显诱因下出现双眼睑下垂，起床后逐渐加重。查体：神志清，双眼睑下垂，右眼内收不能，瞳孔等大，对光反射灵敏，心肺腹查体无殊，四肢肌力肌张力正常，双腱反射（++），双巴氏征（–）。

思考

1. 本病例最可能的诊断是什么？有何依据？
2. 进一步确诊需要做哪些检查？
3. 该如何拟定治疗方案？

解析

1. 最可能的诊断是重症肌无力（眼肌型）。诊断依据是患儿，女，8 岁。4 个月前出现眼睑下垂，晨轻暮重，查体双眼睑下垂，右眼内收不能。
2. 进一步查新斯的明试验、重复神经电刺激、血清抗 Ach–R 抗体检查等。
3. 给予溴吡斯的明和强的松口服治疗，注意药物副作用。

第九节　进行性肌营养不良

重点	假肥大型肌营养不良的临床表现和诊断
难点	假肥大型肌营养不良临床表现
考点	假肥大型肌营养不良临床表现

速览导引图

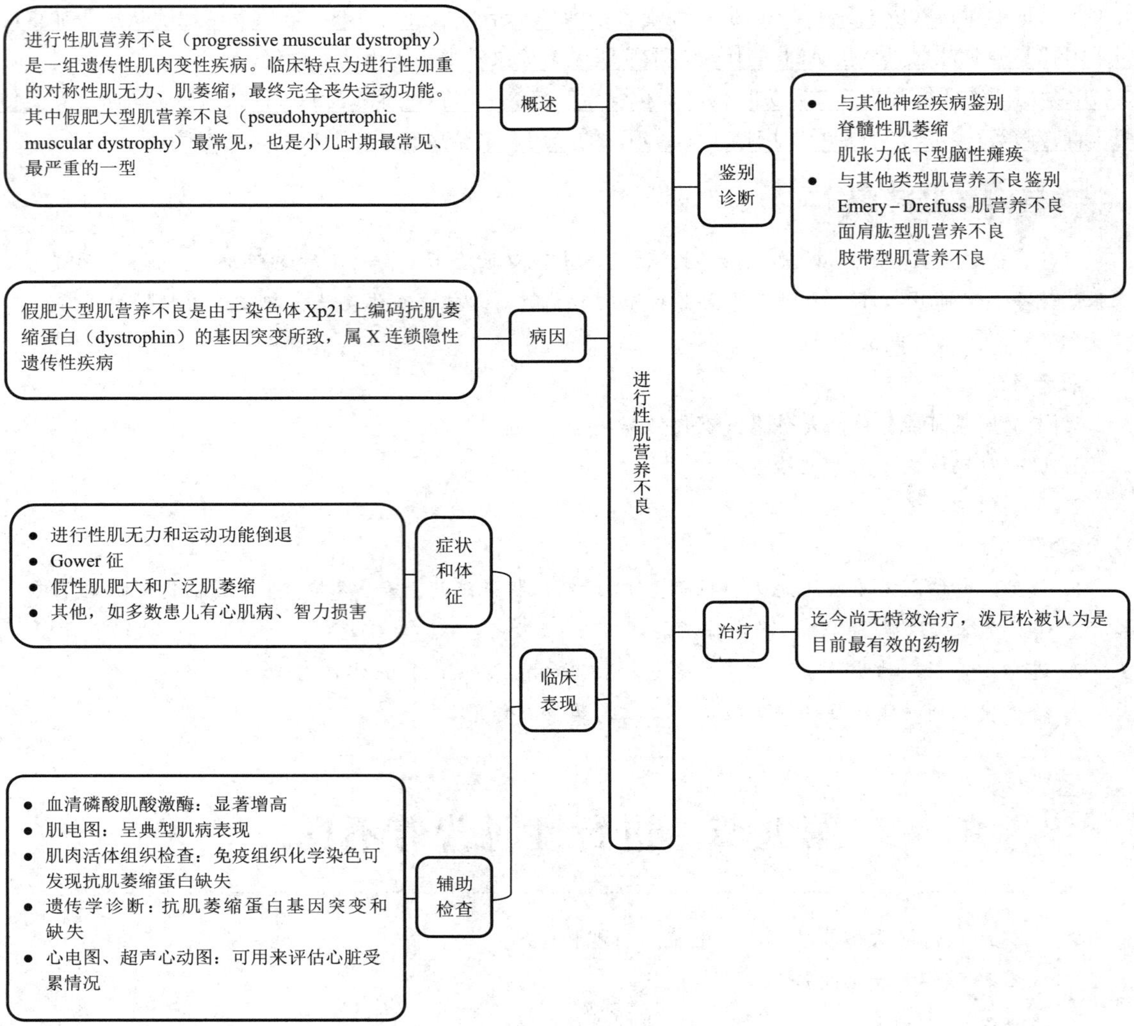
进行性肌营养不良
概述
进行性肌营养不良（progressive muscular dystrophy）是一组遗传性肌肉变性疾病。临床特点为进行性加重的对称性肌无力、肌萎缩，最终完全丧失运动功能。其中假肥大型肌营养不良（pseudohypertrophic muscular dystrophy）最常见，也是小儿时期最常见、最严重的一型
病因
假肥大型肌营养不良是由于染色体Xp21上编码抗肌萎缩蛋白（dystrophin）的基因突变所致，属X连锁隐性遗传性疾病
临床表现
症状和体征
● 进行性肌无力和运动功能倒退
● Gower征
● 假性肌肥大和广泛肌萎缩
● 其他，如多数患儿有心肌病、智力损害
辅助检查
● 血清磷酸肌酸激酶：显著增高
● 肌电图：呈典型肌病表现
● 肌肉活体组织检查：免疫组织化学染色可发现抗肌萎缩蛋白缺失
● 遗传学诊断：抗肌萎缩蛋白基因突变和缺失
● 心电图、超声心动图：可用来评估心脏受累情况
鉴别诊断
● 与其他神经疾病鉴别
脊髓性肌萎缩
肌张力低下型脑性瘫痪
● 与其他类型肌营养不良鉴别
Emery－Dreifuss 肌营养不良
面肩肱型肌营养不良
肢带型肌营养不良
治疗
迄今尚无特效治疗，泼尼松被认为是目前最有效的药物

1. 定义

（1）进行性肌营养不良是一组遗传性肌肉变性疾病。临床特点为进行性加重的对称性肌无力、肌萎缩，最终完全丧失运动功能。

（2）假肥大型肌营养不良是进行性肌营养不良中最常见，也是小儿时期最常见、最严重的一型，无种族或地域差异。

2. 病因和发病机制

假肥大型肌营养不良是由于染色体Xp21上编码抗肌萎缩蛋白的基因突变所致，属X连锁隐性遗传性疾病，一般是男性患病，女性携带突变基因。

3. 病理

显微镜下见肌纤维轻重不等的广泛变性坏死，间有深染的新生肌纤维。束内纤维组织增生或脂肪充填，并见针对坏死肌纤维的反应性灶性单核细胞浸润。

4. 临床表现

（1）进行性肌无力和运动功能倒退。

（2）Gower 征。

（3）假性肌肥大和广泛肌萎缩。

（4）其他，如多数患儿有心肌病、智力损害等。

5. 辅助检查

（1）血清磷酸肌酸激酶　显著增高。

（2）肌电图　呈典型肌病表现。

（3）肌肉活体组织检查　免疫组织化学染色可发现抗肌萎缩蛋白缺失。

（4）遗传学诊断　抗肌萎缩蛋白基因突变和缺失。

（5）心电图、超声心动图　可用来评估心脏受累情况。

6. 临床表现

（1）与其他神经疾病鉴别　①脊髓性肌萎缩；②肌张力低下型脑性瘫痪。

（2）与其他类型肌营养不良鉴别：①Emery-Dreifuss 肌营养不良；②面肩肱型肌营养不良；③肢带型肌营养不良。

7. 治疗

迄今尚无特效治疗，泼尼松被认为是目前最有效的药物。

临床病例分析

患儿，男，8 岁。因发现步态异常 4 年入院。患儿 4 年前发现走路呈鸭步态，难以上楼梯，易跌倒。查体：行走摇摆，双腓肠肌肥大，Gower 征阳性，腱反射（++），双侧巴宾斯基征（–）。血清 CK 1800 IU/L。

思考

1. 本病例最可能的诊断是什么？有何依据？

2. 进一步确诊需要做哪些检查？

3. 该如何拟定治疗方案？

解析

1. 最可能的诊断是进行性肌营养不良。诊断依据是患儿 8 岁，男。4 岁起出现步态异常，呈鸭步，上楼梯困难。查体：行走摇摆，双腓肠肌肥大，Gower 征阳性，腱反射（++），双侧巴宾斯基征（–）。血清 CK 1800 IU/L。

2. 可进一步行肌电图、肌肉活检和遗传学检查。

3. 治疗：迄今尚无特效治疗，但积极的对症和支持治疗有助于提高患儿的生活质量与延长生命，包括康复训练，定期复查心肺功能。目前强的松被认为是最有效的治疗药物，可延缓患儿的运动功能减退，注意监测药物的副作用。

（姜丽华）

第十七章 内分泌疾病

第一节 概 述

重点	激素的分类
难点	激素的分泌方式
考点	激素的分类和分泌方式

速览导引图

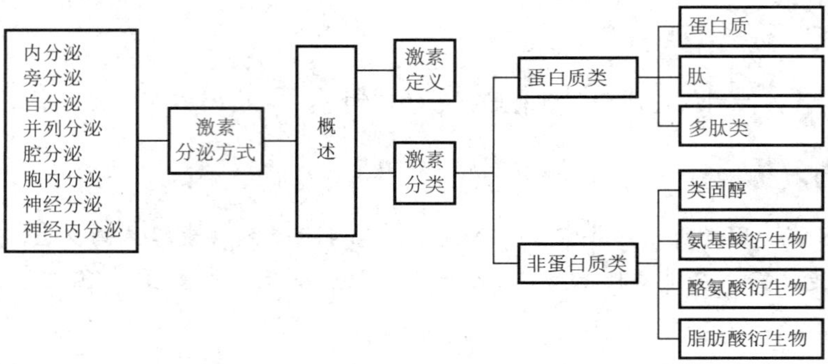

内分泌
旁分泌
自分泌
并列分泌
腔分泌
胞内分泌
神经分泌
神经内分泌
激素分泌方式
概述
激素定义
激素分类
蛋白质类
非蛋白质类
蛋白质
肽
多肽类
类固醇
氨基酸衍生物
酪氨酸衍生物
脂肪酸衍生物

1. 激素

在广义上相当于化学信使的总称，是一种参与细胞内外联系的内源性信息分子和调控分子。

2. 分类

激素分为蛋白质（肽）类与非蛋白质类。蛋白质类包括蛋白、肽和多肽类激素，如胰岛素、促胃液素、甲状旁腺素和降钙素等；非蛋白质类则包括类固醇激素（如黄体酮、雌二醇、皮质类固醇、维生素 D 等）、氨基酸衍生物（如色氨酸衍生物，包括 5－羟色胺、褪黑素等；酪氨酸衍生物，包括多巴胺、肾上腺素、甲状腺素等）和脂肪酸衍生物（如前列腺素、血栓素等）。

3. 激素的分泌方式

激素不仅能通过传统的内分泌方式起作用，还可通过邻（旁）分泌、自分泌、并列分泌、腔分泌、胞内分泌、神经分泌和神经内分泌等方式发挥作用。

第二节 生长激素缺乏症

重点	生长激素缺乏症和矮身材的定义
难点	生长激素激发试验
考点	生长激素缺乏症的诊断和治疗

速览导引图

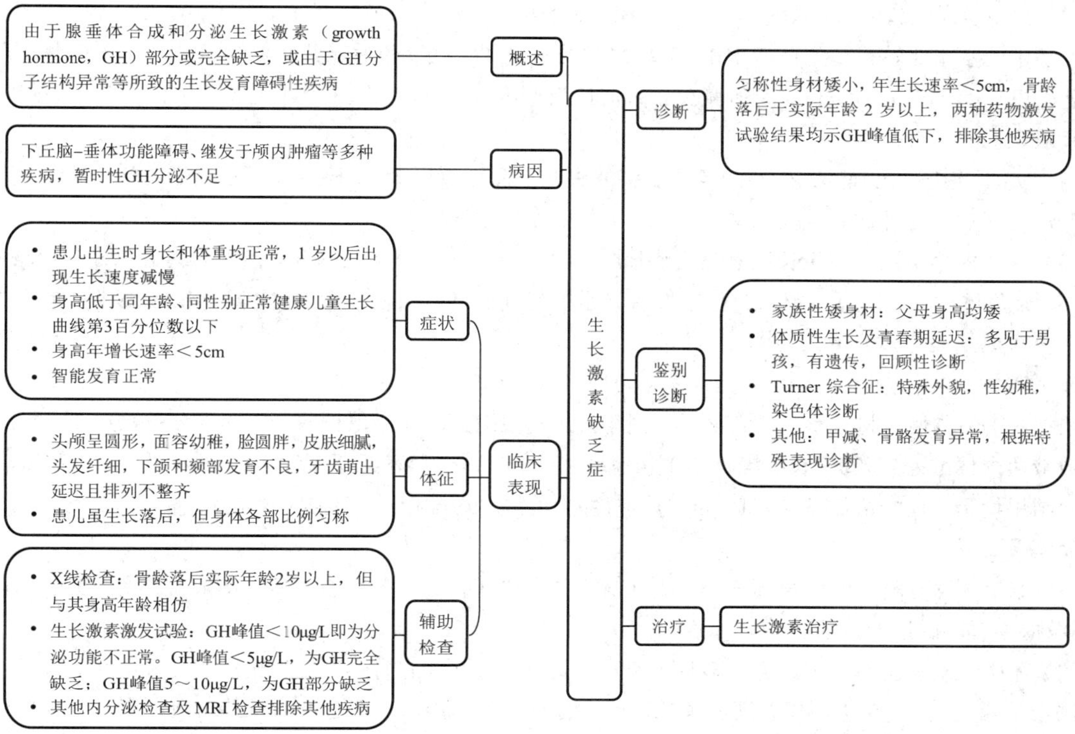
由于腺垂体合成和分泌生长激素（growth hormone，GH）部分或完全缺乏，或由于GH分子结构异常等所致的生长发育障碍性疾病
概述
下丘脑–垂体功能障碍、继发于颅内肿瘤等多种疾病，暂时性GH分泌不足
病因
• 患儿出生时身长和体重均正常，1岁以后出现生长速度减慢
• 身高低于同年龄、同性别正常健康儿童生长曲线第3百分位数以下
• 身高年增长速率＜5cm
• 智能发育正常
症状
• 头颅呈圆形，面容幼稚，脸圆胖，皮肤细腻，头发纤细，下颌和颏部发育不良，牙齿萌出延迟且排列不整齐
• 患儿虽生长落后，但身体各部比例匀称
体征
临床表现
• X线检查：骨龄落后实际年龄2岁以上，但与其身高年龄相仿
• 生长激素激发试验：GH峰值＜10μg/L即为分泌功能不正常。GH峰值＜5μg/L，为GH完全缺乏；GH峰值5～10μg/L，为GH部分缺乏
• 其他内分泌检查及MRI检查排除其他疾病
辅助检查
生长激素缺乏症
诊断
匀称性身材矮小，年生长速率＜5cm，骨龄落后于实际年龄2岁以上，两种药物激发试验结果均示GH峰值低下，排除其他疾病
鉴别诊断
• 家族性矮身材：父母身高均矮
• 体质性生长及青春期延迟：多见于男孩，有遗传，回顾性诊断
• Turner综合征：特殊外貌，性幼稚，染色体诊断
• 其他：甲减、骨骼发育异常，根据特殊表现诊断
治疗
生长激素治疗

1. 定义

（1）生长激素缺乏症（GHD）是由于腺垂体合成和分泌生长激素（growth hormone，GH）部分或完全缺乏，或由于 GH 分子结构异常等所致的生长发育障碍性疾病。

（2）矮身材患者身高处于同年龄、同性别正常健康儿童生长曲线第 3 百分位数以下或低于平均数减两个标准差。

2. 病因和发病机制

（1）原发性　下丘脑–垂体功能障碍如垂体发育异常；遗传性生长激素缺乏（HGHD）如 GH 基因缺陷引起单纯性生长激素缺乏症（IGHD）、Pit–1 转录因子缺陷导致多种垂体激素缺乏症（MPHD）。

（2）继发性　继发于下丘脑、垂体或其他颅内肿瘤、感染、细胞浸润、放射性损伤和头颅创伤等。

（3）暂时性　体质性生长及青春期延迟、社会心理性生长抑制、原发性甲状腺功能减退等均可造成暂时性 GH 分泌功能低下。

3. 临床表现

（1）症状　患儿出生时身长和体重均正常，1 岁以后出现生长速度减慢，身高落后比体重低下更为显著。身高低于同年龄、同性别正常健康儿童生长曲线第 3 百分位数以下（或低于平均数减两个标准差）。身高年增长速率＜5 cm，智能发育正常。多数青春期发育延迟。

（2）体征　头颅呈圆形，面容幼稚，脸圆胖，皮肤细腻，头发纤细，下颌和颏部发育不良，牙齿萌出延迟且排列不整齐。患儿虽生长落后，但身体各部比例匀称。

4. 实验室及特殊检查

（1）X 线检查　骨龄落后于实际年龄 2 岁以上，但与其身高年龄相仿，骨骺融合较晚。

（2）生长激素激发试验　药物激发试验是借助胰岛素、精氨酸、可乐定、高血糖素、左旋多巴等药物促进 GH 分泌而进行的，作用机制随药物而不同。GH 峰值＜5 μg/L，为 GH 完全缺乏；GH 峰值 5～10 μg/L，为 GH 部分缺乏。

（3）胰岛素样生长因子（IGF－1）和 IGFBP－3 的测定　两者分泌模式呈非脉冲式分泌，较少日夜波动，血液循环中的水平比较稳定。血清 IGF－1 出生时的水平非常低，随后在儿童期缓慢升高，在青春发育期升高显著，以后随着年龄的增长而有所减少。目前认为 IGF－1、IGFBP－3 可作为 5 岁至青春发育期前儿童生长激素缺乏症的筛查检测。

（4）MRI 检查　已确诊为生长激素缺乏症的患儿，需行头颅 MRI 检查，以了解下丘脑－垂体有无器质性病变，尤其对检测肿瘤有重要意义。

（5）其他内分泌检查　生长激素缺乏症诊断一旦确立，应检查下丘脑－垂体轴的其他内分泌功能。

（6）染色体检查　对矮身材具有体态发育异常的患儿应进行核型分析，尤其是女性矮小伴青春期发育延迟者，应常规行染色体分析。

5. 诊断

依据：①匀称性身材矮小，身高落后于同年龄、同性别正常儿童生长曲线第 3 百分位数以下者（或低于平均数减两个标准差）。②生长缓慢，年生长速率＜5 cm。③骨龄落后于实际年龄 2 岁以上。④两种药物激发试验结果均示 GH 峰值低下（＜10 μg/L）。⑤智能正常。⑥排除其他影响生长的疾病。

6. 鉴别诊断

（1）家族性矮身材　父母身高均矮，小儿身高常在第 3 百分位数左右，但其年生长速率＞5 cm，骨龄和年龄相称，智能和性发育正常。

（2）体质性生长及青春期延迟　多见于男孩。父母一方往往有青春期发育延迟病史。青春期开始发育的时间比正常儿童迟 3～5 年，青春期前生长缓慢，骨龄也相应落后，但身高与骨龄一致，青春期发育后其最终身高正常。

（3）特发性矮身材（idiopathic short stature，ISS）　病因不明，出生时身长和体重正常；生长速率稍慢或正常，一般年生长速率＜5 cm；任一 GH 激发试验的 GH 峰值≥10 μg/L，IGF－1 浓度正常；骨龄正常或延迟。排除其他疾病。

（4）先天性卵巢发育不全综合征（Turner 综合征）　身材矮小；第二性征不发育；具有特殊的躯体特征，如颈短、颈蹼、肘外翻、后发际低、乳距宽、色素痣多等，需进行染色体核型分析以鉴别。

（5）先天性甲状腺功能减退症　除有生长发育落后、骨龄明显落后外，还有特殊面容、基础代谢率低、智能低下，可借助血 T_4 降低、TSH 升高等指标鉴别。

（6）其他内分泌代谢病引起的生长落后　如骨骼发育障碍、先天性肾上腺皮质增生症、性早熟、皮质醇增多症、黏多糖病、糖原贮积症等。

7. 治疗

主要为生长激素治疗。

（1）生长激素　基因重组人生长激素（rhGH）替代治疗已被广泛应用，每晚临睡前皮下注射为主要方案。促生长治疗应持续至骨骺闭合为止。治疗时年龄越小，效果越好，以第 1 年效果最好，身高增长可达到每年 10～12 cm 以上，以后生长速率可有下降。

（2）同时伴有性腺轴功能障碍的生长激素缺乏症患儿骨龄达 12 岁后可开始用性激素治疗。

临床病例分析

患儿，女，足月剖宫产，现 6 岁龄。因“生长迟缓 3 年余”入院，每年生长速度 4 cm。查体：面容幼稚，无特殊面容，身高 105 cm，体重 15kg，上下部量正常，心肺听诊无殊，肝脾不大，神经系统无阳性病理征。父 172 cm，母 158 cm。出生体重 3.5 kg。平时正常喂养，偶有挑食，运动一般，睡眠时间正常。

思考

1. 本病例最可能的诊断是什么？有何依据？

2. 需要与哪些疾病作鉴别？进一步确诊需要做哪些检查？

3. 该如何拟定治疗方案？

解析

1. 最可能的诊断是生长激素缺乏症。依据是 6 岁龄女童，呈现典型临床表现，如矮小、生长速度缓慢，查体可见幼稚面容，无特殊面容。

2. 需要与先天性甲状腺机能减退、Turner 综合征等鉴别。先天性甲状腺机能减退有特殊面容、智力低下、代谢率低。Turner 综合征常有特殊面容，染色体检查可以明确。进一步检查包括骨龄、垂体磁共振、生长激素激发试验、甲状腺功能、染色体检查等。

3. 主要为生长激素治疗。

第三节　中枢性尿崩症

重点	中枢性尿崩症的定义
难点	禁水试验和加压素试验
考点	中枢性尿崩症的诊断

速览导引图

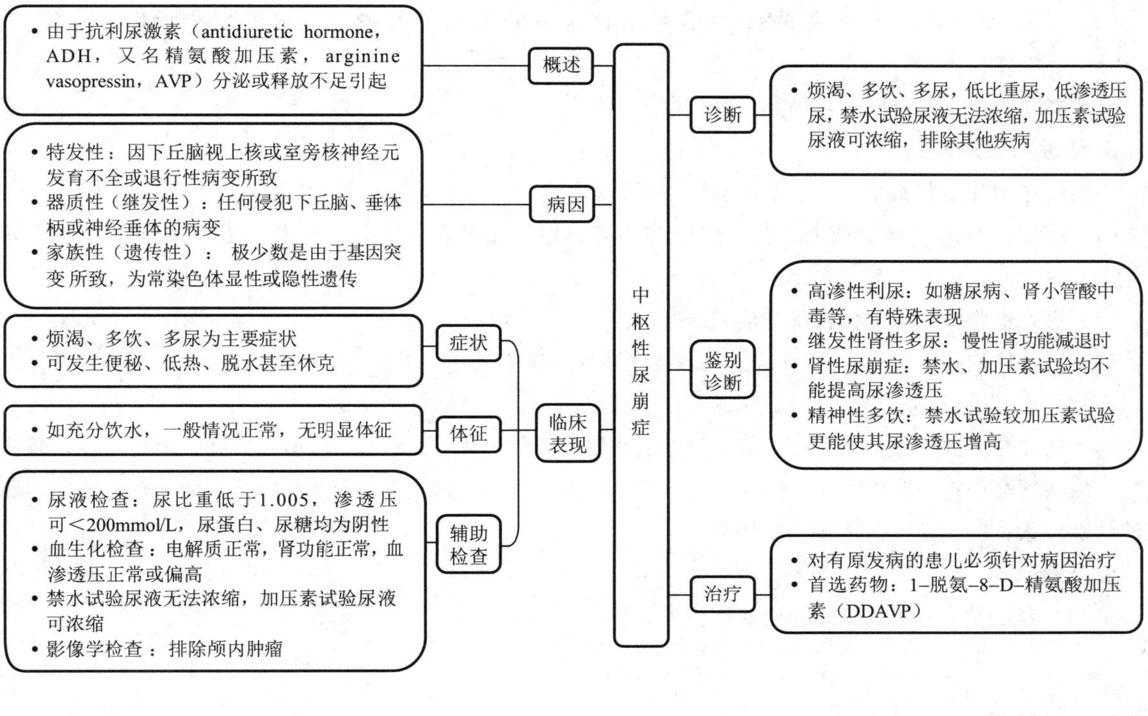
中枢性尿崩症
概述
• 由于抗利尿激素（antidiuretic hormone，ADH，又名精氨酸加压素，arginine vasopressin，AVP）分泌或释放不足引起
病因
• 特发性：因下丘脑视上核或室旁核神经元发育不全或退行性病变所致
• 器质性（继发性）：任何侵犯下丘脑、垂体柄或神经垂体的病变
• 家族性（遗传性）：极少数是由于基因突变所致，为常染色体显性或隐性遗传
临床表现
症状
• 烦渴、多饮、多尿为主要症状
• 可发生便秘、低热、脱水甚至休克
体征
• 如充分饮水，一般情况正常，无明显体征
辅助检查
• 尿液检查：尿比重低于1.005，渗透压可＜200mmol/L，尿蛋白、尿糖均为阴性
• 血生化检查：电解质正常，肾功能正常，血渗透压正常或偏高
• 禁水试验尿液无法浓缩，加压素试验尿液可浓缩
• 影像学检查：排除颅内肿瘤
诊断
• 烦渴、多饮、多尿，低比重尿，低渗透压尿，禁水试验尿液无法浓缩，加压素试验尿液可浓缩，排除其他疾病
鉴别诊断
• 高渗性利尿：如糖尿病、肾小管酸中毒等，有特殊表现
• 继发性肾性多尿：慢性肾功能减退时
• 肾性尿崩症：禁水、加压素试验均不能提高尿渗透压
• 精神性多饮：禁水试验较加压素试验更能使其尿渗透压增高
治疗
• 对有原发病的患儿必须针对病因治疗
• 首选药物：1-脱氨-8-D-精氨酸加压素（DDAVP）

1. 定义

尿崩症（diabetes insipidus，DI）是由于患儿完全或部分丧失尿液浓缩功能，以多饮、多尿、尿比重低为特点的临床综合征。由于抗利尿激素（ADH）（又名精氨酸加压素，AVP）分泌或释放不足引起的称中枢性尿崩症。

2. 病因和发病机制

（1）特发性　因下丘脑视上核或室旁核神经元发育不全或退行性病变所致。

（2）器质性（继发性）　任何侵犯下丘脑、垂体柄或神经垂体的病变。

（3）家族性（遗传性）　极少数是由于基因突变所致，为常染色体显性或隐性遗传。

3. 临床表现

以烦渴、多饮、多尿为主要症状。饮水多（可＞3000 ml/m^2），每日尿量可达 4～10 L，甚至更多，尿比重低且固定。夜尿增多，可出现遗尿。婴幼儿烦渴时哭闹不安，可发生便秘、低热、脱水甚至休克，严重脱水可致脑损伤及智能缺陷。儿童会影响学习和睡眠，出现少汗、皮肤干燥苍白、精神不振、食欲低下、体重不增、生长缓慢等症状。如充分饮水，一般情况正常，无明显体征。

4. 实验室及特殊检查

（1）尿液检查　每日尿量可达 4～10 L，色淡，尿比重低于 1.005，尿渗透压可＜200 mmol/L，尿蛋白、尿糖及有形成分均为阴性。

（2）血生化检查　电解质正常，肾功能正常，血渗透压正常或偏高。

（3）禁水试验　旨在观察患儿在细胞外液渗透压增高时浓缩尿液的能力。正常儿童禁饮后不出现脱水症状，每小时尿量逐渐减少，尿比重逐渐上升，尿渗透压可＞800 mmol/L，而血钠、血渗透压均正常。尿崩症患者持续排出低渗尿，血清钠和血渗透压分别上升超过 145 mmol/L 和 295 mmol/L，体重下降 3%～5%。

（4）加压素试验　皮下注射垂体后叶素或精氨酸加压素，测定尿渗透压用于鉴别中枢性尿崩症和肾性尿崩症。

（5）血浆 AVP 测定　血浆 AVP 结合禁水试验有助于部分性中枢性尿崩症和肾性尿崩症的鉴别诊断。

（6）影像学检查　排除颅内肿瘤，明确病因，指导治疗。

5. 诊断与鉴别诊断

中枢性尿崩症需与其他原因引起的多饮、多尿相鉴别。

（1）高渗性利尿　如糖尿病、肾小管酸中毒等，根据血糖、尿比重、尿渗透压及其他临床表现即可鉴别。

（2）继发性肾性多尿　慢性肾功能减退时。

（3）肾性尿崩症　为 X 连锁或常染色体显性遗传性疾病，是由于肾小管上皮细胞对 AVP 无反应所致。禁水、加压素试验均不能提高尿渗透压。

（4）精神性多饮　又称精神性烦渴。由于某些原因（常为精神因素）引起多饮后导致多尿，多为渐进性起病，症状逐渐加重，但夜间饮水较少，且有时症状出现缓解。患儿血钠、血渗透压均处于正常低限。禁水试验较加压素试验更能使其尿渗透压增高。

6. 治疗

（1）对有原发病的患儿必须针对病因治疗。

（2）首选药物　1－脱氨－8－D－精氨酸加压素（DDAVP），为合成的 AVP 类似物。使用最多的是口服片剂，如醋酸去氨加压素（弥凝，minirin），每次 50～100 μg，每日 1～2 次。DDAVP 的副作用很小，偶有引起头痛或腹部不适者。

临床病例分析

患儿，男，8 岁龄。因“多饮多尿 3 个月余”入院。每日饮水量 4000 ml，喜冷水，每日尿量 3500 ml，夜尿 3～4 次，量多，色清如水。查体：无特殊面容，身高 125 cm，体重 25 kg，上下部量正常，心肺听诊无殊，肝脾不大，神经系统无阳性病理征。父 170 cm，母 156 cm，均无糖尿病等慢性病史。出生体重 3.8 kg。平时正常喂养，无挑食，运动正常，睡眠时间正常。查尿常规提示：尿比重 1.004，尿蛋白（－），尿糖（－），尿潜血试验（±）；急诊肌酐、尿素均正常。

思考

1. 本病例最可能的诊断是什么？有何依据？

2. 需要与哪些疾病作鉴别？进一步确诊需要做哪些检查？

3. 该如何拟定治疗方案？

解析

1. 最可能的诊断是中枢性尿崩症。依据是 8 岁龄男童，呈现典型临床表现，如多饮多尿，查体无特殊面容。尿常规提示低比重，肾功能正常。

2. 需要与慢性肾衰竭、精神性烦渴、肾性尿崩等鉴别。慢性肾衰竭有基础疾病，肾功能异常。精神性烦渴和肾性尿崩可以通过禁水试验和加压素试验区别，前者禁水后尿渗透压上升、尿量减少，后者均无反应；中枢性尿崩症则禁水无反应，加压素使用有效。下一步做禁水试验、加压素试验及头颅影像学检查。

3. 主要为 DDAVP 治疗。

第四节　性早熟

重点	性早熟的定义
难点	性早熟的分类，LHRH 激发试验
考点	性早熟的定义

速览导引图

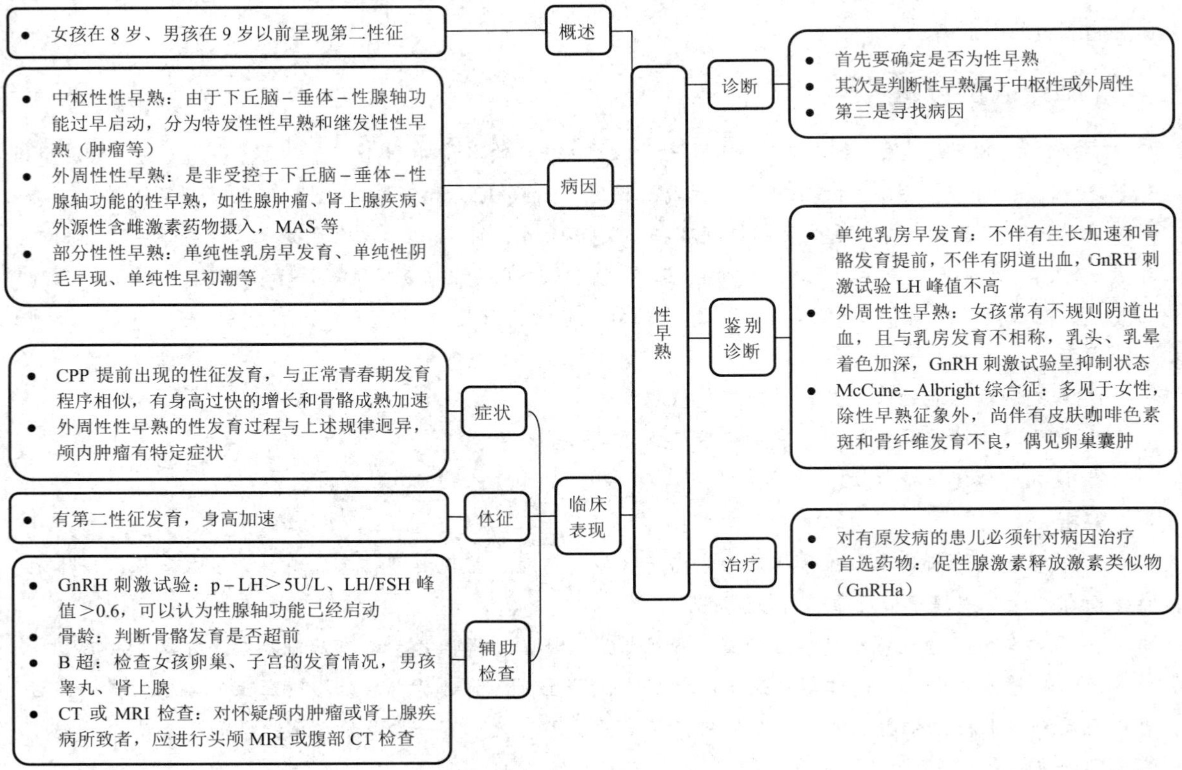
性早熟
概述
女孩在 8 岁、男孩在 9 岁以前呈现第二性征
病因
中枢性性早熟：由于下丘脑－垂体－性腺轴功能过早启动，分为特发性性早熟和继发性性早熟（肿瘤等）
外周性性早熟：是非受控于下丘脑－垂体－性腺轴功能的性早熟，如性腺肿瘤、肾上腺疾病、外源性含雌激素药物摄入，MAS 等
部分性性早熟：单纯性乳房早发育、单纯性阴毛早现、单纯性早初潮等
临床表现
症状
CPP 提前出现的性征发育，与正常青春期发育程序相似，有身高过快的增长和骨骼成熟加速
外周性性早熟的性发育过程与上述规律迥异，颅内肿瘤有特定症状
体征
有第二性征发育，身高加速
辅助检查
GnRH 刺激试验：p－LH＞5U/L、LH/FSH 峰值＞0.6，可以认为性腺轴功能已经启动
骨龄：判断骨骼发育是否超前
B 超：检查女孩卵巢、子宫的发育情况，男孩睾丸、肾上腺
CT 或 MRI 检查：对怀疑颅内肿瘤或肾上腺疾病所致者，应进行头颅 MRI 或腹部 CT 检查
诊断
首先要确定是否为性早熟
其次是判断性早熟属于中枢性或外周性
第三是寻找病因
鉴别诊断
单纯乳房早发育：不伴有生长加速和骨骼发育提前，不伴有阴道出血，GnRH 刺激试验 LH 峰值不高
外周性性早熟：女孩常有不规则阴道出血，且与乳房发育不相称，乳头、乳晕着色加深，GnRH 刺激试验呈抑制状态
McCune－Albright 综合征：多见于女性，除性早熟征象外，尚伴有皮肤咖啡色素斑和骨纤维发育不良，偶见卵巢囊肿
治疗
对有原发病的患儿必须针对病因治疗
首选药物：促性腺激素释放激素类似物（GnRHa）

1. 定义

性早熟是指女孩在 8 岁、男孩在 9 岁以前呈现第二性征。

2. 病因和发病机制

（1）中枢性性早熟（CPP） 由于下丘脑－垂体－性腺轴功能过早启动，GnRH 脉冲分泌增强，患儿除有第二性征的发育外，还有卵巢或睾丸的发育。性发育的过程和正常青春期发育的顺序一致，只是年龄提前。原因如下：特发性性早熟（idiopathic precocious puberty）又称体质性性早熟；继发性性早熟多见于中枢神经系统异常，包括肿瘤或占位性病变、中枢神经系统感染、获得性损伤、先天发育异常等；其他疾病，如未经治疗的原发性甲状腺功能减退症患者。

（2）外周性性早熟（peripheral precocious puberty） 是非受控于下丘脑－垂体－性腺轴功能的性早熟，有第二性征发育和性激素水平升高，但下丘脑－垂体－性腺轴不成熟，无性腺的发育。原因包括性腺肿瘤、肾上腺疾病、外源性含雌激素药物摄入、其他疾病如 McCune-Albright 综合征。

（3）部分性性早熟 单纯性乳房早发育、单纯性阴毛早现、单纯性早初潮等。

3. 临床表现

（1）中枢性性早熟的临床特征是提前出现的性征发育，与正常青春期发育程序相似，男孩和女孩皆有身高和体重过快的增长和骨骼成熟加速，早期患儿身高较同龄儿童高，但由于骨骼的过快增长，可使骨骺融合过早，成年后的身材反而较矮小。在青春期成熟后，患儿除身高矮于一般群体外，其余均正常。

（2）外周性性早熟的性发育过程与上述规律迥异。

（3）颅内肿瘤所致的性早熟患儿在病程早期常仅有性早熟表现，后期始见颅压增高、视野缺损等定位征象。

4. 实验室及特殊检查

（1）GnRH 刺激试验 亦称黄体生成素释放激素（LHRH）刺激试验。一般采用静脉注射 GnRH，于注射前和注射后 30、60、90、120 分钟分别采血测定血清 LH 和 FSH。LH 峰值＞5 U/L（免疫化学发光法）且 LH/FSH 峰值＞0.6～1.0，可以认为其性腺轴功能已经启动。

（2）骨龄测定 根据手和腕部 X 线片评定骨龄，判断骨骼发育是否超前。

（3）B 超检查 检查女孩卵巢、子宫的发育情况，男孩注意睾丸、肾上腺。若盆腔 B 超显示卵巢内可见 4 个以上直径≥4 mm 的卵泡，则提示青春期发育；若发现单个直径＞9 mm 的卵泡，则多为囊肿；若卵巢不大而子宫长度＞3.5 cm 并见内膜增厚，则多为外源性雌激素作用。

（4）CT 或 MRI 检查 对怀疑颅内肿瘤或肾上腺疾病所致者，应进行头颅 MRI 或腹部 CT 检查，尤其是男性患者。

（5）其他检查 根据患儿的临床表现可进一步选择其他检查。

5. 诊断与鉴别诊断

性早熟的诊断包括 3 个步骤。首先要确定是否为性早熟；其次是判断性早熟属于中枢性或外周性；第三是寻找病因。女孩特发性性早熟要注意与以下疾病鉴别。

（1）单纯乳房早发育 不伴有生长加速和骨骼发育提前，不伴有阴道出血。血清雌二醇和 FSH 基础值常轻度增高，GnRH 刺激试验中 FSH 峰值增高。部分可逐步演变为真性性早熟。

（2）外周性性早熟 女孩常有不规则阴道出血，且与乳房发育不相称，乳头、乳晕着色加深，多见于误服含雌激素的药物、食物或接触含雌激素的化妆品。对男孩出现性发育征象而睾丸容积不大者，应考虑先天性肾上腺皮质增生症、肾上腺肿瘤。单侧睾丸增大者需除外性腺肿瘤。

（3）McCune-Albright 综合征 多见于女性，是由于 Gs 基因缺陷所致。患儿除性早熟征象外，尚伴有皮肤咖啡色素斑和骨纤维发育不良，偶见卵巢囊肿。常先有阴道流血，而后才有乳房发育等其他性征出现。

（4）原发性甲状腺功能减退伴性早熟 临床除甲状腺功能减退的症状外，可同时出现性早熟的表现，如女孩出现乳房增大、泌乳和阴道流血等。由于 TRH 不影响肾上腺皮质功能，故患儿不出现或极少出现阴毛或腋毛发育。

6. 治疗

中枢性性早熟的治疗目的是：①抑制或减慢性发育进程，避免女孩过早月经初潮；②抑制骨骼成熟，改善成人期最终身高；③预防与性早熟可能相关的社会心理问题。

主要采用促性腺激素释放激素类似物（GnRHa），其作用是通过受体下降调节抑制垂体–性腺轴，使 LH、FSH 和性腺激素分泌减少，从而控制性发育，延迟骨骼成熟，最终改善成人期身高。治疗强调病因治疗和个体化。

临床病例分析

患儿，女，8 岁 7 月龄。因“发现乳房增大 9 个月”入院。近半年身高增长 4 cm，无头痛、恶心呕吐、视物模糊。查体：无特殊面容，身高 130 cm，体重 28 kg，心肺听诊无殊，乳房 B_3 期，未见阴毛、腋毛生长。父 174 cm，母 163 cm，发育史正常，无明显发育提前情况。出生体重 3.45 kg。平时正常喂养，喜肉食，运动不多，睡眠时间迟。查骨龄示 10/10 枚骨化中心，尺骨茎突出现，拇指旁籽骨出现。

思考

1. 本病例最可能的诊断是什么？有何依据？

2. 需要与哪些疾病作鉴别？进一步确诊需要做哪些检查？

3. 该如何拟定治疗方案？

解析

1. 最可能的诊断是中枢性性早熟。依据是女童8岁前出现第二性征发育，身高增长加速，骨龄提前。

2. 需要与外周性性早熟、部分性性早熟等鉴别。外周性性早熟表现可为乳头、乳晕着色加深，部分有阴道出血，B超未发现卵巢增大，询问病史可以有外源性激素接触史。部分性性早熟可以有乳房发育，但多无骨龄进展等。下一步做B超、性激素、LHRH激发试验、下丘脑垂体磁共振。

3. 主要为GnRHa治疗，如果需改善成年身高，该患儿要考虑联合应用生长激素。

第五节 先天性甲状腺功能减退症

重点	先天性甲状腺功能减退症的病因、临床表现
难点	先天性甲状腺功能减退症的病因、新生儿筛查结果判断
考点	甲状腺素的作用、先天性甲状腺功能减退症的病因、临床表现、诊断与鉴别诊断

速览导引图

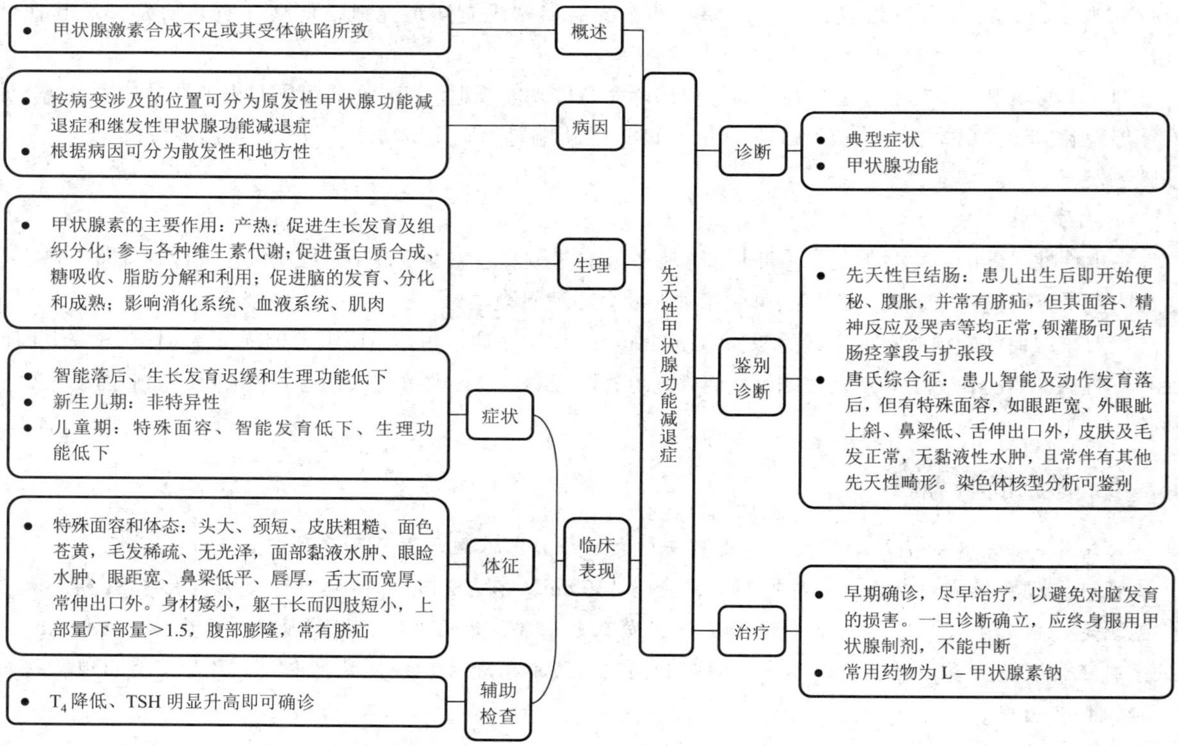
先天性甲状腺功能减退症
概述
甲状腺激素合成不足或其受体缺陷所致
病因
按病变涉及的位置可分为原发性甲状腺功能减退症和继发性甲状腺功能减退症
根据病因可分为散发性和地方性
生理
甲状腺素的主要作用：产热；促进生长发育及组织分化；参与各种维生素代谢；促进蛋白质合成、糖吸收、脂肪分解和利用；促进脑的发育、分化和成熟；影响消化系统、血液系统、肌肉
临床表现
症状
智能落后、生长发育迟缓和生理功能低下
新生儿期：非特异性
儿童期：特殊面容、智能发育低下、生理功能低下
体征
特殊面容和体态：头大、颈短、皮肤粗糙、面色苍黄，毛发稀疏、无光泽，面部黏液水肿、眼睑水肿、眼距宽、鼻梁低平、唇厚，舌大而宽厚、常伸出口外。身材矮小，躯干长而四肢短小，上部量/下部量>1.5，腹部膨隆，常有脐疝
辅助检查
T_4降低、TSH明显升高即可确诊
诊断
典型症状
甲状腺功能
鉴别诊断
先天性巨结肠：患儿出生后即开始便秘、腹胀，并常有脐疝，但其面容、精神反应及哭声等均正常，钡灌肠可见结肠痉挛段与扩张段
唐氏综合征：患儿智能及动作发育落后，但有特殊面容，如眼距宽、外眼眦上斜、鼻梁低、舌伸出口外，皮肤及毛发正常，无黏液性水肿，且常伴有其他先天性畸形。染色体核型分析可鉴别
治疗
早期确诊，尽早治疗，以避免对脑发育的损害。一旦诊断确立，应终身服用甲状腺制剂，不能中断
常用药物为L－甲状腺素钠

1. 定义

先天性甲状腺功能减退症，是由于甲状腺激素合成不足或其受体缺陷所致的一种疾病。

（1）按病变涉及的位置可分为　①原发性甲状腺功能减退症，是由于甲状腺本身疾病所致；②继发性甲状腺功能减退症，其病变位于垂体或下丘脑，又称为中枢性甲状腺功能减退症。

（2）根据病因可分为　①散发性：系先天性甲状腺发育不良、异位或甲状腺激素合成途径中酶缺陷所致；②地方性：多见于甲状腺肿流行的山区，是由于该地区水、土和食物中缺乏碘所致。

2. 甲状腺激素生理和病理生理

（1）甲状腺激素的合成　血液循环中的无机碘被摄取到甲状腺滤泡上皮细胞内，经过甲状腺过氧化物酶的作用氧化为活性碘，再与酪氨酸结合成单碘酪氨酸（MIT）和双碘酪氨酸（DIT），两者再分别偶联生成 T_3 和 T_4。

（2）甲状腺素的释放　由溶酶体吞噬后将甲状腺球蛋白水解，释放出 T_3 和 T_4。

（3）甲状腺素合成和释放的调节　甲状腺素的合成和释放受下丘脑分泌的促甲状腺激素释放激素（TRH）和垂体分泌的促甲状腺激素（TSH）的调节。血清 T_4 则可通过负反馈作用降低垂体对 TRH 的反应性、减少 TSH 的分泌。T_3、T_4 释放入血液循环后，约 70%与甲状腺素结合蛋白（TBG）相结合，仅 0.03%的 T_4 和 0.3%的 T_3 为游离状态。正常情况下，T_4 的分泌率较 T_3 高 8～10 倍，T_3 的代谢活性为 T_4 的 3～4 倍，机体所需的 T_3 约 80%在周围组织由 T_4 转化而成。

（4）甲状腺素的主要作用　①产热：甲状腺素能加速体内细胞氧化反应的速度，从而释放热能。②促进生长发育及组织分化：甲状腺素促进细胞组织的生长发育和成熟；促进钙、磷在骨质中的合成代谢和骨、软骨的生长。③对代谢的影响：促进蛋白质合成，增加酶的活力；促进糖的吸收、糖原分解和组织对糖的利用；促进脂肪分解和利用。④对中枢神经系统的影响：甲状腺素对神经系统的发育及功能调节十分重要。特别在胎儿期和婴儿期，甲状腺素不足会严重影响脑的发育、分化和成熟，且不可逆转。⑤对维生素代谢的作用：甲状腺素参与各种维生素代谢。⑥对消化系统的影响：甲状腺素分泌过多时，食欲亢进、肠蠕动增加、大便次数多，但性状正常。分泌不足时，常有食欲不振、腹胀、便秘等。⑦对肌肉的影响：甲状腺素过多时，常可出现肌肉神经应激性增高，出现震颤。⑧对血液循环系统的影响：甲状腺素能增强β－肾上腺素能受体对儿茶酚胺的敏感性，故甲状腺功能亢进症患者出现心跳加速、心排血量增加等。

3. 病因和发病机制

（1）散发性先天性甲状腺功能减退症

1）甲状腺不发育、发育不全或异位：是造成先天性甲状腺功能减退症最主要的原因。

2）甲状腺激素（thyroid hormone）合成障碍：是导致先天性甲状腺功能减退的第 2 位常见原因。多见于甲状腺激素合成和分泌过程中酶（过氧化物酶、偶联酶、脱碘酶及甲状腺球蛋白合成酶等）的缺陷，造成甲状腺素不足。

3）TSH、TRH 缺乏：亦称下丘脑－垂体性甲状腺功能减退症或中枢性甲状腺功能减退症。与 GH、催乳素（PRL）、黄体生成素（LH）等其他垂体激素缺乏并存时称为多种垂体激素缺乏症（MPHD）。

4）甲状腺或靶器官反应低下。

5）母亲因素：母亲服用抗甲状腺药物或母亲患自身免疫性疾病，存在抗 TSH 受体抗体，均可通过胎盘而影响胎儿，导致甲状腺功能减退症，亦称暂时性甲状腺功能减退症，通常在 3 个月后好转。

（2）地方性先天性甲状腺功能减退症　多因孕妇饮食缺碘，致使胎儿在胚胎期即因碘缺乏而导致甲状腺功能减退症。

4. 临床表现

患者症状出现的早晚及轻重程度与残留甲状腺组织的多少及甲状腺功能减退的程度有关。患儿的主要临床特征包括智能落后、生长发育迟缓和生理功能低下。

（1）新生儿期　常为过期产，LGA，前、后囟大；胎便排出延迟，生后常有腹胀、便秘、脐疝；生理性黄疸期延长；对外界反应低下，肌张力低、吮奶差、呼吸慢、哭声低且少、体温低、四肢冷、末梢循环差，皮肤出现斑纹或有硬肿现象等。以上症状和体征均无特异性。

（2）典型症状　常在出生半年后出现典型症状。

1）特殊面容和体态：头大、颈短、皮肤粗糙、面色苍黄，毛发稀疏、无光泽，面部黏液水肿、眼睑水肿、眼距宽、鼻梁低平、唇厚，舌大而宽厚，常伸出口外。患儿身材矮小，躯干长而四肢短小，上部量/下部量>1.5，腹部膨隆，常有脐疝。

2）神经系统症状：智能发育低下，表情呆板、淡漠，神经反射迟钝；运动发育障碍，如翻身、坐、立、走的时间均延迟。

3）生理功能低下的表现：精神差、安静少动、对周围事物反应少、嗜睡、食欲不振、声音低哑、体温低而怕冷，脉搏、呼吸缓慢，心音低钝、肌张力低、肠蠕动慢、腹胀、便秘。可伴心包积液，心电图呈低电压、P－R 间期延长、T 波平坦等改变。

（3）地方性甲状腺功能减退症　因在胎儿期缺乏碘而不能合成足量甲状腺激素，影响中枢神经系统发育。临床表现为两种不同的类型，但可相互交叉重叠。

1）“神经性”综合征：主要表现为共济失调、痉挛性瘫痪、聋哑、智能低下，但身材正常，甲状腺功能正常或轻度减低。

2）“黏液水肿性”综合征：临床上有显著的生长发育和性发育落后、智能低下、黏液性水肿等。血清 T_4 降低、TSH 增高。约 25%的患儿有甲状腺肿大。

（4）TSH 和 TRH 分泌不足　患儿常保留部分甲状腺激素分泌功能，因此临床症状较轻，但常有其他垂体激素缺乏的症状，如低血糖（ACTH 缺乏）、小阴茎（Gn 缺乏）、尿崩症（AVP 缺乏）等。

5. 实验室及特殊检查

（1）新生儿筛查　目前多采用出生后 2～3 天的新生儿干血滴纸片检测 TSH 浓度作为初筛，结果大于 15～20 mU/L 时，再检测血清 T_4、TSH 确诊。但该方法只能检出原发性甲状腺功能减退症和高 TSH 血症，无法检出中枢性甲状腺功能减退症以及 TSH 延迟升高的患儿等。低或极低出生体重儿可在生后 2～4 周或体重超过 2500 g 时重新采血测定甲状腺功能。

（2）血清 T_4、T_3、TSH 测定　任何新生儿筛查结果可疑或临床可疑的小儿都应检测血清 T_4、TSH 浓度，如 T_4 降低、TSH 明显升高即可确诊。

（3）TRH 刺激试验　若血清 T_4、TSH 均低，则疑 TRH、TSH 分泌不足，可进一步做 TRH 刺激试验；若未出现高峰，应考虑垂体病变；若 TSH 峰值甚高或出现时间延长，则提示下丘脑病变。

（4）X 线检查　患儿骨龄常明显落后于实际年龄。

（5）核素检查　采用静脉注射 ^{99m}Tc 后以单光子发射计算机体层摄影术（SPECT）检测患儿甲状腺发育情况及甲状腺的大小、形状和位置。

6. 诊断与鉴别诊断

根据典型的临床症状和甲状腺功能测定，诊断不甚困难。年长儿应与下列疾病鉴别。

（1）先天性巨结肠　患儿出生后即开始便秘、腹胀，并常有脐疝，但其面容、精神反应及哭声等均正常，钡灌肠可见结肠痉挛段与扩张段。

（2）唐氏综合征　患儿智能及动作发育落后，但有特殊面容，如眼距宽、外眼眦上斜、鼻梁低、舌伸出口外，皮肤及毛发正常，无黏液性水肿，且常伴有其他先天性畸形。染色体核型分析可鉴别。

（3）佝偻病　患儿有动作发育迟缓、生长落后等表现。但智能正常，皮肤正常，有佝偻病的体征，血生化和 X 线片可鉴别。

（4）骨骼发育障碍的疾病　如骨软骨发育不良、黏多糖病等，都有生长迟缓症状，骨骼 X 线片和尿中代谢物检查可资鉴别。

7. 治疗

本病应早期确诊，尽早治疗，以避免对脑发育的损害。一旦诊断确立，应终身服用甲状腺制剂，不能中断。常用药物为 L－甲状腺素钠：一般起始剂量为每日 8～9 μg/kg，大剂量为每天 10～15 μg/kg。用药量应根据甲状腺功能及临床表现进行适当调整，应使 TSH 浓度正常，血 T_4 正常或偏高值，以备部分 T_4 转变成 T_3。新生儿甲状腺功能减退症应在开始治疗 2～4 周内使血清 T_4 水平上升至正常高限，6～9 周内使血清 TSH 水平降至正常范围，临床表现好转：大便次数及性状正常，食欲好转，腹胀消失，心率维持在正常范围，智能及体格发育改善。药物过量可出现烦躁、多汗、消瘦、腹痛、腹泻、发热等。因此，在治疗过程中应注意随访，治疗开始时每 2 周随访 1 次；血清 TSH 和 T_4 正常后，每 3 个月 1 次；服药 1～2 年后，每 6 个月 1 次。在随访过程中根据血清 T_4、TSH 水平及时调整剂量，并注意监测智能和体格发育情况。对于 TSH 大于 10 mU/L，而 T_4 正常的高 TSH 血症，复查 TSH 仍然持续增高者应予治疗，L－甲状腺素钠起始治疗剂量可酌情减量。

新生儿筛查阳性者确诊后应立即开始正规治疗，预后良好。如果出生后 3 个月内开始治疗，预后尚可，智能绝大多数可达到正常；如果未能及早诊断而在 6 个月后才开始治疗，虽然给予甲状腺素可以改善生长状况，但是智能仍会受到严重损害。

临床病例分析

患儿，男，7 天龄。因“发现少吃、少哭、少动 7 天”入院。G_1P_1，孕 42 周剖腹产，出生体重 4.2 kg，Aparg 评分 9－10 分。查体：体温 35.7 ℃，心音低钝，心率 110 次/分，腹软，见脐疝，皮肤粗糙。

思考

1. 本病例最可能的诊断是什么？需要做什么检查以明确？
2. 需要与哪些疾病作鉴别？
3. 该如何拟定治疗方案？其预后如何？

解析

1. 最可能的诊断是先天性甲状腺功能减退症。患儿为过期产巨大儿，少吃、少哭、少动，心率慢、心音低钝，低体温，脐疝。下一步查甲状腺功能和甲状腺 B 超。

2. 需要与新生儿败血症、先天性巨结肠等鉴别。新生儿败血症也可表现为少吃、少哭、少动、低体温，但血象高、CRP 高；先天性巨结肠可以表现为腹胀便秘，但反应、哭声都正常，钡灌肠可以看到特征性改变，确诊有赖于病理活检。

3. 主要为 L－甲状腺素钠治疗。如果出生后 3 个月内开始治疗，预后尚可，智能绝大多数可达到正常；如果未能及早诊断而在 6 个月后才开始治疗，虽然给予甲状腺素可以改善生长状况，但是智能仍会受到严重损害。

第六节　先天性肾上腺皮质增生症

重点	CAH 的发病机制
难点	不同类型 CAH 的临床表现
考点	21－OHD 临床表现、诊断和鉴别诊断

速览导引图

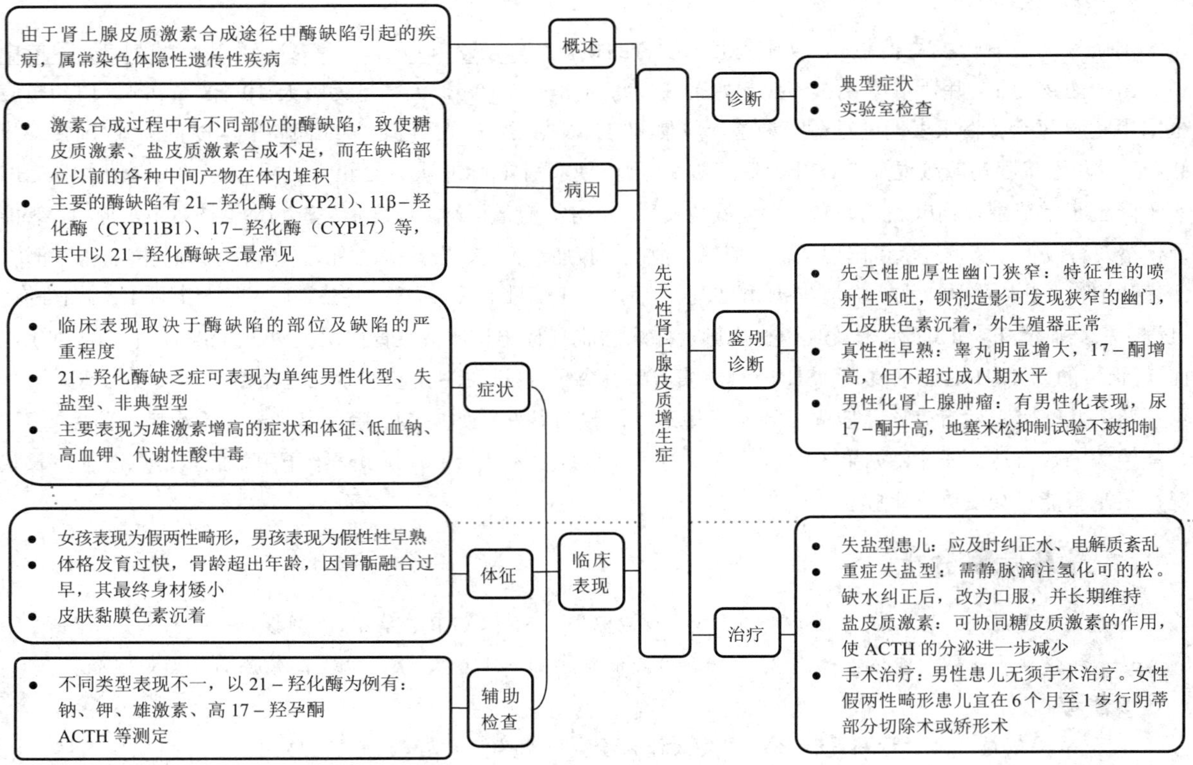
由于肾上腺皮质激素合成途径中酶缺陷引起的疾病，属常染色体隐性遗传性疾病
概述
激素合成过程中有不同部位的酶缺陷，致使糖皮质激素、盐皮质激素合成不足，而在缺陷部位以前的各种中间产物在体内堆积
主要的酶缺陷有21－羟化酶（CYP21）、11β－羟化酶（CYP11B1）、17－羟化酶（CYP17）等，其中以21－羟化酶缺乏最常见
病因
临床表现取决于酶缺陷的部位及缺陷的严重程度
21－羟化酶缺乏症可表现为单纯男性化型、失盐型、非典型型
主要表现为雄激素增高的症状和体征、低血钠、高血钾、代谢性酸中毒
症状
女孩表现为假两性畸形，男孩表现为假性性早熟
体格发育过快，骨龄超出年龄，因骨骺融合过早，其最终身材矮小
皮肤黏膜色素沉着
体征
临床表现
不同类型表现不一，以21－羟化酶为例有：钠、钾、雄激素、高17－羟孕酮ACTH等测定
辅助检查
先天性肾上腺皮质增生症
诊断
典型症状
实验室检查
鉴别诊断
先天性肥厚性幽门狭窄：特征性的喷射性呕吐，钡剂造影可发现狭窄的幽门，无皮肤色素沉着，外生殖器正常
真性性早熟：睾丸明显增大，17－酮增高，但不超过成人期水平
男性化肾上腺肿瘤：有男性化表现，尿17－酮升高，地塞米松抑制试验不被抑制
治疗
失盐型患儿：应及时纠正水、电解质紊乱
重症失盐型：需静脉滴注氢化可的松。缺水纠正后，改为口服，并长期维持
盐皮质激素：可协同糖皮质激素的作用，使ACTH的分泌进一步减少
手术治疗：男性患儿无须手术治疗。女性假两性畸形患儿宜在6个月至1岁行阴蒂部分切除术或矫形术

1. 定义

先天性肾上腺皮质增生症（CAH）是一组由于肾上腺皮质激素合成途径中酶缺陷引起的疾病，属常染色体隐性遗传性疾病。

2. 病因和发病机制

激素合成过程中有不同部位的酶缺陷，致使糖皮质激素、盐皮质激素合成不足，而在缺陷部位以前的各种中间产物在体内堆积。由于血皮质醇水平降低，其负反馈作用消除，致使腺垂体ACTH分泌增多，刺激肾上腺皮质增生，并使雄激素和一些中间代谢产物增多。由于醛固酮合成和分泌在常见类型的CAH中亦大多同时受到影响，故常导致血浆肾素（PRA）活性增高，从而产生各种临床症状。主要的酶缺陷有21－羟化酶（CYP21）、11β－羟化酶（CYP11B1）、17－羟化酶（CYP17）、3β－羟类固醇脱氢酶（3β－HSD）和18－羟化酶（CYP11B2）缺乏等，其中以21－羟化酶缺乏最常见。

3. 临床表现

本症以女孩多见，其临床表现取决于酶缺陷的部位及缺陷的严重程度。常见的有以下几种类型（表17－1）。

表17－1　各种类型CAH的临床特征

酶缺陷		盐代谢	临床类型
21－羟化酶	失盐型	失盐	男性假性性早熟，女性假两性畸形
	单纯男性化型	正常	同上
11β－羟化酶		高血压	同上

续表

酶缺陷	盐代谢	临床类型
17－羟化酶	高血压	男性假两性畸形，女性性幼稚
3β－羟类固醇脱氢酶	失盐	男性、女性假两性畸形
类脂性肾上腺皮质增生	失盐	男性假两性畸形，女性性幼稚
18－羟化酶	失盐	男、女性发育正常

（1）21－羟化酶缺乏症（21－hydroxylase deficiency，21－OHD） 是先天性肾上腺皮质增生症中最常见的一种，占本病的90%～95%。基因突变致使21－羟化酶部分或完全缺乏。由于皮质醇合成分泌不足，垂体分泌大量ACTH，刺激肾上腺皮质增生，同时，雄激素合成过多，致使临床出现轻重不等的症状，可表现为单纯男性化型、失盐型、非典型型3种类型。

1）单纯男性化型（simple virilizing，SV）：系21－羟化酶不完全缺乏所致，酶缺乏呈中等程度，11－脱氧皮质醇、皮质醇、11－去氧皮质酮等不能正常合成，其前体物质 17－羟孕酮、孕酮、脱氢表雄酮增多。由于患儿仍有残存的21－羟化酶活力，可合成少量皮质醇和醛固酮，故临床无失盐症状，主要表现为雄激素增高的症状和体征。女孩表现为假两性畸形。男孩表现为假性性早熟。无论男孩还是女孩，均出现体格发育过快，骨龄超出年龄，因骨骺融合过早，其最终身材矮小。由于ACTH增高，可有皮肤黏膜色素沉着。一般缺陷越严重，色素增加越明显，以皮肤皱褶处为明显，如腹股沟、乳晕周围、腋窝、手指关节伸面等，新生儿多表现在乳晕和外生殖器。

2）失盐型（salt wasting，SW）：是 21－羟化酶完全缺乏所致。皮质醇的前体物质，如孕酮、17－羟孕酮等分泌增多，而皮质醇、醛固酮合成减少，使远端肾小管排钠过多，排钾过少。因此，患儿除具有上述男性化的表现外，生后不久即可有拒食、呕吐、腹泻、体重不增或下降、缺水、低血钠、高血钾、代谢性酸中毒等。若治疗不及时，可因循环衰竭而死亡。女性患儿出生时已有两性畸形，易于诊断。男性患儿诊断较为困难，常误诊为幽门狭窄而手术，或误诊为婴儿腹泻而耽误治疗。

3）非典型型（nonclassic，NC）：亦称迟发型、隐匿型或轻型，是由于21－羟化酶轻微缺乏所致。本症的临床表现各异，发病年龄不一。在儿童期或青春期才出现男性化表现。男孩为阴毛早现、性早熟、生长加速、骨龄提前；女性患儿可出现初潮延迟、原发性闭经、多毛症及不育症等。

（2）11β－羟化酶缺乏症（11β－hydroxylase deficiency，11β－OHD） 占本病的5%～8%，此酶缺乏时，雄激素和 11－脱氧皮质醇均增多。临床表现出与 21－羟化酶缺乏相似的男性化症状，但程度较轻；可有高血压和钠潴留。多数患儿血压中等程度增高，其特点是给予糖皮质激素后血压可下降，而停药后血压又回升。

（3）3β－羟类固醇脱氢酶缺乏症（3β－hydroxysteroid dehydrogenase deficiency，3β－HSD） 本型较罕见，是由于3β－HSD Ⅱ基因突变所致。该酶缺乏时，醛固酮、皮质醇、睾酮的合成均受阻，男孩出现假两性畸形，如阴茎发育差、尿道下裂。女孩出生时出现阴蒂肥大、轻度男性化现象。由于醛固酮分泌低下，在新生儿期即发生失盐、缺水症状，病情较重。

（4）17α－羟化酶缺乏症（17α－hydroxylase deficiency，17－OHD） 本型亦罕见，由于皮质醇和性激素合成受阻，而11－去氧皮质酮和皮质酮分泌增加，临床出现低钾性碱中毒和高血压。由于缺乏性激素，女孩可有幼稚型性征、原发性闭经等；男孩则表现为男性假两性畸形，外生殖器女性化，有乳房发育，但体格检查可见睾丸。

4. 实验室及特殊检查

（1）生化检测（表17－2）

表 17-2　各种类型 CAH 的生化检测

酶缺陷	血液								尿液		
	Na^+	K^+	PRA	Aldo	17-OHP	DHEA	DOC	T	17-OHCS	17-KS	孕三醇
21-羟化酶失盐型	↓	↑	↑↑	↓↓	↑↑	N↑	N↓	↑↑	↓	↑↑	↑↑
21-羟化酶单纯男性化型	N	N	↑	N↓	↑↑	N↑	N↓	↑↑	↓	↑↑	↑↑
11β-羟化酶	↑	↓	↓	↓	↑	N↑	↑↑	↑	↑	↑↑	↑
17-羟化酶	↑	↓	↓	N↓	↓	↓↓	↑↑	↓	↓	↓	↓
3β-羟类固醇脱氢酶	↓	↑	↑	↓	N↑	↑	N↓	↓	↓	↑	N↑
类脂性肾上腺皮质增生	↓	↑	↑	↓	↓	↓	↓	↓	↓	↑	↓
18-羟化酶	↓	↑	↑	↓	N	N	N	N	N	N	N

1）尿液 17-羟类固醇（17-OHCS）、17-酮类固醇（17-KS）和孕三醇测定：其中 17-KS 是反映肾上腺皮质分泌雄激素的重要指标，对本病的诊断价值优于 17-OHCS，肾上腺皮质增生症患者 17-KS 明显升高。

2）血液 17-羟孕酮（17-OHP）、肾素-血管紧张素原（PRA）、醛固酮（Aldo）、脱氢表雄酮（DHEA）、去氧皮质酮（DOC）及睾酮（T）等的测定：血 17-OHP、孕酮、DHEA 及 T 均可增高，其中 17-OHP 增高可为正常的几十倍至几百倍，是 21-OHD 较可靠的诊断依据。

3）血电解质测定：多有钾、钠改变。

4）血皮质醇、ACTH 测定：典型失盐型 CAH 患者的皮质醇水平低于正常，单纯男性化型可在正常范围或稍低于正常。血 ACTH 不同程度升高，部分患儿，尤其是非典型者可正常。

（2）其他检查

1）染色体检查：外生殖器严重畸形时，可进行染色体分析，以鉴定性别。

2）X 线检查：患者骨龄常超过年龄。

3）CT 或 MRI 检查：可发现双侧肾上腺增大。

4）基因诊断：可发现相关基因突变或缺失。

5. 诊断与鉴别诊断

典型单纯男性化型患者无失盐及明显的糖皮质激素缺乏的症状，仅可见雄激素增高的症状，如多毛、阴毛早现、声音变粗、男孩阴茎粗大和女孩外生殖器男性化等；典型失盐型患儿在新生儿期即出现呕吐、腹泻、缺水和难以纠正的低血钠、高血钾和代谢性酸中毒，严重者出现循环衰竭等危象；无论男女均有生长加速，骨龄超前。非典型者在儿童早期无明显临床症状，以后往往因多毛、痤疮、月经过少、闭经和生育能力障碍等就诊。需与其他相关疾病鉴别。

（1）失盐型易误诊为先天性肥厚性幽门狭窄或肠炎，故如遇新生儿反复呕吐、腹泻，应注意家族史、生殖器外形等，必要时进行相关检查。先天性肥厚性幽门狭窄症表现为特征性的喷射性呕吐，钡剂造影可发现狭窄的幽门，无皮肤色素沉着，外生殖器正常。

（2）单纯男性化型应与真性性早熟、男性化肾上腺肿瘤相鉴别。单纯男性化型睾丸容积与实际年龄相称，17-酮明显升高；而真性性早熟睾丸明显增大，17-酮增高，但不超过成人期水平。男性化肾上腺肿瘤和单纯男性化型均有男性化表现，尿 17-酮均升高，需进行地塞米松抑制试验，男性化肾上腺肿瘤不被抑制，而单纯男性化型则显示较小剂量地塞米松即可显著抑制。

6. 治疗

治疗本病的目的：①替代肾上腺分泌类固醇的不足，补充生理需要的糖皮质激素、盐皮质激素，维持机体正常的生理代谢；②抑制 ACTH 的分泌，从而减少肾上腺雄激素的过度分泌，抑制男性化，阻止骨骺成熟加速，促进正常的生长发育。

（1）对失盐型患儿应及时纠正水、电解质紊乱，静脉补液可用生理盐水，有代谢性酸中毒时则用 0.45%氯化钠和碳酸氢钠溶液。忌用含钾溶液。

（2）糖皮质激素　重症失盐型需静脉滴注氢化可的松 25～100 mg。缺水纠正后，糖皮质激素改为口服，一般给予醋酸氢化可的松，每日 10～20 mg/m^2，分 2～3 次口服，并长期维持，同时口服氯化钠 2～4 g/d。其量可根据病情适当调整。治疗过程中应根据血压、身高增长速率、电解质、雄烯二酮、DHEA、DHEAS、睾酮以及骨成熟度、尿 17－酮类固醇等指标综合分析调整糖皮质激素的剂量。患儿在应激情况下（如感染、过度劳累、手术等）或青春期时，糖皮质激素的剂量应比平时增加 1.5～2 倍。

（3）盐皮质激素　盐皮质激素可协同糖皮质激素的作用，使 ACTH 的分泌进一步减少。可口服氟氢可的松 0.05～0.1 mg/d，症状改善后逐渐减量、停药。

（4）手术治疗　男性患儿无须手术治疗。女性假两性畸形患儿宜在 6 个月至 1 岁行阴蒂部分切除术或矫形术。

7. 预防

（1）新生儿筛查　应用干血滴纸片法，对生后 2～5 天的婴儿采集足跟血检测 17－OHP 浓度可进行早期诊断。

（2）产前诊断

1）21－OHD：基因检测是此型患儿唯一的早期诊断手段。

2）11β－OHD：可检测羊水 DOC 或取绒毛膜做相关基因分析进行诊断。

临床病例分析

患儿，男，7 天龄。因“呕吐 1 天”入院。G_1P_1，孕 40 周剖腹产，出生体重 3.2 kg，Aparg 评分 9－9 分。查体：体温 36.7 ℃，心率 150 次/分，脱水貌，口唇、乳头、外阴色素沉着，外生殖器似男性，尿道下裂。

思考

1. 本病例最可能的诊断是什么？需要做什么检查以明确？

2. 需要与哪些疾病作鉴别？

3. 该如何拟定治疗方案？

解析

1. 最可能的诊断是先天性肾上腺皮质增生症。患儿有呕吐、脱水表现，口唇、乳晕、外生殖器色素沉着，女性外生殖器男性化表现。下一步查 ACTH、皮质醇、电解质、染色体、睾酮、17－羟孕酮。

2. 需要与先天性肥厚性幽门狭窄症、性发育不良鉴别。先天性肥厚性幽门狭窄症表现为特征性的喷射性呕吐，钡剂造影可发现狭窄的幽门，无皮肤色素沉着，外生殖器正常。性发育不良表现为外生殖器模糊，但无呕吐、脱水症状，无电解质紊乱。

3. 主要为糖皮质激素和盐皮质激素替代治疗。

第七节　儿童糖尿病

重点	儿童糖尿病的症状和治疗
难点	酮症酸中毒的诊断和治疗
考点	1 型糖尿病的定义，反调节激素的定义，糖尿病的临床症状，糖尿病的诊断标准，糖尿病的综合治疗方案

速览导引图

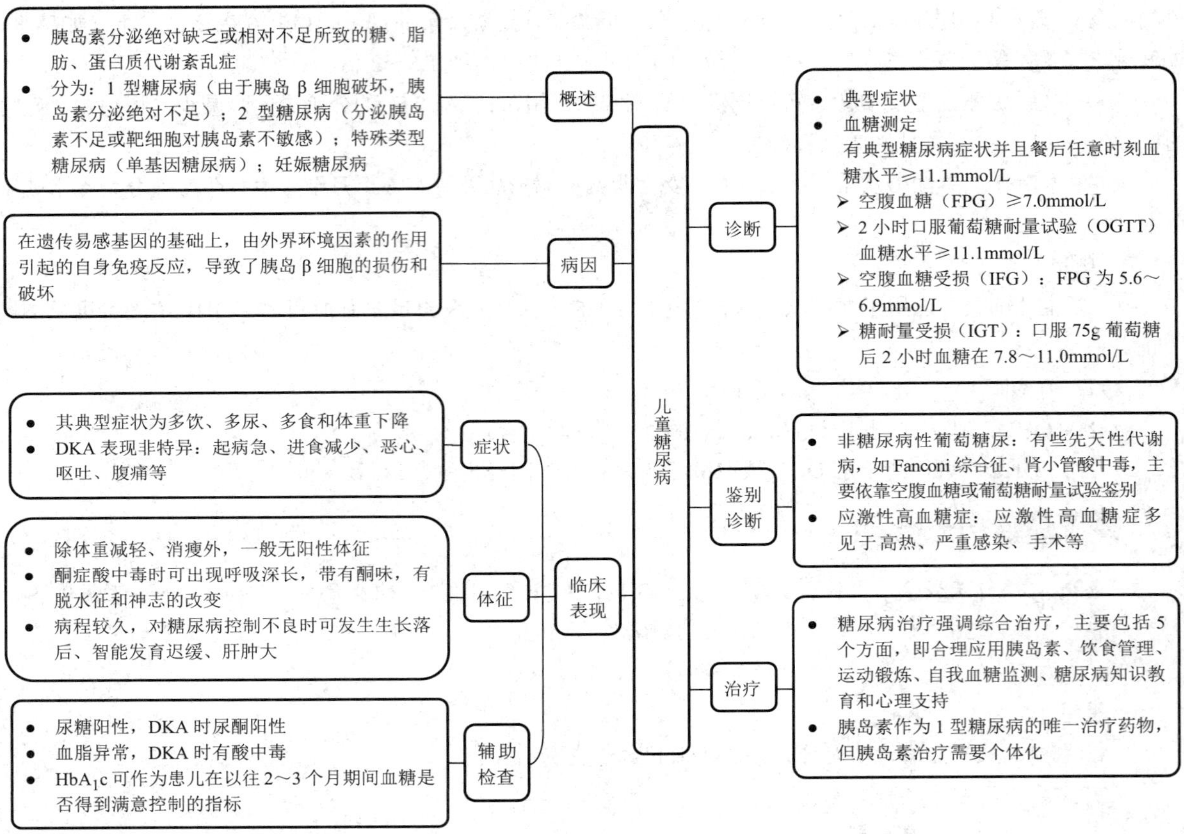
儿童糖尿病
概述
胰岛素分泌绝对缺乏或相对不足所致的糖、脂肪、蛋白质代谢紊乱症
分为：1 型糖尿病（由于胰岛 β 细胞破坏，胰岛素分泌绝对不足）；2 型糖尿病（分泌胰岛素不足或靶细胞对胰岛素不敏感）；特殊类型糖尿病（单基因糖尿病）；妊娠糖尿病
病因
在遗传易感基因的基础上，由外界环境因素的作用引起的自身免疫反应，导致了胰岛 β 细胞的损伤和破坏
临床表现
症状
其典型症状为多饮、多尿、多食和体重下降
DKA 表现非特异：起病急、进食减少、恶心、呕吐、腹痛等
体征
除体重减轻、消瘦外，一般无阳性体征
酮症酸中毒时可出现呼吸深长，带有酮味，有脱水征和神志的改变
病程较久，对糖尿病控制不良时可发生生长落后、智能发育迟缓、肝肿大
辅助检查
尿糖阳性，DKA 时尿酮阳性
血脂异常，DKA 时有酸中毒
HbA1c 可作为患儿在以往 2～3 个月期间血糖是否得到满意控制的指标
诊断
典型症状
血糖测定
有典型糖尿病症状并且餐后任意时刻血糖水平≥11.1mmol/L
空腹血糖（FPG）≥7.0mmol/L
2 小时口服葡萄糖耐量试验（OGTT）血糖水平≥11.1mmol/L
空腹血糖受损（IFG）：FPG 为 5.6～6.9mmol/L
糖耐量受损（IGT）：口服 75g 葡萄糖后 2 小时血糖在 7.8～11.0mmol/L
鉴别诊断
非糖尿病性葡萄糖尿：有些先天性代谢病，如 Fanconi 综合征、肾小管酸中毒，主要依靠空腹血糖或葡萄糖耐量试验鉴别
应激性高血糖症：应激性高血糖症多见于高热、严重感染、手术等
治疗
糖尿病治疗强调综合治疗，主要包括 5 个方面，即合理应用胰岛素、饮食管理、运动锻炼、自我血糖监测、糖尿病知识教育和心理支持
胰岛素作为 1 型糖尿病的唯一治疗药物，但胰岛素治疗需要个体化

1. 定义

糖尿病（diabetes mellitus，DM）是由于胰岛素分泌绝对缺乏或相对不足所致的糖、脂肪、蛋白质代谢紊乱症。可分为：①1 型糖尿病：由于胰岛 β 细胞破坏，胰岛素分泌绝对不足所致，必须使用胰岛素治疗，故又称胰岛素依赖性糖尿病（insulin dependent diabetes mellitus，IDDM）。②2 型糖尿病：由于胰岛 β 细胞分泌胰岛素不足或靶细胞对胰岛素不敏感（胰岛素抵抗）所致，亦称非胰岛素依赖性糖尿病（noninsulin-dependent diabetes mellitus，NIDDM）。③特殊类型糖尿病（单基因糖尿病）：如青年发病成人型糖尿病（maturity-onset diabetes of youth，MODY）是一种罕见的遗传性 β 细胞功能缺陷症，属常染色体显性遗传。④妊娠糖尿病。98%的儿童糖尿病为 1 型糖尿病，4～6 岁和 10～14 岁为 1 型糖尿病的高发年龄，1 岁以下小儿发病较少见。2 型糖尿病甚少，但随着儿童肥胖症的增多而有增加的

趋势。

2. 病因和发病机制

1 型糖尿病的确切发病机制尚未完全阐明。目前认为，是在遗传易感基因的基础上，由外界环境因素的作用引起的自身免疫反应，导致了胰岛 β 细胞的损伤和破坏，当胰岛素分泌减少至正常的 10%时，即出现临床症状。遗传、免疫、环境等因素在 1 型糖尿病的发病过程中都起着重要的作用。

人体有 6 种主要涉及能量代谢的激素，即胰岛素、胰高血糖素、肾上腺素、去甲肾上腺素、皮质醇和生长激素。其中唯有胰岛素是促进能量储存的激素，其余 5 种激素在饥饿状态下均可促进能量释放，称为反调节激素。当血糖浓度超过肾阈值（10 mmol/L 或 180 mg/dl）时即产生糖尿。自尿中排出的葡萄糖可达 200～300 g/d，导致渗透性利尿，临床出现多尿症状，造成严重的电解质失衡和慢性脱水。由于机体的代偿，患儿呈现渴感增强、饮水增多；因组织不能利用葡萄糖，能量不足而产生饥饿感，引起多食。胰岛素不足和反调节激素增高促进了脂肪分解，使血中脂肪酸增高，肌肉和胰岛素依赖性组织即利用这类游离脂肪酸供能以弥补细胞内葡萄糖的不足，而过多的游离脂肪酸进入肝脏后，则在胰高血糖素等生酮激素的作用下加速氧化，导致乙酰辅酶 A 增加，超过了三羧酸循环的氧化代谢能力，致使乙酰乙酸、β－羟丁酸和丙酮等酮体长期在体液中累积，形成酮症酸中毒。酸中毒时 CO_2 严重潴留，为了排出较多的 CO_2，呼吸中枢兴奋而出现不规则的呼吸深快，呼气中的丙酮产生特异的气味（腐烂水果味）。

3. 临床表现

1 型糖尿病患者起病较急骤，多有感染或饮食不当等诱因。其典型症状为多饮、多尿、多食和体重下降（即“三多一少”）。但婴儿多饮、多尿不易被发觉，很快即可发生脱水和酮症酸中毒。约 40%的糖尿病患儿在就诊时即处于酮症酸中毒状态，这类患儿常因急性感染、过食、诊断延误、突然中断胰岛素治疗等因素诱发。多表现为起病急、进食减少、恶心、呕吐、腹痛、关节或肌肉疼痛、皮肤黏膜干燥、呼吸深长、呼气中带有酮味、脉搏细速、血压下降、体温不升，甚至嗜睡、淡漠、昏迷。常被误诊为肺炎、败血症、急腹症或脑膜炎等。体格检查时除见体重减轻、消瘦外，一般无阳性体征。酮症酸中毒时可出现呼吸深长，带有酮味，有缺水征和神志的改变。病程较久，对糖尿病控制不良时可发生生长落后、智能发育迟缓、肝肿大，称为 Mauriac 综合征。晚期可出现蛋白尿、高血压等糖尿病肾病表现，最后致肾衰竭。还可出现白内障、视力障碍、视网膜病变，甚至双目失明。

儿童糖尿病有特殊的自然病程。

（1）急性代谢紊乱期　从出现症状到临床确诊，时间多在 1 个月以内。约 20%的患儿表现为糖尿病酮症酸中毒；20%～40%为糖尿病酮症，无酸中毒；其余仅为高血糖、糖尿和酮尿。

（2）暂时缓解期　经胰岛素治疗后临床症状消失、血糖下降、尿糖减少或转阴，即进入缓解期。此时胰岛 β 细胞恢复分泌少量胰岛素，对外源性胰岛素需要量减至 0.5 U/（kg·d）以下，少数患儿甚至可以完全不用胰岛素。这种暂时缓解期一般持续数周，最长可达半年以上。

（3）强化期　经过缓解期后，患儿出现血糖增高和尿糖不易控制的现象，胰岛素用量逐渐或突然增多，称为强化期。

（4）永久糖尿病期　青春期后，病情逐渐稳定，胰岛素用量比较恒定，称为永久糖尿病。

4. 实验室及特殊检查

（1）尿糖　尿糖定性一般阳性。

（2）尿酮体　糖尿病伴有酮症酸中毒时呈阳性。

（3）尿蛋白　监测尿微量白蛋白，可及时了解肾脏的病变情况。

（4）血糖　美国糖尿病学会 2005 年公布了糖尿病诊断标准，符合下列任意一项标准即可诊断为糖尿病：

1）有典型糖尿病症状并且餐后任意时刻血糖水平≥11.1 mmol/L。

2）空腹血糖（FPG）≥7.0 mmol/L。

3）2 小时口服葡萄糖耐量试验（OGTT）血糖水平≥11.1 mmol/L。

空腹血糖受损（IFG）：FPG 为 5.6～6.9 mmol/L。糖耐量受损（IGT）：口服 75 g 葡萄糖后 2 小时血糖在 7.8～11.0 mmol/L。IFG 和 IGT 被称为"糖尿病前期"。

（5）血脂　血清胆固醇、甘油三酯和游离脂肪酸明显增加，适当的治疗可使之降低。

（6）血气分析　酮症酸中毒在 1 型糖尿病患儿中发生率极高，当血气分析显示患儿血 pH＜7.30，HCO_3^-＜15 mmol/L 时，即有代谢性酸中毒存在。

（7）糖化血红蛋白　血红蛋白在红细胞内与血中葡萄糖或磷酸化葡萄糖呈非酶化结合，形成糖化血红蛋白（HbA_{1C}），其量与血糖浓度呈正相关。正常人 HbA_{1C}＜7%，治疗良好的糖尿病患儿应＜7.5%，HbA_{1C} 7.5%～9%提示病情控制一般，如＞9%时则表示血糖控制不理想。因此，HbA_{1C} 可作为患儿在以往 2～3 个月期间血糖是否得到满意控制的指标。

（8）葡萄糖耐量试验　试验当日自 0 时起禁食；清晨口服葡萄糖（1.75 g/kg），最大量不超过 75 g，每克加水 2.5 ml，于 3～5 分钟内服完；口服前（0 分钟）及口服后 60 分钟、120 分钟和 180 分钟分别测血糖。结果：正常人 0 分钟的血糖＜6.7 mmol/L，口服葡萄糖 60 分钟和 120 分钟后血糖分别低于 10.0 mmol/L 和 7.8 mmol/L；糖尿病患儿 120 分钟血糖＞11.1 mmol/L。

5. 诊断与鉴别诊断

典型的病例诊断并不困难。本病应与下列情况相鉴别。

（1）非糖尿病性葡萄糖尿　有些先天性代谢病，如 Fanconi 综合征、肾小管酸中毒、胱氨酸尿症或重金属中毒等患儿都可发生糖尿，主要依靠空腹血糖或葡萄糖耐量试验鉴别。

（2）其他发生酸中毒、昏迷的疾病　如尿毒症、感染中毒性休克、低血糖症、急腹症、颅内感染、重症肺炎等。

（3）应激性高血糖症　应激性高血糖症多见于高热、严重感染、手术、呼吸窘迫、头部外伤后等患者，系由应激诱发的一过性高血糖，不能诊断为糖尿病，但应注意长期随访。

6. 治疗

糖尿病是终生性的内分泌代谢性疾病。其治疗目的是：消除高血糖引起的临床症状；积极预防并及时纠正酮症酸中毒；纠正代谢紊乱，力求病情稳定；使患儿获得正常生长发育，保证其正常的生活活动；预防并早期治疗并发症。

糖尿病治疗强调综合治疗，主要包括 5 个方面：合理应用胰岛素；饮食管理；运动锻炼；自我血糖监测；糖尿病知识教育和心理支持。

（1）糖尿病酮症酸中毒的治疗　酮症酸中毒迄今仍然是儿童糖尿病急症死亡的主要原因。对糖尿病酮症酸中毒必须针对高血糖、脱水、酸中毒、电解质紊乱和可能并存的感染等情况制订综合治疗方案。

1）液体治疗：液体治疗主要针对脱水、酸中毒和电解质紊乱。酮症酸中毒时脱水量约为 100 ml/kg，一般均属等渗性脱水，应遵循下列原则输液。

输液开始的第 1 小时，按 20 ml/kg（最大量 1000 ml）快速静脉滴注 0.9%氯化钠溶液，以纠正血容量，改善血液循环和肾功能。第 2～3 小时，按 10 ml/kg 静脉滴注 0.45%氯化钠溶液。当血糖＜17 mmol/L 后，改用含有 0.2%氯化钠的 5%葡萄糖液静脉滴注。要求在开始的 12 小时内至少补足累积损失量的一半。在此后的 24 小时内，可视情况按 60～80 ml/kg 静脉滴注同样溶液，以供给生理需要量和补充继续损失量。对外周循环稳定的患儿，推荐 48 小时均衡补液法，总液体张力约 1/2～2/3 张。补液中根据监测情况调整补液中的离子浓度及含糖液等。

随着液体的输入，特别是应用胰岛素后，血钾迅速降低。因此，在患儿开始排尿后应立即在输入液体中加入氯化钾溶液，一般按每日 2～3 mmol/kg 补给，输入浓度不得＞40 mmol/L。

酮症酸中毒时的酸中毒主要是由于酮体和乳酸的堆积，补充水分和胰岛素可以矫正酸中毒。为了避免发生脑细胞酸中毒和高钠血症，对酮症酸中毒不宜常规使用碳酸氢钠溶液，仅在血 pH＜7.1，HCO_3^-＜12 mmol/L 时，可小剂量纠酸。

在治疗过程中，应仔细监测生命体征，以避免发生合并症，如脑水肿等。

2）胰岛素治疗：糖尿病酮症酸中毒时多采用小剂量胰岛素静脉滴注治疗。

对有休克的患儿，在补液治疗开始、休克逐渐恢复后才可应用胰岛素，以避免钾迅速从血浆进入细胞内，导致心律失常。胰岛素用量 0.1 U/（kg・h），自另一静脉通道缓慢匀速输入。血糖下降速度控制在每小时 2～5 mmol/L，必要时可输入含糖的 1/3～1/2 张液体，以维持血糖水平为 8～12 mmol/L。

3）控制感染：酮症酸中毒常并发感染，应在急救的同时采用有效的抗生素治疗。

（2）长期治疗措施

1）饮食管理：进行计划饮食而不是限制饮食，目的是维持正常的血糖和保持理想体重。①每日总热量需要量：食物的热量要适合患儿的年龄、生长发育和日常活动的需要，每日所需热量（kcal）为 1000+[年龄×(80～100)]，对年幼儿宜稍偏高，而年龄大的患儿宜偏低。全日热量分配为早餐 1/5，中餐和晚餐分别为 2/5，每餐中留出少量（5%）作为餐间点心。②食物的成分和比例：饮食中能源的分配为：蛋白质 15%～20%，糖类 50%～55%，脂肪 30%。蛋白质成分在 3 岁以下儿童应稍多。

2）胰岛素治疗：胰岛素是糖尿病治疗能否成功的关键，但胰岛素治疗需要个体化。①胰岛素制剂：目前胰岛素制剂有速效胰岛素类似物、胰岛素（RI）、中效珠蛋白胰岛素（NPH）、长效的鱼精蛋白锌胰岛素（PZI）、长效胰岛素类似物甘精胰岛素（glargine）和地特胰岛素（detemir）以及预混胰岛素等。②胰岛素治疗方案：胰岛素的治疗方案很多，最为常用的有：A. 基础－餐时大剂量（basal－bolus）方案：即三餐前注射短效胰岛素或速效胰岛素类似物，睡前给予中效或长效胰岛素类似物。夜间的中长效胰岛素占全日总量的 30%～50%（一般先按 30%计算），余量以速效或短效胰岛素分成 3 次于每餐前注射。B. 持续皮下胰岛素输注（CSII）：可选用短效胰岛素或速效胰岛素类似物。将全日的总量分为基础量和餐前追加量两部分，两者的用量按 1∶1 的比例分配。将 24 小时划分为日间和夜间两个阶段，日夜间基础量之比为 2∶1。餐前追加量按 3 餐平均分配，于每次餐前输注。③胰岛素的剂量及其调整：胰岛素需要量婴儿偏小，年长儿偏大。新诊断的患儿，轻症患者胰岛素用量为每日 0.5～1.0 U/kg；青春期前儿童一般为每日 0.75～1.0 U/kg；青春期儿童每日用量通常＞1.0 U/kg。④胰岛素注射笔：皮下注射部位应选择大腿、上臂和腹壁等处，按顺序轮番注射，以防日久局部皮肤组织萎缩，影响疗效。⑤胰岛素泵：胰岛素泵能模拟正常胰腺的胰岛素分泌模式，持续 24 小时向患者体内输入微量胰岛素，更利于血糖的控制。胰岛素泵一般使用短效胰岛素或速效胰岛素类似物。⑥胰岛素长期治疗过程中的注意事项。A. 胰岛素过量：胰岛素过量可致 Somogyi 现象，是由于胰岛素过量，在午夜至凌晨时发生低血糖，在反调节激素作用下使血糖升高，清晨出现高血糖，即出现低血糖－高血糖反应。B. 胰岛素不足：胰岛素不足可致清晨现象（dawn phenomenon）。因晚间胰岛素不足，在清晨 5～9 时呈现血糖和尿糖增高，可加大晚间注射剂量或将 NPH 注射时间稍往后移即可。C. 胰岛素耐药：患儿在无酮症酸中毒的情况下，每日胰岛素用量＞2 U/kg 仍不能使高血糖得到控制时，在排除 Somogyi 现象后称为胰岛素耐药。可换用更纯的基因重组胰岛素。

3）运动治疗：运动时肌肉对胰岛素的敏感性增高，从而增强葡萄糖的利用，有利于血糖的控制。

4）宣教和管理：医师、家长和患儿应密切配合。医务人员必须向患儿及家长详细介绍有关知识，帮助患儿树立信心，使其能坚持有规律的生活和治疗，同时加强管理制度，定期随访复查。出院后家长和患儿应遵守医师的安排，接受治疗。同时做好家庭记录，包括饮食、胰岛素注射次数和剂量、尿糖情况等。

5）血糖监测：血糖监测包括家庭日常血糖监测和定期总体血糖监测。

6）预防并发症：积极预防微血管继发损害所造成的肾功能不全、视网膜和心肌等病变。

临床病例分析

患儿，男，9岁。因“呕吐3天”入院。查体：体温36.7 ℃，心率150次/分，脱水貌，深大呼吸，呼吸有烂苹果味。

思考

1. 本病例最可能的诊断是什么？需要做什么检查以明确？

2. 需要与哪些疾病作鉴别？

3. 该如何拟定治疗方案？

解析

1. 最可能的诊断是儿童1型糖尿病，糖尿病酮症酸中毒。诊断依据是患儿有呕吐、脱水表现，呼吸深长，有烂苹果味。下一步查血糖、糖化血红蛋白、血气分析等。

2. 需要与应激性高血糖症和其他发生酸中毒、昏迷的疾病相鉴别。应激性高血糖症多见于高热、严重感染、手术、呼吸窘迫、头部外伤后等患者，系由应激诱发的一过性高血糖，糖化血红蛋白应该正常；其他如尿毒症、感染中毒性休克、低血糖症、急腹症、颅内感染、重症肺炎等有相应体征，糖化血红蛋白应该正常。

3. 首先进行酮症酸中毒的治疗（液体治疗和胰岛素治疗）；待血糖下降后长期使用胰岛素治疗。

（黄　轲）

第十八章 儿童急救

第一节 儿童心肺复苏

重点	儿童心肺复苏的定义，儿童心跳呼吸骤停的病因、诊断、处理，儿童生存链
难点	儿童心跳呼吸骤停的处理
考点	儿童心跳呼吸骤停的诊断和处理

速览导引图

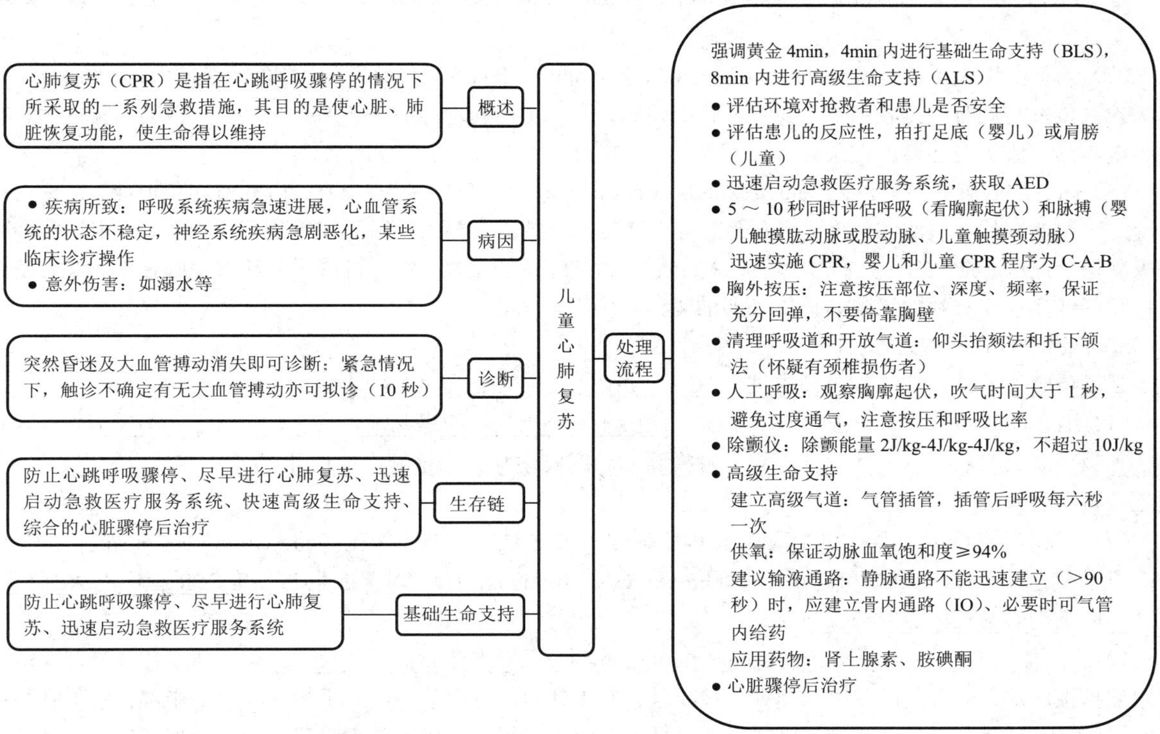

儿童心肺复苏
概述
心肺复苏（CPR）是指在心跳呼吸骤停的情况下所采取的一系列急救措施，其目的是使心脏、肺脏恢复功能，使生命得以维持
病因
• 疾病所致：呼吸系统疾病急速进展，心血管系统的状态不稳定，神经系统疾病急剧恶化，某些临床诊疗操作
• 意外伤害：如溺水等
诊断
突然昏迷及大血管搏动消失即可诊断；紧急情况下，触诊不确定有无大血管搏动亦可拟诊（10 秒）
生存链
防止心跳呼吸骤停、尽早进行心肺复苏、迅速启动急救医疗服务系统、快速高级生命支持、综合的心脏骤停后治疗
基础生命支持
防止心跳呼吸骤停、尽早进行心肺复苏、迅速启动急救医疗服务系统
处理流程
强调黄金 4min，4min 内进行基础生命支持（BLS），8min 内进行高级生命支持（ALS）
• 评估环境对抢救者和患儿是否安全
• 评估患儿的反应性，拍打足底（婴儿）或肩膀（儿童）
• 迅速启动急救医疗服务系统，获取 AED
• 5 ～ 10 秒同时评估呼吸（看胸廓起伏）和脉搏（婴儿触摸肱动脉或股动脉、儿童触摸颈动脉）
迅速实施 CPR，婴儿和儿童 CPR 程序为 C-A-B
• 胸外按压：注意按压部位、深度、频率，保证充分回弹，不要倚靠胸壁
• 清理呼吸道和开放气道：仰头抬颏法和托下颌法（怀疑有颈椎损伤者）
• 人工呼吸：观察胸廓起伏，吹气时间大于 1 秒，避免过度通气，注意按压和呼吸比率
• 除颤仪：除颤能量 2J/kg-4J/kg-4J/kg，不超过 10J/kg
• 高级生命支持
建立高级气道：气管插管，插管后呼吸每六秒一次
供氧：保证动脉血氧饱和度≥94%
建议输液通路：静脉通路不能迅速建立（>90 秒）时，应建立骨内通路（IO）、必要时可气管内给药
应用药物：肾上腺素、胺碘酮
• 心脏骤停后治疗

1. 定义

心肺复苏（cardiopulmonary resuscitation，CPR）是指在心跳呼吸骤停的情况下所采取的一系列急救措施，其目的是使心脏、肺脏恢复功能，使生命得以维持。

2. 心跳呼吸骤停病因

（1）疾病所致 ①呼吸系统疾病急速进展：如严重哮喘、喉炎、重症肺炎、肺透明膜病等。②心血管系统的状态不稳定：如大量失血、严重心律失常、心肌炎、心肌病、心力衰竭等。③神经系统疾病急剧恶化：如昏迷患者常无足够的呼吸驱动以保证正常的通气。④某些临床诊疗操作：气道吸引、人工气道堵塞脱落、各种有创操作、麻醉镇静等。

（2）意外伤害　如外伤、车祸、溺水、触电、雷击、烧伤、异物吸入、误服药品或毒品、自杀等。

3. 诊断

临床表现为突然昏迷，部分有一过性抽搐、呼吸停止、面色灰暗或发绀、瞳孔散大和对光反射消失、大动脉（颈动脉、股动脉、肱动脉）搏动消失、听诊心音消失，如做心电图检查可见等电位线、电机械分离或心室颤动等。

患儿突然昏迷及大血管（颈动脉、股动脉、肱动脉）搏动消失即可诊断；在紧急情况下，触诊不确定有无大血管搏动亦可拟诊（10 秒），而不必反复触摸脉搏或听心音，以免延误抢救时机。

4. 儿童生存链

为获得心跳呼吸骤停后最佳的生存率和生命质量，儿童生存链（pediatric chain of survival）包括 5 个环节：防止心跳呼吸骤停、尽早进行心肺复苏、迅速启动急救医疗服务系统、快速高级生命支持、综合的心脏骤停后治疗。

（1）儿童基本生命支持（pediatric basic life support，PBLS）　PBLS 包括儿童生存链中的前 3 个环节，即防止心跳呼吸骤停、尽早进行心肺复苏、迅速启动急救医疗服务系统。BLS 是自主循环恢复（return of spontaneous circulation，ROSC）、挽救心跳呼吸骤停患者生命的基础。当心跳呼吸停止或怀疑停止时，应尽早进行 CPR，同时启动急救医疗服务系统（emergency medical services，EMS），迅速将患儿送到能进行高级生命支持的医疗机构。

（2）儿童高级生命支持（pediatric advanced life support，PALS）　PALS 为心肺复苏的第二阶段，有经验的医护人员参与此时的抢救工作，并且常有明确的分工，协调处理呼吸、胸外心脏按压、辅助药物应用、输液、电除颤、监护及必要的记录。

（3）综合的心脏骤停后治疗（integrated post-cardiac arrest care）　针对 ROSC 后的治疗和护理。包括优化心肺等重要器官的血流灌注、转运患者至具有心肺复苏系统治疗能力的医院或重症监护中心、确定诱发心跳呼吸骤停的原因和防止复发、控制体温以利于生存和神经系统康复、优化机械通气和减少肺损伤、器官功能支持和降低多器官衰竭的风险、提供必要的复苏后康复训练等。

5. 心跳呼吸骤停的处理

强调黄金 4 分钟，即在 4 分钟内进行 BLS，并在 8 分钟内进行 ALS。

（1）迅速评估和启动急救医疗服务系统　评估环境对抢救者和患儿是否安全，评估患儿的反应性，同时评估呼吸（观察胸廓起伏）和脉搏（婴儿触摸肱动脉或股动脉、儿童触摸颈动脉）（5～10 秒内做出判断），决定是否需要 CPR。

（2）迅速实施 CPR　婴儿和儿童 CPR 程序为 C-A-B 方法，即胸外按压（chest compressions/circulation，C）、开放气道（airway，A）和建立呼吸（breathing/ventilations，B），对于新生儿，其 CPR 程序为 A-B-C 方法（已明确为心脏原因者除外）。

1）胸外按压方法（chest compressions/circulation，C）：将患儿放置于硬板上；对于新生儿或婴儿，单人使用双指按压法，双人使用双手环抱拇指按压法；对于儿童，可用单手或双手按压胸骨下半部；单手胸外按压时，可用一只手固定患儿头部，以便通气；另一手的手掌根部置于胸骨下半段；双手胸外按压时，将一手掌根部重叠放在另一手背上，十指相扣，使下面手的手指抬起，手掌根部垂直按压胸骨下半部，按压深度为胸部前后径的 1/3（婴儿大约为 4 cm、儿童大约为 5 cm）；按压频率为 100～120 次/分；每一次按压后让胸廓充分回弹；应保持胸外按压的连续性，尽量减少胸外按压的中断（＜10 秒）。

2）开放气道（airway，A）：清理口、咽、鼻分泌物、异物或呕吐物；开放气道多采取仰头抬颏法（head tilt-chin lift maneuver），疑有颈椎损伤者可使用托颌法（Jaw Thrust），若托颌法不能使气道通畅，应使用仰头抬颏法开放气道。

3）建立呼吸（breathing，B）：口对口人工呼吸适合于现场急救，效果欠佳，有条件尽快使用球囊－面罩通气（bag-mask ventilation）；吹气时应见患儿的胸廓抬起；每次人工呼吸时间大于 1 秒；应避免过度通气。

在上述操作时应观察患儿的胸廓起伏以了解辅助通气的效果；如无有效通气（表现为胸廓抬动不明显），应考虑是否仍存在气道梗阻（如气管异物未排出等）。

4）胸外按压与人工呼吸的协调：单人复苏婴儿和儿童时，胸外按压和人工呼吸比为 30∶2；若为双人复苏则为 15∶2。高级气道建立后，胸外按压与人工呼吸不再进行协调，胸外按压以 100～120 次/分的频率不间断地进行，呼吸频率为 10 次/分（即每 6 秒给予 1 次呼吸）；如果有 2 个或更多的救助者，可每 2 分钟交换操作，以保证胸外按压质量及效率。

5）除颤（defibrillation，D）：在能够获取自动体外除颤器（automated external defibrillator，AED）或手动除颤仪的条件下进行。医院外发生、且未被目击的心脏骤停先给予 5 个周期的 CPR（约 2 分钟），然后使用 AED 除颤；若目击突发性心脏骤停，或心电监护有室颤或无脉性室性心动过速时，应尽早除颤。初始除颤能量用 2 J/kg，若需要第 2 次除颤，则电击能量至少升至 4 J/kg，但不超过 10 J/kg。除颤后应立即恢复 CPR，尽可能缩短电击前后的胸外按压中断时间（＜10 秒），2 分钟后重新评估心跳节律。

（3）迅速启动急救医疗服务系统　如果有 2 人参与急救，则一人在实施 CPR 的同时，另一人迅速启动急救医疗服务系统（EMS）和获取 AED 或手动除颤仪。如果只有一人实施 CPR，则在实施 5 个循环的 CPR（30∶2 的胸外按压和人工呼吸）后，联络 EMS 和获取 AED 或手动除颤仪，并尽快恢复 CPR。

（4）高级生命支持（ALS）　及时转运到有条件的医疗急救中心，建立输液通路、应用药物、建立高级气管、供氧、电除颤、心电监护、对症处理复苏之后的症状等，以最大限度地改善预后。

1）高级气道通气：高级气道通气（advanced airway ventilation）包括放置气管插管、口咽或鼻咽气道、喉面罩通气道、食管–气管联合导气管等。高级气道建立后，呼吸每 6 秒给一次。

2）供氧：自主循环尚未恢复前，推荐使用 100%纯氧；自主循环恢复后，动态检测动脉血氧饱和度，应逐步调整供氧，以保证动脉血氧饱和度≥94%。

3）建立与维持输液通路：静脉通路不能迅速建立（＞90 秒）时，应建立骨内通路（IO）。如果静脉通路和骨内通路均未能及时建立，利多卡因、肾上腺素、阿托品、纳洛酮等脂溶性药物可经气管通路（ET）给药。

4）药物治疗：药物治疗的主要作用包括抗心律失常、纠正休克、电解质和酸碱失衡、维持心排血量和复苏后稳定等。①肾上腺素：IV 或 IO 给药剂量为 0.01 mg/kg，（1∶10 000 溶液 0.1 ml/kg），最大剂量为 1 mg；ET 给药剂量为 0.1 mg/kg，最大剂量为 2.5 mg；必要时间隔 3～5 分钟重复 1 次。②胺碘酮：用于多种心律失常，尤其是室性心动过速；对于室颤，经 CPR、2～3 次电除颤、注射肾上腺素无效，可使用胺碘酮。③碳酸氢钠：不主张常规给予碳酸氢钠，在抢救中毒、高血钾所致的心脏骤停，以及较长时间心脏骤停时，需要使用碳酸氢钠；当自主循环建立及抗休克液体输入后，碳酸氢钠的用量可依血气分析的结果而定。④其他药物：阿托品、腺苷、钙剂、纳洛酮、葡萄糖、利多卡因视情况使用。⑤骤停后治疗：对复苏后患儿出现的低血压、心律失常、颅内高压等应分别给予预防及处理。

临床病例分析

晨跑中，目击一溺水患儿被救起，发现患儿已无反应。

思考

1. 如何评估患儿状态？

2. 患儿出现心跳呼吸骤停，在 120 到达前，该如何进一步处理？

解析

1. 评估现场环境，避免进一步伤害，放置患儿硬质地面上。评估患儿反应性，拍打患儿肩膀，呼叫患儿，轻拍重叫。患儿无反应，解开患儿衣物，触摸颈动脉搏动及观察胸廓起伏，同时评估患儿呼吸和脉搏，5～10 秒完成。

2. 患儿出现呼吸心跳骤停，进一步处理为：①立即叫人帮忙，拨打急救电话，启动应急反应系统。②进行心脏胸外按压，双手胸外按压，将一手掌根部重叠放在另一手背上，十指相扣，使下面手的手指抬起，手掌根部垂直按压胸骨下半部，按压部位胸骨下半部，按压频率 100～120 次/分，按压深度约 5 cm，每一次按压后保证胸廓回弹，不要依靠患儿胸壁，应保持胸外按压的连续性，尽量减少胸外按压的中断。③清理口咽部异物及分泌物，仰头抬颏法开放气道。④人工呼吸，捏住鼻子，口对口吹气，吹气时间大于 1 秒，同时观察患儿的胸廓抬起，停止吹气后，放开鼻孔，使患儿自然呼气，排出肺内气体。⑤如旁人无法协助心肺复苏，则以胸外按压:人工呼吸 30:2 的比率进行单人心肺复苏，如有两人以上，则以 15:2 的比率进行心肺复苏，每两分钟换人操作。⑥每两分钟评估一次患儿脉搏，如患儿脉搏呼吸恢复则停止心肺复苏，如患儿仍无有效脉搏及呼吸，则持续心肺复苏至急救人员到达。

第二节　急性呼吸衰竭

重点	急性呼吸衰竭的病因、临床表现、诊断、评估与治疗
难点	急性呼吸衰竭的诊断
考点	急性呼吸衰竭的诊断与治疗

速览导引图

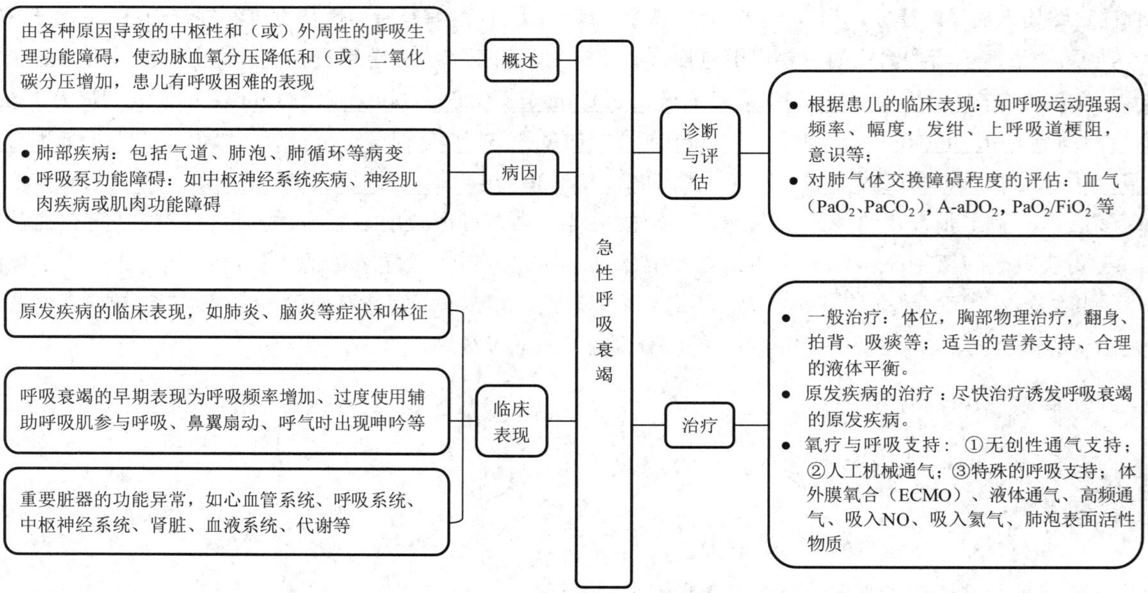
急性呼吸衰竭
概述
由各种原因导致的中枢性和（或）外周性的呼吸生理功能障碍，使动脉血氧分压降低和（或）二氧化碳分压增加，患儿有呼吸困难的表现
病因
• 肺部疾病：包括气道、肺泡、肺循环等病变
• 呼吸泵功能障碍：如中枢神经系统疾病、神经肌肉疾病或肌肉功能障碍
临床表现
原发疾病的临床表现，如肺炎、脑炎等症状和体征
呼吸衰竭的早期表现为呼吸频率增加、过度使用辅助呼吸肌参与呼吸、鼻翼扇动、呼气时出现呻吟等
重要脏器的功能异常，如心血管系统、呼吸系统、中枢神经系统、肾脏、血液系统、代谢等
诊断与评估
• 根据患儿的临床表现：如呼吸运动强弱、频率、幅度，发绀、上呼吸道梗阻，意识等；
• 对肺气体交换障碍程度的评估：血气（PaO₂、PaCO₂），A-aDO₂，PaO₂/FiO₂ 等
治疗
• 一般治疗：体位，胸部物理治疗，翻身、拍背、吸痰等；适当的营养支持、合理的液体平衡。
• 原发疾病的治疗：尽快治疗诱发呼吸衰竭的原发疾病。
• 氧疗与呼吸支持：①无创性通气支持；②人工机械通气；③特殊的呼吸支持：体外膜氧合（ECMO）、液体通气、高频通气、吸入NO、吸入氦气、肺泡表面活性物质

1. 定义

（1）由各种原因导致的中枢性和（或）外周性的呼吸生理功能障碍，使动脉血氧分压降低和（或）二氧化碳分压增加，患儿有呼吸困难（窘迫）的表现。

（2）常以血气分析指标来判断，Ⅰ型呼吸衰竭：缺氧而无二氧化碳潴留（PaO_2＜60 mmHg，$PaCO_2$ 降低

或正常）。Ⅱ型呼吸衰竭：缺氧伴 CO_2 潴留（PaO_2＜60 mmHg，$PaCO_2$＞50 mmHg）。

（3）儿童呼吸衰竭多为急性呼吸衰竭，是儿科重要的危重病，是导致儿童心跳呼吸骤停的主要原因，具有较高的死亡率。

2. 病因和病理生理

（1）病因 根据引起呼吸衰竭的原发病因不同可以分为：①肺部疾病：包括气道、肺泡、肺循环等病变，如重症支气管肺炎、哮喘持续状态、气胸等。②呼吸泵功能障碍：中枢神经系统疾病、神经肌肉疾病或肌肉功能障碍时，可导致通气不足、肺泡通气量减少和高碳酸血症。

（2）病理生理 呼吸系统不能有效地在空气–血液间进行氧和二氧化碳的气体交换，包括通气不足、弥散障碍、肺内分流、通气–血流（V/Q）比例失调 4 个方面，导致低氧血症和高碳酸血症。

3. 临床表现

（1）原发疾病的临床表现 如肺炎、脑炎等症状和体征。

（2）呼吸衰竭的早期表现 呼吸频率增加、过度使用辅助呼吸肌参与呼吸、鼻翼扇动、呼气时出现呻吟等；由于呼吸泵衰竭所致的呼吸衰竭在早期无明显的呼吸窘迫表现，只有从呼吸浅表或呼吸频率异常减慢等线索中发现。

（3）重要脏器的功能异常 儿童呼吸衰竭，除原发病症状和体征外，低氧、高碳酸血症、酸中毒等足以导致重要脏器的功能异常。①心血管系统：呼吸衰竭可引起肺血管阻力增加，心律失常的机会增加，中等程度的低氧和高碳酸血症可引起心率和心排血量的增加，而严重低氧血症可致心排血量降低。②呼吸系统：呼吸衰竭时每分通气量增加；随气道阻塞程度的加重，辅助呼吸肌常参与呼吸运动。急性呼吸窘迫综合征（acute respiratory distress syndrome，ARDS）是急性呼吸衰竭中较为严重的典型病症。由于严重的肺损伤而影响肺的气体交换、肺顺应性降低、胸部 X 线片显示肺弥漫性浸润。③中枢神经系统：可出现头痛、神志模糊、嗜睡、激惹和焦虑等。④肾脏：可导致钠、水排出减少。⑤血液系统：慢性呼吸衰竭可引起红细胞增多，由于血二氧化碳分压增加、氧离曲线右移，使红细胞携带的氧在外周更易释放。⑥代谢：由于无氧代谢，乳酸产生增加，使血 pH 明显降低。

4. 诊断和评估

（1）根据临床表现进行诊断和评估 ①早期认识呼吸衰竭很重要，当怀疑有呼吸衰竭时，应快速评估患儿的通气状态，包括呼吸运动是否存在及强弱程度、呼吸频率、呼吸运动幅度、是否存在发绀及上呼吸道梗阻。同时注意意识状态的改变。②提示严重的呼吸衰竭：明显的呼吸困难且影响到重要脏器的功能，尤其是出现呼吸暂停。

（2）对肺气体交换障碍程度的评估 血气分析在呼吸衰竭的评估中有重要地位。①吸入氧浓度（FiO_2）＞60% 时，动脉氧分压＜60 mmHg 和（或）急性期 $PaCO_2$＞50 mmHg。②PaO_2 也受心脏右向左分流的影响，$PaCO_2$ 在慢性碱中毒时可代偿性增加，而这些情况本身并非呼吸系统的问题，在这些情况下，单凭血气分析指标不能诊断为呼吸衰竭。③对于呼吸衰竭患儿在用氧情况下，单凭动脉血氧分压（PaO_2）不能反映低氧程度和肺部病变的进展或好转，此时应采用包含吸入氧浓度因素的评估指标，如肺泡–动脉氧分压差（$A-aDO_2$）。在评估氧合状态时应同时考虑血氧分压与给氧的浓度，此时采用 $A-aDO_2$ 能对呼吸衰竭的严重程度及变化作出定量的判断。$A-aDO_2=(713\ mmHg\times FiO_2)-[(PaCO_2/0.8)+PaO_2]$。④在临床上也常用 PaO_2/FiO_2 作为呼吸衰竭严重程度的评估指标，其意义与（$A-aDO_2$）类似，且不需要计算 PaO_2，便于应用。该比值越小，肺部疾病越重。临床上将 PaO_2/FiO_2＜300 诊断为急性肺损伤，PaO_2/FiO_2＜200 诊断为急性呼吸窘迫综合征（ARDS）。⑤动脉血 $PaCO_2$ 水平直接反映了肺泡通气量的变化，一般不受吸入氧浓度的影响，$PaCO_2$ 的显著增高往往是需要机械辅助通气的指征。⑥血 pH 往往结合 $PaCO_2$ 水平分析，判断是代谢性还是呼吸性酸碱平衡紊乱，这在呼吸衰竭的临床评估中也十分重要。

5. 治疗

呼吸衰竭的治疗目标是恢复正常的气体交换，同时使并发症减少到最小程度。

（1）一般治疗　舒适的体位，如俯卧位对需要呼吸支持患儿的通气及预后更为有利；胸部物理治疗，如给予翻身、拍背、吸痰等；适当的营养支持、合理的液体平衡对原发病恢复、气道分泌物排出和保证呼吸肌正常做功有重要意义。

（2）原发疾病的治疗　应尽快治疗诱发呼吸衰竭的原发疾病，如先天性心脏病心力衰竭肺水肿所致呼吸功能不全，应采用强心剂和利尿剂；对于哮喘持续状态，应用抗炎、解除气道痉挛等措施；对于肺部感染，选用合理的抗感染治疗等。

（3）氧疗与呼吸支持

1）无创性通气支持：呼吸衰竭早期应给予吸氧；并可在启动辅助机械通气前，尝试使用无创性通气支持方法。单纯供氧常用鼻导管、普通面罩和非再吸面罩（non-rebreather face mask）方法。供氧和无创性气道内正压支持：新生儿和体重＜8 kg 的患儿可采取鼻 CPAP（经鼻持续气道内正压通气），年长儿或体重＞8 kg 的患儿可采取 BiPAP（双水平气道内正压通气）。

2）人工机械通气：严重的呼吸衰竭常常需要机械通气。目前，机械通气已成为呼吸衰竭治疗的主要手段。机械通气的适应证常根据患儿有持续或进行性的气体交换障碍、呼吸暂停，以及呼吸衰竭严重影响其他脏器功能等考虑。

3）特殊的呼吸支持　对重症呼吸衰竭，在常规呼吸支持无效的情况下，可给予特殊的呼吸或生命支持，包括：①体外膜氧合（ECMO）：ECMO 的原理是通过插管，将非氧合血引出体外，通过膜氧合器进行氧合，再进入患者循环，起到人工肺的作用。②液体通气：全氟化碳液体对氧和二氧化碳高度溶解，对气流的阻力很低，能显著降低表面张力。③高频通气：高频通气越来越多地被用于急性呼吸衰竭。ARDS 应用高频通气时通常将平均气道压较常频呼吸机提高，可提高氧合，且心排血量不受影响，气漏发生率也未增加。④吸入 NO：可选择性扩张肺血管，降低肺血管阻力，改善氧合。⑤吸入氦气：有助于改善气道异常所致的呼吸衰竭，如急性喉炎。⑥肺泡表面活性物质：经气管插管注入肺泡表面活性物质，有助于 ARDS 患儿改善氧合和提高生存率。

临床病例分析

患儿，男，3 月龄。有先天性心脏病，室间隔缺损（膜周部 ф 0.65 cm），房间隔缺损（继发孔 φ0.36 cm＋0.24 cm），肺动脉高压。因“咳嗽气促 2 天，加重半天”而收入院。查体：T36.5 ℃，P175 次/分，R62 次/分，BP103/64 mmHg，烦躁，呼吸急促，鼻翼扇动，三凹征阳性，双肺呼吸音对称，可闻及湿啰音、哮鸣音，心音有力，律齐。心前区可闻及 V 级收缩期杂音，SpO_2 91%。辅助检查：血常规示白细胞计数 4.59×10^9，中性粒细胞 36.6%，淋巴细胞 48.6%，血红蛋白 107 g/L，CRP 0.62 mg/L。血气分析示 pH 7.47，PCO_2 53 mmHg，PO_2 57 mmHg，K^+ 3.2 mmol/L，Lac 2.1 mmol/L。

思考

1. 本病例最可能的诊断是什么？有何依据？
2. 需要与哪些疾病作鉴别？进一步确诊需要做哪些检查？
3. 该如何拟定治疗方案？

解析

1. 最可能的诊断是①急性重症肺炎合并Ⅱ型呼吸衰竭；②先天性心脏病。依据是婴儿，有发热咳嗽，既往心脏超声提示先心病，有咳嗽气促，查体可见鼻翼扇动，呼吸气促，三凹征阳性，双肺听诊呼吸音对称，可及湿啰音、哮鸣音。血气分析示 pH 7.47，PCO_2 53 mmHg，PO_2 57 mmHg，提示低氧血症、高碳酸血症。

2. 需要与支气管异物、支气管哮喘、急性呼吸窘迫综合征等鉴别。支气管异物一般有异物呛入史，双肺呼吸音听诊不对称，该患儿月龄小，未提示异物吸入史，听诊呼吸音对称，一般不考虑。支气管哮喘常有多次喘息发作，常有过敏性疾病家族史。急性呼吸窘迫综合征为急性起病，肺部病变进行性加重。进一步检查包括痰培养、鼻咽拭子或分泌物免疫荧光技术、免疫酶技术及分子生物学技术检测呼吸道病原体、动态监测血气分析+电解质、胸片或者必要时胸部CT等检查。

3. ①一般治疗：舒适的体位、及时翻身、拍背、吸痰等，使气道保持通畅，适当的营养支持、合理的液体平衡。②原发疾病的治疗，针对肺炎：结合血象、胸片、病原体检测及经验选择合理的抗感染方案，同时雾化解痉平喘。对于先天性心脏病，如有合并心衰，可以根据“强心、利尿、扩血管”的原则来选择合理的治疗方案等。③氧疗与呼吸支持：可以首先选择鼻导管吸氧，如不能维持氧合，可以更换为面罩吸氧，如仍不能维持，必要时予人工机械通气。

第三节　儿童急性中毒

重点	儿童中毒的定义，儿童中毒途径、中毒机制、诊断和处理
难点	儿童中毒的处理
考点	儿童中毒的诊断和处理

速览导引图

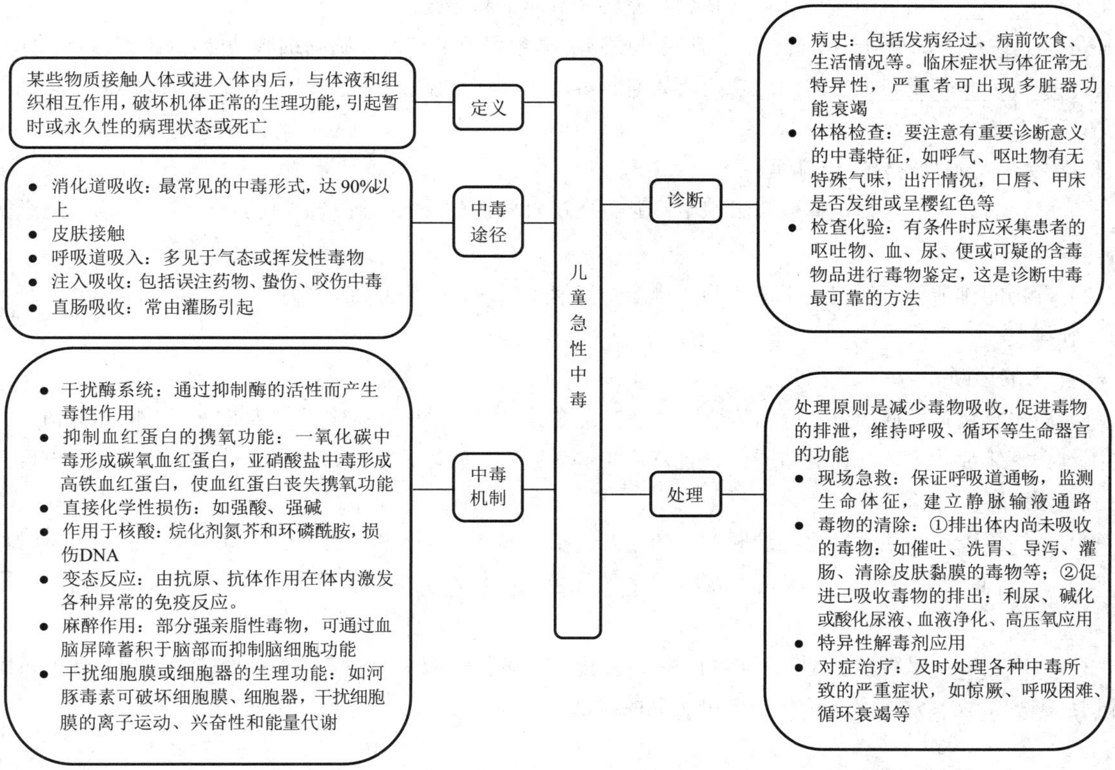
儿童急性中毒
定义
某些物质接触人体或进入体内后，与体液和组织相互作用，破坏机体正常的生理功能，引起暂时或永久性的病理状态或死亡
中毒途径
消化道吸收：最常见的中毒形式，达90%以上
皮肤接触
呼吸道吸入：多见于气态或挥发性毒物
注入吸收：包括误注药物、蛰伤、咬伤中毒
直肠吸收：常由灌肠引起
中毒机制
干扰酶系统：通过抑制酶的活性而产生毒性作用
抑制血红蛋白的携氧功能：一氧化碳中毒形成碳氧血红蛋白，亚硝酸盐中毒形成高铁血红蛋白，使血红蛋白丧失携氧功能
直接化学性损伤：如强酸、强碱
作用于核酸：烷化剂氮芥和环磷酰胺，损伤DNA
变态反应：由抗原、抗体作用在体内激发各种异常的免疫反应。
麻醉作用：部分强亲脂性毒物，可通过血脑屏障蓄积于脑部而抑制脑细胞功能
干扰细胞膜或细胞器的生理功能：如河豚毒素可破坏细胞膜、细胞器，干扰细胞膜的离子运动、兴奋性和能量代谢
诊断
病史：包括发病经过、病前饮食、生活情况等。临床症状与体征常无特异性，严重者可出现多脏器功能衰竭
体格检查：要注意有重要诊断意义的中毒特征，如呼气、呕吐物有无特殊气味，出汗情况，口唇、甲床是否发绀或呈樱红色等
检查化验：有条件时应采集患者的呕吐物、血、尿、便或可疑的含毒物品进行毒物鉴定，这是诊断中毒最可靠的方法
处理
处理原则是减少毒物吸收，促进毒物的排泄，维持呼吸、循环等生命器官的功能
现场急救：保证呼吸道通畅，监测生命体征，建立静脉输液通路
毒物的清除：①排出体内尚未吸收的毒物：如催吐、洗胃、导泻、灌肠、清除皮肤黏膜的毒物等；②促进已吸收毒物的排出：利尿、碱化或酸化尿液、血液净化、高压氧应用
特异性解毒剂应用
对症治疗：及时处理各种中毒所致的严重症状，如惊厥、呼吸困难、循环衰竭等

1. 定义

某些物质接触人体或进入体内后，与体液和组织相互作用，破坏机体正常的生理功能，引起暂时或永久性的病理状态或死亡，这一过程称为中毒。儿童急性中毒（acute poisoning）多发生在婴幼儿至学龄前期，是儿科急诊的常见疾病之一。造成儿童中毒的原因主要是由于其不能辨别有毒或无毒的物质。婴儿时期有将东西就放入口中的习惯，使接触毒物的机会增多。因此，儿童中毒的急救工作十分重要。

2. 中毒的途径

（1）消化道吸收　为最常见的中毒形式，达90%以上。毒物进入消化道后可经口腔黏膜、胃、小肠、结肠和直肠吸收，而小肠是主要吸收部位。

（2）皮肤接触　儿童皮肤较薄，脂溶性毒物易于吸收；毒物也可经毛孔到达毛囊，通过皮脂腺、汗腺吸收。

（3）呼吸道吸入　多见于气态或挥发性毒物的吸入。由于肺泡表面积大、毛细血管丰富，进入的毒物易迅速吸收，这是气体中毒的特点。

（4）注入吸收　包括误注药物、蛰伤、咬伤中毒。

（5）直肠吸收　常由灌肠引起。

3. 中毒机制

（1）干扰酶系统　通过抑制酶的活性而产生毒性作用，如有机磷农药抑制胆碱酯酶、氰化物抑制细胞色素氧化酶等。

（2）抑制血红蛋白的携氧功能　如一氧化碳中毒形成碳氧血红蛋白，亚硝酸盐中毒形成高铁血红蛋白，丧失携氧功能，造成机体缺氧。

（3）直接化学性损伤　如强酸、强碱等。

（4）作用于核酸　如烷化剂氮芥和环磷酰胺，可损伤DNA。

（5）变态反应　由抗原抗体作用在体内激发各种异常的免疫反应。

（6）麻醉作用　部分强亲脂性毒物，可通过血脑屏障蓄积于脑部而抑制脑细胞功能，如镇静类药物中毒。

（7）干扰细胞膜或细胞器的生理功能　如河豚毒素可破坏细胞膜、细胞器，干扰细胞膜的离子运动、兴奋性和能量代谢。

4. 毒物在人体内的分布与排泄

（1）毒物的分布　主要在体液和组织中，影响分布的因素有毒物与血浆蛋白的结合力、毒物与组织的亲和力等。

（2）毒物的排泄　可经肾、胆道或肠道排泄；其他排泄途径有经汗腺、唾液腺、乳汁排至体外；有害气体则经肺排出。

5. 中毒的诊断

（1）病史　包括发病经过、病前饮食、生活情况等。但由于中毒种类多，加上儿童不会陈述病情，诊断较为困难。临床症状与体征常无特异性，首发症状多为腹痛、腹泻、呕吐、惊厥或昏迷，严重者可出现多脏器功能衰竭。

（2）体格检查　要注意有重要诊断意义的中毒特征，如呼气、呕吐物有无特殊气味（有机磷中毒时可有蒜臭味），出汗情况，口唇、甲床是否发绀或呈樱红色（CO中毒），皮肤色泽、呼吸状态、瞳孔和心律失常等。

（3）检查化验　尽可能保留可疑毒物，以备鉴定。有条件时应采集患者的呕吐物、血、尿、便或可疑的含毒物品进行毒物鉴定，这是诊断中毒最可靠的方法。

6. 中毒的处理

处理原则是立即治疗，以减少毒物吸收，促进毒物的排泄，维持呼吸、循环等生命器官的功能。

（1）现场急救　保证呼吸道通畅，监测生命体征，建立静脉输液通路，对呼吸抑制或气道阻塞的患儿应给予气管插管机械通气。

（2）毒物的清除

1）排出体内尚未吸收的毒物：①催吐适用于年龄较大、神志清醒和合作的患儿，一般在中毒后 4～6 小时内进行。有严重心脏病、食管静脉曲张、溃疡病、昏迷、惊厥、强酸/强碱中毒或油剂等中毒的患儿及 6 个月以下婴儿不能催吐。②洗胃目的是排出尚在胃内的毒物，并可进行毒物鉴定。常用的洗胃液有温水、1:10 000 高锰酸钾、2%～5%碳酸氢钠、生理盐水等；腐蚀性毒物中毒禁忌洗胃。洗胃后可灌入活性炭，吸附毒物。③导泻常用的有硫酸钠或硫酸镁，可口服或由胃管灌入。④灌肠中毒时间稍久，毒物主要存留在小肠或大肠，需进行灌肠。洗肠液常用 1%温盐水或清水，也可加入活性炭。⑤脱去衣服，用大量清水冲洗毒物接触部位，清除皮肤黏膜的毒物。⑥对于毒气中毒，首先应将患儿移离现场，清理呼吸道分泌物，及时吸氧。⑦动物咬伤所致的中毒，在肢体近心端加止血带，阻止毒物弥散，每 10～30 分钟放松 1 次。

2）促进已吸收毒物的排出：①利尿是加速毒物排出的重要措施。常用呋塞米 1～2 mg/kg 静脉注射。大量利尿时应注意适当补充钾盐，监测尿排出量、液体入量、血清电解质等。②碱化或酸化尿液。③血液净化。腹膜/血液透析能将血液中的小分子水溶性强的有毒物质和代谢废物排出。持续肾脏替代治疗（CRRT）既可替代肾脏功能，保持内环境稳定，又能清除中小分子量的毒物。血液灌流适用于中大分子、脂溶性、与血浆蛋白牢固结合的毒物中毒，这些毒物通过血液透析不能析出，用血液灌注则有效，如有机磷农药、巴比妥类、安定类、抗抑郁药、洋地黄类、茶碱类、酚类等中毒。血浆置换可清除与血浆蛋白结合的毒物，如部分抗生素、降糖药、降压药等。④高压氧应用促使氧更易于进入组织细胞中，从而纠正组织缺氧。如一氧化碳等中毒可以促使一氧化碳与血红蛋白分离。

（3）特异性解毒剂应用（见表 18－1）。

（4）对症治疗　及时处理各种中毒所致的严重症状，如惊厥、呼吸困难、循环衰竭等。

表 18－1　常见毒物的解毒剂、剂量及用法

中毒种类	有效解毒剂	剂量、用法及注意点
砷、汞、金、锑、铋、铜、铬、镍、钨、锌	二巯丙醇	每次 3～5 mg/kg，深部肌内注射，q4 h，常用 5～10 日为 1 疗程
	二巯基丙磺酸钠	每次 5%溶液 0.1 ml/kg，皮下或肌内注射，第 1 日 3～4 次，第 2 日 2～3 次，第 3 日以后每日 1～2 次，共用 3～7 日，总剂量 30～50 ml
	二巯基丁酸	10 mg/kg，口服，q8 h，共 5 日；再 q12 h，共 14 日
	硫代硫酸钠	每次 10～20 mg/kg，配成 5%～10%溶液，静脉注射或肌内注射，每日 1 次，3～5 日；或 10～20 ml 口服，每日 2 次（口服只能作用于胃肠道内未被吸收的毒物）
铅、锰、铀、镭、钒、钴、铁、硒、镉、铜、铬、汞	依地酸二钠钙	每日 1～1.5 g/m²，q12 h，肌内注射，共 5 日
	喷替酸钙钠	每次 15～30 mg/kg，配成 10%～25%溶液肌内注射，或以生理盐水稀释成 0.2%～0.5%溶液静脉滴注，每日 2 次，3 日为 1 疗程，间隔 3 日再用第 2 疗程
	去铁胺	15 mg/（kg·h），每日总量不超过 6 g
	青霉胺	治疗慢性铅、汞中毒 100 mg/（kg·d），分 4 次口服，5～7 日为 1 疗程
高铁血红蛋白血症（亚硝酸盐、磺胺类等）	亚甲蓝（美蓝）	每次 1～2 mg/kg，配成 1%溶液，静脉注射，或每次 2～3 mg/kg，口服；若症状不消失或重现，0.5～1 小时后可再重复
	维生素 C	每日 500～1000 mg 加在 5%～10%葡萄糖溶液内静脉滴注，或每日口服 1～2 g（作用比亚甲蓝慢）

续表

中毒种类	有效解毒剂	剂量、用法及注意点
氢氰酸及氰酸化合物（桃仁、杏仁、李仁、樱桃仁、枇杷仁、亚麻仁、木薯）	亚硝酸异戊酯	吸入剂用时压碎，每1～2分钟吸入15～30秒，反复吸入至硝酸钠注射为止
	亚硝酸钠	6～10 mg/kg，配成1%溶液静脉注射，3～5分钟注入，每次注射前要准备好肾上腺素，当血压急剧下降时应注射肾上腺素
	硫代硫酸钠	25%溶液每次0.25～0.5 g/kg，静脉缓慢注射（约10～15分钟内注完）
	亚甲蓝（美蓝）	1%溶液每次10 mg/kg，静脉缓慢注射，注射时观察口唇，至口唇变暗紫色即停止注射
	以上三种药物，最好先注射亚硝酸钠，继之注射硫代硫酸钠，或先注射亚甲蓝，继之注射硫代硫酸钠，重复时剂量减半，注意血压下降时应注射肾上腺素	
有机磷化合物类	解磷定 氯解磷定	每次15～30 mg/kg（成人0.5～1 g/kg），配成2.5%溶液静脉缓慢注射或静脉滴注，严重患儿2小时后可重复注射，并与阿托品同时应用，至肌肉颤动停止、意识恢复。氯解磷定可肌内注射
有机磷化合物类	双复磷	成人每次0.25～0.75 g，皮下、肌内或静脉注射均可，儿童酌减
	阿托品	严重中毒：首次剂量0.05～0.1 mg/kg，静脉注射，以后每次0.05 mg/kg，5～10分钟1次，至瞳孔开始散大，肺水肿消退，改为每次0.02～0.03 mg/kg，皮下注射，15～30分钟1次，至意识恢复，改为每次0.01～0.02 mg/kg，30～60分钟1次
		中度中毒：每次0.03～0.05 mg/kg，15～30分钟1次皮下注射，减量指征同上
		轻度中毒：每次0.02～0.03 mg/kg，口服或皮下注射，必要时重复。以上治疗均为瞳孔散后停药，严密观察24～48小时，必要时应再给药。同时合并应用解磷定比单用阿托品效果好，阿托品的剂量也可以减少
烟碱、毛果芸香碱、新斯的明、毒扁豆碱、槟榔碱、毒蕈	解磷定、氯解磷定或双复磷	对烟碱、新斯的明、毒扁豆碱中毒有效，剂量同上
	阿托品	每次0.03～0.05 mg/kg皮下注射，必要时每15～30分钟1次
氟乙酰胺	乙酰胺	每天0.1～0.3 g/kg，分2～4次肌内注射，可连续注射5～7日；危重病例第1次可注射0.2 g/kg，与解痉药和半胱氨酸合用效果更好
阿托品、莨菪碱类、曼陀罗	毛果芸香碱	每次0.1 mg/kg，皮下或肌内注射，15分钟1次
		本药只能对抗阿托品类，引起副交感神经作用，对中枢神经中毒症状无效，故应加用短作用的巴比妥类药物，如戊巴比妥钠或异戊巴比妥等
	水杨酸毒扁豆碱	重症患儿用0.5～2 mg缓慢静脉注射，至少2～3分钟；如不见效，2～5分钟后再重复一次，一旦见效则停药。复发者缓慢减至最小用量，每30～60分钟1次。能逆转阿托品类中毒引起的中枢神经系统及周围神经系统症状
四氯化碳、草酸盐	葡萄糖酸钙	10%溶液10～20 ml加等量的5%～25%葡萄糖溶液静脉缓慢注射
氟化物	氯化钙	3%溶液10～20 ml加等量的5%～25%葡萄糖溶液静脉缓慢注射
麻醉剂和镇静剂（阿片、吗啡、可待因、海洛因、哌替啶、美沙酮、水合氯醛、苯巴比妥、巴比妥、巴比妥钠、异戊巴比妥、司可巴比妥、硫喷妥钠）	纳洛酮	每次0.01 mg/kg，静脉注射，如无效增加至0.1 mg/kg，可重复应用，可静脉滴注维持
	烯丙吗啡	每次0.1 mg/kg，静脉、皮下或肌内注射，需要时隔10～15分钟再注射1次
氯丙嗪（冬眠灵）、奋乃静	苯海拉明	每次1～2 mg/kg，口服或肌内注射，只对抗肌肉震颤
苯丙胺（安非他明）	氯丙嗪	每次0.5～1 mg/kg，6小时1次，若已用巴比妥类，剂量应减少
异烟肼	维生素 B_6	剂量同异烟肼用量
鼠药（敌鼠）	维生素 K_1	10 mg/kg肌内注射，每日2～3次
β受体阻滞剂或钙拮抗剂	胰高血糖素	首剂0.15 mg/kg静脉应用，以0.05～0.1 mg/（kg·h）静脉滴注维持

续表

中毒种类	有效解毒剂	剂量、用法及注意点
阿司匹林	乙酰唑胺	每次 5 mg/kg，口服或肌内注射，必要时 24 小时内可重复 2～3 次
	碳酸氢钠	纠正缺水后若仍有严重酸中毒，可用 5%碳酸氢钠溶液每次 6 ml/kg，静脉滴入，以后必要时可重复 1 次，治疗开始后每半小时查尿一次，使尿保持为碱性，若变为酸性时，应静脉滴入 1.4%碳酸氢钠溶液 10 ml/kg
	乳酸钠	用 1/6 mol 浓度的乳酸钠溶液代替上述 1.4%碳酸氢钠溶液亦可，但效果不如碳酸氢钠
	维生素 K_1	20～50 mg 肌内注射，预防出血
一氧化碳	氧气	100%氧气吸入，高压氧舱
肉毒中毒	多价抗肉毒血清	1 万～5 万单位肌内注射
河豚中毒	半胱氨酸	成人剂量为 0.1～0.2 g 肌内注射，每日 2 次，儿童酌情减量

临床病例分析

患儿，男，14 岁。因误服“农药”后昏迷 3 小时送入急诊科。查体：昏迷，瞳孔针尖大小，大汗，呼吸 40 次/分，呼吸有蒜臭味，双肺可及细湿啰音，心率 110 次/分，律齐，未及杂音，腹软，肝脾不大，未及腹块，四肢凉。

思考

1. 本病例最可能的诊断是什么？依据是什么？
2. 本病例有哪些治疗措施？
3. 该农药的特效解毒剂是什么？如何应用？

解析

1. 最可能的诊断是有机磷中毒。依据是患儿有误服“农药”病史，查体发现意识不清，瞳孔缩小，多汗，呼吸快，呼吸有特征性的蒜臭味，双肺可及细湿啰音，这些是有机磷中毒的典型表现。

2. 治疗措施有：①排出体内尚未吸收的毒物，如催吐、洗胃、导泻、灌肠；②促进已吸收毒物的排出，如利尿、血液净化（透析疗法、CRRT、血液灌流、血浆置换）。③特异性解毒剂应用，如解磷定、阿托品。④对症治疗，包括及时处理各种中毒所致的严重症状，如惊厥、呼吸困难、循环衰竭等。

3. 特效解毒剂是解磷定和阿托品。解磷定的用法是每次 15～30 mg/kg（成人 0.5～1 g/kg），配成 2.5%溶液静脉缓慢注射或静脉滴注，严重患儿 2 小时后可重复注射，并与阿托品同时应用，至肌肉颤动停止、意识恢复。阿托品的用法是严重中毒，首次剂量 0.05～0.1 mg/kg，静脉注射，以后每次 0.05 mg/kg，5～10 分钟 1 次。至瞳孔开始散大，肺水肿消退，改为每次 0.02～0.03 mg/kg，皮下注射，15～30 分钟 1 次。至意识恢复，改为每次 0.01～0.02 mg/kg，30～60 分钟 1 次。中度中毒，每次 0.03～0.05 mg/kg，15～30 分钟 1 次皮下注射，减量指征同前。轻度中毒，每次 0.02～0.03 mg/kg，口服或皮下注射，必要时重复。以上治疗均为瞳孔散后停药，严密观察 24～48 小时，必要时应再给药。

（杨子浩 龚方戚）